Thieme

Rückentraining

Herausgegeben von
Frederik Deemter

Unter Mitarbeit von
Jan Wolters

149 Abbildungen

Georg Thieme Verlag
Stuttgart • New York

Impressum

Bibliografische Information
der Deutschen Nationalbibliothek
Die Deutsche Nationalbibliothek verzeichnet diese Publikation in der Deutschen Nationalbibliografie; detaillierte bibliografische Daten sind im Internet über http://dnb.d-nb.de abrufbar.

Deemter, Frederik
Barjenbruch 3
27243 Harpstedt
physionetzwerk@web.de

Wolters, Jan
Praxis für Physiotherapie
Scheunebergstr. 18
27749 Delmenhorst

Rüdigerstraße 14
70469 Stuttgart
Deutschland
Telefon: +49/(0)711/8931-0
Unsere Homepage: www.thieme.de

Zeichnungen: Angelika Brauner, Hohenpeißenberg
Anatomische Zeichnungen: aus Schünke M, Schulte E, Schumacher U, Prometheus, LernAtlas der Anatomie. Illustrationen von Markus Voll, Karl Wesker, Stuttgart: Thieme
Fotos: Christian Knospe, Fröndenberg
Umschlaggestaltung: Thieme Verlagsgruppe
Umschlagfoto: Christian Knospe, Fröndenberg
Satz: medionet Publishing Services Ltd, Berlin
Druck: AZ Druck und Datentechnik, Kempten

ISBN 978-3-13-165061-0 1 2 3 4 5 6

Auch erhältlich als E-Book:
eISBN (PDF) 978-3-13-165091-7

Wichtiger Hinweis: Wie jede Wissenschaft ist die Medizin ständigen Entwicklungen unterworfen. Forschung und klinische Erfahrung erweitern unsere Erkenntnisse, insbesondere was Behandlung und medikamentöse Therapie anbelangt. Soweit in diesem Werk eine Dosierung oder eine Applikation erwähnt wird, darf der Leser zwar darauf vertrauen, dass Autoren, Herausgeber und Verlag große Sorgfalt darauf verwandt haben, dass diese Angabe **dem Wissensstand bei Fertigstellung des Werkes** entspricht.
Für Angaben über Dosierungsanweisungen und Applikationsformen kann vom Verlag jedoch keine Gewähr übernommen werden. **Jeder Benutzer ist angehalten**, durch sorgfältige Prüfung der Beipackzettel der verwendeten Präparate und gegebenenfalls nach Konsultation eines Spezialisten festzustellen, ob die dort gegebene Empfehlung für Dosierungen oder die Beachtung von Kontraindikationen gegenüber der Angabe in diesem Buch abweicht. Eine solche Prüfung ist besonders wichtig bei selten verwendeten Präparaten oder solchen, die neu auf den Markt gebracht worden sind. **Jede Dosierung oder Applikation erfolgt auf eigene Gefahr des Benutzers.** Autoren und Verlag appellieren an jeden Benutzer, ihm etwa auffallende Ungenauigkeiten dem Verlag mitzuteilen.

Vorwort

Die aktive Rehabilitation hat sich seit Mitte der 80er Jahre immer weiter entwickelt. Die Zahl der Anbieter für medizinisches Training ist enorm gestiegen. Fitnesstrainer, Yogalehrer, Trainingswissenschaftler, Physiotherapeuten, Sportmediziner bieten Programme zur Linderung von Rückenbeschwerden an. Dieses Lehrbuch soll Grundlagen bieten für ein verantwortungsvolles Training mit Rückenpatienten. Zentrales Thema diese Buch ist der therapeutische Umgang mit nicht belastbarem Gewebe. Schließlich resultieren die meisten Erkenntnisse in der medizinischen Trainingstherapie aus der Sportmedizin. Jedoch sind die meisten Patienten, mit denen wir es zu tun haben, keine Sportler sondern genau das Gegenteil: notorische Nicht-Sportler. Viele Therapien beruhen noch auf der alten These der Überbelastung. Jedoch wird in letzter Zeit immer deutlicher, dass gerade auch Unterbelastung zu Beschwerden führen kann. Bei der Erstellung dieses Buches wurde versucht, viele gängige, aber auch neue Sichtweisen in ein Konzept zu integrieren. Dabei stellte sich heraus, dass neben Prozessen auf Gewebeebene, der Trainer sich durchaus bewusst sein muss, dass Therapieansätze auf kortikalen Ebenen ebenfalls von Bedeutung sind.

Das Buch versucht, alle Aspekte rund um ein erfolgreiches Rückentraining zu berücksichtigen. Von Trainingslehre über Betreuung, Organisation bis zu wirtschaftlichen Aspekten.

Ziel dieses Buch ist es, eine weitere Professionalisierung der aktiven Rehabilitation zu erreichen. Sowohl altbewährte Ebenen im Sinnen von Fachkenntnis, als auch andere Bereiche werden angesprochen, damit die aktive Rehabilitation sich weiter professionalisieren kann. Um in Zukunft eine ernsthafte Alternative zu etablierten Methoden wie Medikamente, Operationen und Infiltrationen zu werden, muss sich die aktive Rehabilitation noch weiter entwickeln.

Von der Idee bis zum Buch ist es ein langer Weg, bei dem viele Personen eine Rolle gespielt haben. Also möchte ich den Kollegen des Physionetzwerks, die mich zu diesem Schritt motiviert haben, danken. Ein weiter Dank gilt Frau Rosi-Haarer-Becker vom Thieme Verlag, die grünes Licht für die Realisierung dieses Buches gegeben hat.

Ein großes Lob verdient auch Frau Sandra Junker, die niemals müde wurde, meine halb deutsch, halb niederländisch verfassten Texte, in einwandfreies Deutsch umzuschreiben, meine Quellen zu überprüfen und verschieden Anregungen einzubringen.

Ein weiterer Dank geht an Frau Grünewald und Kollegen, die es immer wieder hinbekommen haben, die Skripte zu überprüfen, neu einzuordnen und umzuschreiben. Hierbei entstand eine viel übersichtlichere, verständlichere und logischere Einteilung.

Für optimale Gestaltung und gute Zusammenarbeit, möchte ich mich bedanken bei unserem Modell Ulrike Förster und dem Photographen Uwe Knospe und nicht zuletzt auch bei den Grafikern des Thieme Verlags.

Des Weiteren danke ich den Kollegen der vielen Fortbildungen für ihre positive Rückmeldung, Erfahrungsberichte und Rücksendung der Fragebögen. Besonderer Dank geht an Dr. Ulrich Kuhlmann aus Weyhe für die jahrelange Zusammenarbeit als Ratgeber bei ärztlichen Aspekten. Auch Herr Geert Jeuring verdient ein besonderes Dankeschön für seine Beratung bezüglich wissenschaftlicher Aspekte und seiner oft schonungslosen, aber immer fairen, aufbauenden Kritik.

Ein Kompliment und Dankeschön an meinen Kollegen Jan Wolters vom Physionetzwerk, der immer wieder mit Rat und Tat Kollegen zur Seite stand, um die Methode elegant in die verschiedenen Praxen mehrerer Länder zu integrieren.

Herrn Peter Griffioen, der mit den verschiedenen niederländischen Versicherungen auf Augenhöhe gesprochen und die Anerkennung der Methode und deren Vergütung durch die Kostenträger durchgesetzt hat, gilt ebenfalls mein Dank.

Ein letzter Dank an meine Familie, die in den vergangenen drei Jahren viel Verständnis aufgebracht hat für die Zeit, in der ich mit diesem Buch beschäftigt war.
Heike, Rik, Bas und Loek vielen Dank für alles!

Frits Deemter im Juni 2012

Autorenvorstellung

Frederik Deemter

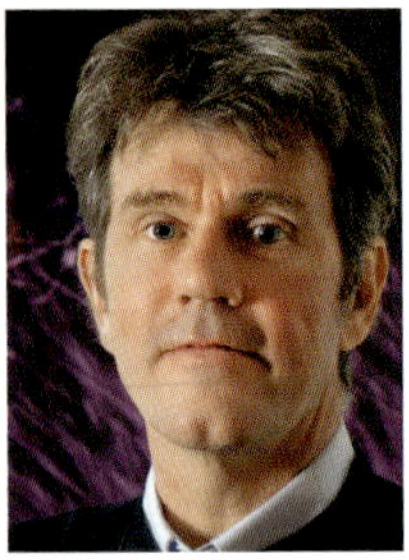

(geboren 1960)

Ausbildung

1978 bis 1982	Ausbildung zum Physiotherapeuten an der Fachhochschule für Physiotherapie in Enschede, Niederlande
1983	Rehabilitation für Herzpatient (Amersfoort, Niederlande)
1983	Maitland (Enschede, Niederlande)
1984	Cyriax (London, England)
1986	Akupunktur (Singapur)
1990	Sportsphysiotherapie (IAS, Bonn, Deutschland)

Beruflicher Werdegang

1982–1984	Krankenhaus Hardenberg, Niederlande
1984–1986	Krankenhaus Amsterdam, Niederlande
1986–1988	Freiberufler in einer Praxis in Singapur
1989–1996	Freiberufler in einer Praxis in Bremen
1996–2012	Freiberufler in einer Praxis in Wildeshausen

Unterricht

1998–2008	Dozent für Physiotherapie IWK in Delmenhorst
2000–2012	Dozent für medizinische Trainingstherapie im Physionetzwerk (Österreich, Niederlande, Schweiz, Deutschland)
2007–2011	Referent für Betriebsphysiotherapie in Bochum
2008–2012	Referent für medizinische Trainingstherapie SGEP in der Schweiz
2009–2012	Referent für medizinische Trainingstherapie Fysoptima in den Niederlanden

Projekte

Mitgründer Physionetzwerk im Jahr 2000

Entwickler Pre Injury Testing an der Universität Oldenburg im Jahr 2010

Entwickler Mini Motion Concept (Match-U) in den Niederlanden

Entwickler Smart-Physio (Moovers GmbH) in Deutschland

Inhaltsverzeichnis

Kapitel 1

Einleitung

1

1

1 Einleitung

Jan Wolters

1.1 Schmerz und Therapie im Wandel der Zeit

Das Thema „Rückenschmerzen" ist eines der komplexesten Themen der modernen Medizin. Extrem viele Aspekte spielen bei Rückenschmerzen eine Rolle. Betroffene und Mediziner scheinen hiermit überfordert zu sein. Dadurch entsteht ein Wildwuchs von Therapien und diagnostischen Möglichkeiten, wobei all diese Bemühungen nicht garantieren, dass die Beschwerden abnehmen. Dies hat zur Folge, dass die Behandlungskosten explodieren. Der Rückentriathlon ist erwiesenermaßen eine gradlinige und strukturierte Antwort auf diese Entwicklungen.

Die Erkenntnisse der Rückentherapie haben sich während der letzten Jahrzehnte fundamental erweitert, da der Fluss an neuen, hochwertigen Informationen enorm angestiegen ist. Dies vereinfacht jedoch die Arbeiten der Praktiker nur bedingt.

Die Entwickler des Rückentriathlons haben sich deswegen ein festes Ziel gesetzt: Die enorme Menge der Informationen zu inventarisieren, zu strukturieren und in ein handfestes, praktisches Konzept zu integrieren.

1.1.1 Mechanische Ursachen und biopsychosoziale Faktoren

Die Erklärungsmodelle der Rückentherapie haben sich immer wieder geändert, vor allem in den letzten Jahrzehnten haben sich einige Ansichten verändert. Die mechanischen Erklärungsmodelle der 1970er und 1980er Jahre wurden in der Vergangenheit relativiert. Das Überbelastungsmodell der Rückenschule wurde entschlüsselt und durch zusätzliche Erkenntnisse ergänzt. Mittlerweile hat sich das Belastungs- bzw. Belastbarkeitsmodell etabliert. Es besagt, dass Beschwerden entstehen, sobald die Belastung des Rückens im Vergleich zu der Belastbarkeit zu hoch ist. Die Belastung wird durch das biopsychosoziale Modell definiert (Bernards et al. 1999). Neben den biomedizinischen Faktoren hat die Bedeutung von psychosozialen Faktoren in den letzten Jahrzehnten zugenommen.

Die Einflüsse der psychosozialen Faktoren auf die Rückenbeschwerden der Patienten wurden bis in die 1990er Jahre beinahe vollkommen ignoriert. Die Gewichtung von mechanischen Ursachen verlagerte sich zunehmend zu nichtmechanischen Ursachen.

Mittlerweile wird diese Annahme relativiert: Es entstehen vermehrt Hinweise auf diverse biomedizinische Ursachen.

1.1.2 Zentrales Nervensystem

Das Zentralnervensystem ist sehr komplex, da es interne und externe Reize zusammenführt, das Zusammenspiel einzelner Organe reguliert und die Motorik koordiniert. Durch die Möglichkeiten der modernen Medizin haben die genaueren Kenntnisse über das Nervensystem ebenfalls zugenommen. Inwiefern die Plastizität des Nervengewebes mit chronischen Schmerzen zusammenhängt, ist nun nicht nur übersichtlicher, sondern auch verständlicher geworden. Chronisch-inflammatorische Erkrankungen, Bandscheibenvorfälle und druckbedingte Funktionsstörungen der Nerven können durch die voranschreitende Forschung neu bewertet und effizienter behandelt werden.

1.1.3 Wandel von passiven zu aktiven Therapieformen

Die Therapie selbst hat ebenfalls eine Wandlung durchlaufen: Sie hat sich von einer passiven Behandlungsmethode zu einer aktiven verändert. Nichtfunktionelle Übungen werden durch solche ersetzt, die den Alltagsbelastungen entsprechen.

Der Grundgedanke, dass Medikamente, eine Operation oder besondere Therapien die Beschwerden lindern können, macht Platz für den Gedanken: „Was kann ich selbst gegen diese Erkrankung tun?". Die Einstellung des Patienten ist somit nicht mehr eine externe Attribuierung, sondern eine interne, welcher immer mehr an Bedeutung zugeschrieben wird.

1.1.4 Weitere Einflussfaktoren

Nicht zuletzt sind Rückenbeschwerden heutzutage teilweise auf den Lebensstandard oder die Lebensgewohnheiten der Menschen zurückzuführen. Entscheidende Faktoren sind hierbei vor allem Bewegungsmangel, Rauchen und Übergewicht (Björck-Van Dijken et al. 2008).

Erschwerend für die Einstellung des Patienten sind die Medien, die angebliche Wunder propagieren. Diese Halbwahrheiten führen zu dem Gedanken des Patienten, dass der Mediziner das Problem lösen wird.

Die zunehmende Technisierung der Diagnostik hat nicht zu einem verbesserten Gesundheitszustand beigetragen, sondern eher Verwirrung und Verunsicherung hervorgerufen.

Bei der Evaluierung der therapeutischen Möglichkeiten im Jahr 2000 wurde den Entwicklern des Rückentriathlons bewusst, dass ein gutes Programm gefragt ist. Nämlich eines, das eine praktische Lösung bei Rückenproblemen bietet und zusätzlich auch noch kostengünstig ist.

Der Entwicklerstab des Rückentriathlons erarbeitete die folgenden Ausgangspunkte, die ihrer Meinung nach entscheidende Qualitätsmerkmale guter Programme darstellen:

- Personen mit Rückenbeschwerden sollten erfahren, dass Bewegung und Belastung effektive Instrumente sind, um Rückenbeschwerden zu kontrollieren und zu mindern. Eines der wirksamsten Instrumente, um Lifestyle-Änderungen zu bewirken, sind positive Erfahrungen.
- Der Maßstab für effektive Programme ist eine niedrige Drop-out-Quote. Diese zeigt, dass der Patient in der Lage ist, das Programm in seinen Alltag zu integrieren.
- Ein weiterer, wichtiger Bestandteil/Maßstab guter Programme ist eine niedrige EII-Rate („Exercise-Induced-Injury"-Rate). Kommt es nämlich durch das Bewegungsprogramm zu Verletzungen, ist dies ein stark demotivierendes Ereignis und sorgt außerdem für unnötige Kosten.
- Dem Patienten sollte verdeutlicht werden, dass der Erhalt der persönlichen Gesundheit ausschließlich auf Eigenverantwortung beruht. Sobald die Rückenbeschwerden unter Kontrolle sind, sollte die Therapie in ein Training übergehen.
- Die Kosten des Trainings sollte der Patient selbst zahlen oder in Eigenregie eine Kostenrückerstattung erwirken.

1.2 Entwicklung und Struktur des Rückentriathlons

Die rasante Entwicklung neuer Erkenntnisse erfordert neue Therapien. Der Rückentriathlon (RT) ist eine Philosophie, die auf altbewährten Modellen aufbaut und gleichzeitig neue Erkenntnisse integriert.

Merke **M!**

Beim Rückentriathlon wird auf einfache Weise die Kraft, die Ausdauer, die Körperkonsistenz sowie die Motivation des Partizipanten ermittelt. Diese Daten werden im Rückentriathlonprogramm erfasst. Sie bilden die Grundlage für die Erstellung eines für jeden Patienten individuell gesteuerten Übungsprogramms, welches der Patient zum Teil im Gruppentraining, aber auch teilweise zuhause absolvieren kann. Über das Internetmonitoring werden die Fortschritte des Partizipanten festgehalten und können bei Bedarf auch grafisch dargestellt werden. Das Basisprogramm erstreckt sich über die Dauer eines Jahres. Nachdem der Partizipant dieses erfolgreich abgeschlossen hat, kann der Rückentriathlon durch Aufbaumodule weiter fortgeführt werden.

Im Jahr 2000 wurde die aktive Rehabilitation grundlegend evaluiert und ein Trainingskonzept mit klar definierten Übungen und Dosierungen festgelegt. Die Trainingsziele wurden trainingswissenschaftlichen Publikationen entnommen. Die Trainingsdaten werden digital aus verschiedenen persönlichen Merkmalen wie Alter und Geschlecht, aber auch aus Körpergewicht, Körperfettanteil und Trainingserfahrung errechnet. Der Trainingsplan wird über eine Software individuell zusammengestellt und kann über das Internet abgerufen werden.

Hiermit ist sichergestellt, dass Personen mit gleichen physischen Merkmalen die gleichen Trainingsdaten zur Verfügung gestellt bekommen. Außerdem sorgen Fortbildungen der Therapeuten für eine uniforme Ausführung der Anwendung.

Nach dem Jahr 2000 wurden die ersten Trainingsergebnisse evaluiert und die Therapie optimiert.

Mittlerweile haben mehr als 5.000 Patienten nach der Trainingssteuerung des Rückentriathlons trainiert.

Die Auswertung der vorhandenen Daten, also die Meinungen der Patienten zum physischen und psychischen Befinden, bestätigen, dass der Rückentriathlon eine effektive und kostengünstige Maßnahme zur Linderung von Rückenschmerzen ist.

1.2.1 Verbindung von Training und elektronischer Trainingssteuerung

Das „Medikament" heißt funktionelles Krafttraining, kombiniert mit Heimtraining und den Prinzipien der operanten Konditionierung, überwacht durch fortlaufendes Monitoring. Die Effektivität dieser Vorgehensweise ist wissenschaftlich durch Studien zur Effizienz der operanten Konditionierung belegt worden. Sowohl die praktischen Übungen als auch die Kombination mit Langhantelübungen hat sich als durchaus effektiv erwiesen.

Langhanteltraining ist mittlerweile ein anerkanntes Training für Patienten mit Rückenbeschwerden. Eine weiterführende Verbesserung des Trainings ist, dass mittlerweile für jede Übung das perfekte Pensum ermittelt wurde. Bei über 5.000 Patienten wurden bereits die individuell ermittelten Trainingsparameter pro Übung evaluiert.

Die moderne Technik macht es möglich, die biopsychosozialen Faktoren genauestens digital zu erfassen. Entweder altbewährt durch einen per Hand ausgefüllten Fragenbogen oder mittels moderner E-Medizin. Der Rückentriathlon wird somit zu einem auf dem Internet basierenden Monitoring-System. Die Kombination der biopsychosozialen Analyse mit einem zeitkontingenten Trainingsprogramm, das vorwiegend auf das kollagene Gewebe abzielt, hat sich als äußerst effektiv erwiesen. Die Progression des Trainings wird nicht wie herkömmlich durch die Entwicklung der Kraft und die subjektive Empfindung des Patienten (Schmerzen, zu schwer, zu leicht etc.) bestimmt, sondern durch das adaptive Vermögen der kollagenen Strukturen (Diskus, Knorpelschichten, Bänder). Das Training orientiert sich am funktionellen Kraftaufbau, die Zielstrukturen des Trainings sind in erster Linie auch die passiven Strukturen.

Das Internet bietet hervorragende Möglichkeiten zur Datensammlung und -verarbeitung. Eventuelle Schwachpunkte können so schnellstmöglich erkannt und anschließend optimiert werden.

Zusammenfassung ✓

- Ein Belastbarkeitsmodell wurde etabliert.
- Rückenbeschwerden werden von biomedizinischen und psychosozialen Faktoren beeinflusst.
- Die Veränderung des Lifestyles und der Wandel des Lebensstandards bilden neue Einflussfaktoren bei Rückenbeschwerden.
- Der Rückentriathlon verbindet altbewährte Modelle mit neuesten Erkenntnissen und einer modernen und digitalen Trainingssteuerung.

Literatur

Bernards A, Hagenaars L, Oostendorp R. Het Meerdimensionaal Belastings-belastbaarheidsmodel. Nederlands tijdschrift voor fysiotherapie 1999; 109: 58–6.

Björck-Van Dijken C, Fjellman-Wikilund A, Hildingsson C. Low back pain, lifestyle factors and physical activity: a population based-study. J Rehabil Med. 2008; 40(10): 864–9.

Kapitel 2

Die Rückentriathlonformel

2 Die Rückentriathlonformel

Jan Wolters

2

2.1 Entwicklung des Rückentriathlons

Im Jahr 2000 entwickelten Ärzte, Bewegungswissenschaftler und Physiotherapeuten das Rückentriathlon. Um dieses neue Konzept etablieren zu können, haben sie die bestehende, erfolgreiche Methode der Rückentherapie inventarisiert und neu aufbereitet.

Bei der Entwicklung wurden nicht nur rein medizinische Aspekte berücksichtigt, sondern auch die praktische Umsetzung. Denn medizinisch einwandfreie Programme scheitern oft an einer mangelnden Umsetzbarkeit. Hierfür gibt es viele treffende Beispiele: Konzepte bei COPD, Adipositas oder Diabetes. Diese Konzepte sind theoretisch einwandfrei und wissenschaftlich gesichert, werden jedoch in der Praxis von den Patienten oft nicht akzeptiert. Eine wichtige Säule eines erfolgreichen Programms ist aber die Akzeptanz der Patienten. Diese wird an der Drop-out-Quote gemessen, die festhält, wie viele Patienten das Training unterbrechen bzw. abbrechen und wie viele Teilnehmer nach einem Jahr das Training weiterhin kontinuierlich durchführen.

Natürlich sollte das Augenmerk auch auf die ökonomische Relevanz gerichtet sein. Bereits Mitte der 1990er Jahre wurden sehr erfolgreiche Programme entwickelt (Hildebrandt et al. 2003), die aber viel zu kostenintensiv waren, um langfristig ökonomisch vertretbar zu sein. Zu hohe Kosten für die Kostenträger und Patienten waren ein weiteres Hindernis.

2.2 Trainingstherapeutische Aspekte

Bei der Inventarisierung kristallisierten sich medizinische und trainingswissenschaftliche Aspekte heraus, welche in einem erfolgreichen Programm zur Erreichung von Teilzielen unbedingt enthalten sein sollten (▸ Tab. 2.1).

Obwohl die von Waddell veröffentlichten Erkenntnisse zum biopsychosozialen Modell (BPSM) unumgänglich sind (Waddell 2004), haben sich die daraus resultierenden praktischen Konsequenzen in der täglichen Praxis und Ausbildung noch nicht etabliert.

Die Schulung der lokalen Muskulatur ist eine Bereicherung der aktiven Rehabilitation, wobei ein aktives Training nach Jull und Kollegen richtungweisend ist (Jull et al. 2002). Kennzeichnend für das gezielte Training ist, dass es praktikabel ist und Rückfälle vermeidet – beides entscheidende Faktoren für ein langfristiges Outcome.

2.2.1 Individuelle Trainingssteuerung

Die individuelle Trainingssteuerung ist oftmals der Schwachpunkt vieler Rückentherapien:

- Die Dosierung bei Übungen wie Isometrie oder mit elastischen Bändern ist nicht ermittelbar.
- Bei vielen Rückenübungen ist nicht bekannt, mit welcher muskulären Spannung die Übung ausgeführt wird.
- Der Zeitpunkt zum Erreichen der maximalen Belastbarkeit nach einer Episode von Rückenbeschwerden wird schon auf der Praxisebene von verschiedenen Therapeuten unterschiedlich beurteilt. Diese Diversität bringt zwangsweise unterschiedliche Planungen der Trainingssteuerung mit sich.
- Die Trainingsparameter werden innerhalb des Trainings auf Basis subjektiver Empfindungen des Patienten bestimmt. Begleitfaktoren bei Rückenschmerzen wie Angst, Meidungsverhalten beeinflussen Krafttests für Rückenpatienten und machen diese Tests zum Teil unzuverlässig. Ein Spruch umschreibt diese Tatsache: „Messen wir die Kraft oder die Beschwerden?".
- Es besteht oftmals eine Diskrepanz zwischen dem eingestellten Gewicht und der tatsächlichen Belastung. Viele Trainingsmaschinen arbeiten mit Hebeln. Stellt der Therapeut z. B. an der Legpress eine Belastung von 60 kg ein, gibt dies keinerlei Garantie, dass auch tatsächlich 60 kg auf den Patienten einwirken. Einfache Messungen mit einer Haushaltswaage zeigen, dass oft eine Mehrbelastung von 50–100 % oder sogar höher geleistet wird. Dient dieser Test dann als Ausgangspunkt zur Berechnung der Trainingsbelastung, sind Fehlplanungen vorprogrammiert.

Diese Tatsache ist nur einem Teil der Therapeuten bewusst.

- Nicht zuletzt spielt auch die Einstellung des Therapeuten eine große Rolle: Mutige Therapeuten neigen erfahrungsgemäß beim gleichen Patienten zu einer höheren Dossierung als ängstliche Therapeuten.
- Die meisten Trainingsprogramme sind zu kurz, um kollagene Strukturen tatsächlich beeinflussen zu können. Kollagene Anpassungen finden erst nach mehreren Monaten statt. Deshalb kann man auf der Basis des Kollagen-Turnovers keine Anpassungen bei nur 6-maliger Trainingstherapie erwarten.

Isokinetik

Ein gutes Beispiel, an dem sich der Rückentriathlon orientiert, ist die Isokinetik. Isokinetische Trainingsmethoden zeigen, wie genau die Trainingsangaben definiert sein können. Die Leistungsfähigkeit wird in „Newtonmeter pro Kilogramm Körpergewicht fettfreie Körpermasse" ausgedrückt, zusätzlich wird die Leistungsfähigkeit nach Alter und Geschlecht differenziert. Die Rückentriathlonformel schließt ergänzend neben diesen Faktoren auch noch die Motivation und den Trainingszustand der Patienten ein.

Die Leistungsfähigkeit und die richtige Trainingsbelastung des Patienten werden beim Rückentriathlon ganz genau ermittelt, da er die Tatsache berücksichtigt, dass das Körpergewicht und seine prozentuale Fettmasse die Leistungsfähigkeit beeinflussen, ebenso wie Alter und Geschlecht. Andere Rückentherapien bestimmen dagegen die Leistungsfähigkeit nur ungenau, z. B. durch Verwendung eines roten, blauen oder grünen elastischen Bandes oder einer Trainingsmaschine XY mit 20 Wiederholungen bei 30 kg.

Der Rückentriathlon bedient sich zur Ermittlung der Trainingsbelastung und Leistungsfähigkeit folgender Parameter:

- *Körpergewicht:* je schwerer der Patient, desto leistungsfähiger muss er sein.
- *Fettanteil (in %):* Paradoxerweise haben Patienten mit einer größeren prozentualen Fettmasse im Vergleich zu Patienten mit ein geringeren Fettmasse eine bessere muskuläre Leistungsfähigkeit. Eine defizitäre muskuläre Leistung ist nicht immer eine Schwäche, sondern kann auch durch Übergewicht bedingt sein.
- *Alter:* Mit zunehmendem Alter nimmt die Kraft ab.
- *Geschlecht:* Frauen haben nur 50–80% der Leistungsfähigkeit von Männern bei gleichem Körpergewicht und gleicher Fettmasse.

Weitere Faktoren, die bei Patienten eine Rolle spielen, sind:

- *Motivation:* Eine eingeschränkte Motivation bringt langfristig schlechtere Trainingsergebnisse.
- *Trainingszustand:* Untrainierte reagieren anders auf ein Training als Trainierte.

2.2.2 Optimale Trainingssteuerung

Herkömmliches Fitnesstraining und Freizeitsport führen nicht immer zu positiven gesundheitlichen Effekten. Oftmals entstehen dadurch sogar erst Beschwerden, die dann einer Behandlung bedürfen. Solche Beschwerden nennt man Exercise Induced Injuries (EII) oder auch Exercise Related Injuries (ERI). Die herkömmlich eingesetzte Trainingsfrequenz und -intensität sollten bei inaktiven und nicht belastbaren Personen immens reduziert werden, um eine sichere Adaption des Körpers an die Belastung zu ermöglichen (Zimmerman 2002).

Eine optimale Trainingssteuerung sollte mit einem minimalen Einsatz passiver Methoden auskommen. Statt externe Hilfsmittel (z. B. Medikamente) einzusetzen, soll sich der Körper selbst heilen. Das Training stärkt das Selbstheilungsvermögen der Patienten und führt langfristig gesehen zu mehr Eigenverantwortung und gleichzeitig zu einer Verringerung des Medikamentenkonsums.

Freies Hanteltraining oder Gerätetraining?

Beide Methoden, freies Hanteltraining und Gerätetraining, bieten Vor- und Nachteile. Der Vorteil des freien Hanteltrainings gegenüber dem Gerätetraining ist sein Bezug zu Alltagsbelastungen. Die meisten Rückenbeschwerden sind eher koordinativen Ursprungs und weniger durch fehlende Kraft bedingt sind (Tidow 1999), weshalb ein Langhanteltraining bei Rückenbeschwerden einem Gerätetraining überlegen ist.

Kraftgeräte sind beliebt, da eine Kraftzunahme einer isolierten Muskelgruppe erzielt werden kann. Außerdem sind gewisse Bewegungsabläufe schon durch das Gerät definiert. Dies hat den Effekt, dass die Bewegung „einheitlicher" ausgeführt werden kann als bei freier Übung. Dieser vorgegebene Bewegungsablauf kann auch ein Nachteil sein, wenn gewisse physiologische Bewegungsabläufe nicht nachgeahmt werden können.

Da die meisten Übungen an den Kraftgeräten im Sitzen, Liegen oder gestützt ausgeführt werden, haben ältere oder unsichere Patienten eine sichere Trainingsmöglichkeit im Vergleich zum Hanteltraining, bei dem der Patient frei steht.

Diese Sicherheit nimmt dem Patienten dann umgekehrt gleichzeitig den Anreiz zu einem Stabilitätstraining.

Vorteile der Hanteln gegenüber den Geräten sind die geringen Anschaffungskosten und der geringe Platzbedarf. Im Zweifelfall kann ein mobiles Kraftzentrum mit Hantel gestaltet werden. Dies ist bei Kraftgeräten mit einem großen Aufwand verbunden.

Hanteltraining besitzt für manche Patienten ein negatives Image, wahrscheinlich weil sie es mit Body Building assoziieren. Deshalb sollten diese Patienten mit Fingerspitzengefühl an das Hanteltraining herangeführt werden. Ein ähnliches Image-Problem hatten die Kraftgeräte in den 1980er Jahren.

Zielstruktur: kollagenes Gewebe

Die Erkenntnisse über das Bindegewebe von van den Berg (2001) und van Wingerden (1996) bewirkten ein Umdenken in der aktiven Rehabilitation. Herkömmliches Krafttraining ist muskulär orientiert, d. h. dass die Muskeln die Kraft entwickeln und somit die primäre Zielstruktur sind. Neuere Erkenntnisse zeigen jedoch, dass die Zielstruktur der medizinischen Trainingstherapie in der Regel nicht der Muskel ist. So sind nach den Standardwerken der nicht operativen Orthopädie (Cyriax, McKenzie, Maitland) Beschwerden oder Pathologien nach Verletzung oder Inaktivität nicht auf muskuläre Strukturen zurückzuführen, sondern hauptsächlich auf wenig belastbare Gewebestrukturen, wie z. B. Knorpel oder Bandscheiben. Die Zielstruktur ist demnach eher das bradytrophe kollagene Gewebe, weil dieses die Beschwerden verursacht. Die Philosophie einer Trainingstherapie basiert daher auf einem kollagenorientierten Training.

Sowohl verletzte und inaktive Personen als auch chronische Schmerzpatienten haben eines gemeinsam: eine geringe lokale oder generelle Belastbarkeit – man spricht von einem *geringen Kollagenstatus*.

Zielgruppe: Patienten mit reduzierter kollagener Belastbarkeit

Patienten mit einer reduzierten kollagenen Belastbarkeit als Folge von Verletzung oder Inaktivität bilden die Zielgruppe für den Rückentriathlon. Aber auch Menschen, bei denen die Gefahr solcher Verletzungen aufgrund eines reduzierten Kollagenstatus besteht, sind als Zielgruppe eingeschlossen. Hier hilft der Rückentriathlon präventiv Verletzungen zu vermeiden.

> **Merke** M!
>
> **Adaptive Kapazität**
> Adaptive Kapazität bezeichnet die Eigenschaft von Gewebe, sich schneller oder langsamer an erhöhte Belastungen anzupassen. Die Geschwindigkeit der Anpassung wird durch den Grad der Versorgung (Durchblutung), der Struktur des Gewebes, der anatomischen Lokalisation, der bestehenden Aktivitätsebene und von persönlichen Lebensumständen und Lebensgewohnheiten wie Stress und Rauchen beeinflusst.

Der Verlauf des Trainings ist auf die adaptive Kapazität von nicht belastbaren kollagenen Strukturen ausgerichtet. Viele Therapien können nur eingeschränkt eingesetzt werden, da sie entweder nur mangelhaft bzw. schwammig umschrieben oder nicht gut umzusetzen sind aufgrund von Ein- und Ausschlusskriterien. Die Behandlung der Wirbelsäule ist beispielsweise bei bestimmten Indikationen effektiv, bei anderen wiederum wirkungslos. Ohne eine eindeutige Abgrenzung der Indikationsgebiete wird eine Therapie zunehmend ineffektiv und uninteressant.

2.3 Rückentriathlon – ein an der Zielstruktur orientiertes Training

Der Rückentriathlon bietet ein Training, das an die Zielstruktur angepasst ist: das sogenannte *PAT-Training* oder *Target-Tissue-Training*.

Neue Erkenntnisse in der Schmerzphysiologie (Gifford 2000, van Cranenburgh 2000) zeigen, dass verschiedene Ebenen des zentralen Nervensystems in der Lage sind, chronische Schmerzen zu generieren. Eine passende Antwort darauf ist die Graded Activity (s. Kap. 8.2), eine stufenweise Erhöhung der Aktivitätsebene. Der Rückentriathlon berücksichtigt die Graded Activity vor allem bei Patienten mit chronischen Beschwerden.

Die Art und Weise wie sich ein Patient verhält, bestimmt in hohem Maße, wie er in Zukunft sein wird. Gerade bei chronischen Beschwerden verhält sich der Patient nicht optimal. Er ist mehr oder weniger gefangen in seinem eigenen Umgang mit den Beschwerden: So schont er sich beispielsweise zu viel, klagt zu viel, meidet Aktivitäten oder humpelt oder stöhnt übertrieben. Der Therapeut muss die negativen Auswirkungen eines solchen Verhaltens erkennen und gegensteuern. Ein korrekter Umgang mit diesem inadäquaten Verhalten ist die operante Konditionierung. Durch Belohnen, z. B. mit Lob, kann der Therapeut den Patienten dazu ermuntern, sich adäquat zu verhalten, sich z. B. häufiger zu bewegen. Inadäquates Verhalten sollte der Therapeut hingegen ignorieren. Ziel ist es, langfristig ein gesunderes Verhalten der Patienten mit Rückenbeschwerden zu erreichen.

Ein Therapeut, der grundlegende Kenntnisse der Schmerzphysiologie mitbringt und die operante Konditionierung (Linton 1994) kennt, sollte Rückenbeschwerden adäquat behandeln können.

Die „Best-of-Therapies-Philosophie“ praktizieren mittlerweile viele Therapeuten. Sie wenden sich von einer dogmatischen Behandlungsweise ab und kombinieren effiziente Techniken aus unterschiedlichen Therapieformen.

Entscheidend ist dennoch eine Überprüfung der Effektivität. Mittlerweile haben über 5.000 Personen ein Rückentriathlon absolviert. Übungsform, Betreuung, Trainingsfrequenz und Dosierung sind dabei festgelegt und reproduzierbar. So hat sich der Rückentriathlon in der praktischen Anwendung als sehr effektiv erwiesen.

▶ Tab. 2.1 fasst die trainingstherapeutische Aspekte und Ziele des Rückentriathlons noch einmal zusammen.

2.3.1 Verbraucheraspekte – langfristiges Training

Die Zielgruppe des Rückentriathlons sind Personen mit eingeschränkter lokaler oder generell niedriger kollagener Belastbarkeit. Um diese Zielstrukturen positiv beeinflussen zu können, muss ein langfristiges Belastungstraining durchgeführt werden (Diemer und Sutor 2007), also ein Programm, das eine Verhaltensänderung beim Patienten bewirkt.

Erst wenn der Patient durch ein erfolgreiches Training positive Änderungen verspürt, ist er bereit, seine Lebensgewohnheiten zu ändern. Dies fällt ihm umso leichter, je mehr sich der Patient im Vorfeld mit seinem neuen Programm identifizieren kann.

Die Gründe, ein langfristiges Training zu unterbrechen, sind mannigfaltig. Ein Programm, das die gängigen Gründe für eine Unterbrechung berück-

Tab. 2.1 Trainingstherapeutische Aspekte und Ziele des Rückentriathlons

Merkmal	Ziel
Berücksichtigung des biopsychosozialen Modells	Aufbau des Selbstvertrauens, Angstreduzierung
lokale Muskulatur	Reduzierung von Rückfällen
optimale Trainingssteuerung	Reduzierung der Exercise Related Injuries
minimaler Einsatz passiver Methoden	hohe Eigenverantwortung
freies Hanteltraining	hoher Alltagstransfer
an kollagenen Strukturen orientiertes Training	optimale Belastbarkeit
klar definierte Inklusionskriterien	optimales Outcome
Graded Activity	Dekonditionierung von Schmerzverhalten
Lifestyle-Aspekte	gesunde Bewegung, Belastung und Ernährung
Training als Medikament	Professionalisierung der aktiven Rehabilitation

sichtigt, unterstützt den Patienten und motiviert ihn, sein Training fortzusetzen.

Zeitfaktor

Einer der Hauptgründe für den modernen Menschen, ein Fitnesstraining zu unterbrechen, ist Zeitmangel. Allzu oft neigt der Mensch zu Übertreibungen, so auch, wenn er sich für einen aktiven Lebensstil entscheidet. Egal ob beim Joggen oder beim Fitnesstraining, zu Beginn ist er oft mehr als motiviert. Doch nach dieser gewissen Anfangseuphorie tritt meist schnell eine Ernüchterung ein. Die meisten stellen dann fest, dass sich der neue, aktive Lebensstil kaum mit dem alten kombinieren lässt. Vor allem Zeitmangel führt dazu, dass ca. 70% der Teilnehmer ihr Training nicht mehr fortführen. Da sich jedoch beim Rückentriathlon eine Trainingseinheit im Zentrum und die restlichen Einheiten zu Hause absolvieren lassen, ist die Drop-out-Quote hier äußerst gering. Die Möglichkeit, Trainingseinheiten zu Hause durchzuführen, erhöht demnach sehr stark die Akzeptanz der Patienten.

Zielfaktor

Ein zweiter wichtiger Grund mit dem Training aufzuhören, sind keine oder übertriebene Ziele. Der Trainierende fragt sich, welche Vorteile er durch das Training hat. Der Rückentriathlon ist ein verständliches Programm mit sehr eindeutigen Zielen: Der Patient soll seinen Alltag, einschließlich seiner Belastungen, uneingeschränkt bewältigen können. Außerdem versteht jeder Laie und jede Fachkraft schnell die Grundlagen des Programms. Die positive Prognose bestärkt den Patienten darin, sein Training fortzusetzen, fördert seine Therapietreue und verbessert seine Trainingserfolge.

Beim Rückentriathlon übt der Patient vorerst auf eine schonende Art und Weise die Bewegungen und Belastungen des Alltags, so dass er erfährt, dass er zuvor problematische Bewegungen oder Belastungen wieder problemlos durchführen und in den Alltag integrieren kann – meist eine neue Erfahrung für den Patienten. Dieser „Ich-kann-wieder"-Effekt ist für den Patienten motivierender als mehr Kraft, bessere Koordination oder Beweglichkeit. Daraus resultiert eine große persönliche Zufriedenheit.

Gruppenfaktor

Das Gruppentraining bietet viele Möglichkeiten. Gerade die sozialen Aspekte des Trainings sind von großer Bedeutung. Die Zugehörigkeit zu einer kleinen Gruppe wirkt nachhaltiger, als das Verschwinden in der Anonymität eines großen Centers. Das Training in einer kleinen Gruppe bietet dem Trainer gute Umsätze und sorgt für akzeptable Kosten bei den Patienten oder den Kostenträgern. Hierdurch wird die Teilnahme am Rückentriathlon fast jedem ermöglicht. Ein weiterer positiver Effekt des Gruppentrainings ist der Erfahrungsaustausch der Patienten mit chronischen Rückenbeschwerden untereinander. Ein Erfahrungsaustausch dieser Art ist niemals durch die vielen Gespräche mit dem Therapeuten zu ersetzen.

Das Gruppenkonzept des Rückentriathlons ist so konzipiert, dass ein Einstieg in eine bestehende Gruppe jederzeit möglich ist.

Individualfaktor

Bei Therapiemethoden mit persönlichem oder technischem Aufwand (Massage, aufwendige Trainingsgeräte) braucht der Patient bei Rezidiven immer wieder die gleiche Methode. Die Übungen des Rückentriathlons können dagegen einfach zu Hause in Eigenregie und mit geringem finanziellem Aufwand weiter oder erneut ausgeführt werden.

Tab. 2.2 Verbraucheraspekte und Ziele des Rückentriathlons

Merkmale für die Verbraucher	Ziele
passender Zeitaufwand	Optimierung der Drop-out-Quote
verständliches Programm	optimales Coping
Integration im Alltag	spürbare Effektivität
akzeptable Kosten	größere Zielgruppe
Umsetzbarkeit zum Heimtraining	Änderung des Lifestyles
Erfahrungsaustausch	Überzeugung der Wirksamkeit
Information	Beruhigung, Reduzierung von Angst und negativen Gedanken

Informationsfaktor

Fehlinformationen der vergangenen Jahre führten dazu, dass Patienten mit harmlosen, wenn auch sehr schmerzhaften, Rückenbeschwerden genauso behandelt wurden wie Patienten mit schweren Krankheitsbildern. Dies fördert natürlich die Angst, so dass der Leidende gewisse Bewegungen und Belastungen meidet. Das Wissen über diese Missstände bietet Hoffnung. Mehr als diese Erkenntnis bewirkt aber noch die Erfahrung, dass jene Belastungen nicht schaden, sondern die Schmerzen eher lindern.

Eine Übersicht über die Verbraucheraspekte und Ziele des Rückentriathlons liefert ▶ Tab. 2.2.

2.3.2 Sozioökonomische Komponenten

Einige der bereits besprochenen Aspekte sind auch in sozioökonomischer Hinsicht relevant, weshalb sie nachfolgend noch einmal unter diesem Gesichtpunkt besprochen werden.

Verhältnis von Kosten und Nutzen

Diagnostik

Die moderne Medizin ist von Diagnosen geprägt. Am Ende der diagnostischen Kette steht der Patient noch immer mit den gleichen Beschwerden da. Viele Rückenbeschwerden benötigen keine Röntgendiagnostik oder MRT (van Tulder et al. 2006, Airaksinen et al. 2006). So lange kein Verdacht auf ein ernstes Trauma, eine Malignität oder eine relevante Pathologie besteht, sollte eine pragmatische und praktische Lösung gewählt werden. Dadurch, dass bei der apparativen Diagnostik vermehrt Störungen im Körper gefunden werden, nimmt die Verunsicherung der Patienten zu.

Versicherungstechnische Aspekte erfordern eine saubere Inklusions- und Exklusionsführung beim Rückentriathlon, wodurch gleichzeitig auch ein besseres Outcome erzielt wird. Die Abgrenzung von Indikation und Kontraindikation ist eine zwingende Voraussetzung für die Kostenträger, um einer Vergütung überhaupt zuzustimmen („Nutzen-Risiko-Abwägung").

Die geringen Kosten des Rückentriathlons für den Verbraucher, die Firma oder die Versicherung bei einem optimalen Outcome verwandeln den Rückentriathlon in eine attraktive Lösung für die Behandlung von Rückenproblemen.

Eine Therapie einzuleiten, die abgebrochen wird, verursacht unnötige Kosten und zusätzlichen Aufwand. Aus diesem Grund ist die Drop-out-Quote ein positives Zeichen ökonomischer Effizienz.

Rezidive

Interessant ist ebenfalls die Zahl der Rezidive, die oftmals zu wenig Beachtung findet. Arbeitsausfälle, Medikamente, Diagnostik, Hilfsmittel sowie Behandlungskosten können durch eine Abnahme der Rückfälle vermindert werden. Bei akuten Rückenbeschwerden beträgt die Rezidivquote ca. 80%. Eine gezielte Rehabilitation kann diesen Wert bis auf 30% senken (Jull et al. 2002).

Die Aufgabe des Rückentriathlons ist es, den Patienten objektiv zu informieren, wie sie dazu beitragen können, den medizinischen Konsums zu reduzieren:

- Möglichkeiten des Selbstmanagements
- Einschränkungen der diagnostischen Möglichkeiten
- Alternativen zu einer Operation
- „Wait-and-see"-Strategie
- Bedeutung von Lifestyle-Aspekten

Gruppentherapie

Der Kostenaufwand einer Gruppentherapie ist im Vergleich zu einer individuellen Therapie geringer. Der Rückentriathlon verbindet beide Formen: Das Training in einer kleinen Gruppe ermöglicht auch noch die individuelle Betreuung durch den Trainer.

Technische Mittel

Bewusst verzichtet der Rückentriathlon auf teure diagnostische oder therapeutische Instrumente. Stattdessen basiert der Rückentriathlon auf Trainingssteuerung, Coaching und Information. Ziel ist es, mit geringen, aber effektiven Mitteln ein hervorragendes Ergebnis zu erzielen. Durch die Unabhängigkeit von teurer Diagnostik oder aufwendigen Trainingsgeräten kann der Rückentriathlon, im Gegensatz zu technisch-apparativ gestützten Konzepten, kostengünstig angeboten werden.

Begleiterkrankungen

Rückenbeschwerden sind teilweise von negativen Lifestyle-Faktoren wie Übergewicht, Bewegungsmangel und Nikotinabusus abhängig. Durch eine Korrektur der Lifestyle-Faktoren können Behandlungskosten auch für andere Volkskrankheiten wie Adipositas, Diabetes und COPD gesenkt werden.

Monitoring und Effektivitätsnachweis

Bei vielen modernen Therapiemethoden wird ein Nachweis über den Therapieerfolg erstellt. Meist definiert sich dies über die Kraftzunahme. Der Rückentriathlon distanziert sich hiervon, da es fraglich ist, ob Rückenbeschwerden überhaupt mit einem Kraftaufbau korrelieren. Der Effektivitätsnachweis des Rückentriathlons basiert auf einer digitalen Frageliste – dem Backsupport. Durch den in regelmäßigen Abständen zu wiederholenden Fragenkatalog werden auch Teilbereiche des biopsychosozialen Modells visualisiert. Durch den Backsupport können den Kostenträgern auch jederzeit Managementinformationen bereitgestellt werden.

▶ Tab. 2.3 stellt die sozioökonomischen Aspekte und Ziele des Rückentriathlons noch einmal übersichtlich dar.

Tab. 2.3 Sozioökonomische Aspekte und Ziele des Rückentriathlons

Sozioökonomische Merkmale	Ziel
Therapie statt Diagnose	Therapieerfolg statt Verunsicherung
Inklusion – Exklusion	optimales Outcome
geringe Kosten	Attraktivität für Kostenträger
geringe Drop-out-Quote	Effektivität
geringe Rezidiven	niedrige Folgekosten
Information	Reduzierung des medizinisches Konsums
Gruppentherapie	Reduzierung der Therapiekosten
geringer materieller Aufwand	geringe Kosten
Lifestyle-Aspekte	Kostensenkung der Begleiterkrankungen
Monitoring	Effektivitätsnachweis

2.4 Entwicklung und Realisierung des Rückentriathlons

Die Herausforderung bei der Entwicklung des Rückentriathlons bestand darin, eine Vielzahl unterschiedlicher und individueller Ziele in einem einzigen Programm zu vereinen. Um allen Aspekten gerecht zu werden, mussten jedoch in dem einen oder anderen Bereich Abstriche gemacht werden.

Es ist davon auszugehen, dass ein wahrscheinlich bereits bestehendes, medizinisch-wissenschaftlich unanfechtbares Therapiekonzept mit einem vermehrten Zeitaufwand und höheren Kosten für Therapeuten und Patienten verbunden ist. Das Ziel des Rückentriathlons war es nicht, das beste Konzept zu entwickeln, sondern in den Bereichen Effizienz, Zeit- und Kostenaufwand die bestmögliche Akzeptanz zu finden.

2.4.1 Priorität: Zeitformel

Jedes erfolgreiche Konzept steht und fällt mit der Akzeptanz der Verbraucher. Der moderne Mensch ist durchaus bereit, in seine Gesundheit zu investieren. Einer der Hauptgründe dies nicht zu tun, ist Zeitmangel. Darum wurde nach einer optimalen Zeitformel gesucht. Der trainingswissenschaftlichen Literatur zufolge ergaben Befragungen, dass die meisten Teilnehmer am liebsten ein Mal pro Woche ein Trainingszentrum aufsuchen.

2.4.2 Priorität: Alltagsbelastungen

Der Rückentriathlon ist nicht muskulär orientiert. Das Hauptziel ist die Koordination der alltäglichen Aktivitäten bei steigender Belastung zu verbessern.

Trainingswissenschaftlich eröffnet sich ein neues Blickfeld: Nicht die Zwänge eines muskulären Trainings diktieren die Trainingsparameter, sondern die koordinative Schulung und der Aufbau des kollagenen Gewebes. Sowohl der Aufbau des kollagenen Gewebes als auch die entsprechenden Trainingsparameter sind im Vergleich zum muskulären Aufbau bislang praktisch unerforscht. Es ist lediglich bekannt, dass der Aufbau des kollagenen Gewebes einen längeren Zeitraum und eine gezielte Trainingssteuerung benötigt.

Für ein systematisches Aufbautraining der kollagenen Strukturen wird die Trainingsbelastung pro Patient und pro Übung individuell bestimmt. Für die Versorgung der kollagenen Strukturen sind Belastungswechsel durch regelmäßige Bewegung

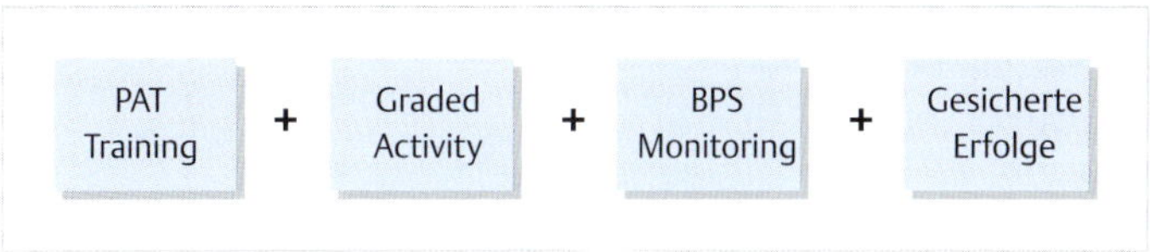

Abb. 2.1 Die Rückentriathlonformel.

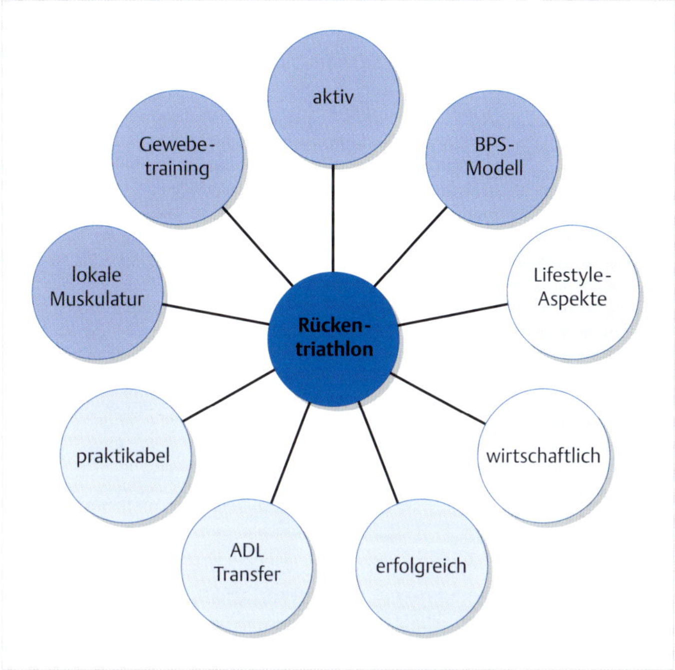

Abb. 2.2 Der Rückentriathlon vereinigt alle Aspekte eines therapeutisch, ökonomisch und medizinisch sinnvollen Trainings.

wie wandern, joggen, schwimmen oder ähnliche Aktivitäten günstig. Zur koordinativen Schulung sollte der Patient die Bewegungen des Alltags regelmäßig üben und gleichzeitig verinnerlichen.

2.5 Fazit

Obwohl der Rückentriathlon in manchen Punkten zu gängigen Auffassungen konträr ist und es am Anfang der Entwicklungsphase einige Defizite beim wissenschaftlichen Hintergrundwissen gab, hat der bisher erzielte Erfolg die Strategie bestätigt. Auch die Erwartung an diese Methode wurde bestätigt: Der Rückentriathlon hat sich als effektiv herausgestellt. Mittlerweile haben über 5.000 Patienten den Rückentriathlon absolviert. Deren Therapieverlauf wurde mittels E-Medizin und Umfragen dokumentiert und evaluiert. Sicher ist, dass die Therapie medizinisch und wirtschaftlich erfolgreich ist und eine hohe Akzeptanz bei den Patienten findet. Die Kosten werden bereits durch mehrere Kostenträger erstattet.

Ablaufplan des Rückentriathlons:

- 1 × wöchentliches Training im Zentrum nach Trainingsprotokoll, Ausführung von 9 Rückenbasics, Kontrolle durch einen ausgebildeten Trainer, nach den Prinzipien der PAT und Graded Activity
- 3 × wöchentlich 30–45 Minuten passendes Ausdauertraining in Eigenregie zu Hause
- 5–7 × wöchentlich 1–2 Heimübungen
- Monitoring der biopsychosozialen Faktoren

▶ Abb. 2.1 stellt die Rückentriathlonformel als Schema dar.

Merke **M!**

Der Rückentriathlon vereint therapeutische, ökonomische und medizinische Ziele (▶ Abb. 2.2).

2

Zusammenfassung ✓

- Individuelle und optimale Trainingssteuerung
- Aktivierung der Selbstheilung durch Eigenverantwortung und Einbezug von Lifestyle Aspekten
- Optimierung der Verbraucheraspekte
- Optimierung der sozioökonomischen Komponenten
- Entwicklung von 9 Langhantelübungen, die den Hauptbelastungen der Wirbelsäule im Alltag entsprechen

Literatur

Airaksinen O, Brox JI, Cedraschi C, Hildebrandt J, Klaber-Moffett J, Kovacs F, Mannion AF, Reis S, Staal JB, Ursin H, Zanoli G. Chapter 4. European guidelines for the management of chronic nonspecific low back pain. Eur Spine J. 2006;15(Suppl 2): S192–300.

Diemer F, Sutor V. Praxis der medizinischen Trainingstherapie. Stuttgart: Thieme; 2007.

Gifford L. Topical Issues in Pain 2. Cornwall: CNS Press Ltd.; 2000.

Hildebrandt J et al. (Hrsg.). Göttinger Rücken Intensiv Programm – Das Manual. Berlin: Congress Compact 2003.

Jull J, Hides G, Richardson C. Long-term effects of specific stabilizing exercises for first-episode low back pain. Spine (Phila Pa 1976). 2001; 26(11): E243–8. Comment in Aust J Physiother. 2002; 48(1): 55.

Linton S. Chronic back pain: integrating psychological and physical therapy – an overview. Behav Med. 1994 Fall; 20(3): 101–4. Comment in Behav Med. 1994 Fall; 20(3): 105-11.

Ombrecht L, Bisschop P, ter Veer HJ. A System of Orthopaedic Medicine. 2nd Edition. London: Churchill Livingstone; 2003.

Tidow G. Zur Dimensionalität des Adaptationsraumes im Bereich von Kraftbeanspruchungen. In: Radandt S, Grieshaber R, Schneider W (eds.). Prävention von arbeitsbedingten Gesundheitsgefahren und Erkrankungen – 5. Erfurter Tage. Leipzig: monade 1999; 41–80.

van Cranenburgh B. Pijn vanuit een neurowetenschappelijk perspectief. Maarssen: Elsevier Gezondheidszorg; 2000.

van den Berg F. Angewandte Physiologie, Teil 3 – Therapie, Training, Tests. Stuttgart, New York: Thieme; 2001.

van Tulder M, Becker A, Bekkering T, Breen A, del Real MT, Hutchinson A, Koes B, Laerum E, Malmivaara A. Chapter 3. European guidelines for the management of acute nonspecific low back pain in primary care. Eur Spine J. 2006;15(Suppl 2): S169–91.

van Tulder MW, Ostelo RW, Vlaeyen JW, Linton SJ, Morley SJ, Assendelft WJ. Behavioral treatment for chronic low back pain (Cochrane Review). In: The Cochrane Library, Issue 3. Chichester, UK: John Wiley & Sons; 2004.

van Wingerden B. Bindegewebe in der Rehabilitation. Schaan, Liechtenstein: Scipro; 1996.

Waddell G. The back pain revolution. 2nd ed. Edinburgh: Churchill Livingstone 2004.

Zimmerman K. Gesundheitsorientiertes Muskelkrafttraining. Schorndorf: Hofmann; 2002.

Kapitel 3

Das biopsychosoziale Modell

3

3 Das biopsychosoziale Modell

Frederik Deemter

Gerade in den letzten Jahren wurde immer deutlicher, dass eine exakte Diagnose der Krankheiten und Beschwerden, welche die Wirbelsäule betreffen, in den meisten Fällen unmöglich ist. Es gibt Beschwerden, die von sozialen oder von psychologischen Ursachen mit induziert werden (▶ Abb. 3.1). Diese Beschwerden sollten anders behandelt werden als Beschwerden, die auf einer mechanischen Ursache basieren.

Rückenbeschwerden ohne eindeutige Ursache werden als unspezifische Rückenbeschwerden mit einer multikausalen Ursache gesehen. Dieses Phänomen wurde unter dem biopsychosozialen Modell bekannt (▶ Abb. 3.1). Verschiedene Faktoren können Rückenschmerzen verursachen und zu einer Chronifizierung der Beschwerden führen.

Derzeitig sind dies die sogenannten biopsychosozialen Faktoren innerhalb des Belastungs-/Belastbarkeitsmodells (Bernards et al. 1999).

3.1 Symbolisierung der Belastbarkeit

Als Beispiel kann man sich die Belastbarkeit als Gefäß vorstellen. Die belastenden Faktoren werden durch Bausteine symbolisiert, die das Gefäß füllen. Ist das Gefäß voll, kann irgendein Anlass „der Tropfen“ sein, der das Gefäß zum Überlaufen bringt. Die Folge: Es treten Schmerzen auf. Ist die Belastbarkeit gut ausgebaut und trainiert, entstehen bei gleicher Belastung keine Beschwerden.

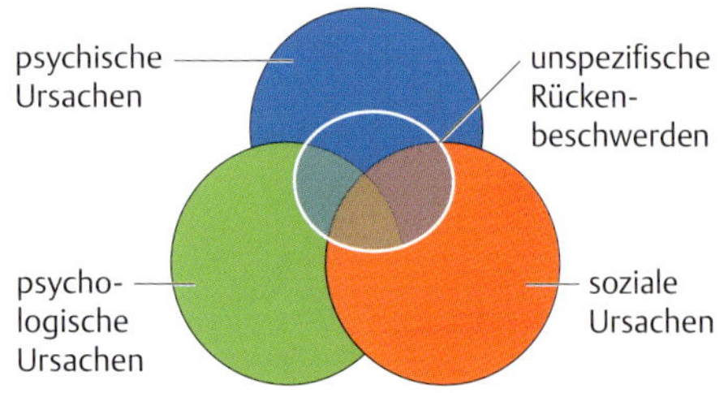

Abb. 3.1 Rückenbeschwerden können verschiedene Ursachen haben, in den meisten Fällen sehen wir Mischformen. Diese werden als unspezifische Rückenbeschwerden gedeutet.

Es kann zu Beschwerden kommen, wenn die Summe der multifaktoriellen Belastungen zu hoch ist oder die Belastbarkeit des Patienten zu niedrig.

Die Belastung setzt sich zusammen aus:

- biomedizinischen Faktoren, wie z. B.:
  - Unterbelastung
  - Überbelastung
  - Übergewicht
  - Rauchen
  - Degenerationen
  - Beinlängendifferenzen
  - Muskeldysbalancen
  - Arbeitsumstände
- psychischen Faktoren, wie z. B.:
  - Stress
  - Angst
  - Depressionen
- sozialen Faktoren, wie z. B.:
  - Arbeitszufriedenheit
  - Familienumstände

Die Aufgabe der Ärzte ist es nicht den bedeutenden Faktor zwangsläufig innerhalb ihres eigenen Fachgebietes zu suchen, sondern die eigentliche Hauptursache zu erkennen. Hier ist eine sachliche und professionelle Analyse gefordert.

3.2 Ein Symptom – verschiedene Diagnosen

Ein Patient mit Kopfschmerzen sucht verschiedene Spezialisten auf und erhält unterschiedliche Aussagen, Diagnosen und Therapien.

- Diagnose Physiotherapeut: Haltungsschwäche
- Diagnose Masseur: verspannte Muskeln
- Diagnose Chiropraktiker: Blockierungen
- Diagnose Neurologe: Störung der Hirnaktivität
- Diagnose Augenarzt: Fehlsichtigkeit
- Diagnose Psychologe: diverse psychische Faktoren
- Diagnose Ergotherapeut: ungeeignetes Büromobiliar

Akupunkteure, Kraniosakraltherapeuten, CMD-Spezialisten (CMD = Craniomandibuläre Dysfunktion), Podologen, Haptonomen und Osteopathen erstellen noch weitere Diagnosen durch ihre eigenen Sichtweisen. Verschiedene Lehren der einzelnen Therapierichtungen vervollständigen das Kaleidoskop der therapeutischen Möglichkeiten.

Ähnliches gilt für die Rückentherapie. In der Regel wird der an Rückenbeschwerden leidende Patient mit einer der Möglichkeiten behandelt, die dem Behandelnden innerhalb seiner therapeutischen Möglichkeiten zur Verfügung stehen. Diese Behandlung sagt in der Regel mehr über die Ausbildung des Mediziners oder des Therapeuten aus, als über die Ursache der Rückenbeschwerden (Waddell 2004).

3.3 Verbindung Patient – Therapeut – Diagnose

Die Zuweisung einer monokausalen Ursache bei einfachen Rückenschmerzen ist also weder professionell und glaubwürdig, noch trägt sie zu einer baldigen Heilung des Patienten bei. Monokausale Erklärungen sind jedoch bei allen Beteiligten, also beim Arzt, beim Therapeuten und auch beim Patienten beliebt, da die Erklärung einfach und von geringem Zeitaufwand ist.

Außerdem haben sie einen Widererkennungswert: ein Hohlkreuz, Beinlängendifferenzen, Übergewicht oder Skoliose. Der Patient bekommt das, was er von einem Arztbesuch erwartet, nämlich eine akzeptable Erklärung und auch eine Lösung für seine Beschwerden.

Anders bei eventuellen psychischen Ursachen: sie werden meistens viel schlechter akzeptiert.

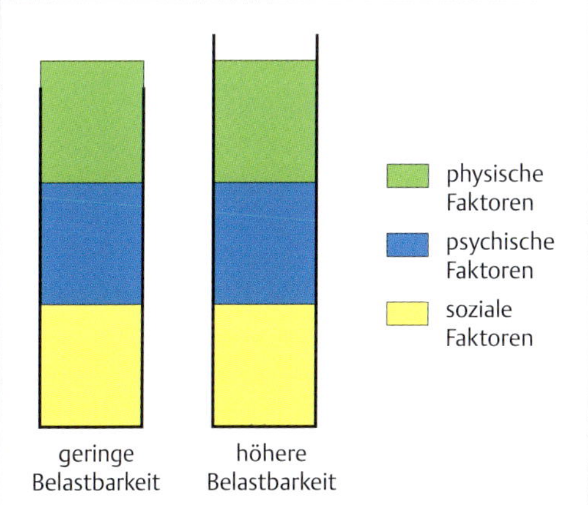

Abb. 3.2 Darstellung der die Belastbarkeit beeinflussenden Faktoren bei geringer und höherer Belastbarkeit.

Niemand sollte die Wirksamkeit einer glaubwürdigen Therapie unterschätzen. Solange Therapeut und Patient von der Wirksamkeit einer bestimmten Therapiestrategie überzeugt sind, ist meist auch ein Erfolg zu verzeichnen. Entweder begleitet die Therapie die selbstheilende Tendenz der Rückenbeschwerden oder mobilisiert die Selbstheilungskräfte im Sinne eines Placeboeffekts.

Dies mag der Grund dafür sein, warum diverse alte Methoden trotzdem weiterhin beliebt sind: Sie scheinen zu wirken, wenn auch in der Regel nur vorübergehend.

Beispiel B

Hyperlordose

Wird bei einem Patienten eine Hyperlordose mit Rückenbeschwerden diagnostiziert, so ist:

- dies noch kein Hinweis auf die Therapie,
- die Wahrscheinlichkeit eher gering, dass dies die alleinige Ursache für die Beschwerden ist,
- die Lordose eventuell gar nicht die Ursache, sondern nur ein Aspekt innerhalb des Belastungs-/Belastbarkeitsmodells,
- eine Behandlung nur dann notwendig, wenn der Patient in der Anamnese Andeutungen macht, dass er ausschließlich bei Extensionsbelastungen Schmerzen hat. Dies weist darauf hin, dass die Abweichung von der „Norm“ Beschwerden auslöst, wenn z. B. die Procc. spinosi sich jedes Mal bei der Extension schmerzhaft berühren (z. B. bei Morbus Baastrup, auch „kissing spine disease“ genannt).

Zusammenfassung ✓

- Dem Physiotherapeuten bietet sich die Möglichkeit, das biopsychosoziale Modell als Analysemittel für Rückenbeschwerden zu benutzen.
- Mit diesem Modell kann der Therapeut ermitteln, ob wichtige Faktoren außerhalb des biomedizinischen Bereiches vorliegen, die erkannt und mitbehandelt werden sollten.
- Durch diese Analyse erweitern sich die Kompetenz und der Indikationsbereich der Physiotherapie.

3.4 Flaggen – Kennzeichen für Rückenbeschwerden

In der Literatur hat sich mittlerweile der Terminus „Flags" etabliert. Flags sind übersetzt „Fahnen" oder auch „Hinweissymbole". Durch verschiedene Farben gekennzeichnet, markieren sie die Bereiche, die zu Rückenbeschwerden beitragen.

Derzeit existiert eine große Anzahl an Flaggen, die verschiedene Faktoren differenzieren. Eine allgemein akzeptierte und einheitliche Einteilung, besonders bei den schwarzen und blauen Flaggen, liegt momentan nicht vor. Aber wichtiger als eine genaue Klassifikation ist die Erkenntnis, dass verschiedene Faktoren gekennzeichnet werden können.

3.4.1 Red Flags

Red Flags umschreiben alle biomedizinischen Faktoren, die zu Rückenbeschwerden führen können. Eine Vielzahl von Pathologien können ernsthafte Rückenbeschwerden verursachen, welche nicht oder nicht ausschließlich physiotherapeutisch behandelt werden sollten, sondern primär fachärztlich.

Alarmsignale oder Red Flags sind:

- schweres Trauma, fachärztliche Abklärung notwendig
- zunehmende, nicht belastungsabhängige Schmerzen
- Anamnese: HIV, Karzinome oder Drogen
- nicht beabsichtigter Gewichtsverlust
- Cauda-equina-Syndrom/S4-Zeichen (Kompression der S4-Nervenwurzel)
  - Miktionsstörungen
  - Inkontinenz, Fäzes/Urin
  - Reiterhosenanästhesie
- Morbus Bechterew und andere rheumatische Erkrankungen
  - Nachtschmerzen, frühmorgendliche, länger anhaltende Unbeweglichkeit
  - Beteiligung peripherer Gelenke
  - Haut (Psoriasis)
  - Urethra
  - Konjunktivitis

Weitere Verdachtsmomente, die einer intensiven Abklärung durch einen Facharzt bedürfen und auf eine ernsthafte, nicht orthopädische Pathologie hindeuten, sind:

- Schmerzen L1–2 ohne Trauma bzw. Bandscheibenvorfall (auf dieser Ebene statistisch gesehen äußerst selten)
- zunehmende Schmerzen über einen längeren Zeitraum
- sich ausbreitende Schmerzen
- bewegungsunabhängige Dauerschmerzen
- Ischiasbeschwerden, die länger als ein Jahr anhalten
- bilateraler Ischias
- Viele akute neurologische Probleme mit nur leichten Schmerzen deuten eher auf neurologische Probleme (z. B. Syringomyelie), als auf eine orthopädische Ursache hin.

3.4.2 Yellow Flags

Faktoren, die eine Chronifizierung begünstigen und einer Heilung entgegenstehen, werden als Yellow Flags bezeichnet. Sie beinhalten:

- Beliefs
- Copingstrategien
- Stress
- Angst
- Avoidance
- Katastrophieren

3.4.3 Blue Flags und Black Flags

Blue Flags umschreiben die Situation am Arbeitsplatz. Eine unbefriedigende Arbeitssituation ist ein häufiger Grund für Rückenbeschwerden. Ein unsicherer Arbeitsplatz, Überbelastung, Arbeitsunzufriedenheit oder unzureichendes Einkommen sind wichtige Faktoren. Die genauen Arbeitsumstände werden mittels zielgerichteter Fragebögen dokumentiert.

Black Flags kennzeichnen die soziale und rechtliche Situation des Patienten, hierzu gehören u. a. Aspekte wie Arbeitsunfähigkeit oder finanzielle Entschädigung bei Berufsunfällen.

Blue und Black Flags sind zum Teil eng miteinander verknüpft, werden aber dennoch differenziert.

3.5 Zukunftsbild des Patienten

Das persönliche Zukunftsbild des Patienten über seine Rückenbeschwerden ist entscheidend für den Therapieerfolg. Schon vor längerer Zeit wurde wissenschaftlich bewiesen, dass die eigene Erwartungshaltung des Patienten einen außergewöhnlichen Einfluss auf den Therapieerfolg hat.

Die Schlüsselfrage, die sich ergibt, lautet: Glaubt der Patient, je wieder arbeiten zu können? Denn in den meisten Fällen bestimmt die Überzeugung des Patienten über den gesamten Therapieerfolg.

Diesbezüglich kann der Physiotherapeut durch Kommunikation Einfluss auf die Meinung des Patienten nehmen. Wenn der Patient falsch informiert wurde, z. B. dass eine Skoliose für seine Beschwerden verantwortlich ist, spricht man von „Beliefs". Solche Beliefs sind zum Teil tief verwurzelt und durch wiederholte Fehlinformationen gefestigt. Die Aufgabe des Therapeuten besteht darin, sein eigenes Fachwissen von Beliefs zu befreien und die Beliefs bei dem Patienten zu erkennen. Anschließend sollte der Patient mithilfe von Empathie und durch Strategie motiviert bzw. informiert werden. Es können konfliktreiche Situationen entstehen, besonders dann, wenn der Patient dazu neigt, an seinen Beliefs festzuhalten.

Wenn der Patient überzeugt ist, dass „seine" Skoliose bloß ein Belief ist, dann ist die Voraussetzung für eine Genesung gegeben. Diese Überzeugungsarbeit ist immer eine spannende Herausforderung, welche viel Fingerspitzengefühl fordert.

Umso trauriger ist es, dass manche Ärzte, aber auch Therapeuten, noch immer falsche Beliefs verbreiten. Die beste Methode um einen Patienten zu überzeugen, sich von seinen Beliefs zu distanzieren, ist es, jemanden mit einer noch schlimmeren aber schmerzfreien Skoliose zu finden.

3.5.1 Einteilung von Rückenbeschwerden: STREFGIPS-Methode

Eine weitere Methode, Rückenschmerzen zu klassifizieren, ist die STREFGIPS-Einteilung (▶ Tab. 3.1). Bei dieser Vorgehensweise werden bestimmte Faktoren in Betracht gezogen, um entsprechende Therapiemaßnahmen einzuleiten.

> **Merke** M!
>
> STREFGIPS: Jeder Buchstabe steht für ein Denkmoment während der Anamnese.

S = Statik oder Stabilität

Beinlängendifferenzen, Skoliose, Lordose, Kyphose – diese häufigen Fehlhaltungen bzw. -stellungen können zu Beschwerden führen. Deshalb sind diese Diagnosen in der klassischen Krankengymnastik oft anzutreffen.

Eine gezielte Anamnese bezüglich der neuromuskulären Kontrolle kann Hinweise auf ein nicht vollkommen funktionierendes, lokales Stabilisierungssystem geben.

Die Bedeutung der Beckenbodenmuskeln bei Rückenbeschwerden wird derzeitig noch diskutiert. Das Karolinska-Institut in Schweden hat erstmalig einen Zusammenhang zwischen Rückenbeschwerden, Beckenboden und einer Harninkontinenz hergestellt. Frauen mit Rückenbeschwerden leiden in 78 % der Fälle gleichzeitig auch an Harninkontinenz (Elliasson et al. 2008):

- 72 % unter Stressinkontinenz
- 27 % unter Mischformen
- 1 % Dranginkontinenz

> **Merke** M!
>
> Es sollte also bei Frauen mit Rückenbeschwerden gleichzeitig auch auf Inkontinenzbeschwerden geachtet werden. Die Betroffenen profitieren davon, da sowohl die Stress- als auch die Dranginkontinenz sehr gut konservativ zu therapieren sind.

T = Trauma

> **Merke** M!
>
> Schwere Traumen müssen immer fachärztlich abgeklärt werden.

Ein ernsthaftes Trauma mit Therapieresistenz und ein negatives Röntgenbild schließen eine Pathologie nicht immer aus, denn manche Haarrisse werden z. B. erst nach 14 Tagen sichtbar oder befinden sich außerhalb des betrachteten Bereichs.

> **Beispiel** B
>
> Eine Patientin mit einer Wirbelkörperfraktur weist ein negatives Röntgenbild auf. Die Frakturstelle befindet sich an L1, geröntgt wurde aber nur bis L2.

Wiederholte Traumen in Beruf oder Sport sind häufig Anlass für Beschwerden.

Im Beruf sollte auf eine Vibrationsbelastung geachtet werden, da diese mit Rückenbeschwerden in Verbindung gebracht werden kann (Bogduk et al. 2006).

Tab. 3.1 STREFGIPS-Methode und therapeutische Konsequenz

	Thema	Ursache	Maßnahme	Therapie
S	Statik/Stabilität	• Haltungsschwäche • fehlende neuromuskuläre Kontrolle	• Untersuchung • Stabilitätstest • Anamnese	• Haltungskorrektur • lokale Stabilisierung • Beckenbodentraining
T	Trauma	• schweres Trauma • wiederholte Traumen • wiederholte Bagatelltraumen • Blockierung • Crush Theorie	• Facharzt • MRI • Belastungsanamnese • Verringerung der Instabilität • Neurodynamik	• Therapiepause • Trainingsplan • Optimierung der neuromuskulären Kontrolle • Manipulation • Neurodynamik
R	Reflektorisch	• gynäkologische Aspekte • Nieren	spezifische Untersuchungen	segmentale Therapien
E	Ernährung	• Übergewicht • Mangelerscheinung • Osteoporose	Reduzierung der Fettmasse	Ernährungsberatung
F	Funktionell	• ADL • Sportbelastung • Arbeitsbelastung	Analyse	• Rückentriathlon • Sportphysiotherapie • Arbeitsphysiotherapie
G	Gewohnheiten	• Lifestyle • Rauchen • falsche Hausübungen	• Bewegungsmangel aufheben • Anamnese • Kontrolle	• Motivation • Entwöhnungskur • Korrektur
I	Intern	• rheumatische Erkrankung • Osteoporose	Facharzt	Medikamente/fachärztlich
P	Psychologisch	• Stress • Depressionen	Fragebogen	• Entspannungsübungen • Ausdauersport
S	Sozial	• Arbeitsbelastung • emotionale, soziale und kulturelle Verhaltensaspekte	Fragebogen	Suche nach individuellen Lösungen

In der Praxis treten am häufigsten Minimaltraumen auf. Bewegungen mit geringer Belastung lösen unmittelbar oder verzögert Beschwerden aus, z. B. das Heben eines kleinen Gegenstandes, Stolpern oder eine unerwartete Belastung. Dies ist kein Hinweis auf eine Läsion, sondern eine mangelnde neuromuskuläre Kontrolle. Akute Beschwerden können in der Regel gut durch Manipulation oder manuelle Therapie behandelt werden. Auf jeden Fall sollte die Funktion der lokalen Muskulatur überprüft und gegebenenfalls trainiert werden.

R = Reflektorische Ursachen

Organe können Beschwerden auszulösen, welche in der Regel belastungsunabhängig sind. Nieren und gynäkologische Strukturen sind für Rückenbeschwerden bekannt. Wenn keine ernsten Pathologien vorliegen, sind möglicherweise auch segmentale Therapien, wie z. B. Osteopathie oder Akupressur, zu indizieren.

E = Ernährung

Übergewicht ist teilweise mit Rückenbeschwerden verbunden. Manchmal ist die Leistungsfähigkeit nicht durch Muskelschwäche, sondern durch Übergewicht eingeschränkt.

Eine ausgewogene Ernährung ist für eine optimale Kollagensynthese von Bedeutung.

F = Funktionelle Ursachen

Hier werden die ADLs, zu denen u. a. Beruf und Sport zählen, näher betrachtet. Eine Überprüfung der Sporttechnik, der Arbeitsumstände, der ADL-Aufgaben oder der Hobbys ist durchaus angebracht. In manchen Fällen wird einiges offensichtlich, sobald man die Aufgaben gezielt anschaut und nicht nur anamnestisch erforscht.

G = Gewohnheiten

Lifestyle-Aspekte wie Bewegungsmangel, Übergewicht und Rauchen spielen eine wesentliche Rolle bei Rückenbeschwerden (Björck-Van Dijken et al. 2008).

Heimübungen sind eine häufige Quelle für Beschwerden. Viele Patienten vertrauen den von Illustrierten empfohlenen Übungen und führen sie in Eigenregie zu Hause aus. Mangelnde Kontrolle und ein fehlendes Trainingsprogramm machen die Insuffizienz perfekt.

I = Interne Faktoren

Rheumatische Erkrankungen können für Rückenbeschwerden verantwortlich sein. Diabetes spielt z.B. eine Rolle bei verzögerter Wundheilung.

P = Psychologische Ursachen

Stress und Depression sind eng mit Rückenbeschweren verbunden. Klinische Beobachtungen zeigen, dass Rückenbeschwerden oft *nach* stressreichen Perioden auftreten.

Entspannungsübungen, Ausdauersport und Yoga sind bewährte Therapiemöglichkeiten.

S = Soziale Belastungen

Arbeitsumstände und Beziehungsprobleme sind bekannt für ihren Einfluss auf Rückenbeschwerden, aber auch Versicherungsaspekte, wie z.B. ein (finanzieller) Vorteil durch die Rückenbeschwerden (z.B. Rente oder Schmerzensgeld) können Schmerzen indizieren. Patienten gelten praktisch als therapieresistent, wenn ein finanzieller Vorteil aufgrund der Rückenbeschwerden in Aussicht steht.

Zusammenfassung ✓

- Nach dem biopsychosozialen Modell können unterschiedliche Faktoren unspezifische Rückenbeschwerden auslösen.
- Ein ausgewogenes Verhältnis von Belastung und Belastbarkeit verhindert Rückenbeschwerden.
- Das biopsychosoziale Modell erweitert die physiotherapeutische Kompetenz durch die biopsychosoziale Analyse.
- Das biopsychosoziale Modell teilt die Entstehung von Rückenschmerzen in Term Flags oder nach der STREFGIPS-Methode ein.

Literatur

Bernards A, Hagenaars L, Oostendorp R. Het Meerdimensionaal Belastings-belastbaarheidsmodel. Nederlands tijdschrift voor fysiotherapie. 1999; 109: 58–6.

Björck-Van Dijken C, Fjellman-Wikilund A, Hildingsson C. Low back pain, lifestyle factors and physical activity: a population based-study. J Rehabil Med. 2008; 40(10): 864–9.

Bogduk N, Adams M, Burton K, Dolan P. The biomechanics of back pain. Edinburgh: Elsevier/Churchill Livingston; 2006.

Elliasson K, Elving B, Nordgren B, Mattson E. Urinary incontinence in women with low back pain. Man Ther. 2008;13(3): 206–12.

Waddell G. The Backpain Revolution. Edinburgh: Churchill Livingstone; 2004.

Kapitel 4

Backsupport: die digitale biopsychosoziale Analyse (BPSA)

4

4 Backsupport: die digitale biopsychosoziale Analyse (BPSA)

Frederik Deemter

4.1 Einleitung

Neu gewonnen Einsichten und Erkenntnisse in das biopsychosoziale Modell (s. Kap. 3) verlangen nach einer Anpassung der herkömmlichen Anamnese. Die bisher bei der Erforschung von Schmerzen angewandte Kombination aus Fragen nach *Wie?*, *Wann?* und *Wo?* wird allmählich von professionellen Fragebögen, die den Grad und die Ursache der Schmerzen durch ein Punktesystem ermitteln, abgelöst. Herkömmliche Fragebögen decken in der Regel nur einen (oder wenige) Aspekte des gesamten biopsychosozialen Modells ab und sind in der Handhabung und Auswertung dabei sehr aufwendig. Der Backsupport stellt eine gut durchstrukturierte und zusammengefasste Version der Fragelisten dar und umfasst das gesamte Spektrum des biopsychosozialen Modells. Die Beantwortung der Fragen kann sowohl manuell (nach Ausfüllen des Bogens) als auch elektronisch (direkt bei der Beantwortung) erfolgen. Durch die digitale Form können die einzelnen Bewertungen (Scores) automatisch errechnet und gleichzeitig archiviert werden. Auch die Errechnung und Visualisierung von Referenzwerten ist möglich.

4.2 Fragebogen – Hintergrund, Aufbau und Anwendung

Einige biomedizinische, psychologische und soziologische Faktoren, welche gezielt durch einen Fragebogen abgefragt werden können, spielen bei Rückenbeschwerden eine wichtige Rolle. Die Auswertung erfolgt durch eine individuelle Punktevergabe. Es existieren einige gute und wissenschaftlich evaluierte Fragebögen, die aber sehr zeitaufwendig sind. Für eine Abfrage mehrerer Kategorien ist in der praktischen Anwendung meist nicht genügend Zeit vorhanden.

Einige Beispiele für Fragebögen sind:

- Oswestry-Fragebogen (The Oswestry low back pain disability questionnaire – ODI; erstmals beschrieben von O'Brien 1976; Fairbank et al. 1980).
- Roland-Morris-Fragebogen (Roland & Morris Disability Questionnaire – RDQ) (Wiesinger et al. 1999)
- Quebec Back Pain Disability Scale (QBPDQ)
- Hospital Anxiety Depression Scale (HADS)
- FABQ (Fear Avoidance Beliefs Questionnaire; Waddell et al. 1993)

So gibt es spezifische Fragebögen für Funktionseinschränkungen, Stress, Copingstrategien und Arbeitszufriedenheit. In jedem Bereich kann eine gute, aber auch schlechte Punktezahl erzielt werden.

Die Anwendung von validierten Fragebögen ist bei der ersten Kontaktaufnahme zwischen Trainer und Patient nicht immer angebracht. Teilweise sind die Fragenbögen sehr zeitaufwendig und zu intim (Fragen zur Sexualität), manchmal sind sie teilweise mit hohen Lizenzkosten verbunden.

Für den gewissenhaft arbeitenden Physiotherapeuten entsteht ein pragmatisches Paradox: Möchte er wissenschaftlich fundiert alle Kategorien erfragen, investiert er so viel Zeit, dass der Patient statt einer Behandlung nur Fragen gestellt bekommt. Stellt der Therapeut aber diese Fragen nicht, dann wird er kritisiert, dass er nicht wissenschaftlich genug arbeitet.

Der Backsupport ist ein goldener Mittelweg, bei dem der Zeitfaktor und die wissenschaftlichen Aspekte miteinander verbunden werden. Der Backsupport beschränkt sich auf eine gewisse Anzahl von Fragen, die den Patienten nicht überfordern, dem Therapeuten aber einen zusammenfassenden und fundierten Überblick über die Gesamtsituation des Patienten geben.

Die Fragen des Backsupports sind zum Teil zuverlässigen und validierten Fragelisten entnommen. Die digitale Auswertung visualisiert dem Arzt oder Trainer, welche Faktoren sich bei dem Patienten positiv oder negativ entwickeln oder ob der Patient in gewissen Bereichen gar eine zusätzliche Diagnostik benötigt. Die Auswertung kann manuell oder elektronisch im Backsupport erfolgen.

Für den Rückentriathlon sind die Anerkennung in der Praxis und die Frage, ob gute Schlussfolgerungen für ein optimales Outcome erzielt werden können, von Bedeutung.

Die Fragen und ihr Handhabung im Backsupport haben sich in der Praxis bisher als äußerst effektiv erwiesen.

4.2.1 Kategorien und Fragen: Gesamtkatalog

Der Backsupport basiert auf einer Auswahl der im Folgenden als Gesamtkatalog dargestellten Fragen, ergänzt durch Fragen zu Red Flags (s. Kap. 3.4.1), zur Instabilität, zum Lifestyle und zur Patientenzufriedenheit. Die im Backsupport aufgegriffenen Fragen sind in den Tabellen *kursiv* markiert, die Ergänzungen werden im Anschluss besprochen.

Objektiv

Objektiv wird der biomedizinische Status des Patienten erfragt. Faktoren wie radikuläre Schmerzen, neurologische Defizite und mangelnde neuromuskuläre Kontrolle werden begutachtet (▶ Tab. 4.1). Eine niedrige Punktzahl deutet in der Regel auf akute Beschwerden mechanischen Ursprungs hin.

Objektiv-subjektiv

Die Aktivitätsebene des Patienten wird in Kombination mit seinem subjektiven Befinden erfragt (▶ Tab. 4.2). Ein niedriger Wert verdeutlicht einen eingeschränkten Funktionsstatus und ein verändertes Verhalten.

Tab. 4.1 Gezielte Fragen zur Bestimmung objektiver Beschwerden. Die Ergebnisse werden addiert und mit 2 multipliziert.

Frage	Score
1. *Wo treten Ihre Beschwerden auf?*	*Wade Oberschenkel Rücken* *0 1 2 3 4 5 6 7 8 9 10*
2. Haben Sie Beschwerden beim Husten, Niesen oder Pressen?	ja nein 0 1 2 3 4 5 6 7 8 9 10
3. *Umschreiben Sie Ihre Beschwerden.*	*lähmend intensiv dumpf keine* *0 1 2 3 4 5 6 7 8 9 10*
4. Löst das Anheben des gestreckten Beins in Rückenlage Beschwerden aus?	ja nein 0 1 2 3 4 5 6 7 8 9 10
5. Beugen Sie Ihren Nacken bei gestreckter Wirbelsäule. Haben Sie dabei Schmerzen?	unten im Rücken nein 0 1 2 3 4 5 6 7 8 9 10

Tab. 4.2 Gezielte Fragen zur Bestimmung der Aktivitätsebenen. Die Ergebnisse werden addiert und durch 1,3 geteilt.

Frage	Score
1. Wie stehen Sie morgens auf?	schlecht gut 0 1 2 3 4 5 6 7 8 9 10
2. Wie gut können Sie Ihre Hobbys ausführen?	schlecht gut 0 1 2 3 4 5 6 7 8 9 10
3. Wie gelingt Ihnen das Autofahren?	schlecht gut 0 1 2 3 4 5 6 7 8 9 10
4. Können Sie problemlos sitzen?	nein ja 0 1 2 3 4 5 6 7 8 9 10
5. Können Sie sich ohne Probleme bücken?	nein ja 0 1 2 3 4 5 6 7 8 9 10
6. Wie gelingt Ihnen das Heben?	schlecht gut 0 1 2 3 4 5 6 7 8 9 10
7. Bereiten Ihnen Hausarbeiten Probleme?	ja nein 0 1 2 3 4 5 6 7 8 9 10
8. Können Sie Ihrem Sport problemlos nachgehen?	nein ja 0 1 2 3 4 5 6 7 8 9 10

Tab. 4.2 Fortsetzung

Frage	Score
9. Wie gut können Sie tragen?	schlecht … gut 0 1 2 3 4 5 6 7 8 9 10
10. Können Sie gut lange stehen?	nein … ja 0 1 2 3 4 5 6 7 8 9 10
11. Können Sie Ihrer Arbeit nachgehen?	nein … ja 0 1 2 3 4 5 6 7 8 9 10
12. Können Sie problemlos Fahrrad fahren?	nein … ja 0 1 2 3 4 5 6 7 8 9 10
13. Haben Sie nachts Beschwerden?	ja … nein 0 1 2 3 4 5 6 7 8 9 10

Subjektiv

Die subjektive Situation des Patienten wird erfragt. Diese Frage (▸ Tab. 4.4) lässt in Kombination mit der Kategorie objektiv und objektiv/subjektiv auf die Einstellung des Patienten schließen. Bei einer gleichen Bewertung kann eine Person empfinden, dass es ihr „schlecht“ geht (z. B. ein Score von 3), ein anderer beurteilt die gleiche Situation dagegen als verhältnismäßig „gut“ (z. B. eine Score von 8). Letzteres tritt häufig bei Selbstständigen auf: Trotz massiver objektiver Einschränkungen empfindet der Patient selber, dass es ihm gut geht! Erst die zusammenhängende Betrachtung der verschiedenen Kategorien erlaubt eine richtige Schlussfolgerung.

Stress

Diese Fragen stellen einen Bezug zu Stressindikatoren her.

Eine niedrige Punktzahl deutet auf mehrere Stressanzeichen hin, welche in der Regel als Vorstufe einer Depression anzusehen sind.

Tab. 4.3 Gezielte Fragen zur Bestimmung der subjektiven Einschätzung der Beschwerden. Das Ergebnis wird mit 10 multipliziert.

Frage	Score
Wie geht es Ihnen?	schlecht … gut 0 1 2 3 4 5 6 7 8 9 10

Tab. 4.4 Gezielte Fragen zur Bestimmung von Stressfaktoren des Patienten. Die Ergebnisse werden addiert und mit 1,65 multipliziert.

Frage	Score
1. *Haben Sie Schlafstörungen?*	*ja … nein* *0 1 2 3 4 5 6 7 8 9 10*
2. *Sind Sie chronisch müde?*	*ja … nein* *0 1 2 3 4 5 6 7 8 9 10*
3. Sind Sie sehr ungeduldig?	ja … nein 0 1 2 3 4 5 6 7 8 9 10
4. Können Sie sich gut konzentrieren?	ja … nein 0 1 2 3 4 5 6 7 8 9 10
5. Nehmen sie regelmäßig an sozialen Aktivitäten teil?	ja … nein 0 1 2 3 4 5 6 7 8 9 10
6. Haben Sie häufig schwitzende Hände?	ja … nein 0 1 2 3 4 5 6 7 8 9 10

Depression

Die nachfolgenden Fragen (▶ Tab. 4.5) liefern Informationen zu Indikatoren einer Depression.

Chronifizierung

Diese Fragen (▶ Tab. 4.6) sollen den Grad der Chronifizierung feststellen.

Tab. 4.5 Gezielte Fragen zur Bestimmung von Depressivität und Stressfaktoren des Patienten. Die Ergebnisse werden addiert und durch 1,3 geteilt.

Frage	Score
1. *Fühlen Sie sich niedergeschlagen?*	*ja … nein* *0 1 2 3 4 5 6 7 8 9 10*
2. Sind Sie morgens oft gut gelaunt?	nein … ja 0 1 2 3 4 5 6 7 8 9 10
3. *Fühlen Sie sich von anderen alleine gelassen?*	*ja … nein* *0 1 2 3 4 5 6 7 8 9 10*
4. Haben Sie Einschlafstörungen?	ja … nein 0 1 2 3 4 5 6 7 8 9 10
5. Haben Sie verminderten Appetit?	ja … nein 0 1 2 3 4 5 6 7 8 9 10
6. Sind Sie mit Ihrem Beziehungsleben zufrieden?	nein … ja 0 1 2 3 4 5 6 7 8 9 10
7. Leiden Sie an Verstopfung?	ja … nein 0 1 2 3 4 5 6 7 8 9 10
8. Haben Sie einen rasenden Puls?	ja … nein 0 1 2 3 4 5 6 7 8 9 10
9. *Gelingt Ihnen die Erledigung Ihrer Aufgaben gut?*	*nein … ja* *0 1 2 3 4 5 6 7 8 9 10*
10. Fühlen Sie sich schuldig?	ja … nein 0 1 2 3 4 5 6 7 8 9 10
11. Genießen Sie das Leben jeden Tag?	nein … ja 0 1 2 3 4 5 6 7 8 9 10
12. Treffen Sie leicht Entscheidungen?	nein … ja 0 1 2 3 4 5 6 7 8 9 10
13. Fühlen Sie sich in letzter Zeit deprimiert?	ja … nein 0 1 2 3 4 5 6 7 8 9 10

Tab. 4.6 Gezielte Fragen zur Bestimmung des Chronifizierungsgrades des Patienten. Die Ergebnisse werden addiert und durch 1,1 geteilt.

Frage	Score
1. Haben Sie jeden Tag Beschwerden?	ja … nein 0 1 2 3 4 5 6 7 8 9 10
2. Wie viele Ärzte haben Sie aufgrund Ihrer Beschwerden konsultiert?	mehr als 10 … einen 0 1 2 3 4 5 6 7 8 9 10
3. Sind Ihre Schmerzen leicht oder unerträglich?	unerträglich … leicht 0 1 2 3 4 5 6 7 8 9 10
4. Wie lange haben Sie schon Beschwerden?	über 10 Jahre … weniger als 6 Monate 0 1 2 3 4 5 6 7 8 9 10
5. Lassen sich die Beschwerden durch Aktivitäten positiv beeinflussen?	nein … ja 0 1 2 3 4 5 6 7 8 9 10

Tab. 4.6 Fortsetzung

Frage	Score
6. Sind Ihre Beschwerden von Aktivitäten abhängig?	nein … ja 0 1 2 3 4 5 6 7 8 9 10
7. Sind die Beschwerden für Sie verständlich?	nein … ja 0 1 2 3 4 5 6 7 8 9 10
8. Glauben Sie, dass konsequentes Training Ihre Beschwerden günstig beeinflussen könnte?	nein … ja 0 1 2 3 4 5 6 7 8 9 10
9. Sind Ihre Beschwerden in einem oder in mehreren Körperteilen vorhanden?	fast Überall … nur im Rücken 0 1 2 3 4 5 6 7 8 9 10
10. Sind Sie ab und zu einen Tag beschwerdefrei?	trifft nicht zu … trifft zu 0 1 2 3 4 5 6 7 8 9 10
11. Glauben Sie je wieder arbeiten zu können?	nein … ja 0 1 2 3 4 5 6 7 8 9 10

Tab. 4.7 Gezielte Fragen zur Bestimmung von Fear Avoidance und Beliefs des Patienten. Die Ergebnisse werden addiert und mit 1,1 multipliziert.

Frage	Score
1. *Verschlimmern körperliche Aktivitäten Ihre Beschwerden?*	*ja … nein* *0 1 2 3 4 5 6 7 8 9 10*
2. *Glauben Sie, dass körperliche Aktivitäten Ihre Erkrankung verschlimmern?*	*ja … nein* *0 1 2 3 4 5 6 7 8 9 10*
3. Sind Ihre Schmerzen durch die Arbeit verursacht worden?	ja … nein 0 1 2 3 4 5 6 7 8 9 10
4. Werden Ihre Beschwerden schlimmer durch die Arbeit?	ja … nein 0 1 2 3 4 5 6 7 8 9 10
5. Ist die Arbeit zu schwer für Sie?	ja … nein 0 1 2 3 4 5 6 7 8 9 10
6. *Meinen Sie, dass schwere Arbeit Ihrem Rücken schadet?*	*ja … nein* *0 1 2 3 4 5 6 7 8 9 10*
7. Eigentlich sollte ich nicht arbeiten mit meinen jetzigen Beschwerden?	trifft zu … trifft nicht zu 0 1 2 3 4 5 6 7 8 9 10
8. *Meinen Sie, dass bei Ihnen gestellte Diagnosen (Arzt, Röntgenbild, CT usw.) die Beschwerden verursacht?*	*mit Sicherheit … mit Sicherheit nicht* *0 1 2 3 4 5 6 7 8 9 10*
9. *Gibt es schlechte Bewegungen für Sie?*	*viele … keine* *0 1 2 3 4 5 6 7 8 9 10*

Eine hohe Punktzahl zeigt, dass der Patient sich ein geändertes Verhalten angeeignet hat und die Genesung naht. Psychologische Fähigkeiten des Therapeuten oder des Arztes sind hier von besonderer Bedeutung.

Fear Avoidance und Beliefs

In dieser Kategorie wird nach (übertriebener) Angst und Vorstellungen, die einer Genesung im Wege stehen, gefragt (▸ Tab. 4.7).

Zukunftsbild

Die Einschätzung der Entwicklung der Rückenbeschwerden wird erfragt.

Arbeitsbelastung

Mit diesen Fragen werden die Arbeitsumstände erfragt.

Ein niedriger Wert deutet auf eine Arbeitsunzufriedenheit.

Tab. 4.8 Gezielte Frage zur Bestimmung des Zukunftsbildes des Patienten. Das Ergebnis wird mit 10 multipliziert.

Frage	Score
1. *Wie schätzen Sie Ihre Rückenbeschwerden in drei Monaten ein?*	*schlechter* … *besser* *0 1 2 3 4 5 6 7 8 9 10*

Tab. 4.9 Gezielte Fragen zur Bestimmung psychischer Arbeitsbelastung des Patienten. Die Ergebnisse werden addiert und mit 1,1 multipliziert.

Frage	Score
1. Ist Ihre Arbeit langweilig?	ja … nein 0 1 2 3 4 5 6 7 8 9 10
2. Stehen sie auf der Arbeit unter Zeitdruck?	ja … nein 0 1 2 3 4 5 6 7 8 9 10
3. Erfordert Ihre Arbeit Konzentration?	zu viel/zu wenig … optimal 0 1 2 3 4 5 6 7 8 9 10
4. *Tragen Sie genug Verantwortung?*	*nicht optimal* … *optimal* *0 1 2 3 4 5 6 7 8 9 10*
5. *Bekommen Sie genug Aufgaben?*	*nicht optimal* … *optimal* *0 1 2 3 4 5 6 7 8 9 10*
6. *Bekommen Sie genug Pausen auf der Arbeit?*	*nicht optimal* … *optimal* *0 1 2 3 4 5 6 7 8 9 10*
7. Dürfen Sie selbständig arbeiten?	zu viel/zu wenig … optimal 0 1 2 3 4 5 6 7 8 9 10
8. Werden Sie stark kontrolliert?	ja … nein 0 1 2 3 4 5 6 7 8 9 10
9. *Bekommen Sie berufliche Unterstützung von Ihren Kollegen, Ihren Chefs und Ihrer Familie?*	*nicht optimal* … *optimal* *0 1 2 3 4 5 6 7 8 9 10*

Tab. 4.10 Gezielte Frage zum Medikamentenkonsum. Das Ergebnis wird mit 10 multipliziert.

Frage	Score
1. *Wie schätzen Sie Ihren Medikamentenverbrauch wegen Ihrer Rückenbeschwerden ein? Beachten Sie hierbei auch die Wirkung der Medikamente (Entzündungshemmer, Opiate oder einfache Schmerzmittel)*	*viel* … *kaum* *0 1 2 3 4 5 6 7 8 9 10*

Medikamentenkonsum

Diese Frage (▸ Tab. 4.10) liefert Informationen zum Medikamentenkonsum des Patienten.

Gleichbleibende Schmerzen bei einer geringeren Medikamenteneinnahme sind als Therapieerfolg zu werten und werden in den meisten Fragebögen nicht erfasst.

Ergänzende Fragen

Ergänzungen im Backsupport sind Fragen zu spezifischen Beschwerden, Red Flags, zur Instabilität, zum Lifestyle und zur Patientenzufriedenheit.

Spezifische Beschwerden

Der Patient kann im Fragebogen eintragen bzw. angeben, welche Aufgaben/Aktivitäten ihm vorrangig Schmerzen verursachen. Folgende Bereiche kann der Patient direkt ankreuzen, er kann aber auch eine beliebig andere Aktivität ergänzen.

- Welche Aktivitäten bereiten Probleme?
  - Arbeit
  - Autofahren
  - Gartenarbeit
  - Gehen
  - Heben
  - Laufen

  - Radfahren
  - Tragen
  - Wandern

Red Flags

Red Flags sind nicht zu missachtende Warnsignale für eine eventuell bestehende ernsthafte körperliche Erkrankung, die immer medizinisch genau abgeklärt werden sollten. Signale können eine hohe und schwankende Körpertemperatur, ein starker Gewichtsverlust, plötzliche und heftige Entzündungen, neurologische Ausfälle und auch weitere Anzeichen sein.

- Trifft einer der genannten Aspekte auf Sie zu?

Instabilität

Bei einer Instabilität ist eine gezielte Therapie notwendig. Die Prognose ist dabei generell sehr günstig. Besonders bei Patienten mit einem niedrigen erzielten Wert sind die Heilungschancen sehr gut. Durch eine isolierte Bewertung dieser Fragen kann man unter den Patienten die Gruppe der sogenannten *Responders*, also derjenigen Patienten, die gut auf eine aktive und stabilisierende Trainingstherapie reagieren, ausmachen.

- Hilft Ihnen Einrenken (Manipulationen, Osteopathie oder manuelle Therapie)?
- Lösen harmlose Aktivitäten und/oder Bewegungen Ihre Beschwerden aus?
- Lindert ein Korsett oder eine Bandage Ihre Rückenbeschwerden?
- Leiden Sie unter plötzlich einschießenden Rückenbeschwerden?
- Verursacht langes Stehen oder Sitzen Beschwerden?

Lifestyle

Verschiedene Lifestyle-Faktoren spielen bei Rückenbeschwerden eine Rolle. Patienten, bei denen sich ein niedriger Wert ergibt, können gezielt auf einzelne Aspekte angesprochen werden. Dem Therapeuten ergeben sich durch die Angabe von Durchschnittswerten gute Einstiegspunkte für einen adäquaten Gesprächsansatz, z. B.: „Der erzielte Durchschnittswert beträgt 65, Ihr Wert aber nur 35. Wie ist Ihre Meinung dazu? Sehen Sie Ansatzpunkte, an denen Sie Änderungen vornehmen müssen oder können?"

- Wie ist Ihr Körpergewicht?
- Rauchen Sie?
- Bewegen Sie sich regelmäßig oder treiben Sie regelmäßig Sport?
- Achten Sie auf eine gesunde Ernährung?
- Entspannen Sie sich regelmäßig?

Patientenzufriedenheit

Die Patientenzufriedenheit nimmt einen immer höheren Stellenwert ein. Das Ziel der Therapie ist ein perfektes Outcome bei einer gleichzeitig guten Patientenzufriedenheit.

Durch den Backsupport kann dies mit abgefragt werden, sofern es der Praxisbetreiber wünscht. Gerade für kritische Praxisinhaber ist dies von Nutzen, da er schnell Defizite (auch gegenüber Mitbewerbern) aufgezeigt bekommt. Selbstverständlich ist die vertrauliche und verschlüsselte Behandlung dieser sensiblen Daten gegeben.

- Wie ist die Betreuung in der Praxis?
- Wie ist die Erreichbarkeit der Praxis (Praxislage und Parkplätze)?
- Wie schätzen Sie die Sauberkeit in der Praxis ein?
- Wie schätzen Sie die fachliche Kompetenz der Therapeuten ein?
- Wie ist die Belüftung der Räumlichkeiten?
- Wie sind die Lichtverhältnisse der Räumlichkeiten?
- Wie ist die Akustik der Praxis? (Viel oder wenig Lärm?)
- Haben Sie schon jemandem das Rückentriathlontraining empfohlen?

Arbeitsumstände

- Bekommen Sie berufliche Unterstützung von Ihren Kollegen, Ihren Chefs und Ihrer Familie?
- Bekommen Sie genug Pausen?
- Tragen Sie genug Verantwortung?
- Bekommen Sie genug Aufgaben?

4.2.2 Kategorien und Fragen: Backsupport

Wie oben bereits erwähnt, basiert die Frageliste des Backsupports basiert auf den evaluierten Fragen des Gesamtkatalogs, wird aber zusätzlich noch durch Fragen zu Lifestyle, Instabilität und Patientenzufriedenheit ergänzt.

▶ Tab. 4.11 gibt daher noch einmal einen Überblick über alle Fragen des Backsupports.

Tab. 4.11 Gesamtübersicht über alle Fragen, die in den Backsupport integriert wurden

Kategorie	Frage
Spezifische Beschwerden	• Welche Aktivitäten bereiten Probleme?
Objektiv	• Wo treten Ihre Beschwerden auf? • Umschreiben Sie Ihre Beschwerden.
Red Flags	• Trifft einer der genannten Aspekte auf Sie zu?
Fear Avoidance	• Glauben Sie, dass körperliche Aktivitäten Ihre Erkrankung verschlimmern? • Gibt es schlechte Bewegungen für Sie? • Meinen Sie, dass schwere Arbeit Ihrem Rücken schadet? • Meinen Sie, dass die bei Ihnen gestellte Diagnose (Arzt, Röntgen, Computertomographie usw.) die Beschwerden verursacht?
Stress/Depression	• Fühlen Sie sich niedergeschlagen? • Sind Sie chronisch müde? • Gelingt Ihnen die Erledigung Ihrer Aufgaben gut? • Fühlen Sie sich von anderen alleine gelassen? • Haben Sie Schlafstörungen?
Medikamente	• Nehmen Sie Medikamente gegen Ihre Rückenbeschwerden?
Arbeitsumstände	• Bekommen Sie berufliche Unterstützung von Ihren Kollegen, Ihren Chefs und Ihrer Familie? • Bekommen Sie genug Pausen? • Tragen Sie genug Verantwortung? • Bekommen Sie genug Aufgaben?
Instabilität	• Hilft Ihnen Einrenken (Manipulationen, Osteopathie oder manuelle Therapie)? • Lösen harmlose Aktivitäten und/oder Bewegungen Ihre Beschwerden aus? • Lindert ein Korsett oder eine Bandage Ihre Rückenbeschwerden? • Leiden Sie unter plötzlich einschießenden Rückenbeschwerden?
Zukunft/Erwartung	• Wie schätzen Sie Ihre Rückenbeschwerden in 3 Monaten ein?
Lifestyle	• Wie ist Ihr Körpergewicht? • Rauchen Sie? • Bewegen Sie sich regelmäßig oder treiben Sie regelmäßig Sport? • Achten Sie auf eine gesunde Ernährung? • Entspannen Sie sich regelmäßig?
Patientenzufriedenheit	• Wie ist die Betreuung in der Praxis? • Wie ist die Erreichbarkeit der Praxis (Praxislage und Parkplätze)? • Wie schätzen Sie die Sauberkeit in der Praxis ein? • Wie schätzen Sie die fachliche Kompetenz der Therapeuten ein? • Wie ist die Belüftung der Räumlichkeiten? • Wie sind die Lichtverhältnisse der Räumlichkeiten? • Wie ist die Akustik der Praxis? (viel oder wenig Lärm?) • Haben Sie schon jemandem das Rückentriathlontraining empfohlen?

4.2.3 Backsupport-Score

Nach der Beantwortung aller Fragen wird der Fragebogen ausgewertet. Dabei werden die erzielten Punkte nach unterschiedlichen Bewertungsformeln zusammengerechnet.

In der BPSA ist:

- ein Score von 100 positiv = ohne jede Einschränkung; in diesem Bereich besteht kein Anlass zur besonderen Aufmerksamkeit oder für eine zielgerichtete Therapie,
- ein Score von 0 negativ = viele Einschränkungen; in diesem Bereich ist eine besondere Aufmerksamkeit und/oder eine zielgerichtete Therapie erforderlich.

4.2.4 Zeitoptimierung und Visualisierung

Eine biopsychosoziale Analyse ist sehr zeitaufwendig. Das Zeitkontingent eines Facharztes bietet meistens keinen Raum für solch eine aufwendige Analyse. Hausärzte, Fachärzte und Physiotherapeuten sind im Hinblick auf die Zeitdauer nicht imstande, diese Art von Test durchzuführen. Der Backsupport ist eine elektronische Anamnese, der die Ergebnisse inventarisiert, strukturiert und visualisiert, die herkömmliche Anamnese oder Untersuchung aber keinesfalls ersetzt.

Durch das auf dem Internet basierende System, kann der Patient den Test im Vorfeld zu Hause oder manuell auf Papier in der Praxis selbst ausfüllen.

Die Verarbeitung der Anamneseformulare und deren Auswertung übernimmt komplett der Backsupport, wobei das zeitsparende Programm die Informationen strukturiert und anschließend in praktischen Übersichtstabellen verarbeitet. Der Therapeut ist damit in der Lage, den individuellen Verlauf des Rückentriathlons dem Patienten sofort zu veranschaulichen. Hiermit wird es dem Therapeuten möglich, die gewonnenen Informationen zu visualisieren und den Therapieverlauf genauestens zu überwachen (s. ▶ Tab. 4.11).

Zusammenfassend lässt sich festhalten, dass durch den Backsupport die defizitären Kategorien des Patienten schnell ermittelt werden können. Therapeut und Arzt werden animiert, gezielt auf die Problemzonen einzuwirken. Durch die mehrfache Wiederholung des Tests lässt sich schließlich die fortschreitende Genesung des Patienten auf dem Monitor erkennen.

4.2.5 Filtersystem

Durch ein Filtersystem kann der Verlauf einer Kurve isoliert dargestellt und so eine bestimmte Kategorie genauer betrachtet werden. Im Anschluss kann eine Analyse der Kategorie aufgerufen werden. Bei der Auflistung der beantworteten Fragen erscheint diejenige mit der schlechtesten Bewertung an erster Stelle (▶ Abb. 4.2). So wird schnell und konkret deutlich, in welchem Bereich der Patient die größten Defizite aufweist. Zum Vergleich werden die Normwerte (Durchschnittswerte aller aktiven und auch ehemaligen Rückentriathlonteilnehmer) mit aufgelistet.

Wurden mehrere Tests absolviert, können die Einzelergebnisse für jede Frage dargestellt werden, wodurch man eine nochmals detaillierte Einsicht erhält.

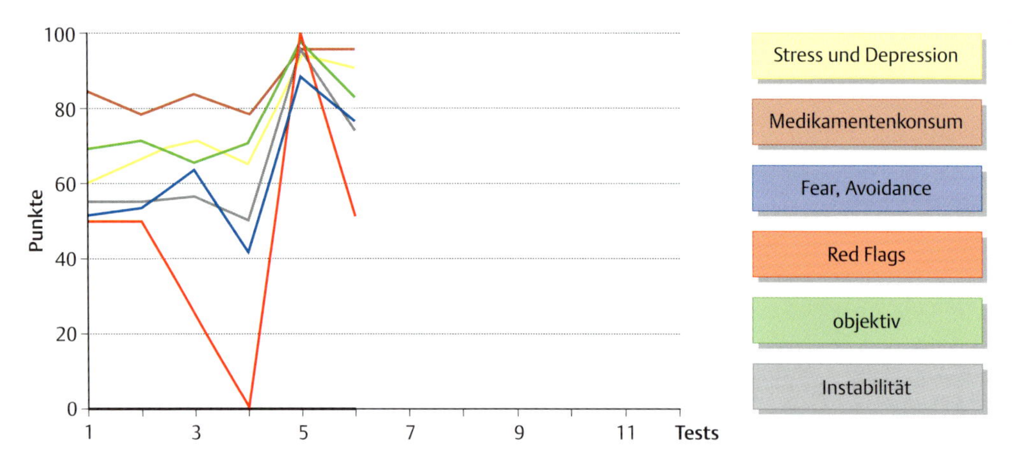

Abb. 4.1 Mittels moderner Systeme wie dem Backsupport können multifaktorielle Ursachen der Rückenbeschwerden visualisiert werden. Null ist der niedrigste Wert und somit der schlechteste, 100 ist der beste Wert. Die Erfolge der Therapiemaßnahmen können schnell evaluiert werden. In diesem Beispiel wurden das Zukunftsbild, der Medikamentenkonsum und die Arbeitszufriedenheit während der Therapie vollständig optimiert. Stressfaktoren blieben bestehen. Anschließend kann eine entsprechende Empfehlung bei Therapieabschluss gegeben werden.

Abb. 4.2 Vergleich von Test Nr. 8 und Nr. 9 bei einem Patienten. Die mit der schlechtesten Bewertung beantwortete Frage erscheint immer jeweils zuerst.

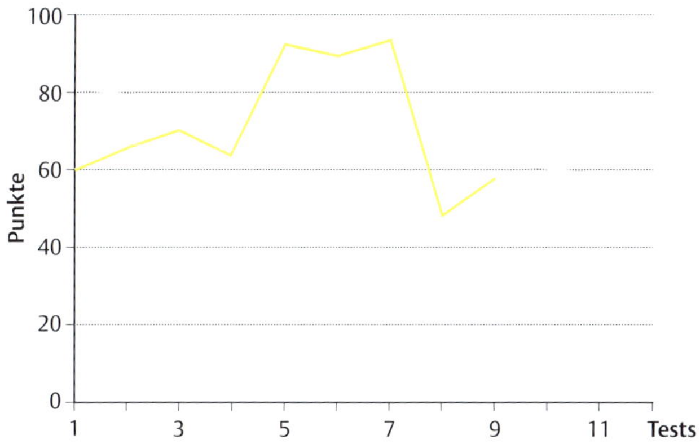

Ergebnisse des Tests Nr. 8-Kategorie Stress/Depression
PKT: Die für die vom Teilnehmer erreichten Punkte der Frage
Ø: Durchschnittsergebnis von 1000 Teilnehmern
TDZ: Tendenz der erreichten Punkte gegenüber dem vorherigen Test

PKT	Ø	TDZ	KAT	Frage
1	58	↓	SD	Sind Sie chronisch müde?
9	71	↓	SD	Haben Sie Schlafstörungen?
12	79	↓	SD	Fühlen Sie sich niedergeschlagen?
28	83	↓	SD	Gelingt Ihnen die Erledigung Ihrer Aufgaben gut?
38	45	↓	SD	Fühlen Sie sich von anderen alleine gelassen?

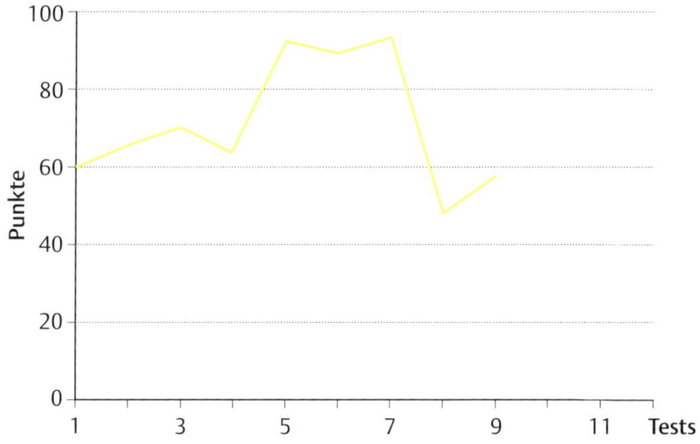

Ergebnisse des Tests Nr. 9-Kategorie Stress/Depression
PKT: Die für die vom Teilnehmer erreichten Punkte der Frage
Ø: Durchschnittsergebnis von 1000 Teilnehmern
TDZ: Tendenz der erreichten Punkte gegenüber dem vorherigen Test

PKT	Ø	TDZ	KAT	Frage
19	58	↑	SD	Sind Sie chronisch müde?
28	79	↑	SD	Fühlen Sie sich niedergeschlagen?
31	83	↑	SD	Gelingt Ihnen die Erledigung Ihrer Aufgaben gut?
34	45	↑	SD	Fühlen Sie sich von anderen alleine gelassen?
45	71	↑	SD	Haben Sie Schlafstörungen?

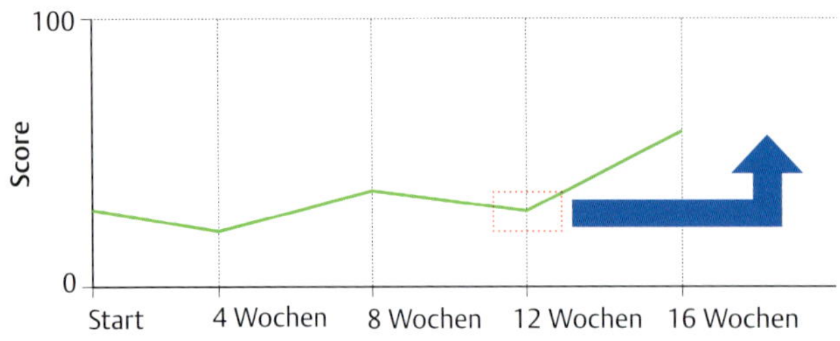

Test 3-Stress	
Haben Sie Schlafstörungen?	30 Punkte (Norm 71)
Haben Sie häufig schwitzende Hände?	40 Punkte (Norm 70)
Können Sie sich gut konzentrieren?	40 Punkte (Norm 60)
Nehmen Sie regelmäßig teil an sozialen Aktivitäten?	70 Punkte (Norm 80)
Sind Sie chronisch müde?	70 Punkte (Norm 58)
Sind Sie sehr ungeduldig?	70 Punkte (Norm 90)

Haben Sie Schlafstörungen?	
1. Test	30 Punkte (Norm 71)
2. Test	40 Punkte (Norm 71)
3. Test	35 Punkte (Norm 71)
4. Test	55 Punkte (Norm 71)

Abb. 4.3 Verlaufskontrolle. Eine Kategorie kann isoliert beobachtet werden. Die Stresskurve wird dargestellt und die Fragen in aufsteigender Reihenfolge der angekreuzten Werte aufgelistet. Jede Frage kann einzeln angeklickt werden (hier: „Haben Sie Schlafstörungen?") und die Antworten der jeweiligen Tests werden aufgelistet.

Beispiel **B**

Kategorie Stress

Ein an Rückenbeschwerden leidender Patient erzielt bei den Fragen zu den Stressindikatoren bei der Frage nach den Schlafstörungen eine schlechte Bewertung. Der erste Test wurde mit 30 Punkten bewertet; der Vergleichswert lag dagegen bei 71 Punkten.

Der Therapeut empfiehlt z. B. autogenes Training und vermehrten Ausdauersport. Durch den Backsupport wird eine visuelle Verlaufskontrolle ermöglicht, die die Entwicklung des Patienten durch wiederholte Tests widerspiegelt. Erzielt der Patient im Therapieverlauf einen Wert von 55, so kann dies als möglicher Erfolg gewertet werden. Auf jeden Fall dient es als Gesprächsgrundlage, um einen gezielten Dialog mit dem Patienten zu suchen. Beispiel: „Unsere Messungen haben zu folgendem Zwischenergebnis geführt. ... Entspricht dies auch Ihren Empfindungen?".

4.3 Analyse – ein Leitfaden

In der Praxis treten auch nach hunderten von Auswertungen immer wieder Überraschungen auf, da die Vielfalt an Kombinationen beinahe unendlich ist.

Aus diesem Grund ist eine genaue Anleitung zur Analyse nicht möglich. Es kann nur ein Leitfaden für die Auswertung und den Beginn der anschließenden Therapie gegeben werden.

4.3.1 Objektiv

Die Werte dieser Kategorie normalisieren sich bei akuten Problemen in der Regel von alleine. Stagniert die Genesung jedoch, sollte die Entwicklung der anderen Faktoren näher betrachtet werden. Eine Stagnation im objektiven Bereich relativiert sich häufig durch eine Verbesserung des Medikamentenkonsums.

Das Befinden der Patienten mit chronifizierten Beschwerden verbessert sich im Allgemeinen dagegen erst verzögert.

4.3.2 Objektiv-subjektiv

In dieser Kategorie werden im Wesentlichen Funktionseinschränkungen erfragt. Der Score dieser Kategorie kann sich bei chronifizierten Beschwerden vorerst ein wenig verschlechtern, was ein natürliches Zeichen und sicherlich kein Grund zur Besorgnis ist.

4.3.3 Subjektiv

Dieser Score wird besonders dann interessant, wenn er mit der Kategorie „Objektiv" verglichen wird:

Ein niedriger Score in der Kategorie „Objektiv" kombiniert mit einem hohen Score in Kategorie „Subjektiv" birgt eine „explosive" Situation in sich, z. B. durch Aussagen wie:„Ich habe mein Bein gebrochen, aber es stört mich nicht".

Diese Kombination sieht man häufig bei Personen, die sich aus wirtschaftlichen Gründen keine Auszeit nehmen können oder wollen, um sich von den Beschwerden zu erholen. Des Weiteren wird dies ebenfalls bei Sportlern deutlich, die aus verschiedenen Gründen nicht pausieren wollen.

Ein hoher Score in der Kategorie „Objektiv" kombiniert mit einem niedrigem Score in der Kategorie „Subjektiv" ist eine verzwickte Kombination (Beispielaussage in einem Extremfall: „Ich habe eine Blase am Fuß und kann damit aber nicht zur Arbeit gehen".

Die Kombination sagt in der Regel viel über das Psychogramm eines Patienten aus. Ein guter Score wird in der Regel durch eine ausgewogene/ähnliche Punktzahl in beiden Kategorien dargestellt, da sich der Patient dann selbst richtig einschätzt. Der Optimist kennzeichnet sich durch einen relativ guten subjektiven Score in dieser Kategorie aus, der Pessimist folglich durch einen relativ niedrigen subjektiven Wert. Selbstverständlich sind nur die extremen Schwankungen relevant.

4.3.4 Stress, Depression

Ein niedriger Wert sollte dem Patienten nur mit Vorsicht erläutert werden. Es besteht durchaus die Gefahr, dass der Patienten sich hiermit zu stark befasst und schließlich wirklich in eine schwere Depression verfällt. Eine sachliche Darstellung der Fakten mit praktischen Lösungen schadet jedoch nicht. Bei Stress und Depressionen ist vermehrter Ausdauersport bei Bewegungsmangel immer eine gute Empfehlung.

4.3.5 Medikamentenkonsum

Ein niedriger Wert beim Medikamentenkonsum zeigt, dass der Patient häufig opoide Medikamente zu sich nimmt, was ein *Zeichen ernster Chronifizierung* ist.

Konstante objektive oder subjektive Beschwerden bei reduziertem Medikamentenkonsum sind dagegen positiv zu deuten.

4.3.6 Zukunftsbild

Das persönliche Zukunftsbild des Patienten über seine Rückenbeschwerden ist entscheidend für den Therapieerfolg, da dies außergewöhnlichen Einfluss auf den Therapieverlauf ausüben kann.

Die Schlüsselfrage lautet: „Glauben Sie, dass Sie je wieder arbeiten können?"

In den meisten Fällen bestimmt der Glaube des Patienten über den gesamten Therapieerfolg. Der Physiotherapeut kann dabei durch Kommunikation Einfluss auf die Meinung des Patienten nehmen.

Durch Wiederholung dieser Frage kann der Therapeut besonders gut seinen persönlichen Einfluss auf den Patienten überprüfen. Er kann feststellen, ob er in der Lage ist, das persönliche, negative Zukunftsbild des Patienten zu verändern und ob der Patient die Therapie als effektiv einschätzt.

Zusammenfassung ✓

- Die Backsupport-Fragebögen basieren auf wissenschaftlich validierten Fragelisten.
- Flexibilität durch manuelle oder elektronische Beantwortung der Fragen.
- Der Backsupport bietet eine automatische Auswertung und Visualisierung über den Verlauf der einzelnen Kategorien.

Literatur

Fairbank JC, Couper J, Davies JB, O'Brien JP. The Oswestry low back pain disability questionnaire. Physiotherapy. 1980; 66(8): 271–3.

Waddell G, Newton M, Henderson I, Somerville D, Main CJ. A Fear-Avoidance Beliefs Questionnaire (FABQ) and the role of fear-avoidance beliefs in chronic low back pain and disability. Pain. 1993; 52(2): 157–68.

Wiesinger GF, Nuhr M, Quittan M, Ebenbichler G, Wölfl G, Fialka-Moser V. Cross-cultural adaptation of the Roland-Morris questionnaire for German-speaking patients with low back pain. Spine (Phila Pa 1976). 1999; 24(11): 1099–103.

Kapitel 5

Quickscan –Schnelltest für potenzielle, aber auch aktive Teilnehmer

5

5

5 Quickscan –Schnelltest für potenzielle, aber auch aktive Teilnehmer

Jan Wolters

5.1 Was ist ein Quickscan?

Der Quickscan ist ein unkomplizierter, aus nur 10 Fragen bestehender Test (▸ Abb. 5.1), der wenig Zeit in Anspruch nimmt. Er wurde gezielt für eine schnelle Aussage über das Outcome des Rückentriathlons bei dem jeweiligen Patienten konzipiert.

Sowohl der Therapeut als auch der Patient bekommen durch diesen Test einen Überblick über die Betreuungsart und das Therapieziel des Rückentriathlons.

Aufgrund der positiven Erfahrungen bei den Anwendern wird der Quickscan regelmäßig angewandt.

Der Test ist praktikabel und schnell, das Ergebnis richtungsweisend.

Den Quickscan kann der Patient manuell oder digital im Internet ausfüllen.

Die Fragen sind nicht wissenschaftlich evaluiert, haben aber eine hohe praktische Relevanz.

Die Auswertung des Fragebogens liefert dem Therapeuten Informationen darüber:

- wie effektiv der Rückentriathlon sein wird,
- was ein realistisches Therapieziel sein kann,
- welche Art der Betreuung von Seiten des Therapeuten erforderlich ist.

5.1.1 Die 10 Testfragen

In ▸ Tab. 5.1 sind die Testfragen mit ihren jeweiligen Antwortmöglichkeiten und der zugehörigen Punktzahl gelistet.

Auswertung

- **Mehr als 65 Punkte:** Bekommt ein Patient 65 Punkte und mehr, ist die Prognose für den Rückentriathlon sehr gut. Es besteht eine große Aussicht auf Erfolg, dass seine Schmerzen unter Kontrolle gebracht werden können. Belastende Aktivitäten werden durch den Rückentriathlon nicht mehr als beeinträchtigend empfunden.
- **50–65 Punkte:** Bei dieser Punktzahl ist eine zusätzlich vertiefende biopsychosoziale Analyse (BPSA) angebracht, um die genauen Bedürfnisse des Patienten zu evaluieren.
- **35–50 Punkte:** Bekommt ein Patient 50 Punkte oder auch deutlich weniger, ist die Prognose für den Rückentriathlon ungünstiger. Die Wahrscheinlichkeit, dass seine Schmerzen unter Kontrolle gebracht werden, ist vorerst gering. Das Ziel des Rückentriathlons sollte anders definiert werden. Nicht der Schmerz, sondern die Aktivitätsebene und Belastbarkeit sollten im Vordergrund stehen. Die Patienten können nach dem Rückentriathlon weitaus mehr Aktivitäten ohne eine Schmerzzunahme durchführen. Diese neu definierten Ziele benötigen in der Regel aber auch eine intensivere Betreuung, ein nachhaltigeres Coaching und detailliertere Informationen. Eine Therapie nach den Regeln der Graded Activity (Kap. 8.2) ist wünschenswert.
- **Weniger als 35 Punkte:** Die Beschwerden sind so hochgradig chronifiziert, dass die Teilnahme am Rückentriathlon in einem Gruppenkonzept den Patienten wahrscheinlich überfordern wür-

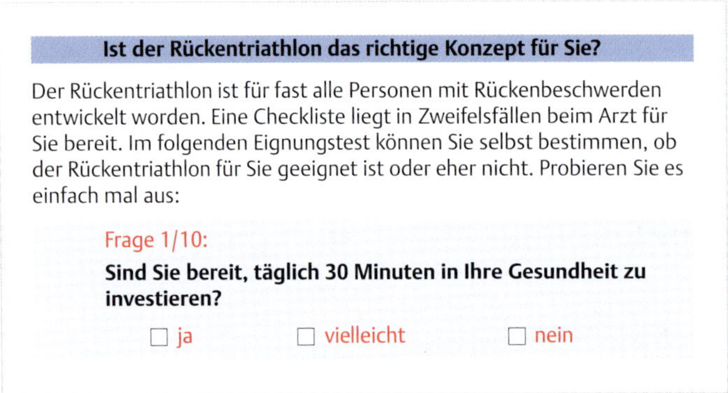
Ist der Rückentriathlon das richtige Konzept für Sie?

Der Rückentriathlon ist für fast alle Personen mit Rückenbeschwerden entwickelt worden. Eine Checkliste liegt in Zweifelsfällen beim Arzt für Sie bereit. Im folgenden Eignungstest können Sie selbst bestimmen, ob der Rückentriathlon für Sie geeignet ist oder eher nicht. Probieren Sie es einfach mal aus:

Frage 1/10:

Sind Sie bereit, täglich 30 Minuten in Ihre Gesundheit zu investieren?

☐ ja ☐ vielleicht ☐ nein

Abb. 5.1 Die erste Frage des Quickscans.

Tab. 5.1 Die 10 Fragen des Quickscans

Nr.	Frage
1	Sind Sie bereit, täglich 30 Minuten in Ihre Gesundheit zu investieren?
	O ja (10 Punkte) O vielleicht (5 Punkte) O nein (3 Punkte)
2	Glauben Sie, dass hartes Training Ihre Rückenprobleme lindern kann?
	O ja (10 Punkte) O vielleicht (8 Punkte) O nein (4 Punkte)
3	Glauben Sie, je wieder schmerzfrei zu werden?
	O ja (10 Punkte) O vielleicht (8 Punkte) O nein (3 Punkte)
4	Können Sie 10 Minuten schmerzfrei Rad fahren oder Spazierengehen?
	O ja (10 Punkte) O bedingt (8 Punkte) O nein (0 Punkte)
5	Wie lange haben Sie schon Beschwerden?
	O über 2 Jahre (-5 Punkte) O 1–2 Jahre (0 Punkte) O weniger als 1 Jahr (10 Punkte)
6	Gehen Sie trotz Ihrer Beschwerden gerne zur Arbeit?
	O ja (10 Punkte) O bedingt (5 Punkte) O nein (3 Punkte)
7	Wie viele Ärzte haben Sie schon aufgrund Ihrer Beschwerden besucht?
	O > 10 (–5 Punkte) O 6–10 (1 Punkt) O 2–5 (5 Punkte) O ein (10 Punkte)
8	Haben Sie immer Beschwerden oder sind Sie ab und zu auch beschwerdefrei?
	O immer (3 Punkte) O teilweise (10 Punkte)
9	Meinen Sie, dass Ihr Lebensstil (zu wenig Bewegung, zu häufiges Sitzen.......) zu Ihren Rückenbeschwerden beiträgt?
	O ja (10 Punkte) O bedingt (7 Punkte) O nein (3 Punkte)
10	Lassen Sie sich in Gesundheitsfragen beraten?
	O ja (10 Punkte) O manchmal (7 Punkte) O nein (3 Punkte)

de. Generell sollte eine multidisziplinäre Therapie gewählt werden. Des Weiteren ist eine Rücksprache mit dem behandelnden Arzt überaus von Bedeutung, um einen möglichst optimalen Therapieerfolg erzielen zu können.

Aussagekraft der Punktzahl über die Gruppentauglichkeit

Ein Patient, der eine hohe Punktzahl erzielt hat, ist normalerweise unkomplizierter und kooperativer. Patienten mit einer geringeren Punktzahl sind anfangs eher skeptisch und benötigen in der Regel eine höhere Motivationsförderung und eine gezieltere Betreuung seitens des Therapeuten. Aus diesem Grund ist es ratsam, zunächst eine Gruppe mit Patienten zu gründen, die eher eine höhere Punktzahl erreicht haben. Erst wenn erste Erfolgserlebnisse aufgetreten sind, sollte ein Patient mit einem niedrigeren Punktwert in die Gruppe integriert werden.

5.1.2 Einteilung der Patientengruppen

Grundsätzlich werden beim Rückentriathlon zwei Patientengruppen unterschieden:

1. **Patienten mit akuten oder peripheren Beschwerden.** Diese entstehen durch Ursachen außerhalb des zentralen Nervensystems. Zu

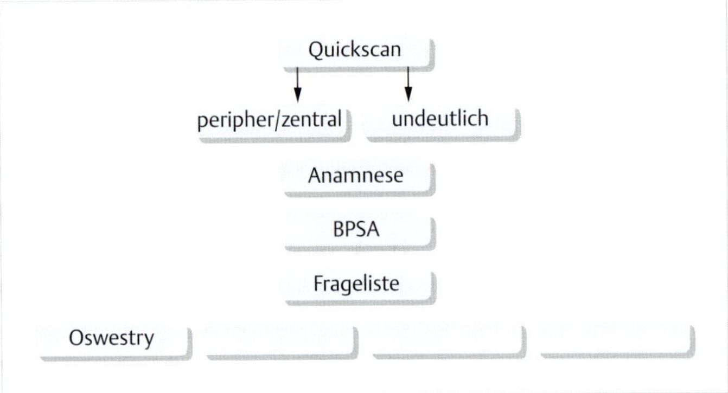

Abb. 5.2 Algorithmus zur Vorgehensweise beim Quickscan. BPSA = biopsychosoziale Analyse wie der Backsupport.

dieser Gruppe gehören Patienten mit überwiegend biomedizinischen Problemen, denen eine mechanische Anamnese zugrunde liegt. Die Beschwerden sind durch Überbelastung, Unterbelastung, eine Operation oder ein Trauma entstanden. In der Regel sind belastungsabhängige Probleme vorhanden, die medizinisch verständlich sind. Die Beschwerden bestehen in der Regel seit weniger als einem halben Jahr, können aber über Jahre wiederholt auftreten, teilweise mit schmerzfreien Intervallen. Die Schmerzen werden vorwiegend durch periphere Strukturen generiert. Plastische Änderungen des ZNS spielen dabei eine untergeordnete Rolle.

2. **Patienten mit chronifizierten oder zentralen Problemen.** Zentrale Beschwerden entstehen durch Änderungen von Strukturen des zentralen Nervensystems, beispielsweise im Rückenmark oder Gehirn. Die Beschwerden von Patienten mit chronifizierten Problemen sind in der Regel medizinisch eher unverständlich. Sie bestehen in der Regel bereits länger als 6 Monate. Meist haben diese Patienten eine Vielzahl von Therapien mit kurzfristigen Erfolgen absolviert. Überwiegend weisen sie einen BPSA-Score mit einem höheren Chronifizierungsgrad auf. Die Schmerzen werden wahrscheinlich durch eine Art „Fingerabdruck“ (Schmerzgedächtnis) im zentralen Nervensystem als Folge von vorliegenden Änderungen im ZNS generiert.

▶ Abb. 5.2 fasst noch einmal die Vorgehensweise beim Quickscan zusammen.

Zusammenfassung ✓

Der Quickscan
- ist ein unkomplizierter Test mit geringem Zeitaufwand und hoher Aussagekraft
- kann manuell oder elektronisch absolviert werden
- gibt einen Überblick über Effektivität, Therapieziel und Betreuungsart

Kapitel 6

Labelling und Beliefs

6 Labelling und Beliefs

Frederik Deemter

6.1 Was ist Labelling?

Werden Ursachen von Beschwerden auf eine monokausale Diagnose reduziert, nennt man dies *Labelling*. Ursprünglich kommt der Begriff aus der Kriminologie und kann auch mit Begriffen wie Stigmatisierung, Vorverurteilung oder Etikettierungsansatz wiedergegeben werden. Auch wenn der Begriff aus der Kriminologie veraltet ist, besteht das Phänomen noch in der heutigen Zeit: Eine Person wird durch die Zuschreibungen des sozialen Umfeldes als kriminell betrachtet, objektiv sind diese Fakten aber nicht vorhanden.

6

Wenn diese Person dann schon als kriminell betrachtet wird, kann sie sich selbst auch in das Schema einfügen: ein Prozess der selbsterfüllenden Prophezeiung (engl. self-fulfilling prophecy), welcher der monokausalen Diagnose ähnelt. Falls die Beschwerden auf eine ernste Diagnose reduziert werden können und dies von verschiedenen Seiten bestätigt wird, verfestigt der Patient seine Meinung so sehr, dass die Beschwerden so lange bestehen bleiben werden, bis die diagnostizierte Erkrankung verschwunden ist.

Beispiele sind:

- Skoliose
- Plattfuß
- Beinlängendifferenz
- Blockierung
- Facettengelenksarthrose
- Kyphose

Solche Aussagen haben keine klinische Relevanz. Sie hemmen den Patienten in der Rehabilitation und hinterlassen immer das störende Gefühl, dass etwas mit seinem Körper nicht in Ordnung sei.

Viele glauben an eine mechanische Entstehung von Rückenbeschwerden. Es gibt einige markante Phänomene und Indizien, die dieser lokalen, mechanischen Philosophie widersprechen:

- Beinlängendifferenzen bis 5 cm nehmen keinen Einfluss auf Rückenbeschwerden.
- Bei Beinlängendifferenzen zeigte sich ein Zusammenhang mit Rückenbeschwerden nur bei gravierenden Längenunterschieden. Nur in Fällen einer Differenz von 5 cm entwickelten sich chronische Rückenschmerzen. „Unequal leg length has been shown to have a link with back pain in only the most extreme of length discrepancies; even cases of a 5 cm difference rarely develop chronic pain" (Grundy und Roberts 1984).
- Afrikaner haben physiologische Plattfüße.
- Handwerker haben kaum mehr Rückenbeschwerden als Büroangestellte.
- Professionelle Gewichtheber leiden nicht mehr unter Arthrose als Vergleichsgruppen.
- Patienten mit subakuten Beschwerden werden sich selbst beim schwersten Heben nicht verletzen und können sich auf ihre inneren Reflexe verlassen (s. Kap. 16.3).
- Skoliose, Hohlkreuz und Kyphose sind grundsätzlich kein sicheres Indiz für Rückenbeschwerden.
- Eine ernste Spondylolisthese löst nicht zwangsläufig Rückenbeschwerden aus.
- Apparativ nachgewiesene Bandscheibenvorfälle, Stressfrakturen und Arthrosen können durchaus schmerzfrei sein (Alyas et al. 2007).

Anscheinend können Fehlbelastungen und Läsionen so kompensiert werden, dass keine Beschwerden entstehen.

6.2 Was sind Beliefs?

Einige Begriffe zur Schmerzphysiologie haben sich in der modernen Physiotherapie verankert. Sie deuten darauf hin, dass Schmerzen nicht nur mechanisch erklärt werden können. Neben *„Überbelastung"*, *„Schonung"* und *„körpergerecht"* haben sich auch Begriffe etabliert, welche moderne Einsichten bezüglich des Umgangs mit Schmerzen beschreiben, wie z. B. *„Beliefs"*.

Der Begriff *„Belief"* beinhaltet in der deutschen Sprache die Begriffe *„Überzeugung"*, *„Vorstellung"* oder auch *„Einbildung"*, fachlich ausgedrückt: „Glauben ohne (wissenschaftlichen) Hintergrund".

Labelling und Beliefs tragen beide zu einer vermehrten Förderung von Ängsten bei. Eine übertriebene Angst, z. B. vor Belastung, sorgt für ein angepasstes Verhalten.

Eine Angst, dass eine allergische Reaktion ausgelöst werden könnte, führt dazu, dass Personen den Aufenthalt im Freien meiden. Furcht vor Infektionen ist oft mit übertriebener Hygiene verbunden,

Angst vor Belastung führt zu einem Schonungsverhalten.

Dies ist als Fear-Avoidance-Verhalten (deutsch: Angst-Vermeidungs-Verhalten) bekannt.

Die Vorstellungen jedes einzelnen werden von den persönlichen Erfahrungen und auch durch das Umfeld geprägt. So bildet sich eine Basis, die sich im Laufe der Jahre verfestigt. Beliefs bestimmen auch das Schmerzverhalten eines Menschen. Der Schmerz, seine Entstehung und seine Entwicklung, werden maßgeblich von dem geprägt, was sich in einem eingeprägt hat. Einige Beliefs sind eher von allgemeiner Bedeutung, andere sind sehr individuell. Für beide Varianten, die allgemeine und auch die individuelle Prägung, gilt aber: Einmal entstandene Auffassungen sind nur schwer zu revidieren, selbst wenn das Gegenteil wissenschaftlich belegt werden kann.

Wissenschaftliche Studien beschäftigen sich mit der Einteilung der Beliefs in verschiedene Kategorien. So nahmen DeGood und Shutty (1992) eine Einteilung in 4 Bereiche vor:

- Ursprung des Schmerzes
- Zukunftshaltung/Zukunftserwartung
- Auswirkung/logische Folgerungen
- Handlung/Kontrolle/(Therapie-)Ziele

Besonders bei Erkrankungen, die Begleitpathologien aufweisen und von langer Dauer sind, sollten Beliefs eine besondere Beachtung finden (Waddell 2004).

Betrachtet man die Bildung und das Auftreten der Beliefs global, so lässt sich feststellen, dass diese kulturell bedingt sind und von Land zu Land variieren.

6.2.1 Kulturelle Beliefs – weltweit?

Kultur und Beliefs, aber auch etablierte Behandlungsformen, wie die in den 1980er Jahren populäre Methode von Cyriax mit ihren tiefen Querfriktionen, können eine Behandlung beeinflussen. Die Behandlungsform nach Cyriax hatte bei Patienten, Ärzten und Therapeuten einen hohen Stellenwert und galt als nahezu unumstritten.

Gerade Patienten mit einer Tendopathie des M. supraspinatus reagierten in der Regel hervorragend auf eine Deep Friction. Diese wurde in der westlichen Welt weitverbreitet praktiziert. In Ländern der chinesischen Kultur stieß die Behandlung aber auf erheblichen Widerstand. Der Grund dafür ist ein tief verankertes Belief, dass Schulterbeschwerden durch Luft in der Schulter verursacht werden. Diese Luft sollte mit Akupunktur herausgelassen werden, besser aber mit Querfriktionen, was aber keinesfalls den Vorstellungen der chinesischen Tradition entsprach. Anstelle einer Beschwerdefreiheit nahmen die Beschwerden nach Querfriktionen zu. Dieser (Nocebo-)Effekt illustriert sehr gut die Grenzen einer rein mechanischen Denkweise.

6.2.2 Tinnitus und Mausarm – regionale Beliefs?

Fühlt man sich generell unwohl, wird dies in Deutschland schnell Kreislaufproblemen zugeschrieben, in den Niederlanden ist es ein Zeichen von Überanstrengung (overspannen) oder neuerdings Burn-out, in Frankreich werden Beschwerden oftmals auf die Leber zurückgeführt (la crise de foie).

Gewisse Diagnosen sind in manchen Ländern geläufig und in anderen Ländern nahezu unbekannt. Wie zum Beispiel RSI, was in den 1990er Jahren in den angelsächsischen Ländern und den Niederlanden durchaus ein geläufiger Begriff war. RSI steht für Repetitive Strain Injury, in der Umgangssprache auch als Mausarm bekannt. Es handelt sich dabei um Störungen in den Unterarmen oder auch Händen, die durch jahrelange gleich ausgeführte Tätigkeiten hervorgerufen werden (Stichwort: Computerarbeitsplätze). Gelenke, Muskeln, Sehnen, Nerven und Bindegewebe des gesamten Schulter-, Nacken- und Armbereichs können von Kraftverlust und anhaltenden Schmerzen betroffen sein.

Zum einen wurden Bücher und Behandlungskonzepte erstellt, zum anderen wurden multidisziplinäre Behandlungen indiziert. All diese Bemühungen erzielten aber keinen Rückgang der Symptome. Mancher Computerspezialist in den Niederlanden befürchtete, arbeitsunfähig zu werden. In Deutschland war diese Diagnose bislang weitestgehend unbekannt. Der Computerfachmann bekam mit den gleichen Beschwerden in Berlin eine ganz andere Behandlung als in Amsterdam: Während in Amsterdam eine multidisziplinäre Reihe von verschiedenen Therapien ausgelöst wurde, wurden in Berlin die Beschwerden relativiert und der Patient mit einigen allgemeinen Lifestyle-Tipps entlassen.

Genau umgekehrt verhielt es sich mit der Diagnose Tinnitus, welche in Deutschland weit verbreitet ist (durchschnittlich ein Patient pro Familie). In den Niederlanden ist diese Diagnose nahezu unbekannt. Der Patient, der in Berlin den deutschen Arzt besucht, bekommt verschiedenste Therapien verordnet. In den Niederlanden jedoch werden bei einem Patienten mit den gleichen Symptomen die Beschwerden relativiert.

Mittlerweile ist in den Niederlanden für RSI und in Deutschland für Tinnitus ein identisches Behandlungskonzept entstanden. Bei beiden Diagnosen ist das Patentrezept für die ganz unterschiedlichen Symptome gleich: Symptome registrieren – akzeptieren – ignorieren.

6.3 Beliefs und Chronifizierung

Bei Tinnitus und RSI bestehen Parallelen zu Rückenbeschwerden. Das gesamte Fachwissen über RSI und Tinnitus führte nicht zur Beseitigung der Symptome. Die Verwendung von Medikamenten ohne eine Behandlung der Symptome führt zu einer Chronifizierung. Alle Bedeutungen, die den Symptomen zugeschrieben werden sowie alle Behandlungsmethoden fallen in den Einflussbereich der Beliefs.

Merke **M!**

Aspekte rundum Beliefs

- Ätiologie
  - körperlich oder Wechselbeziehung zwischen multifaktoriellen Ursachen
  - externe oder interne Ursachen – Unfall- oder Alterungsprozess
  - Schuldzuweisung an andere oder Unglücksfall
  - Schmerz als Symptom oder andere benigne Ursachen
- Die diagnostische Erwartung betreffend
  - Krankheitsgeschichte
  - klinische Untersuchung
  - Labortests; speziell Radiologie
  - psychosoziale Beurteilung
- Erwartungen an die Behandlung
  - passive oder aktive Behandlung; Medikamente/Operation oder Übungen/medizinische Aufklärung des Patienten
  - invasive oder nichtinvasive Behandlung
  - Fixation oder Rehabilitation
  - körperliche/medizinische Behandlung oder psychologische/Verhaltenstherapie
- Behandlungsziele
  - Kur oder Aufbau der körperlichen Kontrolle
  - schneller oder langsam aufbauender Verlauf
  - komplette oder teilweise Schmerzfreiheit
  - empfundene oder tatsächlich gesteigerte Lebensqualität

Für chronifizierte Rückenbeschwerden gilt prinzipiell das gleiche: Symptome (Schmerz) registrieren – akzeptieren – ignorieren, anstatt in die Beliefs zu verfallen, dass Ruhe oder Heben mit geradem Rücken einem gut bekommt und dadurch natürlich die Schmerzen gelindert werden.

Merke **M!**

Beliefs und Labelling sind Aspekte, die stark mit einer Chronifizierung verbunden sind. Negative Beliefs, die bei einem Patienten bestehen, hemmen seine Gesundung.

Beliefs und Labelling werden aber auch bei vielen weiteren Erkrankungen beobachtet. Gerade bei Rückenbeschwerden treten viele Beliefs, die sich auch im Laufe der Zeit verändern und für Beschwerden verantwortlich sein können, iterativ auf.

6.4 Beliefs im Wandel der Zeit

6.4.1 Der Anfang: zu Beginn des 20. Jahrhunderts

Vor nicht allzu langer Zeit dachte man, dass Rückenbeschwerden durch die aufrechte Position des Menschen entstehen. Eine passende Therapie wurde schnell gefunden: Das Klapp'sche Kriechen war zu Anfang des 20. Jahrhunderts jahrelang beliebt. Noch immer sieht man Übungen, welche möglicherweise aus dieser Ära stammen (▶ Abb. 6.1). Nach heutigen Erkenntnissen ist diese Übung nur bedingt von Nutzen, da der Transfer zum Alltag fehlt. Bei dieser Übung befindet sich der Patient nicht wie gewöhnlich in einer aufrechten Position. Obwohl es ausreichend effektive Alternativen gibt, ist dies eine der Übungen, die im modernen Praxisalltag noch gerne angewandt wird.

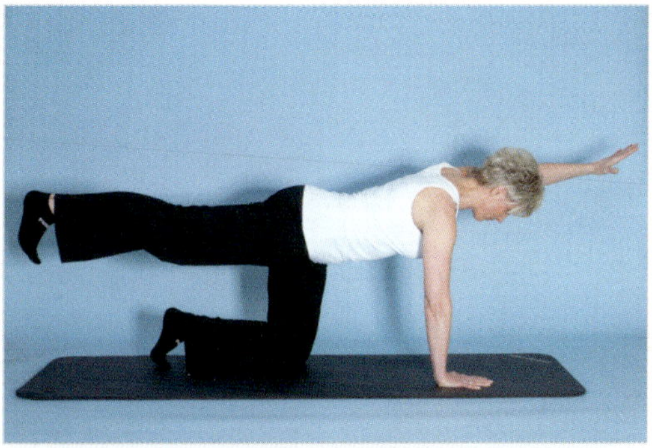

Abb. 6.1 Das Klapp'sche Kriechen war lange Zeit die Antwort auf den Belief-Gedanken, dass die aufrechte Haltung Auslöser der Rückenbeschwerden war. Möglicherweise stammt diese Übung noch aus dieser Zeit.

6.4.2 Die 1940er Jahre: Manipulation und Chiropraktik

Das Aufkommen und die professionelle Anwendung der Manipulationen und Chiropraktik in den 1940er Jahren, die bis jetzt noch anhand der Beliefs erkennbar sind, hat ebenfalls Spuren hinterlassen. Äußerungen und Handlungen von Therapeuten, Ärzten oder Patienten deuten in diese Richtung. In den USA ist es üblich, dass Personen regelmäßig präventiv zum Chiropraktiker gebeten werden, um zu evaluieren, ob sich alle Wirbel noch in der richtigen Position befinden. Oft vermuten Patienten noch immer, das etwas „ausgerenkt" ist. Der Arzt oder Therapeut bestätigt diese Beliefs, wenn möglich, mit einer hörbaren Manipulation. Manche Patienten fühlen sich erst nach einer Automanipulation richtig wohl. Diese Angewohnheit könnte man fast als einen Tick bezeichnen. Doch mittlerweile klingt die Magie der Manipulation so langsam ab, da Patienten und Therapeuten durch Erfahrung und neue Erkenntnisse den Wirkungsgrad relativiert haben. Die Manipulation wird häufig als Allheilmittel für Rückenbeschwerden eingesetzt. Statt die Manipulation als ein Allheilmittel für Rückenbeschwerden anzuwenden, kann die Manipulation einer akuten Blockierung nur für ein äußerst kleines Indikationsgebiet der Rückenbeschwerden effektiv sein (van Tulder und Koes 2004).

6.4.3 Die 1980er/1990er Jahre – Prägung neuer Fachbegriffe

In den 1980er Jahren war das mechanische Denkmodell über Bandscheiben beliebt. Die Druckmessungen von Nachemson zeigten, dass beim Heben mit gebeugter Wirbelsäule eine höhere Belastung auf die Bandscheibe ausgeübt wird als beim Heben mit gestreckter Wirbelsäule (Nachemson 1965).

Diese Tatsache führte zu einer Einteilung von belastenden ADL-Aktivitäten und nicht belastenden Aktivitäten.

Die 1980er und 1990er Jahre wurden von dem Gedanken geprägt, dass eine Belastung schlecht sein könne. Begriffe wie „rückenfreundlich", „rückengerecht" und „schlechte Bewegungen" wurden modern.

Diese Fehlinformationen des ausklingenden vergangenen Jahrhunderts können sogar für die späteren Fear-Avoidance-Reaktionen bei Patienten verantwortlich gemacht werden.

6.4.4 Heute

Momentan wird das Zeitalter, in dem die Bandscheibe näher betrachtet wurde, durch das des biopsychosozialen Modells abgelöst. Aber weil fast alle nichtspezifischen Rückenbeschwerden verallgemeinert werden, wurde auch schon diese biopsychosoziale Sichtweise kritisiert (Bogduk et al. 2006).

Neuere Untersuchungen zeigen, dass die Bandscheibe selbst zur Schmerzquelle modifizieren kann (Peng et al. 2006; s. Kap. 28, ▸ S. 355). Statt psychosozialer Elemente rücken die biomedizinischen wieder ein wenig stärker in den Vordergrund. Wahrscheinlich werden sich irgendwann alle Erkenntnisse in der Mitte zwischen diesen extremen Sichtweisen einpendeln. Es bleibt das Ziel der Wissenschaft, die Beliefs während der Behandlung zu verifizieren.

6.5 Trainer, Therapeuten und Beliefs

Nicht nur Patienten, sondern auch ihre Trainer in der MTT sind von Beliefs voreingenommen. Die Betreuung der Patienten wird durch die Ausbildung der Trainer geprägt (Daykins und Richardson 2004).

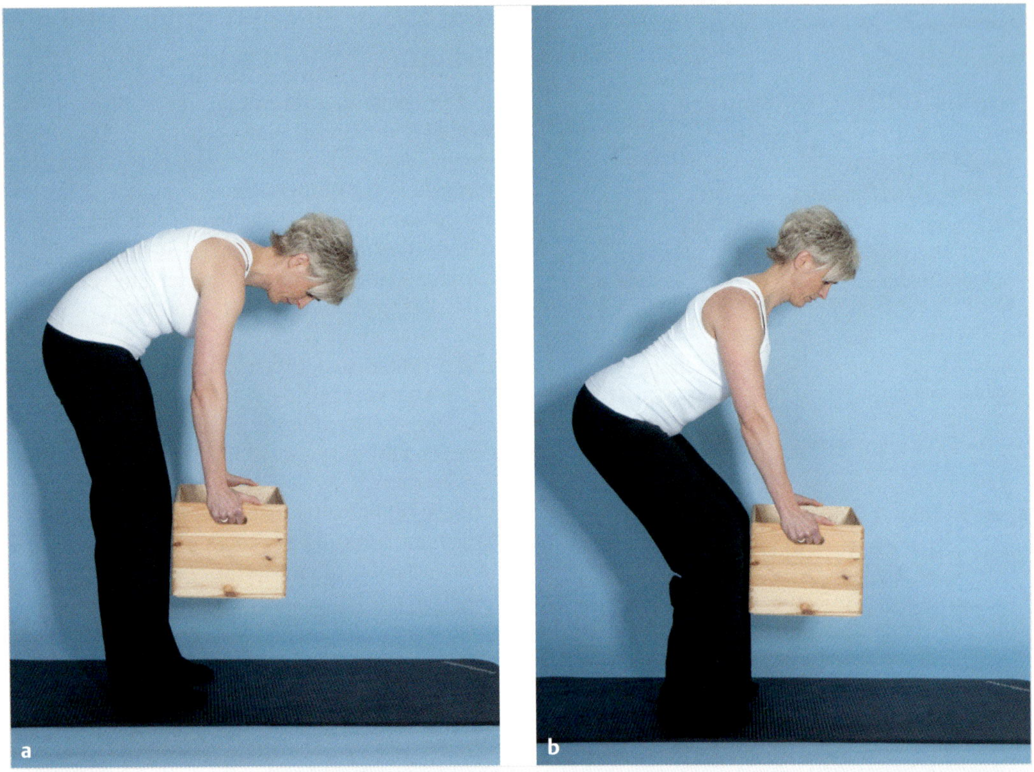

Abb. 6.2 „Schlechte“ und „gute“ Bewegungen haben die Betrachtungsweise der Bandscheibe begleitet, mittlerweile ist diese Philosophie weniger aktuell.

Trainer mit physiotherapeutischer Ausbildung sind durch das Läsionsmodell geschult, welches die Aussage vertritt, dass Beschwerden als Zeichen für Überbelastung, Fehlbelastung, Verletzungen und ähnliches stehen. Diese Überzeugung ist sehr tief verwurzelt, was dazu führt, dass jeglicher Schmerz rasch als eine mögliche Verletzungsgefahr gedeutet wird.

Trainer mit einem sportlichen Hintergrund repräsentieren die Leistungsverbesserung und Unbefangenheit. Eine übertriebene Vorsicht ist bei ihnen nur selten zu beobachten und Schmerzen sind meist auf das Sprichwort „no pain, no gain“ zurückzuführen. Hier besteht die latente Gefahr von Leichtsinnigkeit gegenüber einer tatsächlichen Pathologie.

Die hervorragende Arbeit von Janda in den 1980er Jahren wurde weit verbreitet gelehrt. Die Einteilung der Muskelfasern in Slow-twitch- und Fast-twitch-Fasern ging in die Einteilung in phasische und tonische Muskulatur über, wobei die tonische Muskulatur zu Verkürzung und Hypertonie neigt. Die praktische Schlussfolgerung für viele Therapeuten war, dass die tonische Muskulatur nicht trainiert werden sollte.

Manche Therapeuten sind heute noch davon überzeugt, dass der M. trapezius descendens immer gedehnt werden sollte. Dagegen sprechen einige Publikationen, die beschreiben, dass eine mangelhafte Tonisierung des M. trapezius descendens der Grund für einige Nacken, Schulter- und Armbeschwerden ist (Wilk et al. 2002).

Es bestehen weiterhin noch Vorbehalte, den M. iliopsoas, M. pectoralis und den M. trapezius descendens zu trainieren. Häufig werden viele Beschwerden auf die Beanspruchung der tonischen Muskeln zurückgeführt. Es gibt jedoch genügend Gründe, die für ein Training der der genannten Muskeln sprechen. Aus biomechanischer Sichtweise scheint die der M. iliopsoas ein größerer Stabilisator als ein Rückenextensor zu sein. Die stabilisierende Wirkung ist dabei größer als die lordosierende Kraft.

6.6 Patienten, Therapeuten und Beliefs

Sowohl die Meinung des Patienten, als auch die des Therapeuten entscheiden über den Therapieerfolg. Solange der Therapeut seine eigenen Überzeugungen und Beliefs gegenüber Schmerzen nicht optimiert, wird er dieses ungewollt auf den Patient übertragen.

Es sind immer noch viele dogmatische Gedanken in der Behandlung verankert und die Philosophie der Physiotherapie wird noch immer durch ein biomedizinisches Modell dominiert. Folgende Aussagen während der Therapie können darauf hindeuten:

- „Überbelastungen durch Fehlbelastungen sind die Ursache der Beschwerden."
- „Die Bandscheibe rutscht beim Beugen nach hinten und drückt auf ..."
- „Die schlechte Haltung komprimiert die Wirbelkörper an der ventralen Seite und..."
- „Die Hypomobilität L5–S1 verlangt eine vermehrte Bewegung von…"
- „Sie haben ein Hohlkreuz, deswegen ist Brustschwimmen schlecht für Sie!"
- „Beugen ist schlecht!"
- „Das MRI hat einen Bandscheibenvorfall gezeigt."
- „Sie haben aber eine erhebliche Skoliose."
- „Bei so einer Beinlängendifferenz muss man sich nicht wundern, dass..."
- „Ihre Muskeln sind aber sehr verspannt."
- „Sie arbeiten zu viel."
- „Der Schulranzen ist zu schwer."

Viele von diesen Aussagen deuten auf die Ursache der Beschwerden hin. Mittlerweile geht man davon aus, dass Rückenbeschwerden multifaktoriell sind. Es führen also mehrere Ursachen zu Rückenbeschwerden (s. Kap. 3.5.1 STREFGIPS).

6.7 Die Beliebtheit monokausaler Ursachen

Monokausale Ursachen sind sowohl bei Therapeuten, Ärzten als auch bei Patienten beliebt, da die Behandlung wenig Zeit benötigt. „Sie haben Plattfüße" ist schnell gesagt und noch schneller sind die Einlagen verschrieben. Der Patient wird in seinen Erwartungen zufriedengestellt: „Die Ursache ist geklärt, die Lösung erbracht".

Folgende Ursache-Lösungs-Kombinationen sind enorm beliebt bei Therapeuten und Patienten:

- Haltungsschwäche – Üben
- Verspannung – Massieren
- Muskelschwäche – Trainieren
- Blockierung – Manipulation
- Verklebung- Mobilisation
- Meridianstörung – Akupunktur
- Rückenbeschwerden – Korsett
- Arthrose – Hyaluronsäure
- Kniebeschwerden – Bandage

Wenn sich die Beschwerden nach einiger Zeit bessern, werden die Beliefs nochmals bestätigt. Im Nachhinein bleibt jedoch die Frage bestehen, ob sich die Schmerzen dank der Therapie gelindert haben oder sich auch von allein gegeben hätten.

Noch provokanter ist die Aussage: Besserung dank oder trotz Therapie!?

Folglich sollten Pauschalurteile vermieden werden. Das Wort „schlecht" in Zusammenhang mit Belastungen und Bewegungen fördert die Angst der Patienten, was wiederum kontraproduktiv wirkt.

Eher ist eine sachliche, beruhigende und optimistische Erklärung seitens der Physiotherapeuten erforderlich. Aufgrund des häufigen und intensiven Kontakts mit den Patienten spielt der Physiotherapeut hierbei eine Schlüsselrolle.

Patienten haben durch die Flut an Fehlinformationen in den Medien zu viele Beliefs. Diese sollten, wenn möglich, mit einer sachgemäßen Erklärung nuanciert werden.

6.8 Nivellierung der Beliefs durch Gegenargumente

Die ▸ Tab. 6.1zeigt einige Beispiele von Beliefs mit eventuellen Gegenargumenten. Die Kunst für den Therapeuten besteht darin, dem Patienten die passenden Alternativen zu seinen Beliefs aufzuzeigen.

Dies kann ein sensibles Thema darstellen, da manche Patienten, auf Ihre Beliefs angesprochen, sehr empfindlich reagieren. Ein gewisses Maß an Feingefühl ist hier erforderlich. Es ist hilfreich, im Allgemeinen über dies Thema zu sprechen, statt den Patienten persönlich zu beratschlagen.

Tab. 6.1 Viele Beliefs der Patienten können elegant nuanciert werden

Belief	Gegenargumente
Ich habe es an meiner Bandscheibe.	Viele Patienten mit ernsten Bandscheibenschäden können diese Verletzungen durch Aktivitäten und Training ausgleichen.
Harte Arbeit schadet meinem Rücken.	Bauarbeiter haben kaum mehr Rückenbeschwerden als andere Patienten.
Ich habe meine Rückenbeschwerden im Urlaub durch die schlechte Matratze bekommen.	Es mag die Matratze sein. Aber viele Patienten bekommen gerade im Urlaub Rückenbeschwerden, wenn der Stress wegfällt und man loslassen kann.
Ich kann mich nie wieder bücken.	Durch systematisches Training können sich die meisten Rückenpatienten wieder uneingeschränkt bewegen.
Meine Rückenbeschwerden werden bestimmt immer schlimmer.	Nur die wenigsten Rückenbeschwerden werden schlimmer. Falls dies aber zutrifft, ist das meist ein Zeichen für eine ernste Erkrankung, was aber glücklicherweise sehr, sehr selten auftritt.
Ich darf nur noch Rückenschwimmen.	Spazierengehen dürfen Sie aber auch.
Der Doktor behauptet, meine Beschwerden sind psychisch.	Er bezweifelt nicht, dass Sie Beschwerden haben. Ihr Schmerz wird durch das Nervensystem generiert, nicht durch eine akute Verletzung des Rückens. Das bedeutet, Sie können ohne Angst trainieren und vorwärtskommen.

6.9 Fragebögen und Backsupport

Es existieren unterschiedliche Fragebögen, die sich aber mit den gleichen Kategorien von Beliefs befassen:

- Beliefs über Folgeerkrankungen und bleibende Schäden
- Beliefs über Schmerzen und Leiden
- Beliefs zum Angst-Vermeidungs-Verhalten
- Beliefs über Behandlung und Therapie

Einer der validierten Fragebögen ist z.B. der Fear Avoidance Beliefs Questionnaire (FABQ), welcher von Waddell et al. (1993) entwickelt wurde. Er liegt auch in einer deutschen Version gemäß Staerkle et al. (2004) vor (► Abb. 6.3). Weiterer Literatur zum FABQ siehe auch Pfingsten et al. 2000.

Die Effektivität der Information kann durch den Questionnaire, aber auch durch den Backsupport überprüft werden. In der Kategorie Fear Avoidance sind Fragen zu Beliefs enthalten. Eine detaillierte Auswertung der einzelnen Fragen kann dann wieder eingesehen und grafisch dargestellt werden (► Abb. 6.4).

6.10 Fazit

Eines der Ziele der aktiven Rehabilitation sollte eine Reduzierung der Beliefs beim Patienten sein. Solange der Patient an gewisse Ursachen für seine Rückenbeschwerden glaubt, wird dies sein Verhalten beeinflussen. Solange er sich wie ein Kranker verhält, wird dies der Genesung im Wege stehen. Dieser Teufelskreis kann durch sachliche Informationen durchbrochen werden. Der Patient sollte das nicht nur in der theoretisch zu hören bekommen, sondern auch in der Praxis erfahren. Belastung führt nicht zwangsläufig zu vermehrten Schmerzen, sie kann sogar Schmerzen lindern. Erst wenn der Patient dies verinnerlicht hat, ist er grundsätzlich bereit, das Gelernte in den Alltag zu integrieren.

Merke **M!**

Beliefs reduzieren

Belastung führt nicht zwangsläufig zu vermehrten Schmerzen, sie kann sogar Schmerzen lindern.

Deutsche Version der FABQ gemäß (Staerkle et al, 2004)

Name .... **Datum** .... **Nr.** ....

Bitte kreisen Sie für jede Aussage jene Zahl zwischen 0 und 6 ein, die am besten ausdrückt, wie stark körperliche Aktivitäten oder Arbeit Ihre Rückenschmerzen beeinflussen oder beeinflussen würden.
0 bedeutet „vollständig nicht einverstanden", 3 bedeutet „weiß nicht", 6 bedeutet „vollständig einverstanden".

		vollständig nicht einverstanden			weiß nicht			vollständig einverstanden
1	Meine Schmerzen werden durch körperliche Arbeit verursacht.	0	1	2	3	4	5	6
2	Körperliche Aktivität verstärkt meine Schmerzen.	0	1	2	3	4	5	6
3	Körperliche Aktivität könnte meinem Rücken schaden.	0	1	2	3	4	5	6
4	Ich sollte körperliche Aktivitäten vermeiden, die (vielleicht) meine Schmerzen verstärken.	0	1	2	3	4	5	6
5	Ich kann körperliche Aktivität nicht ausführen, die (vielleicht) meine Schmerzen verstärken.	0	1	2	3	4	5	6
6	Meine Schmerzen wurden durch meine Arbeit oder einen Unfall bei meiner Arbeit ausgelöst.	0	1	2	3	4	5	6
7	Meine Arbeit verstärkt meine Schmerzen.	0	1	2	3	4	5	6
8	Ich habe wegen meinen Schmerzen einen Anspruch auf Rente.	0	1	2	3	4	5	6
9	Meine Arbeit ist zu anstrengend für mich.	0	1	2	3	4	5	6
10	Meine Arbeit verstärkt meine Schmerzen.	0	1	2	3	4	5	6
11	Meine Arbeit könnte meinem Rücken schaden.	0	1	2	3	4	5	6
12	Ich sollte meine tägliche Arbeit mit meinen jetzigen Schmerzen nicht ausführen.	0	1	2	3	4	5	6
13	Ich kann mit meinen jetzigen Schmerzen meine tägliche Arbeit nicht mehr ausführen.	0	1	2	3	4	5	6
14	Ich kann meine tägliche Arbeit nicht mehr ausführen, bevor meine Schmerzen behandelt werden.	0	1	2	3	4	5	6
15	Ich glaube, dass ich in den nächsten 3 Monaten nicht normal arbeiten genen kann.	0	1	2	3	4	5	6
16	Ich glaube, dass ich nie wieder normal arbeiten kann.	0	1	2	3	4	5	6

Arbeit: Items 6, 7, 9, 10, 11, 12, 15 *Physische Aktivität: Items 2, 3, 4, 5*

Abb. 6.3 Deutsche Version des FABQ (nach Staerkle et al. 2004).

Merke **M!**

Zusammenfassung

- Beliefs beeinflussen die Schmerzentstehung, die Schmerzentwicklung und das zukünftige Schmerzverhalten.
- Beliefs sind kulturell bedingt, individuell und einem Wandel der Zeit unterworfen.
- Beliefs der Therapeuten entstammen der jeweiligen Ausbildung und prägen sowohl die Therapie als auch die Gedanken der Patienten.
- Beliefs existieren bei Patienten, bei Therapeuten und in der Beziehung beider zueinander.
- Labelling – Patienten können in ein Schema gezwängt werden oder sich auch selbst hineinzwängen.

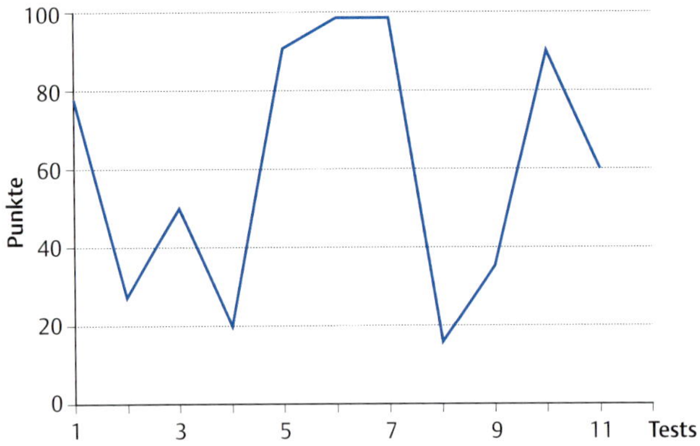

Abb. 6.4 Beispiel einer Darstellung der Kategorie Fear Avoidance.

Ergebnisse des Tests Nr. 11-Kategorie Fear Avoidance

PKT: Die für die vom Teilnehmer erreichten Punkte der Frage
Ø: Durchschnittsergebnis von 1 000 Teilnehmern
TDZ: Tendenz der erreichten Punkte gegenüber dem vorherigen Test

PKT	Ø	TDZ	KAT	Frage
50	65	↓	FA	Glauben Sie, dass körperliche Aktivität Ihre Erkrankung verschlimmern?
50	61	↓	FA	Gibt es schlechte Bewegung für Sie?
50	65	↓	FA	Meinen Sie, dass die bei Ihnen gestellte Diagnose (Arzt, Röntgen, Computertomographie, usw.) die Beschwerden verursacht?
90	48	↓	FA	Meinen Sie, dass schwere Arbeit Ihrem Rücken schadet? *Antwort: Nein, wenn ich körperlich fit bin.*

Literatur

Alyas F, Turner M, Connell D. MRI findings in the lumbar spines of asymptomatic, adolescent, elite tennis players. Br J Sports Med. 2007; 41(11): 836–41; discussion 841.

Bogduk N, Adams M, Burton K, Dola, P (Hrsg.). The biomechanics of back pain. Edinburgh: Elsevier/Churchill Livingston; 2006.

Daykins A, Richardson B. Physiotherapists' pain beliefs and their influence on the management of patients with chronic low back pain. Spine. 2004; 29(7): 783–95.

De Good D, Shutty M. Assessment of pain beliefs, coping and self efficacy. In: Turk D, Melzack R. Handbook of pain Assessment. New York: Guildford Press; 1992: 221.

Grundy P, Roberts C. Does unequal leg length cause back pain? A case-control study. Lancet. 1984; 2(8397): 256–8.

Nachemson A. In vivo discometry in lumbar discs with irregular nucleograms. Some differences in stress distribution between normal and moderately degenerated discs. Acta Orthop Scand. 1965; 36(4): 418–34.

Peng B, Hao J, Hou S, Wu W, Jiang D, Fu X, Yang Y. Possible pathogenesis of painful intervertebral disc degeneration. Spine (Phila Pa 1976). 2006; 31(5): 560–6.

Pfingsten M, Kröner-Herwig B, Leibing E, Kronshage U, Hildebrandt J. Validation of the German version of the Fear-Avoidance Beliefs Questionnaire (FABQ). Eur J Pain 2000; 4(3): 259–66.

Staerkle R, Mannion AF, Elfering A, Junge A, Semmer NK, Jacobshagen N, Grob D, Dvorak J, Boos N. Longitudinal validation of the fear-avoidance beliefs questionnaire (FABQ) in a Swiss-German sample of low back pain patients. Eur Spine J. 2004; 13: 332–40. http://www.fomt.info/Frageboegen/FABQ.pdf.

van Tulder M, Koes BW. Evidence-based handelen bij lage rugpijn. Houten: Bohn Stafleu van Loghem; 2004.

Waddell G. The Backpain Revolution. Edinburgh: Churchill Livingstone; 2004.

Waddell G, Newton M, Henderson I, Somerville D, Main CJ. A Fear-Avoidance Beliefs Questionnaire (FABQ) and the role of fear-avoidance beliefs in chronic low back pain and disability. Pain. 1993; 52(2): 157–68.

Wilk KE, Meister K, Andrews JR. Current concepts in the rehabilitation of the overhead throwing athlete. Am J Sports Med. 2002; 30(1): 136–51.

Kapitel 7

Apparative Diagnostik versus klinische Diagnostik

7 Apparative Diagnostik versus klinische Diagnostik

Frederik Deemter

7.1 Was ist apparative Diagnostik?

Der Begriff apparative Diagnostik umfasst alle technischen Untersuchungsmethoden, wie z.B. EKG, EEG, MRT, CT, Röntgen, Sonografie, aber auch Labor- und Gefäßdiagnostik.

7.1.1 Nutzen und Fluch der bildgebenden Diagnostik

Apparativ (Röntgen, MRT, CT) können kleinste Veränderungen an der Bandscheibe, am Facettengelenk oder am Spinalkanal festgestellt werden. Es ist aber nach wie vor unmöglich, nur aufgrund dieser Untersuchung eine genaue Aussage über das Befinden des Patienten zu treffen. So besteht oft eine immense Diskrepanz zwischen dem apparativen Befund und den aktuellen Beschwerden des Patienten.

Es kann dem Patienten deutlich schlechter gehen, als ein befundloses MRT oder andere apparative Untersuchungen anzeigen. Umgekehrt kann ein Patient trotz eines apparativ nachgewiesenen Bandscheibenvorfalls durchaus schmerzfrei sein.

Erschreckend ist die Zahl der Fehldiagnosen bei verschiedenen Untersuchungsmethoden.

▶ Tab. 7.1 zeigt die falsch-positiven Befunde verschiedener Untersuchungen bei gesunden Personen. Hierbei finden die modernen Geräte vermehrt Abweichungen, obwohl der Patient keine Beschwerden aufweist. Dies zeigt, dass mit zunehmender Technisierung die Zahl der falsch-positiven Untersuchungsergebnisse zunimmt, also auch die Zahl der hiermit verbundenen medizinischen Aussagen.

Die Wertigkeit der modernen apparativen Schmerzdiagnostik sollte damit infrage gestellt werden, da die psychologische Auswirkung solch einer modernen apparativen Diagnostik auf die Patienten nicht unterschätzt werden darf. Eine gestellte Diagnose ist kaum mehr rückgängig zu machen und kann den Nocebo-Effekt hervorrufen. Damit ist die umgekehrte Wirkung eines Placebo-Effekts gemeint. Während bei einem Placebo trotz nicht vorhandener Wirkstoffe eine Besserung der Beschwerden eintritt, ruft der Nocebo-Effekt die Symptome hervor, weil dies dem Patienten in irgendeiner Form indoktriniert wurde (Spiro 2005).

Der Patient fühlt sich in einer körperlich schlechteren Verfassung, als er wirklich ist. Gerade die Vorteile der modernen Geräte werden in verschiedenen Gesundheitsprogrammen, Zeitschriften und Medien beworben. Der Laie bekommt eine einseitige Darstellung der Tatsachen vermittelt, wobei die Meinung der Bevölkerung schließlich nicht mit dem aktuellen Stand der Wissenschaft korreliert.

Beispiel **B**

Beispiel zu Diagnose, Belastung und Beschwerdefreiheit

Eine Untersuchung in England unter Profitennisspielern zeigte, dass es trotz einer apparativ gestellten Diagnose zu keinerlei oder nur zu geringen Beschwerden kommen muss (Alyas et al. 2007). Die Untersuchung erfolgte an einer aus 40 jungen Tennisspielern bestehenden Gruppe, die schmerzfrei und belastungsfähig waren.

Tab. 7.1 Falsch-positive Beurteilung von gesunden und asymptomatischen Personen. Je empfindlicher der Test, desto höher die falsch-positive Beurteilung. Die „Von-bis"-Angaben sind abhängig von der Altersstruktur (Waddell 2004).

Apparative Untersuchungsmethode	Falsch-positive Beurteilung	
	Degenerative Veränderungen und andere Abnormalitäten	**Bandscheibenprolaps**
Radiologie	0–90 %	–
Myodil-Myelografie	20 %	4 %
wasserlösliche Myelografie	25 %	10 %
CT	10–35 %	10–20 %
MRT	35–90 %	20–35 %

Die gestellten Diagnosen ergaben:
- 40 % erlitten einen Bandscheibenvorfall
- 80 % haben Arthrose
- 30 % haben eine Spondylolysthesis
- 20 % haben eine Stressfraktur

Dies sind überzeugende Beispiele, um Patienten zu beweisen, dass man trotz schwerstem apparativen Befund schmerzfrei kann sein. Die Untersuchung der Tennisspieler verdeutlicht, dass man sich trotz eines solchen Befundes intensiv belasten kann.

7.1.2 Welchen Sinn haben apparative Untersuchungen dennoch?

Apparative Diagnostik soll keinesfalls ausgeschlossen oder deren Stellenwert negativ bewertet werden. Gerade bei schwerwiegenden Diagnosen oder ernsthaften Pathologien, wie z. B. Frakturen oder Tumoren, sind diese unverzichtbar.

Die MRT-Gerätedichte und der quantitative Einsatz der Geräte sind länderspezifischen Schwankungen unterworfen. Diesbezügliche Untersuchungen und Statistiken weisen teilweise große Divergenzen auf. Einem Bericht der Wirtschaftswoche (Ausgabe 17. August 2009) zufolge, *„stehen im Großraum Köln mehr MRTs als in ganz Frankreich und in Deutschland wird doppelt so viel gescannt wie in Schweden"* (Schwoerer vom Gemeinsamen Prüfungs- und Bewertungsausschuss Baden-Württemberg). In Ländern der westlichen Welt, speziell in Deutschland, besteht eine Überversorgung an MRTs.

Diese These, die eine in Deutschland bestehende Überversorgung konkludiert, wird von vorliegenden OECD-Gesundheitsdaten aus Juni 2009 zwar relativiert, zeigt aber den generellen Trend in Westeuropa auf (▶ Tab. 7.2).

Die große Anzahl von MRT-Untersuchungen legt die Vermutung nahe, dass apparative Untersuchungen bei akuten Rückenbeschwerden wahrscheinlich mehr aus ökonomischen als aus medizinischen Gründen erfolgen.

So gehen Schätzungen in etwa davon aus, dass nur 3–20 % der Rückenbeschwerden rein mechanisch verursacht sind.

In den übrigen Gruppen spielen andere Faktoren eine Rolle, und es sollte eine genaue biopsychosoziale Analyse erfolgen.

7.1.3 Diagnosen ohne zwangsläufige Beschwerden

Prinzipiell ist eine apparativ gestellte Diagnose keine Begründung der Schmerzen. Von folgenden apparativ gestellten Diagnosen ist bereits bekannt, dass sie symptomfrei sein können:
- Arthrose
- Bandscheibenvorfall
- Bandscheibenprotrusion
- Spinalstenose
- Spondylolysthesis
- Knochenmarködem
- Skoliose
- Kyphose
- Lordose

Wahrscheinlich wird diese Liste im Laufe der nächsten Jahre noch weiter ergänzt werden.

7.1.4 Akute Traumen – Definition und Röntgentechnologie

In der Praxis besteht Uneinigkeit über die Definition eines Traumas. Zum einen bedeutet Trauma eine Wunde durch äußere Krafteinwirkung. Eine Wunde ist eine akute Verletzung von kollagenen Fasern mit Stabilitätsverlust. Es ist eine erhebliche Kraft notwendig, z. B. ein Sturz oder ein erhebliches plyometrisches Moment, um an der Wirbelsäule eine Verletzung hervorzurufen. Zum anderen definieren manche Praktiker ein Trauma als eine Belastung, die Beschwerden auslöst. Auf eine

Tab. 7.2 MRT-Untersuchungen (je 1000 Einwohner) im europäischen Vergleich (Quelle: OECD-Gesundheitsdaten 2009)

Land	CT	MRT
Belgien	167,7	48,0
Großbritannien	59,1	28,8
Frankreich	45,1	21,8
Deutschland	**42,0**	**14,5**

7

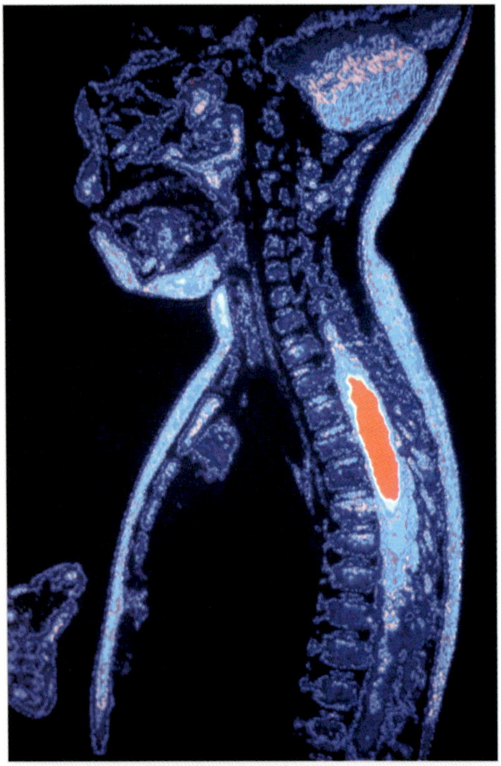

Abb. 7.1 Diskografie bei Verdacht auf ein Trauma als Ursache von Rückenbeschwerden.

akute kollagene Läsion ist in der Realität aber nur eine sehr geringe Anzahl von Rückenbeschwerden zurückzuführen.

Alltagsbelastungen wie Bücken, Gartenarbeit oder Ähnliches sind Belastungen mit zu geringer Energie, um akute kollagene Verletzungen auszulösen.

Standarisiertes Röntgen bei akuten Rückenbeschwerden ist nur bei größeren Traumata sinnvoll (▶ Abb. 7.1).

Bei nichttraumatischen Beschwerden sind apparative Untersuchungen weniger indiziert. Kleine Frakturen können auch durch Röntgen in der akuten Phase unbemerkt bleiben, weil die Röntgenbilder oft erst nach 2 Wochen Frakturränder durch Demineralisation zeigen.

Beim großen Trauma sollte nicht nur die lumbale Lendenwirbelsäule (LWS) geröntgt werden, sondern auch thorakale Impressionsfrakturen im unteren Bereich sollten bei Flexionstraumen abgeklärt werden.

7.1.5 Diskografie – Definition und Nutzen

Eine Diskografie ist ein kleiner chirurgischer Eingriff unter lokaler Betäubung zur näheren Bestimmung eines Bandscheibenvorfalls. Durch die Gabe eines Kontrastmittels können die Zwischenräume der Bandscheiben auf dem Röntgenbild dargestellt werden. Die Kontrastmittelgabe hilft aber auch bei der genauen Lokalisierung der Schmerzquelle. Durch die Druckerhöhung beim Einspritzen im Bandscheibenzwischenraum wird bei der betroffenen Bandscheibe der Schmerz provoziert (Distensionstest).

Eine diskografische Untersuchung kommt in Betracht, wenn konservative Maßnahmen nicht angeschlagen haben und eine große Operation, wie das Einsetzten künstlicher Bandscheiben oder eine Fusion in Erwägung gezogen wird. Der Diskus kann durch Veränderungen selbst zur Schmerzquelle werden (s. ▶ S. 355).

Die Diskografie wird auch zur Diagnose diskogener Kreuzschmerzen eingesetzt. Sie ist positiv, wenn die Druckerhöhung innerhalb des betroffenen Diskus mittels einer Infiltration während der Diskografie die typischen Rückenschmerzen oder Memory-Rückenschmerzen auslöst. In den oberen und unteren Anschlusssegmenten sollte diese Infiltration symptomfrei sein. Nicht verwertbar dagegen ist die Diskografie bei einem sogenannten „low pressure leak", bei dem sich infolge einer größeren Anulusruptur kein Druck in der Bandscheibe aufbauen lässt und das Kontrastmittel epidural oder paravertebral abfließt.

Problematik der Diskografie

In der Literatur haben Kritiker die Aussagekraft der Diskografie zur Diagnostik einer degenerativen Bandscheibe hinterfragt.

So wies Carragee bei asymptomatischen Patienten einen positiven Diskografietest nach. Bei Patienten ohne erkennbare Symptome kann dies einen schlechten Einfluss auf die Entwicklung der Rückenbeschwerden nehmen. Im Vergleich dazu kann z.B. positiver psychologischer Stress eine gute Wirkung erzielen (Carragee et al. 2000a, Carragee et al. 2000b, Carragee et al 2004).

Einer Bandscheibenersatzplastik sollte immer eine positive Diskografie zugrunde gelegt werden. Trotz einer niedrigen Komplikationsrate können Schwierigkeiten auftreten, die dann zum Teil schwerwiegend sind, wie z.B. infektiöse Discitis und epidurale Abszesse (Junilaet al. 1997, Guyer und Ohnmeiss 1995).

Weitere Risikofaktoren stellen Nachblutungen, Nervenwurzelverletzungen oder auch allergische Reaktionen auf das Kontrastmittel dar.

Folglich ist dies ein guter Grund erst alle konservativen Möglichkeiten auszuschöpfen, bevor man die oben genannten Untersuchungen und anschließende Operationen in Erwägung zieht.

7.1.6 Thermodiagnostik – Erklärung und Anwendung

Eine interessante Methode innerhalb der aktiven Rehabilitation ist die Messung der Hauttemperatur. Diese beruht auf der Tatsache, dass bei gesunden Personen die Temperatur im Seitenvergleich an der gleichen anatomischen Stelle kaum voneinander differiert. In einer Studie von Uematsu wurde an 90 beschwerdefreien Probanden gezeigt, dass es einen maximalen Temperaturunterschied von 0,67 °C gibt (Uematsu et al. 1988).

Je nach Status des unterliegenden Gewebes ist die Temperatur höher oder niedriger. Bei entzündlichen Prozessen in tieferen Körperstrukturen steigt die Temperatur der oberen Hautschicht entsprechend dem Entzündungsgrad an.

So konnte Pritchett zeigen, dass gesunde Gelenke bei Bewegung mit einem nur minimalen, intraartikulären Temperaturanstieg von max. 2 °C reagieren. Arthritische Gelenke reagieren hingegen mit einem Temperaturanstieg von über 2 °C, künstliche Gelenke sogar mit einem Anstieg von bis zu 9 °C(Pritchett 2006).

Hierbei stimmt die intraartikuläre Temperatur mit der Hauttemperatur überein, was schon Osbahr und Kollegen an Patienten nach Schulteroperationen nachwiesen (Osbahr et al. 2002).

Merke **M!**

Nicht der absolut gemessene Wert ist von praktischer Bedeutung, sondern nur der Seitenvergleich an exakt der gleichen anatomischen Stelle hat einen praktischen Nutzen.

Da die Umgebungstemperatur die Ergebnisse beeinflusst, sollte immer erst nach 8 Minuten ohne Bekleidung, Schiene oder Tape im Seitenvergleich gemessen werden.

Nachdem der wärmste Referenzpunkt ermittelt wurde, wird die gleiche Stelle an der verletzten Seite ermittelt. Lokalisation und Temperaturdifferenz werden notiert. Die Höhe des Temperaturunterschieds kann als Maß für den Entzündungsgrad gesehen werden (Pflanzer et al. 1979).

Möglichkeiten der Thermodiagnostik

Es muss zwischen einer physiologischen (<2 °C) oder überschießenden Reaktion (>2 °C) unterschieden werden. Wenn die Temperaturdifferenz durch Training um mehr als 1 °C steigt, dann liegt eine überschießende Reaktion vor.

Eine eventuelle Überbelastung während der Rehabilitation in ADL-Situationen sollte beurteilt werden.

Neuerdings wurde erwiesen, dass die Hauttemperatur und die intraartikuläre Temperatur bei Aktivitäten ansteigen und korrelieren (Becher et al. 2008). Selbst Pathologien, die bis zu 5 cm weit im Inneren des Körpers liegen, können mittels der Thermodiagnostik ermittelt werden.

Bei bilateralen Erkrankungen ist diese Methode jedoch ungeeignet.

Zur Verlaufskontrolle sollte möglichst der gleiche Tageszeitpunkt gewählt werden, da sich die Körpertemperaturen während des Tages verändert. Bei der Durchführung einer medizinischen Trainingstherapie (MTT) sollte die Temperatur immer im Vorfeld gemessen werden.

Die Temperaturen des Hüftgelenks oder der Rückengelenke können jedoch schwieriger ermittelt werden.

Für Rückenbeschwerden mit einer Nervenwurzelpathologie ist die Messung trotzdem interessant:

- Das Dermatom ist bei einer Nervenirritation im Seitenvergleich kühler (Sympathikusreaktion).
- Die Temperatur des Dermatoms ist bei einem kompletten Ausfall der Nervenfunktion erhöht.
- Blockierungen gehen mit einer Reduzierung der Hauttemperatur einher. Professionelle Messgeräte sollten angewandt werden, da die Gelenke zu dicht aneinanderliegen (Engel 1981).

Notwendiges Material für eine Thermodiagnostik

Für physiotherapeutische Zwecke reichen einfache Kontakt- oder Infrarotthermometer (▶ Abb. 7.2), welche im Einzelhandel erhältlich sind.

Für die professionelle Anwendung kann auch eine Wärmebildkamera genutzt werden, was aber meist kostenintensiver ist.

7.1.7 Magnetresonanztomografie – Definition, Anwendung und Hinweise

Bei der Magnetresonanztomografie (MRT), die abgeleitet aus dem englischen Sprachgebrauch auch als Magnetic Resonance Imaging (MRI) bezeichnet wird, handelt es sich um ein bildgebendes Verfahren, dass die Funktion und die Struktur von Geweben und Organen wiedergeben kann.

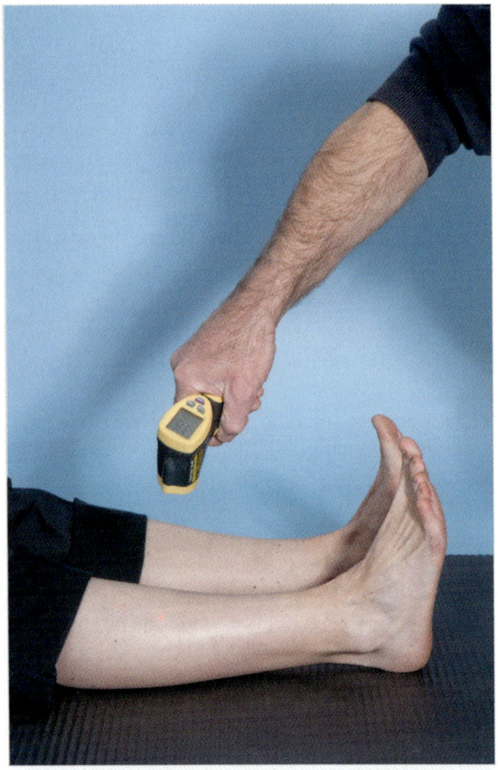

Abb. 7.2 Handelsübliches Infrarotthermometer.

Es basiert auf der Kernspinresonanz und wird daher im geläufigen Sprachgebrauch auch als Kernspin(tomografie) bezeichnet.

Die MRT wird im Bereich des gesamten Körpers eingesetzt und stellt die einzelnen Körperschichten detailliert dar.

Die Vorteile sind eine verbesserte bildliche Darstellung und keinerlei ionisierende Strahlungen. Eine Echtzeit-MRT, bei dem einzelne Bilder durch das Scannen im Bruchteil einer Sekunde sofort zur Verfügung stehen, kann sogar einzelne Bewegungen darstellen. Dies ist z. B. bei Herzoperationen von entscheidendem Vorteil.

Die Anzahl der durchgeführten MRTs hat in den letzten Jahren enorm zugenommen, teilweise mit einer Steigerung von bis zu 300 %, wobei gravierende regionale Unterschiede bestehen. Es zeigt sich jedoch ein Zusammenhang zwischen der Anzahl der angewendeten MRTs und der Anzahl der durchgeführten Operationen. In Regionen, in denen MRTs frühzeitig durchgeführt werden, ist auch die Operationsrate am höchsten. Eine negative Folge ist die enorme Steigerung der medizinischen Kosten, ohne dass ein besseres medizinisches Behandlungsergebnis erzielt wird.

Die Diagnose durch ein MRT offenbart oftmals Erkrankungen, die bisher keine Beschwerden verursacht haben. So zeigt sich oft ein Bandscheibenvorfall auf einer MRT, obwohl der Patient beschwerdefrei ist und sich gesund fühlt.

In den allgemeinen Richtlinien kann so auch keine Standarduntersuchung bei nichtspezifischen Rückenbeschwerden empfohlen werden.

7.1.8 Elektromyografie – Definition, Anwendung und Hinweise

Bei der Elektromyografie (EMG) wird die elektrische Muskelaktivität durch eine elektrophysiologische Methode, speziell in der neurologischen Diagnostik gemessen.

Es lassen sich sogar durch Spezialnadeln die Aktivitäten einzelner Muskelfasern messen. Dies geschieht durch die sogenannte Einzelfasermyografie. Hauptsächlich dient das EMG zur Erkennung von Myopathien und Neuropathien.

Einige Wissenschaftler vertreten die Ansicht, dass dies die beste apparative Untersuchungsmethode zur Diagnostizierung von Nervenwurzelkompressionen ist.

Es gilt jedoch zu bedenken, dass dies nur bei einem motorischen Ausfall relevant ist.

Ebenso können auch bei einem tiefen EMG falsch-positive Untersuchungsergebnisse erzielt werden. In einer Untersuchung (Chiodo et al. 2007) wurde bei 35 asymptomatischen Personen radiologisch eine Spinalkanalstenose nachgewiesen. Bei 13 Personen zeigten sich Anomalitäten, von denen 5 als sogenannte *soft findings* diagnostiziert wurden.

Die Studie besagt, dass falsch-positive Diagnosen durch ein EMG bei erwachsenen asymptomatischen Personen weniger wahrscheinlich sind als bei einem MRT.

7.2 Was ist klinische Diagnostik?

Das aus dem griechischen stammende Wort ist im deutschen mit dem Begriff „die Durchforschung" zu übersetzen. Die klinische Diagnostik ist also die Sammlung und Auswertung von Informationen und die anschließende Zuordnung der Merkmale zu einem bestimmten Krankheitsbild. Die klinische Diagnostik basiert hauptsächlich auf der Anamnese und der körperlichen Untersuchung.

Merke **M!**

Anamnese
Sammlung von Informationen zur Krankheitsgeschichte eines Patienten.

Körperliche Untersuchung
- Betrachten des bloßen Körpers (Inspektion)
- Betasten des Körpers (Palpation)
- Abklopfen des Körpers (Perkussion)
- Abhören des Körpers (Auskultation)

Erst wenn die Befunde nicht ausreichend für eine gesicherte Diagnose sind, geht die klinische in die apparative Diagnostik über.

In der Praxis wird davon ausgegangen, dass die Anamnese bei den meisten Rückenbeschwerden die wichtigsten und grundlegendsten Untersuchungen beinhaltet. Oftmals wird die These „Durch die Anamnese wird die Diagnose erstellt, welche dann durch folgende Untersuchungen bestätigt werden muss" zitiert. Durch den Backsupport des Rückentriathlons kann ein Teil der Anamnese standarisiert werden. In der persönlichen Anamnese können feine Nuancen aufgespürt und eine abschließende Diagnose im Rahmen des biospsychosozialen Modells erstellt werden.

Diese so erstellte Krankheitsbestimmung sollte dann mit der apparativ gestellten Diagnose übereinstimmen.

Bei auftretenden Differenzen und eventuell vorliegenden ernsthaften Pathologien wie Tumoren und Frakturen sollten dann die Ergebnisse der apparativen Untersuchung für die Therapie richtungsweisend sein, bei nichtspezifischen Rückenbeschwerden dagegen die klinische Diagnose.

7.3 Fazit

Zusammenfassend lässt sich sagen, dass anatomische Defekte hervorragend mit Röntgen, Diskografie, CT, MRT, Myelo-CT und Myelografie diagnostiziert werden können. Sie sind jedoch in der Regel der klinischen Diagnose zur Begründung einer Therapie unterlegen und zudem mit Nebenwirkungen verbunden (Strahlung, Infekt).

Anamnese, Reflexe, Umfangsmessungen, Nervendehnungstests und die Überprüfung der Motorik und Sensorik umgrenzen die Beschwerden des Patienten besser und ergänzen so die Diagnostik, um die Beschwerden des Patienten gezielter verbessern zu können.

Zusammenfassung ✓

- Die bildgebend gestützte Diagnostik kann Beschwerden negativ beeinflussen.
- Die Diagnose muss sich nicht mit dem Beschwerdebild (der Beschwerdefreiheit) decken.
- Röntgen ist bei schwerwiegenden Traumen sinnvoll.
- Diskografie ist zweckmäßig eingesetzt ratsam.
- Thermodiagnostik bietet bei minimalem Aufwand einen großen Effekt.

Literatur

Alyas F, Turner M, Connell D. MRI findings in the lumbar spines of asymptomatic, adolescent, elite tennis players. Br J Sports Med. 2007; 41(11): 836–41; discussion 841.

Becher C, Springer J, Feil S, Cerulli G, Paessler HH. Intra-articular temperatures of the knee in sports – an in-vivo study of jogging and alpine skiing. BMC Musculoskelet Disord. 2008; 9: 46.

Carragee E, Barcohona B, Alamin T, van den Haak, E. Prospective controlled study of the development of lower back pain in previously asymptomatic subjects undergoing experimental discography. Spine (Phila Pa 1976). 2004; 29(10): 1112–7.

Carragee E, Chen Y, Tanner C, Truong T, Lau E, Brito J. Provocative discography in patients after limited lumbar discectomy: A controlled, randomized study of pain response in symptomatic and asymptomatic subjects. Spine (Phila Pa 1976). 2000a; 25(23): 3065–71.

Carragee E, Paragioudakis S, Khurana S. Volvo award winner in clinical studies. Lumbar high-intensity zone and discography in subjects without low back problems. Spine (Phila Pa 1976). 2000b; 25(23): 2987–92.

Chiodo A, Haig AJ, Yamakawa KS, Quint D, Tong H, Choksi VR. Needle EMG has a lower false positive rate than MRI in asymptomatic older adults being evaluated for lumbar spinal stenosis. Clin Neurophysiol. 2007; 118(4): 751–6.

Chou R, Qaseem A, Snow V, Casey D, Cross JT, Shekelle P, Owens DK. Diagnosis and treatment of low back pain: a joint clinical practice guideline from the American College of Physicians and the American Pain Society. Ann Intern Med. 2007; 147: 478–91.

Engel J. Quantitative Thermographie in der Diagnostik- und Therapiekontrolle der manuellen Medizin. Manuelle Medizin. 1981; 20: 36.

Grant PA. Electrodiagnostic medical consultation in lumbar spine problems. Occup Med. 1998; 13(1): 97–120.

Guyer RD, Ohnmeiss DD. Lumbar discography. Position statement from the North American Spine Society Diagnostic and Therapeutic Committee. Spine (Phila Pa 1976). 1995; 20(18): 2048–59.

Jensen MC, Brant-Zawadzki MN, Obuchowski N, Modic MT, Malkasian D, Ross JS. Magnetic resonance imaging of the lumbar spine in people without back pain. N Engl J Med. 1994; 331: 69–73.

Junila J, Niinimäki T, Tervonen O. Epidural abscess after lumbar discography. A case report. Spine. 1997; 22(18): 2191–3.

Lurie JD, Birkmeyer NJ, Weinstein JN. Rates of advanced spinal imaging and spine surgery. Spine. 2003; 28: 616–20.

Osbahr DC, Cawley PW, Speer KP. The effect of continuous cryotherapy on glenohumeral joint and subacromial space temperatures in the postoperative shoulder. Arthroscopy. 2002; 18(7): 748–54.

Pflanzer K, Dunky A, Ebner W, Funke U. Die Kontaktthermographie bei der Beurteilung entzündlicher Gelenkserkrankungen. Z Rheumatol. 1979; 38(11–12): 434–40.

Pritchett J. Heat generated by knee prostheses. Clin Orthop Relat Res. 2006; 442: 195–8.

Spiro H. Placebo. Bern: Verlag Hans Huber; 2005.

Uematsu S, Edwin DH, Jankel WR, Kozikowski J, Trattner M. Quantification of thermal asymmetry. Part 1: Normal values and reproducibility. J Neurosurg. 1988; 69(4): 552–5.

Waddell G. The Backpain Revolution. Edinburgh: Churchill Livingstone; 2004.

Kapitel 8

Zeit- oder schmerzkontingente Therapie?

8 Zeit- oder schmerzkontingente Therapie?

Frederik Deemter

8.1 Hintergrundwissen zur Entwicklung des Patientenverhaltens

Die in den letzten Jahrzehnten extrem angestiegenen Kosten für die Behandlung von Rückenschmerzen erklären sich nicht durch eine Zunahme tatsächlicher Rückenerkrankungen.

Degenerative Veränderungen der Wirbelsäule treten heute nicht häufiger auf als im letzten Jahrhundert. Dagegen hat sich aber das Verhalten der Patienten gewandelt: Betroffene suchen heutzutage eher ärztliche Hilfe auf und setzen das „medizinische Karussell" schneller in Bewegung. Dies erklärt den Anstieg der diagnostischen und therapeutischen Einsätze und die damit verbundenen Kosten.

Die sozialmedizinische Konsequenz ist: Menschen werden (schneller) krankgeschrieben und für arbeitsunfähig erklärt (steigende Zahl an Frührentnern).

Sicherlich ist dies auch zum Teil auf das in Kapitel 6 angesprochene Labelling zurückzuführen: Der Patient nimmt die Rolle an, die ihm zugeschrieben wird. Wenn unspezifische, leichte Rückenschmerzen wie eine ernste Pathologie behandelt werden, werden die Patienten sich wie eine ernsthaft erkrankte Person verhalten.

8.2 Was versteht man unter Graded Activity?

Graded Activity (auf Deutsch: stufenweise gesteigerte Aktivität) ist eine Therapie, die dieser Kettenreaktion mittels Training und operanter Konditionierung begegnet.

Es ist eine strukturierte Therapie, die auf eine zeitlich eingeteilte, stufenartige Zunahme der Aktivität und Partizipation abzielt. Im Jahre 1992 wurde die Graded Activity durch Lindström, welcher die Effektivität des Programms bei subakuten Rückenbeschwerden beschreibt, vorgestellt (Lindström et al. 1992).

Die operante Konditionierung setzt auf das dem Menschen angeborene Belohungsverhalten. Verhaltensmuster können durch positive und negative Bestätigung verringert oder verstärkt werden (umgangssprachlich: „Zuckerbrot und Peitsche").

Die Graded Activity verbindet die Methode der gezielten Dekonditionierung von Schmerzverhalten mit einer progressiv steigenden Belastung und wird bei Rückenbeschwerden, Schulterbeschwerden, Arthrose und anderen chronischen Beschwerden angewandt.

Die Graded Activity ist eine erfolgreiche Methode, welche schon länger in verschiedenen europäischen Ländern, unter anderem in Skandinavien und den Niederlanden, praktiziert wird. In Deutschland, Österreich und der Schweiz ist die Graded Activity bisher kaum etabliert.

Im Folgenden werden die Anwendungsmöglichkeiten der Graded Activity im Allgemeinen und im Zusammenhang mit dem Rückentriathlon besprochen.

8.3 Allgemeine Anwendung der Graded Activity

8.3.1 Schmerzverhalten und (soziales) Umfeld

Die Vorgehensweise der Graded Activity beruht auf einer gezielten operanten Konditionierung, wie sie von Fordyce vorgestellt wurde (Fordyce 1976).

Das Schmerzverhalten von Patienten wird durch die Reaktionen des Umfeldes beeinflusst. Man unterscheidet 3 unterschiedliche Arten der Beeinflussung:

1. *Positive Verstärkung.* Der Schmerz führt zu einer vorteilhaften Situation für den Patienten. Personen mit eingeschränkten kommunikativen Fähigkeiten bemerken, dass das Reden über Schmerzen zu mehr Anteilnahme von anderen Menschen führt. Kinder bekommen z. B. Süßigkeiten, wenn sie sich verletzt haben. Stichwort: Nachahmungserkrankungen – „factitious disorder".
2. *Negative Verstärkung.* Durch Schmerz(-verhalten) kann eine unangenehme Situation weniger unangenehm werden: Unangenehme Arbeitsumstände können durch „Krankfeiern" gemieden werden. Stichwort: (un)bewusster,

manipulativer Nutzen einer Krankheit – Vortäuschen nicht vorhandener Krankheiten.
3. *Somatoforme Störungen*

Mit den Punkten 1 und 2 ist ein Krankheitsgewinn verbunden. Bei der erstgenannten Form kann dies ein unbewusster Prozess (der Wunsch nach Krankheit) sein, bei der zweiten ein bewusster (externer, finanzieller Vorteil; Vermeiden sozialer Aktivitäten).

Die Somatisierung ist weder bewusst noch unbewusst mit dem Erzielen von Vorteilen verbunden.

8.3.2 Schmerzverhalten und Konditionierung

Prinzipiell ist das Schmerzverhalten eine Folge der Konditionierung, denn bei einer Chronifizierung der Schmerzen wächst die Überzeugung des Patienten (und auch die des Therapeuten), dass gewisse Aktivitäten (z. B. falsches Bücken) schädlich und demnach zu meiden sind. Rückenfreundliches Verhalten gibt dem Patienten kurzfristig das Gefühl, eine Lösung gefunden zu haben. Der Patient ändert sein Verhalten und seine Haltung und meidet gewisse Bewegungen und Belastungen.

Bei chronischen Schmerzpatienten spielt die negative Verstärkung des Schmerzes eine wichtige Rolle. Das heißt, wenn eine Person bemerkt, dass gewisse Aktivitäten Schmerzen auslösen, werden diese gemieden.

Der Lerneffekt daraus ist, dass das Vermeiden von Aktivitäten zu einer Schmerzlinderung führt. Kurzfristig ist das eine verständliche Lösung für den Umgang mit Schmerzen, langfristig gesehen führt diese Strategie jedoch zu dem sogenannten Disuse-Syndrom (Dekonditionierungssyndrom) (Vlaeyen und Linton 2000), das folgende Auswirkungen hat:
- Rückgang der Teilnahme an sozialen Aktivitäten
- soziale Isolierung
- physische Dekonditionierung
- Rückgang der Ausführung interessanter Aktivitäten

Der Patient verschafft sich also noch mehr Zeit, um sich mit dem Thema Schmerz zu beschäftigen. Das Ziel der Graded Activity ist es, diesen 4 Folgen von falschem Schmerzverhalten entgegenzutreten und die Zunahme der sozialen und physischen Aktivitäten zu fördern, wobei der Schmerz selbst während der Behandlung nicht thematisiert werden sollte.

Die Theorie von Fordyce geht davon aus, dass das Begleitverhalten von Schmerz (Inaktivität, häufiges Klagen, starker Medikamentenkonsum und Fernbleiben von der Arbeit) sowohl positiv als auch negativ beeinflusst werden kann. Teilerfolge innerhalb des Übungsprogramms werden demnach positiv bestärkt. Veränderungen in der Schmerzintensität werden, wenn möglich, ignoriert. Sonst würde der Patient wieder darin bekräftigt werden, dass der Schmerz entscheidet, ob und wann er seiner Arbeit wieder nachgehen kann. Entscheidend ist, dass der Patient bemerkt, dass er belastbar(er) ist – mit oder ohne Schmerz.

8.3.3 Gegensätze: MTT und Graded Activity

Es gibt rein physiologische Trainingsprogramme, wie z. B. die herkömmliche MTT, deren Aufbau sich an Adaptationsprinzipien orientiert. Die MTT basiert vornehmlich auf der Steigerung der physischen Leistungsfähigkeit durch Verbesserung des Kraft- und Ausdauerstatus.

Ebenfalls existieren rein psychologische Trainingsprogramme, wie z. B. die Graded Activity, die absichtlich keinen physiologischen Aufbau berücksichtigen. Der limitierende Faktor der Leistungsfähigkeit ist in erster Linie die Einstellung des Patienten. Dieses Programm setzt allein auf die operante Konditionierung.

MTT und Graded Activity vertreten eine komplett unterschiedliche Philosophie. Operante Konditionierung ist eine nützliche Technik bei subakuten und chronifizierten Beschwerden. Ein stufenweise steigerndes Belastungstraining in Kombination mit operanter Konditionierung scheint bei chronischen Rückenbeschwerden effektiv zu sein (Lindström et al. 1992) und wird auch oft angewandt. Die Prinzipien des operanten Konditionierens bilden die starke Seite der Graded Activity, der Schwachpunkt ist das Fehlen einer strukturierten Vorgehensweise bezüglich des Trainingsaufbaus.

Aus dieser Erkenntnis heraus wurden Grundansätze für den Rückentriathlon entwickelt.

8.3.4 Zusammenhang: Rückentriathlon und Graded Activity

Graded Activity ist eine praktische Antwort für Patienten mit chronischen Beschwerden.

Die Schmerzquelle ist kein Problem auf der Gewebeebene und der Schmerz selbst kein Ausdruck von weiteren Gewebeschädigungen mehr. Der Schmerz entwickelt sich zu einem Selbstläufer und ist nicht länger ein Barometer für die Belastbarkeit. Aus diesen Grund kann der Trainer mit Sicherheit sagen: „Machen Sie diese Übung trotzdem, es wird sich nichts verschlimmern".

Graded Activity zeigt mit wissenschaftlichem Nachweis, dass diese Methode sicher und dem traditionellen Gedanken der Rückenschule überlegen ist.

Ein Erfolg der Graded Activity ist die Minimierung der Krankheitstage bei subakuten Rückenbeschwerden, was in der praktischen Anwendung bei Volvo und KLM gezeigt wurde (Staal 2004).

Es wird immer deutlicher, dass bei Rückenbeschwerden nicht nur physische Aspekte eine Rolle spielen, sondern auch psychische Faktoren wie Stress, Angst, Verhaltensänderungen und Depression bei Rückenbeschwerden. Die Medizin der 1990er Jahre hat Patienten hervorgebracht, die sich schlechter Verhalten als deren Gesundheitszustand es zulässt. Weniger Belasten und weniger Bewegen ist eine Folge der negativen Konditionierung. Bei ausreichender Motivation des Patienten können alle Folgen mittels operanter Konditionierung behoben werden.

Voraussetzung hierfür sind gewisse Kenntnisse und Fähigkeiten des Trainers.

Der Rückentriathlon verbindet die Vorzüge der Graded Activity mit einer systematischen Erhöhung der Aktivitätsebene durch Belastungsaufbau und unter Berücksichtigung Einfluss nehmender psychischer Faktoren. Die Übungsprogramme der Graded Activity wurden in den Rückentriathlon integriert und zum Teil auch weiterentwickelt (detailliertere Ausführungen dazu: s. ▸ **S. 302**).

8.4 Unterschied zwischen zeitkontingenter und schmerzkontingenter Therapie

Der Rückentriathlon ist eine zeitkontingente (leistungskontingente) Therapieform. Was beutet das? Man unterscheidet zwischen zeitkontingenter und schmerzkontingenter Therapie, die im Folgenden näher behandelt werden.

8.4.1 Schmerzkontingente Therapie

Bei dieser Form orientiert sich das Training am Schmerzverhalten des Patienten. Das heißt, der Patient trainiert, bis er einen Schmerz verspürt. Eine eventuell folgende Belohnung in Form einer Wellnessbehandlung wie Massage, Fango etc. kann zu einer zusätzlichen Schmerzlinderung führen. Die Trainingssteuerung erfolgt in diesem Fall vom Patienten aus.

8.4.2 Zeitkontingente Therapie

Bei dieser Trainingsform wird ein auf der Diagnose basierender Trainingsplan erstellt. Dieser wird dem Patienten von Anfang an transparent erläutert und stellt gewissermaßen eine Art Vereinbarung oder Vertrag zwischen Therapeut und Patient dar. Der Trainingsplan beinhaltet die Dauer und Intensität, die beibehalten oder sogar gesteigert werden sollte. Das Training wird bis zur angestrebten Wiederholungszahl oder bis zum Erreichen der vorgegebenen Zeit durchgeführt. Die Trainingssteuerung erfolgt dabei extern. In der Literatur wird diese Therapieform zur Behandlung von chronisch unspezifischen Rückenbeschwerden empfohlen (Winter 2002).

Für den Rückentriathlon bedeutet das: Wichtig ist, dass der Patient lernt und realisiert, dass er sich bewegen und die Belastung steigern kann, ohne dass es zu dramatischen Verletzungen oder Verschlechterungen kommt. Der Schmerz darf nicht als limitierender Faktor gesehen werden.

Die, auf diesem Gedankenansatz basierenden Übungen, werden anhand eines festen Schemas errechnet und sind nicht auf den Schmerz ausgerichtet! Ganz im Sinne der zeitkontingenten Therapie.

8.5 Schmerzkontingente Rehabilitation – Therapieausrichtung auf den Schmerz

Die Behandlung von Rückenbeschwerden war lange Zeit durch eine schmerzorientierte Therapie geprägt. Traten Schmerzen auf, so sollte man kürzer treten.

In der Traumatologie wird prinzipiell auf diese Art und Weise behandelt.

Der Mensch wurde aber im Laufe der Evolution mit Reflexen ausgestattet, um einem optimalen Selbstschutz nach Verletzung nachzukommen. Der beste Umgang mit diesen Reflexen wird heute in der Tierwelt beobachtet.

Durch den starken Bewegungsdrang der Tiere testen diese fortlaufend, ob gewisse Funktionen wieder möglich sind, notfalls gehen sie ihrem Instinkt eingeschränkt (z. B. auf 3 Beinen) nach.

Ein eventueller Übereifer wird durch Schmerzen ausgebremst. Bei steigender Belastbarkeit kann wörtlich die Heilung anhand zunehmender Belastungsfähigkeit beobachtet werden. Manch moderner Mensch hat jedoch verlernt, auf seine Reflexe zu hören. Übervorsicht und Übertreibung sind häufige Verhaltensformen der Patienten.

Der übermotivierte Mensch scheint das Warnsignal der Schmerzen zu ignorieren. Ständig wird im Sport gezeigt, welche Verletzungen verdrängt werden. Tatsächliche Läsionen werden bagatellisiert, eventuell mit Medikamenten unterdrückt und in ihrer Heilung schwerwiegend gestört. Durch Änderungen im Hinterhorn, wie das Wind-up-Phänomen (van Cranenburgh 2000; s. Kap. 9) können normale Belastungen und Aktivitäten zu unangenehmen Empfindungen führen. Übervorsichtige Personen neigen dazu, unangenehme Empfindungen als Schmerzen zu deuten. Descartes vertrat ein mechanisches Denkmodell, welches die Psyche vom Körper trennt. Hiernach deuten Schmerzen auf eine Gewebeverletzung hin, eine anschließende Weiterleitung an das Gehirn ruft dann erst das Schmerzverhalten hervor.

Diese Menschen haben sich angewöhnt und/oder gelernt auch andere Empfindungen als Warnsignal zur Vermeidung von bestimmten Aktivitäten zu deuten. Gerade weil viele Therapeuten noch nach dem Denkmodell von Descartes ausgebildet sind, sollten sie sich über diesen Prozess bewusst sein.

Schmerz ist ein subjektives Empfinden und bei manchem Patienten ein nichtnuancierter Wegweiser für die Rehabilitation. Schmerzäußerungen bedürfen einer Kommunikation mit dem Patienten, um zu einer nuancierten Schlussfolgerung zu führen.

8.5.1 Schmerzeinteilung nach der Ampelmethode – Bezug der schmerzkontingenten Therapie zum Rückentriathlon

Schmerz ist prinzipiell ein nützliches Barometer bei Beschwerden, die durch eine tatsächliche Gewebsschädigung entstehen, wenn es eine einheitliche Definition der Schmerzen gibt. Beim Rückentriathlon wird der Schmerz mithilfe der Ampelmethode beurteilt. Rote Signale zwingen uns zur relativen Ruhe – grüne signalisieren, dass eine weitere Belastung möglich ist.

Vor allem bei akuten traumatischen Beschwerden ist die Schmerzangabe in der Regel richtungweisend. Schmerzen, die eher in den roten Signalbereich gehen, sollten besonders beachtet werden.

Biomechanische Kenntnisse sind notwendig, um die Belastung der verletzten Stelle progressiv aufzubauen. Eventuelle Fehleinschätzungen können eine erhebliche Konsequenz, z. B. Rezidive, für den Patienten haben. Bei langsamen, kontrollierten Bewegungen hat der Patient ein gutes Schmerzfeedback. Bei schnellen Bewegungen und starken Kräften besteht eine größere Gefahr für Rezidive, da das Feedback zu spät empfunden wird. Gerade diese Angst vor Rezidiven hat sich nicht nur bei den Patienten, sondern auch in deren Umfeld etabliert. Die Verantwortung der Rehabilitation trug der Patient bislang immer selbst, Reflexe und Intuitionen waren seine einzigen Wegbegleiter. Seit kurzem aber haben viele diese Verantwortung an professionelle Betreuer, in der Erwartung, dass die Rehabilitation jetzt optimal verläuft, abgegeben.

Dieser Hoffnung kann der Trainer nur gerecht werden, wenn er seine eigenen Vorstellungen von Ängsten und negativen Eindrücken befreit. Durch Kommunikation sollte der Trainer über die Empfindungen des Patienten informiert werden. Diese erhaltenen Informationen muss der Trainer dann in handfeste Ratschläge umsetzen.

Eine Anekdote zeigt, dass die Rehabilitation besser ohne jegliche Compliance des Patienten abläuft: Bei der Behandlung einer Ellbogenluxation zeigten 2 Patienten, die sich nicht an das Immobilisationsprotokoll hielten, die besten Erfolge (Mehlhoff 1992). Damit zeigten sie unbewusst den späteren Trend zu weniger Vorschriften und schnellerer Mobilisation auf (Rosset al. 1992). Das Nichteinhalten von Ratschlägen wird als Non-Compliance bezeichnet, was nicht zwangsläufig bedeutet, dass es dem Patienten danach schlechter gehen muss. Denn auch Bemühungen, Therapien, Tipps und Vorschläge haben nicht immer eine positive Auswirkung auf den Patienten.

Mit dem Rückentriathlon haben wir versucht, die Äußerungen der Patienten über Schmerzen in Worte zu fassen, zu deuten und in handfeste Empfehlungen zu strukturieren.

Der Trend der akuten und subakuten traumatischen Nachbehandlung wird immer weniger durch zeitkontingente Angaben über Belastung und Bewegungsvorgaben geprägt. Prinzipiell ist der Körper während der Evolution mit Reflexen und anderen Schutzmechanismen ausgestattet worden, um diese Traumen zu bewältigen. Am Ende der Rehabilitation benötigt der Patient biomechanische, fundierte Tipps, um schwere Belastungen während der ADLs, beim Sport und im Beruf zu meistern. Ein Beispiel wäre ein isolierter Riss des medialen Seitenbandes (MCL).

Denn bei traumatischen Beschwerden gilt grundsätzlich eine Faustregel: Solange sich der Patient ruhig und kontrolliert bewegt und belastet, kann er sich auf sein Schmerzfeedback-System verlassen, gerade wenn der „10-×-beugen-und-10-×-strecken“-Test (s. Kap.16.3) keine Funktionseinschränkung zeigt. Vorsicht ist bei schnellen, unkontrollierten und unbekannten Bewegungen geboten.

Schmerz bei Überbelastungs- oder arthroseähnlichen Beschwerden

Neue Untersuchungen zeigen, dass die Prozesse in der Bandscheibe ähnlich wie bei Sehnenverletzungen ablaufen. Festgestellt wurde, dass schmerzhafte Tendinosen vermehrt durch Blutgefäße (Gefäßneubildung oder Gefäßwucherung) versorgt werden. Dieser Prozess der Neovaskularisation geht mit Schmerzen einher, denn je mehr Blutgefäße gebildet werden, desto mehr Schmerzen hat der Patient (Ohberg et al. 2001).

Ein Training im schmerzhaften Bereich ist eine effiziente Methode diese Neovaskularisation einzuschränken. Bei dieser Therapie werden Schmerzen während des Trainings mit einer Intensität der Stufe „5“ auf der VAS-Skala (Visuelle Analogskala) erlaubt. Ein erfolgreiches Training wird jedoch in den ersten Wochen oft von einer Schmerzzunahme begleitet, die jedoch keinerlei Grund zur Beunruhigung darstellt. Schmerzen während des Trainings sind auch beim Rückentriathlon erlaubt.

Schmerz und Matrixmuster

Die Matrix ist die Grundsubstanz. Liegen in diesem Bereich Defizite, aber keine wesentlichen Verletzungen der kollagenen Strukturen vor, kommt es zu Beschwerden, die wiederholt nach einem bestimmten Muster ablaufen, sich aber auch schnell wieder geben, sobald eine Änderung der Situation eintritt.

Bei einem Matrixmuster oder bei nichttraumatischen, peripheren Schmerzen ist die Aufgabe des Therapeuten weniger anspruchsvoll. Bei dieser Form der Rückenbeschwerden war für das Vorliegen einer substanziellen kollagenen Verletzung nicht genug Energie vorhanden. Schlimmstenfalls könnte ein Rezidiv des Reizmusters auftreten. Da es sich hierbei lediglich um eine Verschlimmerung der Reizung handelt, ist so eine Eventualität nicht von besonderer Bedeutung und würde nur eine kurze Zeitverzögerung der Heilung bedeuten.

Ein etwas progressiverer Umgang zeigt, dass öfters grüne Schmerzsignale gegeben werden, was entscheidende Änderungen in der modernen Physiotherapie mit sich bringt: Der Schmerz wird nicht gemieden, sondern gezielt gesucht und seine Entwicklung beobachtet. Währenddessen kommuniziert der Therapeut mit dem Patienten und korrigiert eventuelle Missempfindungen oder Fehlinterpretationen. Gezielte Informationen und eine Beruhigung des Patienten entkräften in der Regel die ergriffenen Vorsichtsmaßnahmen. Diese übertriebenen Ängste sind verständlich, weil der Patient unbewusst starke Schmerzen mit einer ernsthaften Erkrankung verbindet. Da dies bei dieser Form der Rückenbeschwerden nicht der Fall ist, sollte seine Einschätzung korrigiert werden.

Schmerz nach einer Operation bzw. invasiven Therapie

Eine Ausnahme bei der aktiven Rehabilitation stellen Operationen dar. Nach einer Operation verfügt der Körper nur bedingt über Reflexe, die eine adäquate Reaktion geben können.

Hierfür gibt es verschiedene Gründe:

- Durch die Operation können gewisse Bereiche denerviert sein, ein adäquates Feedback fehlt.
- Bestimmte Eingriffe und Mikrochirurgie können, auch bei nur geringen Schmerzen des Patienten, relativ große biomechanische Änderungen hervorrufen. So löst eine Chemonukleolyse drama-

tische Veränderungen des Bewegungssegments bei minimalen Schmerzen aus.

- Manche Implantate und deren Verankerung sind nicht nozizeptiv versorgt. Eine zeitkontingente Rehabilitation ist angebracht, da eine wirksame Rückmeldung für den Patienten fehlt.
- Die rasante Entwicklung der operativen Möglichkeiten und Unmöglichkeiten überfordern die Praktiker, Hintergrundinformationen seitens des Chirurgen sind gefragt.

Rote und grüne Signale beim Rückentriathlon

Grüne Signale

Schmerzen nach dem Training

Regelmäßig sieht man, dass der Patient am Tag nach dem Training über vermehrte Schmerzen klagt und das weitere Training absagt. Schmerzen nach der Therapie werden jedoch nur als eine Reizung I. Grades eingestuft. Wenn der Therapeut den Patienten überzeugt, dass er trotzdem kommen sollte, wird dieser in der Regel trainieren können. Er macht die neue Erfahrung, dass er sich trotz Beschwerden belasten kann. Am nächsten Tag wird er als Beispiel zwar auch noch beschwerlich aus dem Bett kommen, aber bereits besser als am ersten Tag. Selbst intensivste Schmerzen nach dem Training, die sich erst nach Stunden geben, sind kein Grund zur Besorgnis, denn schließlich handelt es sich hierbei nur um Beschwerden III. Grades, die ein Pausieren nicht notwendig machen.

Der Therapeut hat lediglich zu klären, ob radikuläre Beschwerden entstanden sind (s. rote Signale), um den Grad der Beschwerden zu bestimmen. Innerhalb des Rückentriathlons wird die Trainingsbelastung so gewählt, dass Pausen sehr selten vorkommen.

Subjektive Schmerzzunahme in den ersten Wochen

Aufgrund der Erfahrungsberichte und -werte verschiedener Wissenschaftler, dass der Schmerz in den ersten Wochen des Trainings zunehmen kann, um anschließend eine Beschwerdefreiheit zu erlangen, konnte eine strategische Aussage erstellt werden. Die Aussage des Therapeuten: „Wir streben zunächst eine leichte Beschwerdezunahme an, die aber positiv gedeutet werden kann" ist ein Beispiel für den Ablauf eines Konditionierungsprozesses. Eventuell auftretende Probleme oder Schmerzen wird der Patient ohne eine Information im Vorfeld des Trainings anders deuten. Ob die Zunahme der Beschwerden auf die Erwartungshaltung des Patienten oder auf physiologischen Prozessen beruht, ist noch nicht ganz geklärt. Dieses Phänomen ist nicht nur bekannt bei Rückenbeschwerden, sondern auch bei Tenopathien.

Abnehmende Schmerzen bei Belastung

Schmerzen, die während der Belastung abnehmen, sind generell als grüne Signale zu deuten. Auch wenn Patienten über intensive Schmerzen klagen, sollte der Therapeut trotzdem schauen, wie sich diese Schmerzen bei einer Belastung verhalten.

Kurze Schmerzphase

Grundsätzlich lassen sich aufgrund der unterschiedlichen Faserarten zwei verschiedene Schmerzempfindungen unterscheiden: der schnelle, kurze und der langanhaltende Schmerz.

Wird der Schmerz ausgelöst, ist die Reaktion nach dem Einsetzen des Schmerzes richtungweisend. Verschwindet der Schmerz umgehend wieder, ist der Grad in der Regel als grünes Signal einzustufen. Dieser Schmerz wird als Aδ-Schmerz gedeutet und in der Regel als „hell" und stechend empfunden und tritt früh in Erscheinung. Der Reiz wird über dicke Aδ-Fasern zentral geleitet. Der Körper reagiert in der Regel mit einer Schmerzabnahme und deren positiven Begleiterscheinungen: vermehrte Durchblutung, mehr Kraft und eine bessere Koordination.

Rote Signale

Schmerzen nach dem Training

Merke M!

Einteilung der Schmerzen

- Grad I = Schmerzen nach Belastung
- Grad II = Schmerzen am Anfang der Belastung
- Grad III = Schmerzen am Anfang der Belastung, die sich sehr langsam geben
- Grad IV = maximale Belastung ist eingeschränkt
- Grad V = Belastung ist unmöglich
- Grad VI = Schmerzen in Ruhe

8

Praktische Relevanz

- Grade I–III: Patient kann weiter belasten (grünes Signal)
- Grade IV–VI: Patient sollte vorübergehend kürzer treten (rotes Signal)

Ernsthafte Schmerzen nach dem Training sind oft auf ein Reizmuster zurückzuführen. Wenn der Patient zum Training erscheint, aber nicht in der Lage ist, das Training zu absolvieren, wird dies als eine Reizung V. Grades gedeutet, wenn er nur eingeschränkt trainieren kann, als eine Reizung IV. Grades.

Die Auffassung und Zielvorstellung des Patienten sollte noch einmal durchgesprochen werden. Mancher Patient besitzt die Vorstellung, dass eine Teilnahme am Rückentriathlon eine lebenslange Beschwerdefreiheit vom ersten Trainingstag an bedeutet. Diese Vorstellung sollte optimiert werden, denn zunächst muss die Ursache der Beschwerden geklärt werden (was eine Periode von relativer Ruhe voraussetzt). Außerdem gilt, dass der Rückentriathlon keine Garantie für absolute Schmerzfreiheit bietet. Hauptziel ist eine verbesserte Belastbarkeit mit weniger Einschränkungen im Alltag. In der Regel werden die Schmerzepisoden weniger häufig und weniger intensiv auftreten.

Radikuläre Schmerzen

Auftretende radikuläre Schmerzen sind immer als ein rotes Signal zu sehen.

Zunehmende Schmerzen bei Belastung

Schmerzen, die während der Belastung zunehmen und einen scharfen oder stechenden Charakter besitzen, sind generell als rote Signale zu deuten. Gerade bei peripheren Schmerzen sollte man die Schmerzäußerungen des Patienten würdigen und ein Training mit Belastung gegen ein passendes Bewegungstraining (Matrixtraining) austauschen.

Lange Schmerzphase „wenn Schmerzen hängenbleiben"

Bei einer oberflächlichen Schädigung des Gewebes gibt es unterschiedliche Wahrnehmungen der Schmerzen, die auf die verschiedenen Faserarten und deren Leitungseigenschaften zurückzuführen sind. Nachdem der plötzliche Schmerz, geleitet durch die schnellen Aδ-Fasern, abgeklungen ist, tritt der dumpfe Schmerz, weitergeleitet durch die c-Fasern, in den Vordergrund.

Nach Auslösung der Schmerzen, ist die lange intensive Reaktion als c-Schmerz zu deuten, der über dünne c-Fasern zentral geleitet wird. Der Körper reagiert in der Regel mit einer ähnlichen Reaktion wie auf eine Verletzung: Zunahme der Schmerzen und Abnahme von Beweglichkeit, Kraft und Koordination.

Tab. 8.1 Gegenüberstellung roter und grüner Signale

Rote Signale	Grüne Signale
Schmerzen sind lähmend, Funktionen sind absolut unmöglich	Schmerzen sind intensiv, Funktion ist aber möglich
Schmerz ist scharf oder wie ein elektrischer Schlag oder hat einen radikulären Charakter	Schmerz ist drückend und dumpf
Wiederholung der schmerzhaften Funktion verschlimmert die Schmerzen	Wiederholung der schmerzhaften Funktion verschlimmert die Scherzen nicht, sondern minimiert diese
Schmerz bleibt nach der schmerzhaften Aktivität präsent	Schmerz reduziert sich nach der schmerzhaften Aktivität
„Twinges"	

Twinges

Twinges sind unerwartete, oft elektrisierende und intensive Schmerzschübe. Übungen, die diese Twinges auslösen, sollten vorerst angepasst werden. Sie sind in der Regel ein Ausdruck mangelnder muskulärer Kontrolle. Twinges zwingen den Trainierenden nicht zu einer Pause, sondern zu einem Strategiewechsel. Durch Schulung der Koordination sollte so lange trainiert werden, bis schnelle, unerwartete oder problematische Belastungen wieder gemeistert werden können.

▸ Tab. 8.1 stellt die Kennzeichen roter und grüner Signale noch einmal übersichtlich im Vergleich dar.

8.6 Zeitkontingente Therapie: Hintergrund, Anfang und Aufbau

8.6.1 Physiotherapeut oder Psychologe?

Moderne Physiotherapeuten sollten sich Kenntnisse und Fähigkeiten aus psychologischen und soziologischen Bereichen aneignen. Ein rein mechanisches Denken beim Umgang mit Patienten hat nach dem jetzigen Stand der Wissenschaft keine Berechtigung mehr, da chronifizierte Beschwerden und ADL-Einschränkungen in der Regel auch immer eine psychosoziale Komponente haben. Dies gilt nicht nur für LWS-Beschwerden, sondern auch für andere chronische Beschwerden wie rheumatoide Arthritis, Schulter- und HWS-Beschwerden (Vlaeyen und Linton 2000). Mittlerweile wird angenommen, dass bei fast allen chronischen Erkrankungen biopsychosoziale Faktoren eine Rolle spielen.

Welche Fähigkeiten und Kenntnisse muss ein Physiotherapeut besitzen, um im Rahmen eines biopsychosozialen Modells richtig zu handeln? Ein guter Physiotherapeut sollte stets auch über einige existenzielle Grundkenntnisse der Psychologie verfügen, um Einblicke in die Denk- und Verhaltensweise der Patienten erhalten zu können und diese Erkenntnisse dann therapiefördernd und -begleitend einsetzen.

Patienten versuchen Schmerzen zu rationalisieren: Was ist die Ursache? Was könnte die Prognose sein?

Die eigene Vorstellung des Patienten wird zum einen durch (Fehl-)Informationen aus den Medien beeinflusst, zum anderen wird sie durch die Ansicht der Therapeuten und die Informationen der Ärzte zunehmend geprägt. Das persönliche Krankheitsbild kann dementsprechend mehr oder weniger stark von der Realität abweichen.

Als erstes muss der Therapeut die Zeichen der Chronifizierung erkennen und korrigieren, darf aber selbstverständlich nicht selbst zu diesen Faktoren beitragen.

Wichtige Faktoren für eine Chronifizierung sind:

- **Katastrophierende Interpretationen (Jensen et al. 2001):** „Wahrscheinlich kann ich meine Arbeit als Gärtner demnächst wohl vergessen, bei diesen schlimmen Beschwerden." Dies ist eine Äußerung, die so nicht stehenbleiben darf und daher korrigiert werden sollte.
- **Passives Coping:** Patienten, die ihr Schicksal in die Hände des Therapeuten legen, sollten bewusst über dessen Handeln aufgeklärt werden. Der magische Griff, der Triggerpunkt oder die viszerale Technik setzen einiges bei dem Patienten in Bewegung.
- **Fear Avoidance/Vermeiden schlechter Bewegungen:** Die bewusste Einteilung von schlechten und guten Bewegungen schult die Angst. Eine Alternative hierzu wäre die Aussage: „Gut trainierte Menschen kennen keine schlechte Bewegungen". Diese Information baut Angst ab, motiviert zum Bewegen und entspricht im Wesentlichen dem Stand der wissenschaftlichen Kenntnisse.
- **Beliefs** (s. Kap. 6) **Depression und Angst** (Linton 2000)
- **Reduzierte Einschätzung der Selbstheilungskräfte**

Diese Indikatoren der Chronifizierung muss der Therapeut erkennen und mittels operanter Konditionierung gesundes Verhalten stimulieren.

Hierzu benötigt er:

- ein aktives Konzept als Antwort auf das passive Coping
- eine positive Prognose zur Bewältigung der pessimistischen Gedanken
- eine Strategie zur Bewältigung schlechter Bewegungen und zur Verdeutlichung, dass diese keine Probleme verursachen
- anwendbare Methoden, die Depressionen entgegenwirken: Ausdauersport, Entspannung und Förderung der sozialen Kontakte
- Möglichkeiten um Beliefs durch Informationen und positive Erfahrungen zu entkräften

Merke M!

Chronische Schmerzen

Chronischen Schmerzen sollte nicht nur medizinisch entgegengetreten werden, sondern immer berücksichtigt werden, dass viele psychosoziale Faktoren bei der Behandlung eine beachtliche Rolle spielen. Maßnahmen, die diese ungünstigen psychosozialen Faktoren limitieren, reduzieren chronische Schmerzen.

8.6.2 Physiotherapeutischer Befund gestützt von einer biopsychosozialen Analyse

Patienten erwarten Aussagen zu Ursachen, Folgen und Prognosen bezüglich ihres Krankheitsbildes. Eine qualifizierte Aussage kann aber nicht allein anhand einer traditionellen Anamnese verfasst werden. Bensing zeigte, dass hierfür eine intensive interaktive Kommunikation notwendig ist, daher gehört es zu den Aufgaben eines Physiotherapeuten, eine BPSA zu machen. Sollte dies aus irgendeinem Grund zu keinem zufriedenstellendem Ergebnis führen, sollte weitere Hilfe in Anspruch genommen werden. Manche Patienten brauchen die Hilfe eines Psychologen oder eines Betriebsarztes (Bensing et al. 2000).

In manchen Fällen – bei minimalen objektiven, funktionellen Einschränkungen und großen psychosozialen Beeinträchtigungen – sollte man sich die Frage stellen, ob eine physiotherapeutische Behandlung überhaupt indiziert ist.

Aktiver Einsatz des Patienten

Während der Graded Activity ist der Patient selbst für den Ablauf der Behandlung verantwortlich. Prinzipiell entscheidet er über den Beginn und die Entwicklung und bestimmt auch das Ziel.

Ausschlaggebend ist, dass eine Schmerzfreiheit nicht für jeden Patienten mit chronifizierten Rückenbeschwerden ein realistisches Ziel darstellt. In diesem Fall sollte eine Aufklärung des Patienten erfolgen, damit Therapeut und Patient in ihrer Zielsetzung übereinstimmen. Ein realistisches Ziel ist in solchen Fällen oft eine Erweiterung der Aktivitäten ohne eine Schmerzzunahme (Erhöhung der Aktivitätsebene).

Erst wenn der Patient von diesem realistischen Ziel überzeugt ist, kann er motiviert werden, den Weg dorthin zu bewältigen. Die Behandlung kann also erst beginnen, wenn Patient und Therapeut sich über Krankheitsursache, Ziel und Inhalt der Behandlung einig sind.

Therapeutische Mittel

1. Start und Orientierungsphase

Der Physiotherapeut sollte in seinem Befund sicherstellen, dass eine spezifische Ursache für den Schmerz ausgeschlossen ist (Red Flag, Nervenwurzelkompression, Operation, Osteoporose usw.).

Physische Faktoren (Muskelkraft, Koordination, Ausdauer) und psychische Faktoren (Depression, Stress, Isolation), die einer Zunahme der Aktivitäten im Wege stehen, werden überprüft. Die biomedizinische Suche nach der Ursache der Schmerzen steht nicht im Vordergrund. Das Ziel der Graded Activity ist nicht, die Ursache der Beschwerden zu finden, sondern den Umgang mit diesen Beschwerden erträglicher zu machen.

Entscheidend für einen erfolgreichen Behandlungsverlauf ist eine Optimierung der Aktivitätsebene mit variationsreichen Bewegungen. Die Art der Bewegung ist dabei vorerst von geringerer Bedeutung.

Erstaunlich ist, dass die anfänglichen Erfolge eher kognitiver Natur sind. Der Patient ändert primär seine Meinung gegenüber Schmerzen und Belastung: „Das hätte ich nicht gedacht, ich hatte nämlich mit Schmerzen nach dem Training gerechnet". Wichtiger ist hierbei, dass der Patient Freude an der Bewegung hat. Dabei ist für die Physiotherapie vorrangig, dass der Patient seine Aktivitäten als solche wahrnimmt und seine Meinung mit der anschließenden Beurteilung der körperlichen Reaktion überprüfen kann. Der Therapeut hilft, eine Bewegungsart zu finden, die mit geringen Bodenreaktionskräften und intraartikulären Kompressionen verbunden sind.

Neben den Erfolgen, ausgelöst durch die kognitive Ebene, ist Bewegung die Voraussetzung für viele physiologische anabole Prozesse. Der Therapeut sollte seine biomechanischen Kenntnisse mit psychologischen Techniken (kognitive/operante Lerntechniken) kombinieren.

Werden die Erwartungshaltung und Vorlieben des Patienten berücksichtigt, steigert dies die Motivation, Therapietreue und Zufriedenheit. Eine passende Ausdauersportart zu finden, die der Patient mag und gut vertragen kann, ist besser als eine Standardempfehlung zu geben („Sie müssen jeden Tag schwimmen"). Außerdem sollte berücksichtigt werden, dass der Patient sein individuelles Training im Alltag integrieren kann. Die Aussage „Sie müssen 5 × pro Woche trainieren" kann schon im Vorfeld einige Patienten frustrieren. Eine

Frage wie: „Würden Sie es schaffen, regelmäßig zu trainieren?“ bildet dagegen einen passenden Ausgangspunkt zur Ermittlung einer realistischen Trainingsfrequenz.

Während der Therapie sollten die Ziele immer wieder vor Augen geführt werden. Die Meinung des Patienten sollte gefestigt werden. Dies ist auch als Reinforcement bekannt. Da der Patient aktiver werden sollte, sind Bemerkungen wie: „Schön, dass Sie 5 Kilometer Fahrrad gefahren sind, das wird Ihnen langfristig gut tun.“ angebracht.

Das Schmerzverhalten selbst sollte weniger beachtet werden. „Hat das Radeln Schmerzen verursacht?“ oder „Wie geht es Ihrem Rücken nach dieser Woche?“ sind weniger geeignete Fragen. Der Patient soll lernen, dass Aktivität nicht mit einer Zunahme der Schmerzen gleichzusetzen ist, was die falsche Selbsteinschätzung korrigiert. Aus diesem Grunde sollte bei chronischen Schmerzpatienten die Schmerzreaktion nach einer Aktivität nicht die Übungs- oder Aktivitätsebene bestimmen. Anders formuliert: Schmerzen nach dem Training sind im Prinzip kein Grund, die Trainingsmodalitäten zu ändern, hier ist nicht nur eine Verhaltensänderung des Patienten, sondern vor allem des Therapeuten gefragt!

2. Schulung

Das Ziel ist die Änderung der Einstellung des Patienten gegenüber seinen Schmerzen.

Entscheidend für den Erfolg der Graded Activity ist die Übereinstimmung von Therapeut und Patient, dass eine schmerzorientierte Behandlung auf Dauer keine Erfolge erzielen kann (Jensen und Karoly 1992, Jensen et al. 2001). Eine Bestandsaufnahme der erreichten Erfolge vermochte schon so manchem Patienten die Augen zu öffnen. Viele chronifizierte Patienten haben eine große Anzahl von Therapien absolviert, welche bestenfalls eine kurzfristige Linderung der Beschwerden mit sich brachten und durch passives Coping (s. Kap. 17) gekennzeichnet sind.

Der Patient lernt, dass zwischen Gewebeschädigung und Schmerzen keine 1:1-Beziehung existiert, sondern dass Schmerzen die Folge von komplexen biopsychosozialen Interaktionen sind. Es ist hilfreich, wenn der Therapeut dem Patienten vermitteln kann, dass der bisherige Umgang mit dem Schmerz zwar verständlich, langfristig gesehen aber nicht effektiv ist.

Ein einzelnes Gespräch reicht meist nicht aus, um die gewünschte Einstellung zu vermitteln, denn der Lerneffekt benötigt Zeit und bedarf vieler Wiederholungen. Der Patient sollte die feste Überzeugung gewinnen, dass das verhaltenstherapeutische Training erfolgreicher als eine schmerzorientierte Therapie und vor allem medizinisch verantwortlicher ist.

Merke **M!**

Das Ziel ist dabei immer wieder, eine Änderung der Verhaltensmuster zu bewirken (weniger Angst, weniger Beliefs, mehr Bewegung).

Wissenschaftliche Untersuchungen verdeutlichen, dass der Einfluss physiotherapeutischer Vorschläge eher gering ist, Erklärungen selbst reichen daher nicht aus!

Informationstexte oder Bilder können die Empfehlungen unterstützen. Entscheidend für die Therapieerfolge ist aber primär, ob und wie Patienten zu Verhaltensänderungen bewegt werden können. Mittels praktischer Übungen kann der Patient seine persönliche Meinung über das Krankheitsbild mit der Wirklichkeit überprüfen, weswegen Bewegungsprogramme immer auch psychologische Effekte haben. Der Patient lernt, dass es keine „schlechten Bewegungen“ gibt. Er spürt, dass während des Rückentriathlons Beugen unter Belastung sehr wohl möglich ist und es ihm wohl bekommt.

3. Aktivitäten wählen

In der Startphase wählt der Patient neben einem allgemeinen Bewegungsprogramm eine favorisierte Aktivität, wie z. B. Gehen, Heben oder Fahrrad fahren, welche er sich lange Zeit nicht zugetraut hat oder die immer wieder durch Schmerzen limitiert wurde. Unterstützende Hausübungen können durch den Therapeuten bestimmt werden.

Anfangs wird die vitale Kapazität der bevorzugten Aktivität ermittelt. Der Patient bekommt die Aufgabe, seine Zielaktivität so lange oder intensiv wie möglich auszuführen. Die Dauer und Intensität wird notiert. Der Patient kann entscheiden, wann er mit der Ausführung aufhört. Dieser Test wird in der Regel einige Male (5–7 ×, mindestens jedoch 3 ×) möglichst täglich innerhalb einer Woche wiederholt.

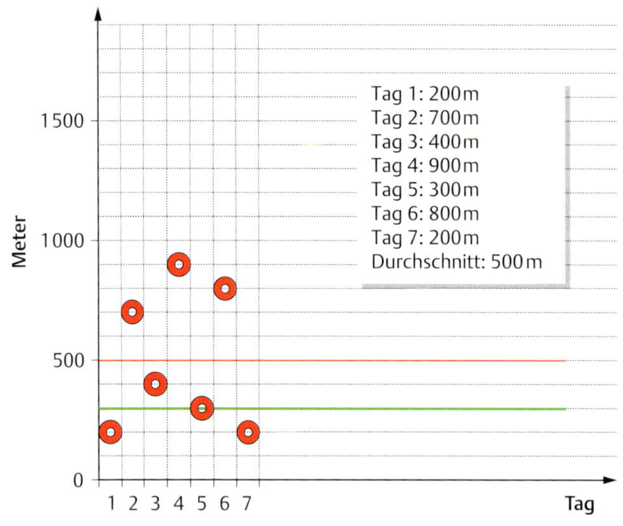

Abb. 8.1 Darstellung der Leistungsfähigkeit über eine Woche, mit Ermittlung der roten Basislinie und der Trainingsbelastung (grün).

> **Beispiel** **B**
>
> **Beispiel**
>
> Der Patient wünscht sich, mal wieder eine Stunde lang spazieren gehen zu können. Er geht jeden Tag spazieren und notiert die Distanz, die er zurücklegt. Tag 1: 200 m, Tag 2: 700 m, Tag 3: 400 m, Tag 4: 900 m, Tag 5: 300 m, Tag 6: 800 m, Tag 7: 100 m. Nach eine Woche wird der Durchschnitt berechnet: 500 m (▶ Abb. 8.1)

In der Regel sind die Leistungen unterschiedlich: Grafisch dargestellt spricht man von der „Sägelinie“. Die Basislinie ist der Durchschnittswert der verschiedenen Messungen. Nun folgt die Rehabilitation und die schmerzkontingente Messung wird in eine aktivitätskontingente Rehabilitation umgesetzt. Die Intensität der Rehabilitation liegt zu Beginn unterhalb der Basislinie (im obigen Beispiel bei 300 Meter). Während der Anfangsphase (auch: Gewöhnungsphase) sollte der Patient nicht weiter als 300 Meter laufen – ein Wert, der deutlich unterhalb seiner Basislinie liegt. Obwohl die Belastung konstant und niedrig ist, wechseln die Beschwerden. Eventuell auftauchende Schmerzen können somit nicht physiologischer Natur sein, der Trainer informiert darüber kontinuierlich. In der Anfangsphase, die in der Regel 6 Wochen andauert, erfährt der Patient folglich, dass Schmerzen und gefürchtete Aktivität nicht miteinander korrelieren. Erst wenn der Patient von diesem Phänomen überzeugt ist, sollte mit der Aufbauphase begonnen werden.

4. Aufbauphase

In dieser Phase wird die Belastung langsam gesteigert und das angestrebte realistische Ziel des Patienten respektiert. Über die Zielsetzung und den Zeitrahmen sollte zwischen Patient, Therapeut und einer nahestehenden Person, wenn möglich, ein Familienmitglied, eine Art Vertrag geschlossen werden, der auch schriftlich fixiert und visualisiert werden kann.

Wenn der Patient und Therapeut sich einigen, dass das Ziel in einem Zeitrahmen von 6 Monaten zu erreichen ist, wird dies grafisch durch eine lineare Funktion dargestellt (▶ Abb. 8.2).

Die Zielvorgaben des Trainings sind:

- 1.–6. Woche: 300 m
- Ende 2. Monat: 800 m
- 3. Monat: 1850 m
- 4. Monat: 2900 m
- 5. Monat: 3950 m
- 6. Monat: 5000 m

Trainiert der Patient 3-mal die Woche, so kann eine Tabelle mit den Trainingseinheiten erstellt werden (▶ Tab. 8.2).

Während des Trainings wird gesundes Verhalten bestätigt und Schmerzverhalten ignoriert.

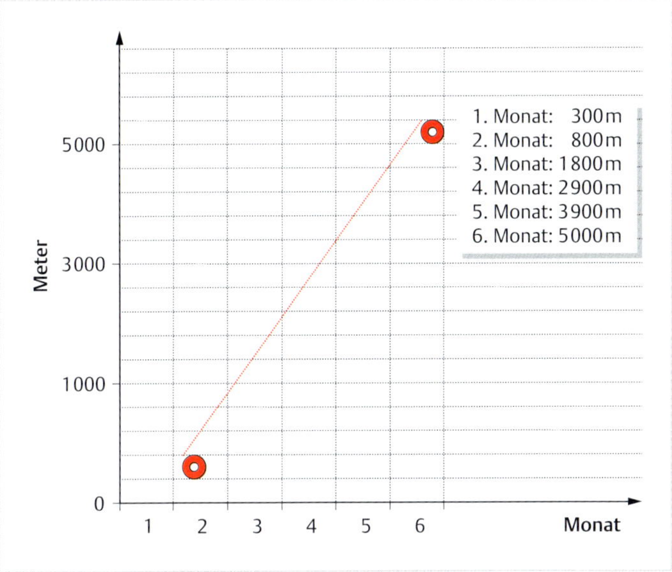

Abb. 8.2 Visualisierung des Graded Activity Trainingsprogramms.

Tab. 8.2 Monatstrainingsprogramm mit Angaben zur Laufdistanz in Metern pro Trainingseinheit

	3. Monat, Woche 1	Woche 2	Woche 3	Woche 4
Montag	850	1050	1300	1600
Mittwoch	900	1100	1400	1700
Freitag	1000	1200	1500	1800

Zur Bekräftigung gesunden Verhaltens werden verbale Techniken (Kompliment) und nonverbale Techniken (Zeichen wie „Daumen hoch") verwendet. Zu Beginn erfolgt durch den Therapeuten eine vermehrte positive Bestätigung, als im späteren Verlauf des Trainings. Extrinsische Bestätigung (durch den Therapeuten) soll intrinsischer (Selbst-)Bestätigung (durch den Patienten) weichen. Der Patient sollte also selbst die positiven Folgen seiner Verhaltensänderungen erkennen.

Anfangs unterstützt der Therapeut den Patienten bestimmte Signale besser zu erkennen. Dies kann z. B. durch Fragen wie: „Schlafen Sie besser?", „Fühlen Sie sich besser?" oder „Merken Sie positive Änderungen?" erfolgen.

Zur Beseitigung des Schmerzverhaltens kann Folgendes festgehalten werden: Das Schmerzverhalten des Patienten wird meist während der Anfangsphase zunehmen. Physiologische Gründe für ein Schmerzverhalten gibt es auf Basis des Trainingsaufbaus nicht, denn es wurde bewusst eine niedrigere Intensität, als die von der Basislinie umschriebenen, gewählt. Manchmal versucht der Patient über das Schmerzverhalten mehr Aufmerksamkeit zu erlangen oder seine Erwartungshaltung ist dementsprechend.

Aus diesem Grund wird das Verhalten des Patienten registriert und nur so wenig wie möglich, aber gerade so viel wie nötig reagiert. Durch wiederholtes Lob ist die Art der Betreuung eine andere als die, die der Patient in der Vergangenheit gewohnt war. Nicht der Schmerz ist das zentrale Thema, sondern die vermehrten Aktivitäten.

Verschiedene Untersuchungen zeigen, dass anfängliche Beschwerden keine limitierenden Faktoren für langfristige Therapieerfolge sind. Eine anfängliche Zunahme der Beschwerden wird häufig mit einer sich anschließenden Schmerzreduzierung oder sogar mit Beschwerdefreiheit belohnt.

Die Ergebnisse der Graded Activity beruhen nicht auf einer physiologischen Adaptation, sondern auf einer Verhaltensänderung.

5. Zeitkontingentes Arbeiten

Steigerungen in der Intensität des Trainings finden nicht auf der Basis einer Schmerzanalyse statt, sondern aufgrund der mit dem Patienten getroffenen Vereinbarungen, indem der Physiotherapeut mehrmals wiederholt, dass die Therapie zu einer Besserung der Aktivitätsebene führt.

Mit aller Kraft versucht der Therapeut, das vereinbarte Trainingsprogramm (▶ Abb. 8.2) einzuhalten. Da der Patient oftmals mit Schmerzen reagiert, ist der Umgang mit dem Schmerzverhalten während dieser Phase nicht immer leicht, z. B. wenn der Patient sein gesetztes Ziel oder Teilziel nicht erreicht.

Bei einem sogenannten Off-Day ist es ratsam, dies herunterzuspielen und dem Ganzen mit Ermunterungen wie: „Dann erreichen Sie das Ziel beim nächsten Mal." zu begegnen. Es kann sich natürlich auch herausstellen, dass das vereinbarte Ziel nicht realistisch gewählt wurde. Mögliche Ursachen hierfür sind unter anderem:

- falsche Einschätzung der Progression
- zu ehrgeiziges Ziel
- Auftreten von überlastungsbedingten (Sport-) Verletzungen, sogenannter ERIs (Exercise Related Injuries), Übereifer ist nicht gewünscht
- falsches Vorgehen des Therapeuten
- soziale Bekräftigung des Schmerzverhaltens (z. B. durch Familie oder Partner)

Falls das gesetzte (Teil-)Ziel nicht erreicht wird, stellt dies kein schwerwiegendes Problem dar, es ist eher eine Erfahrung für den Umgang mit zukünftigen „Stolpersteinen". Schließlich hat der Patient ja bereits seine Aktivitätsebene erhöht und häufig positive Erfahrungen gemacht, denn „Der Weg ist das Ziel".

6. Integration

Das Ziel für den Patienten sollte es sein, das Gelernte in der Praxis (Arbeit, Hobby und Hausarbeit) anzuwenden. So sollte der Patient nach einer gewissen Zeit wieder kleinere Einkäufe zu Fuß erledigen, erst dann verfestigt sich der Fortschritt der Graded Activity richtig. Er soll sich wie eine gesunde Person verhalten und sich keine Sorgen darüber machen, ob dieser Einkauf Beschwerden auslösen wird.

Hilfreich ist es, die Übungen im Vorfeld so zu wählen, dass sie den späteren Aktivitäten in ihrer Belastungsform möglichst ähnlich sind.

- Laufbandtraining ist z. B. nicht das Gleiche wie etwa das Gehen auf Asphalt.
- Die Übungen sollten variiert werden, um z. B. nicht nur das Laufen auf gerader Ebene, sondern auch das auf unebenen Strecken zu trainieren.
- Freies Hanteltraining entspricht den Anforderungen des Alltags eher als ein Gerätetraining.

Eine langsame Abnahme der Trainingsbegleitung stärkt die Selbständigkeit und die Aufgaben des Trainers könnten durch den Partner oder die Familie übernommen werden.

Die Prinzipien der Graded Activity sollten dem Patienten ausreichend bekannt sein, dann kann der Patient das Gelernte bei einem eventuellen Rückfall erneut anwenden oder neue Anforderungen an den Körper selber meistern. Häufiges Loben des Patienten und eine Bestätigung, dass der Trainingserfolg sein Verdienst gewesen sei, ist wichtig. Bei Bedarf kann der Patient nach beendeter Therapie seine Aktivitäten noch eigenständig erweitern.

8.7 Rückentriathlon – Integration der Graded Activity in eine zeitkontingente Therapie

Bei der Entwicklung des Rückentriathlons wurde nach einem sicheren Weg gesucht, Patienten mit einem erheblich eingeschränkten Kollagenstatus (Bandscheibenvorfälle, Operationen und andere Pathologien oder mit jahrelanger Inaktivität) bei der Aneignung von mehr Belastbarkeit zu unterstützen. Prinzipiell besteht kaum ein Unterschied darin, ob die geringe körperliche Belastbarkeit durch Inaktivität oder durch Angst- und Vermeidungsverhalten hervorgerufen wurde, denn die individuellen Trainingsparameter unterscheiden sich in beiden Fällen kaum.

Wichtiger ist die Dauer der Inaktivität und die Aktivitätsebene der vergangenen Jahre, denn damit kann der Rückentriathlon die Graded Activity professionalisieren. Jegliche Schmerzen, die chronifizierte Patienten während des Rückentriathlons erfahren, entstehen *nicht* durch eine Überbelastung des kollagenen Gewebes, da auch Personen mit schwerster Pathologie den Rückentriathlon gut vertragen.

Die Trainingssteuerung des Rückentriathlons optimiert die Graded Activity an ihrer schwächsten Stelle. Die Erstellung eines realistischen, gesicherten Trainingsplans mit passender Trainingsprogression wird durch die Datenbank des Rückentriathlons bereitgestellt und hängt nicht von einer mehr oder weniger willkürlichen Entscheidung ab, da der Trainingsplan und die Trainingsprogression durch den Trainier beurteilt werden.

Während der Lehrgänge des Rückentriathlons wird immer wieder deutlich, wie heterogen die Gruppen der Trainer eine Progression bei dem gleichen Patienten einschätzen. Bei einer Gruppe von 20 Teilnehmern ist die Spannbreite der gegebenen Empfehlungen sehr hoch. Häufig weichen die geschätzten Trainingsbelastungen beim ersten Training um 100–200%, manchmal über 400% voneinander ab. Der Rückentriathlon bietet eine sichere Basis für ein Langhanteltraining, die dem Trainer sichere Trainingsdaten zur Verfügung stellt. Diese Sicherheit kann der Trainier schließlich dem Patienten verbal und nonverbal vermitteln.

Anamnese und Befund, unterstützt von durch Quickscan und BPSA, zeigen dem Trainer, ob eine Graded-Activity-Betreuung angebracht ist. Indizien für eine solche Betreuung sind Patienten mit:

- langwierigen, chronischen Rückenbeschwerden
- einer niedrigen Aktivitätsebene
- mehreren passiven Therapien von kurzfristigem Erfolg
- einem niedrigen Wert im Quickscan
- einem niedrigen Wert in der Backsupport-Subkategorie *Chronifizierung*
- höheren Werten in der Backsupport-Kategorie *Objektiv*
- ausreichend kommunikativen Fähigkeiten

Patienten mit chronifizierten Beschwerden werden nicht jedes Mal erneut untersucht, folglich auch der Trainingsplan nicht neu angepasst.

Diese Form der kriterienbasierten Rehabilitation mag für akute Rückenbeschwerden die passende Antwort sein, für subakute und chronifizierte Rückenbeschwerden wäre aber das Krankheitsverhalten des Patienten die Vorlage für therapeutische Entscheidungen.

Merke **M!**

Die Patienten sollten vor Beginn des Rückentriathlons über Schmerzen, die während des Rückentriathlons auftreten können, aufgeklärt werden.

Die positive Erfahrung ist ein Vorteil des Rückentriathlons trotz kurzer Perioden von Schmerzen:

- Unangenehme Empfindungen werden in der Anfangsphase bei jeder ungewöhnlichen Aktivität ausgelöst und sind in der Regel auf die Erwartungshaltung des Patienten zurückzuführen. Sie werden unberechtigter Weise dem Rückentriathlon zugeschrieben.
- Unerklärliche Schmerzen sind im Regelfall die Folge der Erwartungshaltung der Patienten und sind kein Grund, das Training zu unterbrechen.
- Physiologische Anpassungsschmerzen, vor allem wenn diese nach dem Training auftreten und 1–2 Tage anhalten, sind als eine Anpassungsreaktion des Körpers zu deuten und völlig normal.
- Einer physiologischen Reaktion der Schmerzzunahme während der ersten 6 Wochen folgt eine Besserung der Schmerzen.
- Schmerzen, die erst 72 Stunden nach dem Training entstehen, sind keine Folge des Trainings.

Schmerzen sind prinzipiell kein Grund zur Beunruhigung oder für eine Pause beim Rückentriathlon. Dies sollte der Patient verinnerlichen. Da der Patient in den meisten Fällen in der Lage ist, zu trainieren oder einen Großteil der Übungen zu absolvieren, sollte der Trainer ihn davon überzeugen, trotz Schmerzen aktiv zu sein. Der Patient kann so erfahren, dass Schmerzen keine (absolute) Pause benötigen. Physiologisch reagiert der Körper nach der Belastung sogar oft mit einem Rückgang der Beschwerden.

Während des Trainings sollte der Trainier das Schmerzverhalten des Patienten wie Stöhnen, Grimassen ziehen oder Humpeln elegant umgehen. Normalerweise wird ein solches Verhalten durch das Gruppentraining limitiert. Ermunterungen wie: „Immer lachen bei der Übung“, „Ruhig atmen bei der Übung“, „Versuchen Sie gleich schnell und zügig zu laufen nach der Übung“ können dies zudem noch unterstützen. Hier ist das Einfühlungsvermögen des Trainers gefragt.

Die Aufgabe des Trainers besteht darin, den Patienten die Übungen so selbständig wie möglich ausüben zu lassen. Schließlich ist die Eigenverantwortung eines der Prinzipien der Graded Activity. Der Patient muss aktiv seinen Beschwerden entgegentreten, er selbst ist verantwortlich für den Behandlungserfolg:

- Die Hanteln sollte er selbst zusammenstellen und reinigen.

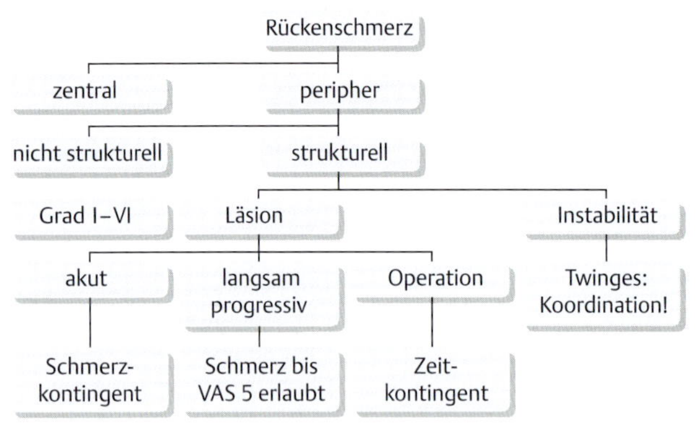

Abb. 8.3 Schema zur Unterscheidung von schmerzkontingenten und zeitkontingenten Schmerzen.

- Der Patient sollte so wenig wie möglich mit Lagerungsmaterial wie Kissen und Rollen versorgt werden, da letztere das Krankheitsverhalten fördern.
- Die Zeitangaben während des Trainings kann der Patient nach einiger Zeit selbst übernehmen.
- Der Patient kann nach einer gewissen Zeit die Trainingsbögen selbst korrekt ausfüllen.

Merke M!

Verantwortung abgeben ist eine Form des Krankheitsverhaltens, Verantwortung übernehmen gehört zur Genesung.

Während der Ausführung des Rückentriathlons kann der Therapeut gezielt nachschauen, welche Faktoren der BPSA den Patienten besonders hemmen. Das Hauptziel des Rückentriathlons ist es, dass der Trainer gezielte Informationen gibt, Übungen erstellt oder berät. Um bei den Patienten genau den richtigen Punkt zu finden, ist hier ein gutes Taktgefühl, Intelligenz und Fantasie seitens des Trainers gefragt.

Durch eine Wiederholung der Tests und einem Vergleich des Scores mit den anfänglichen Ergebnissen, kann der Trainer sehen, ob eine Besserung eingetreten ist. Dies zeigt, dass der Patient seine Meinung geändert hat und sein Verhalten anpassen wird, was die Voraussetzung für eine Genesung ist. Die objektiven Zahlen der Scores werden durch die subjektive Besserung des Patienten bestätigt: „Jetzt geht es mir besser".

▶ Abb. 8.3 zeigt einen Algorithmus zur Einteilung von Schmerzen, um schmerzkontingente und zeitkontigente Schmerzen differenzieren zu können.

Zusammenfassung ✔

- Das Patientenverhalten ist einem zeitlichen Wandel unterworfen.
- Graded Activity ist eine Kombination aus Training und operanter Konditionierung.
- Das Schmerzverhalten kann durch Konditionierung verändert werden.
- Die zeitkontingente Therapie ist anderen Therapieformen bei chronisch unspezifischen Rückenbeschwerden überlegen.
- Physiotherapeuten benötigen psychologisches Hintergrundwissen zur Abgrenzung der Beschwerden.
- Einteilung der therapeutischen Phasen in:
  - Start/Orientierung
  - Schulung
  - Zielsetzung/Wahl der Aktivitäten
  - Aufbauphase
  - zeitkontingentes Arbeiten
  - Generalisierung
- Der Schmerz ist bei peripheren Beschwerden ein nützliches Barometer.
- Die Einteilung erfolgt in Rote und Grüne Signale.
- Auch Aspekte der schmerzkontingenten Therapie sind bei der Entwicklung des Rückentriathlons berücksichtigt worden.
- Der Rückentriathlon verbindet die Vorteile der Graded Activity mit erweiterten psychologischen Aspekten und einer optimalen Trainingssteuerung.

Literatur

Bensing JM, Verhaak PF, van Dulmen AM, Visser AP. Communication: the royal pathway to patient-centered medicine. Patient Educ Couns. 2000; 39(1): 1–3.

Fordyce W. Behavioural methods for chronic pain and illness. St. Louis: Mosby; 1976.

Jensen M, Karoly P. Pain-specific beliefs, perceived symptom severity, and adjustment to chronic pain. Clin J Pain. 1992; 8(2):123–30.

Jensen MP, Turner JA, Romano JM.Changes in beliefs, catastrophizing, and coping are associated with improvement in multidisciplinary pain treatment. J Consult Clin Psychol. 2001; 69(4): 655–62.

Lindström I, Ohlund C, Eek C, Wallin L, Peterson LE, Fordyce WE, Nachemson AL. The effect of graded activity on patients with subacute low back pain: a randomized prospective clinical study with an operant-conditioning behavioral approach. Phys Ther. 1992; 72(4): 279–90; discussion 291–3.

Lindström I, Ohlund C, Eek C, Wallin L, Peterson LE, Nachemson A. Mobility, strength, and fitness after a graded activity program for patients with subacute low back pain. A randomized prospective clinical study with a behavioral therapy approach. Spine (Phila Pa 1976). 1992; 17(6): 641–52.

Linton S. A review of psychological risk factors in back and neck pain. Spine (Phila Pa 1976). 2000; 25(9): 1148–56.

Mannion AF, Junge A, Taimela S, Müntener M, Lorenzo K, Dvorak J. therapy for chronic low back pain: part 3. Factors influencing self-rated disability and its change following therapy. Spine (Phila Pa 1976). 2001; 26(8): 920–9.

Mehlhoff T. The elbow dislocation revisited: Pathoanatomy, stabilizing structures, and keys to rehabilitation, in Current Concepts of Elbow Surgery, A Comprehensive Review. Rosemont: American academy of orthopaedic surgeons; 1992.

Ohberg L, Lorentzon R, Alfredson H. Neovascularisation in Achilles tendons with painful tendinosis but not in normal tendons: an ultrasonographic investigation. Knee Surg Sports Traumatol Arthrosc. 2001; 9(4): 233–8.

Ross G, McDevitt ER, Chronister R, Ove PN. Treatment of simple elbow dislocation using an immediate motion protocol. Am J Sports Med. 1999; 27(3): 308–11.

Staal JB, Hlobil H, Twisk JW, Smid T, Köke AJ, van Mechelen W. Graded activity for low back pain in occupational health care: a randomized, controlled trial Ann Intern Med. 2004; 140(2): 77–84.

van Cranenburgh B. Pijn vanuit een neurowetenschappelijk perspectief. Maarssen: Elsevier Gezondheidszorg; 2000.

Vlaeyen J, Linton S (April 2000). Fear-avoidance and its consequences in chronic musculoskeletal pain: a state of the art. Pain. 2000; 85(3): 317–32.

Winter S. Evaluation des Work Hardening bei chronischen unspezifischen Rückenschmerzen. München: Fakultät für Sportwissenschaften, Dissertation; 2002.

Kapitel 9

Schmerzquellen

9 Schmerzquellen

Frederik Deemter

9.1 Einteilung

Bei Rückenbeschwerden ist die Eingrenzung der genauen Schmerzquelle oft schwierig, denn die Beschwerden können auch, sofern kein Trauma (mehr) vorliegt, durch das ZNS generiert werden. Man unterscheidet zwischen:

- dem zentralen (neurogenen) Schmerz; Quelle: ZNS (Gehirn/Rückenmark)
- dem peripheren (neurogenen) Schmerz; Quelle: Verletzung außerhalb des ZNS
- dem nozizeptiven Schmerz; Quelle: Reizung von Schmerzrezeptoren
- dem psychosomatischen Schmerz; Quelle: psychische Ursachen

Rückenbeschwerden peripheren Ursprungs können auf der Basis eines Traumas, einer Operation, durch Überbelastung oder durch eine Reizung entstehen, wobei peripher nozizeptive Sensoren gereizt werden. In der Anamnese findet man mechanische Ursachen, die folglich unter peripheren Rückenbeschwerden bekannt sind.

Grundsätzlich kann bei fast jedem Patienten zwischen peripheren oder zentralen Schmerzen differenziert werden (▸ Abb. 9.1).

Zentrale neurogene Schmerzen sind Schmerzen, die durch das ZNS ausgelöst werden. Die Schmerzen sind im ZNS in einer Art Speicher hinterlegt und verfestigt, dem sogenannten Schmerzgedächtnis. Verschiedene Mechanismen in unterschiedlichen Regionen des ZNS lösen den Schmerz aus, es wird dann ein bestimmtes Schmerzmuster durchlaufen, ähnlich wie auch ein Computerprogramm abgespielt wird. Das Schmerzgedächtnis bleibt auch bei Wegfall des Schmerzreizes bestehen.

Die Symptome sind ähnlich wie die der Ursprungsverletzung: Schmerzen, Bewegungseinschränkung und ein erhöhter Muskeltonus, eine mechanische Anamnese mit Überbelastung oder ein Trauma sind nicht vorhanden.

Der Schmerz selbst ist viel schwieriger zu definieren und in der Regel liegen Sensibilitätsstörungen vor, z. B. eine Allodynie: Bestimmte Modalitäten werden eingeschränkt wahrgenommen, andere verstärkt registriert. Zentrale Schmerzen können nicht bzw. nur selten durch eine Operation oder durch peripher wirkende Wirkstoffe und Medikamente, wie z. B. Ibuprofen, Voltaren® etc. gelindert werden. Lediglich Methoden, die Einfluss auf das ZNS nehmen, können Erfolge erzielen: z. B. die Verabreichung von Morphinen oder die Anwendung psychologischer Methoden.

Durch eine systematische Anamnese kann der Physiotherapeut bestimmen, ob Schmerzen einen lokalen oder zentralen Charakter haben, was die weitere Therapie wesentlich beeinflusst.

Die gereizten oder lädierten Strukturen, die einen ernsthaft peripheren Schmerz hervorrufen, benötigen eine Schonzeit, damit eine eventuelle Heilung ermöglicht wird. Der zentrale Schmerz braucht dagegen keine Ruhephase, da schließlich keine Läsion (mehr) vorhanden ist. Ruhe würde die Ausgangssituation durch eine Abnahme der Belastbarkeit und weiteren Faktoren sogar noch verschlimmern.

Selbstverständlich spielen bei fast allen peripheren Beschwerden auch zentrale Komponenten eine Rolle. Personen mit gleichartigen Verletzungen können vollkommen unterschiedlich reagieren, das Muster des Funktionsverlustes ist jedoch identisch.

Als Beispiel für ein solches Funktionsverlustmuster lässt sich das Schonhinken anführen.

Je chronifizierter die Beschwerden sind, desto weniger ist ein passendes Muster zu erkennen, bis die Beschwerden schließlich eindeutige Merkmale aufweisen. „Sie können sich nicht vorstellen, was ich habe!“ ist eine Äußerung, die man häufig hört.

9.2 Differenzierung peripherer oder zentraler Schmerzen

Rückenschmerzen können in periphere und zentrale Schmerzen eingeteilt werden (▸ Abb. 9.1).

9.2.1 Anamnese – gezielte Fragen und deutliche Hinweise

In der Anamnese kann der Patient deutliche Hinweise geben, welche die Differenzierung zwischen peripheren oder zentralen Beschwerden ermöglichen.

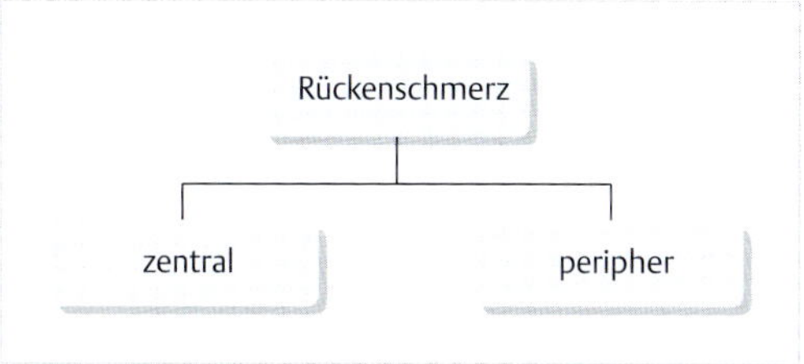

Abb. 9.1 Einteilung der Rückenschmerzen in zentralen und peripheren Ursprung.

Schlüsselfragen, die beantwortet werden müssen, sind:

1. Hat ein wesentliches Trauma, eine Operation oder eine Überbelastung (wiederholte Mikrotraumata) stattgefunden?
2. Wann haben Sie Beschwerden?
3. Welche Medikamente helfen Ihnen?
4. Erzielt der gleiche Reiz (Therapie, Belastung, Arbeit, Hobby) eine konstante Reaktion?
5. Wie lange leiden Sie schon unter den Beschwerden?
6. Erzielt der Patient durch die Erkrankung irgendeinen Vorteil?

Hat ein wesentliches Trauma, eine Operation oder eine Überbelastung stattgefunden?

Hat ein wesentliches Trauma oder wiederholte kleine Traumata stattgefunden, dann spricht dies für eine periphere Läsion. Es ist möglich, dass der Schmerz sich direkt oder innerhalb von 48 Stunden nach dem Trauma aufgebaut hat. Traumen, die länger als eine Woche vor Schmerzbeginn stattgefunden haben, werden grundsätzlich zwar betrachtet, können aber nicht mehr als sicheres Indiz für periphere Schmerzen gewertet werden.

Beispiele solcher Beschwerden mit mechanischem Ursprung sind unter anderem:

- Unfall
- Operation
- langfristige Überbelastung im Sport oder Beruf
- unkontrollierte Bewegung oder Belastung
- ungewohnte (schwere) Arbeit
- ungeeignetes Heimtrainingsprogramm
- ungewohntes und langes Sitzen

Wann haben Sie Beschwerden?

Anzeichen für *periphere Beschwerden* erkennt man meist an einem sich wiederholenden Muster, z. B.:

- Schmerzen bei Beugebelastungen, beim Sitzen und Bücken, aber nicht bei Streckbelastungen
- Schmerzen bei unerwarteten und/oder unkontrollierten Bewegungen
- Schmerzen nach klar definierten Arbeiten, wie z. B. schwere Gartenarbeit
- Schmerzen nach klar definierten Belastungsangaben, wie z. B. drei Kilometer weit laufen

Solche Beschwerden sind verständlich und von (Körper-)Haltungen und Bewegungen abhängig.

Indizien für *zentrale Beschwerden* sind unverständliche Muster, Reaktionen und Faktoren, die nicht haltungs- und bewegungsabhängig sind. Beispiele sind:

- inkonstante Reaktion auf den gleichen Reiz
- Schmerzen ohne Trauma oder Überbelastung
- Schmerzen ohne Auslöser
- wechselnde Auslöser der Schmerzen: mal beim Schlafen, mal beim Gehen, ein anderes Mal beim Bücken, aber immer unabhängig von der Belastung
- Wunderheilung: plötzliche Beschwerdefreiheit nach eine Therapie
- häufiger Arzt- und Therapeutenwechsel
- wetterabhängige Schmerzen
- nahrungsabhängige Schmerzen
- stressabhängige Schmerzen

Welche Medikamente helfen Ihnen?

Es gibt Medikamente, die auf lokaler Ebene und andere, die auf zentraler Ebene wirken. Falls Acetylsalicylsäure (Aspirin®) oder ähnlich peripher wirkende Medikamente nicht helfen, dann scheint das Problem nicht (mehr) ausschließlich auf lokaler Ebene zu liegen. Patienten mit chronifizierten Beschwerden äußern dann oft: „Die einfachen Medikamente helfen mir nicht mehr."

Wenn lokal wirkende Medikamente Rückenbeschwerden lindern können, ist dies ein Indiz für periphere Beschwerden. Wirken nur noch Medikamente, die auf zentraler Eben eingreifen, ist dies ein Indiz für zentrale Beschwerden (▸ Tab. 9.1).

Tab. 9.1 Lokal und zentral wirkende Medikamente

Lokal wirkende Medikamente	Zentral wirkende Medikamente
Acetylsalicylsäure (Aspirin®)	Opiate
Ibuprofen	Tramadol-Präparate
Diclofenac	Fentanyl-Präparate
Diclofenac-Präparat (Voltaren®)	Morphine

Erzielt die Therapie eine konstante Reaktion?

Wechselnde Reaktionen auf die Therapie sind bei peripheren Beschwerden nicht zu erwarten. Bei zentralen Beschwerden initiiert der gleiche Reiz unterschiedliche Reaktionen.

Beispiel B

Beispiel: Ein bekanntes Phänomen aus der täglichen Praxis

Ein neuer Patient kommt zum ersten Mal zur Behandlung. Nach der ersten Behandlung meldet der Patient eine sensationelle Besserung. Obwohl die 2. Behandlung 100 % identisch ist, berichtet er einen viel kleineren Erfolg. Die 4. und 5. identische Behandlung führen sogar zu einer Zunahme der Beschwerden.

Patienten mit zentralen Beschwerden sind besonders zugänglich für „Wunderheiler". Die Höhe des Preises und eine große Entfernung zum Therapeuten scheint die Therapie positiv zu beeinflussen.

Wunderheilungen sind häufiger als ein Indiz für zentrale Beschwerden zu sehen, aber so lang diese Heilung von Dauer ist, spricht wenig gegen sie, da viele Patienten gut auf „neue und unbekannte" passive Therapien reagieren.

Bei peripheren Verletzungen kommt es nicht zu diesen Spontanheilungen: Ein gebrochener Knochen heilt nicht durch Handauflegen! Die Dauer der Heilung hängt von internen Faktoren ab.

Allerdings gibt es einige Ausnahmen bei peripheren Rückenbeschwerden, die sehr rapide und oft auch dauerhaft auf medizinische Handlungen reagieren und darum fast als Wunderheilungen angesehen werden können:

- Manipulationen von freien Gelenkkörpern, Verklebungen und Blockierungen
- Infiltration bei Reizungen
- Wurzelblockaden
- Mikrochirurgie mit Chemonukleolyse

Die Reaktion auf die Therapie bei peripheren Beschwerden ist verständlich und gleich bleibend.

Wie lange leiden Sie schon unter den Beschwerden?

Normalerweise heilt jede Pathologie bei einem normalen Verhalten des Betroffenen innerhalb von 3 Monaten so weit aus, dass die Schmerzen abklingen und schließlich verschwinden. Bleiben Schmerzen länger bestehen, ist dies ein Zeichen für eine Chronifizierung der peripheren Beschwerden oder aber auch ein Missachten von peripheren Reizen, die dann einen zentralen Charakter bekommen.

Es gibt auch physische Ursachen, die eine Chronifizierung katalysieren können:

- das Bagatellisieren von (radikulären oder duralen) C-Faser-Schmerzen in der akuten Phase
- das eventuelle Unterdrücken von C-Faser-Schmerzen durch Medikamente bei peripheren kollagenen Läsionen
- falsche Behandlung: Es besteht immer die Möglichkeit, dass die Beschwerden von Beginn an nicht peripher waren. Werden zentrale Beschwerden wie eine Läsion behandelt werden, trägt dies zu einer Chronifizierung bei. Diese iatrogene Entstehungsweise ist von den 1990er Jahren an bis heute keine Seltenheit.
- Rauchen verzögert die Wundheilung

Die Wirbelsäulenpathologie ist eine komplexe Angelegenheit. Manche periphere Probleme können Beschwerden auslösen, die länger als 3 Monate anhalten. Der Unterschied zu zentralen Beschwerden besteht in der Tatsache, dass die Beschwerden eine mechanische und erkennbare Anamnese haben. Einige Ausnahmen im Wirbelsäulenbereich von peripheren Erkrankungen, die länger als 3 Monate andauern, sind:

- intradiskale Läsionen (Bogduk et al. 2006)
- Spinalkanalstenose
- Contusio der Dura mater spinalis
- Erkrankungen mit ernsten degenerativen Komponenten
- „Narbengewebe" nach Operationen

Es kann durchaus sein, dass ein Patient über jahrelange Beschwerden klagt. Entscheidend ist das

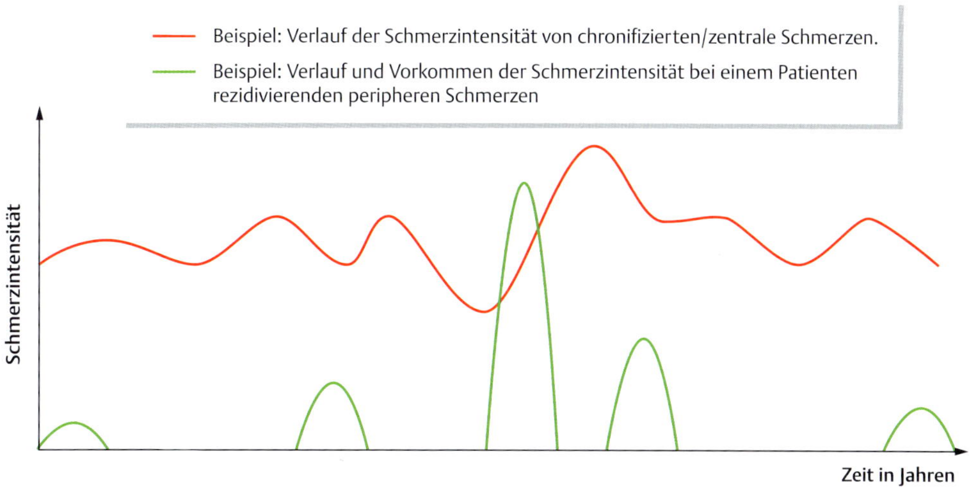

Abb. 9.2 Eine eingehende Anamnese ist bei „jahrelangen Beschwerden" angezeigt, um eine richtige Schlussfolgerung zu ziehen. Obwohl beide Verlaufsformen durch die Patienten als „jahrelang andauernd" gedeutet werden, ist ein Muster zu erkennen. Schmerzfreie Perioden sind ein Indiz für periphere Schmerzen. Das Ausbleiben von schmerzfreien Perioden deutet auf zentrale Beschwerden hin.

Vorkommen oder das Ausbleiben von schmerzfreien Intervallen, z.B. kann ein Patient mit einer Instabilität immer wieder schmerzfreie Intervalle und regelmäßig Rezidiven erleben.

Bleiben Schmerzen über Jahre präsent, also ohne schmerzfreie Intervalle, ist dies ein Indiz für zentrale Beschwerden. Eine eingehende Anamnese ist angebracht, um Klarheit bei jahrelangen Beschwerden zu schaffen (▶ Abb. 9.2).

Erzielt der Patient durch die Erkrankung einen Vorteil?

Wenn der Patient durch seine Schmerzen – oftmals auch unbewusst – einen Vorteil erlangt, dann wird es schwer, diese Beschwerden therapeutisch zu beeinflussen.

In der Psychologie ist der Begriff „Krankheitsgewinn" bekannt. Es gibt zahllose Beispiele, einige davon sind:

- Anstreben einer Frührente
- Anstreben von Schmerzensgeld
- Meiden von unbeliebten sozialen Aktivitäten mit der Ausrede von (Rücken-)beschwerden
- Aufmerksamkeit erlangen
- Ausrede für ein Versagen

Es scheint sehr ratsam, solch eine Situation zu erkennen, da Patienten mit Krankheitsgewinn nahezu therapieresistent sind. Diese Patientengruppe bildet ein Ausschlusskriterium für den Rückentriathlon, da jede Situation eine individuelle Lösung benötigt. Die Integration in das Gruppentraining wäre nicht sinnvoll.

9.3 Entscheidungshilfe zur Einteilung der Schmerzen

▶ Abb. 9.3 zeigt einen Algorithmus, der helfen kann, Rückenschmerzen korrekt zu beurteilen. Bei verschiedenen Hinweisen auf periphere Beschwerden mag eine kurzfristige Schonung indiziert sein. Hinweise auf zentrale Beschwerden bedeuten keine Schonung, da keine Verletzung (mehr) vorliegt.

9.3.1 Muster der peripheren Beschwerden – Extension und Flexion

Das Merkmal von peripheren Rückenbeschwerden ist die Haltungs- und Bewegungsabhängigkeit der Beschwerden, die ein Muster erkennen lassen, da die meisten Probleme entweder durch die Flexi-

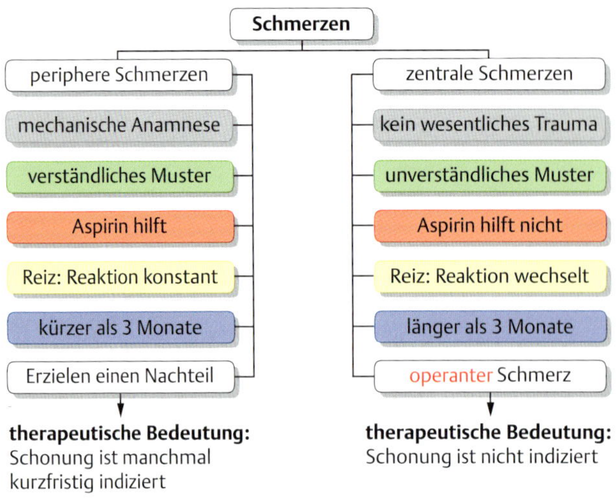

Abb. 9.3 Entscheidungshilfe bei der Beurteilung von Rückenbeschwerden.

ons- oder die Extensionsbelastungen hervorgerufen werden.

Das Beschwerdemuster und seine Ursache stehen wie folgt zueinander:

- Flexionsbelastungen (auch Flexionsüberbelastungen) lösen Flexionsbeschwerden aus.
- Extensionsbelastungen (auch Extensionsüberbelastung) lösen Extensionsbeschwerden aus.

Bei manchen hyperakuten Rückenbeschwerden können sowohl die Flexions- als auch die Extensionsbelastung beschwerlich sein. Der Patient kann in dieser Situation z. B. sein Bett kaum verlassen. Hier beurteilt man nicht das Erscheinungsbild, sondern die Ursache. Was hat die Beschwerden ausgelöst?

Zusammenfassend lässt sich sagen, dass periphere Rückenbeschwerden in flexions- und extensionsbezogene Probleme differenziert werden können (▶ Abb. 9.4). Dies bedeutet, dass ein Hauptauslöser die zugrunde liegende Pathologie und die momentanen Schmerzen verursacht hat. Die gleiche Belastung wird immer wieder diese Beschwerden auslösen (▶ Tab. 9.2, sie beschreibt ADL-Belastungen mit Flexions- und Extensionsmomenten).

Das Beispiel im Kasten unterstreicht diesen Gedanken.

Beispiel B

Beispiel

Eine Person bekommt aufgrund der vielen Flexionsbewegungen bei der Gartenarbeit Rückenbeschwerden. Wenn der Rücken neuen Flexionsmomenten, wie z. B. beim Bücken oder Sitzen, ausgesetzt wird, kommt es immer wieder zu Beschwerden.

Bei Extensionsbelastungen, wie z. B. Gehen oder Liegen in der Bauchlage, bleiben die Beschwerden aus.

Tab. 9.2 Übersicht über die Auslöser und die Belastungen, die Extensions- und Flexionsprobleme hervorrufen

Flexionsprobleme	Extensionsprobleme
Auslöser: Flexionsmoment	**Auslöser: Extensionsmoment**
Beschwerden • beim Sitzen • beim Bücken • bei Flexionsmobilisation • bei Bauchmuskelübungen (mit Flexionsmoment)	Beschwerden • beim Gehen • beim Stehen, in der Bauchlage • bei Extensionsmobilisation • beim Rückenmuskeltraining (mit Extensionsmoment)

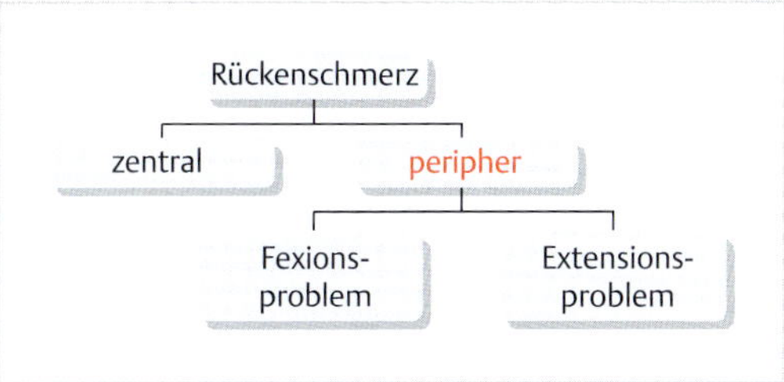

Abb. 9.4 Einteilung von Rückenschmerzen in Flexions- oder Extensionsprobleme.

Diese Einteilung hilft dem Therapeuten, eine erfolgreiche begleitende Hausübung zu ermitteln.

Hat der Patient ein Flexionsproblem, werden vorerst Flexionsmomente bei den ADLs und in der Therapie gemieden, um sie zu einem späteren Zeitpunkt systematisch zu üben.

Häufig wurde versucht, mit diesen Erscheinungsbildern tiefergehende Diagnosen zu verknüpfen, tatsächlich aber geht der Trend von diesen Bemühungen und der Diagnostik weg, da:

- es den Therapeuten zum Labelling (s. Kap. 6.1) verleitet,
- sich kein Mehrwert im Sinne der Prognose und Rehabilitationsplanung ergibt,
- die gestellte Diagnose langfristig nicht standhält.

Abhilfe kann hier folgende Aussage des Therapeuten schaffen: „Anscheinend ist eine Struktur bei der Beugung überbelastet. Ihr Körper äußert, dass dies einige Zeit gemieden werden sollte." Dies leuchtet dem Patienten ein, so dass Labelling vermieden werden kann.

9.3.2 Spezifische und unspezifische Rückenprobleme

Beim Rückentriathlons kann nur zwischen spezifischen oder unspezifischen Rückenproblemen unterscheiden werden.

Bei spezifischen Rückenbeschwerden können die Entstehung der Beschwerden eindeutig auf anatomische Gegebenheiten zurückgeführt werden, bei unspezifischen dagegen nicht, obwohl vermutet wird, dass die Ursache sehr wohl mechanische veranlasst ist (Waddell 2004).

Unspezifischen Problemen liegen teilweise „Scheindiagnosen" oder Diagnosen multifaktoriellen Ursprungs zugrunde. Da keine nachweisbare krankhafte Veränderung vorliegt, ist die Ursache schwer einzugrenzen und eine geeignete Therapie schwierig zu finden. Meist bleibt es bei der Behandlung der Symptome. Unspezifische Rückenbeschwerden können sehr schmerzhaft sein, sind aber in der Regel als harmlos einzustufen. Eine lange Dauer und viele Rezidive fördern aber die Gefahr einer Chronifizierung.

Neuere Untersuchungen haben gezeigt, dass ca. 85% aller Rückenbeschwerden als unspezifisch einzuordnen sind (van Tulder et al. 2006).

Die in ▸ Tab. 9.3 genannten unspezifischen Probleme dienen nur der Verdeutlichung und werden beim Rückentriathlon nicht berücksichtigt. Die Flexions- oder Extensionsprobleme werden differenziert, um in der subakuten Phase geeignete Hausübungen zu bestimmen.

9.3.3 Strukturelle oder nicht strukturelle Probleme?

Auch bei Rückenbeschwerden kann die Einteilung, ob eine Reizung oder ein Trauma mit strukturellen kollagenen Verletzungen vorliegt, aufrechterhalten werden. Ernste akute kollagene Verletzungen zeigen sich durch einen direkten Funktionsverlust und unmittelbare starke Beschwerden, die innerhalb weniger Stunden noch zunehmen können.

Die Ursache ist ein Trauma mit viel Energie: ein Sturz, ein plyometrisches Moment oder eine unerwartete Bewegung mit hohen intraartikulären Kräften.

Tab. 9.3 Moderne Einteilung der peripheren Rückenbeschwerden mit veralteten „Scheindiagnosen" als Beispiele für unspezifische Rückenbeschwerden und fundierten Diagnosen spezifischer Rückenbeschwerden

Spezifische Flexionsprobleme	Unspezifische Flexionsprobleme	Spezifische Extensionsprobleme	Unspezifische Extensionsprobleme
Bandscheibenvorfall	„Ischias"	Spinalkanalstenose	Arthrose
Wirbelkörperfraktur	„Hexenschuss"	laterale Rezessusstenose	Verschleiß
	„Blockierung"	Morbus Baastrup	konvergierende Facettengelenkproblematik

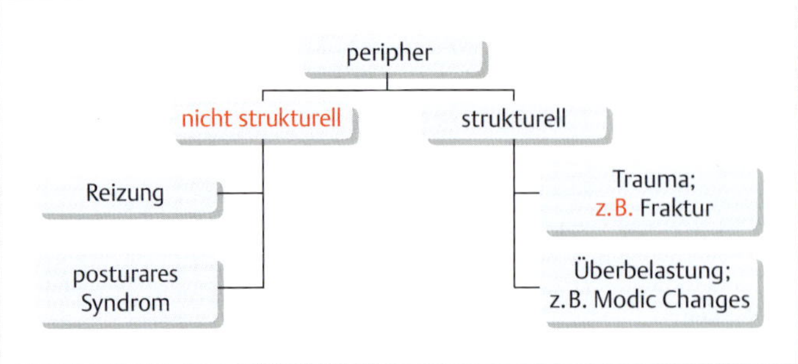

Abb. 9.5 Reizung und posturales Syndrom sind Formen nicht struktureller Rückenbeschwerden.

Langsame, progressive, kollagene Probleme (Läsionen) werden durch schwere Arbeit oder intensiven Sport ausgelöst und können durch die vorhandene Energie nach mehreren Wiederholungen zu Mikrotraumen führen.

Abgrenzung nicht struktureller Probleme – Reizung oder posturales Syndrom?

Eine Reizung kann durch einen auf die Rezeptoren wirkenden, physikalischen oder chemischen Vorgang im Körperinneren ausgelöst werden und eine Reaktion oder ein (Schmerz-)Empfinden zur Folge haben.

In der physiotherapeutischen Praxis begegnen wir am häufigsten einem „Reizmuster" oder „Matrixmuster". Eine minimale Bewegung löst ein Warnsignal im Rücken aus. Zunächst kann sich der Patient schlechter bewegen und weniger belasten, dann erfolgt ein Rückgang der Beschwerden und er kann sich weiterhin, eventuell mit einigen Einschränkungen, bewegen und belasten. Erst über Nacht nehmen die Beschwerden deutlich zu. Dieses Muster (▸ Abb. 9.6) tritt auch häufig bei ungewohnt langem Sitzen (neuer Autositz, Busfahrt) oder anderen außergewöhnlichen Belastungen (Gartenarbeit, Umzug) auf. Da akut keine wesentliche kollagene Schädigung besteht, sondern eher eine mangelnde neuromuskuläre Kontrolle zugrunde liegt, ist die Prognose für die Heilung sehr gut und der Patient meist wieder schnell belastbar.

Anamnestisch wird dieses Problem gut erkannt, es ist darüber hinaus aber noch entscheidend das Muster zu erkennen.

Einerseits kann der Patient trotz erheblicher Symptome beruhigt werden, da die Strukturen nur gereizt und nicht geschädigt sind, andererseits ist der Patient wieder schnell belastbar, da keine strukturellen kollagenen Läsionen vorliegen. Mit anderen Worten: Die kollagene Belastbarkeit ist nicht reduziert, die Prognose demnach positiv.

Typisch für solche Muster ist, dass sie nicht direkt auf eine Manipulation reagieren, da sich eine Reizung nicht manipulieren lässt.

Spektakuläre Ergebnisse werden nach der Einnahme von entzündungshemmenden Medikamenten beobachtet. Die Wirksamkeit der medikamentösen Therapie lässt bei Rezidiven manchmal nach, da man hier einen zunehmenden Einfluss des ZNS beobachten kann.

Rückblickend wird die Diagnose bestätigt. Ist der Patient innerhalb weniger Wochen wieder maximal belastbar, muss man schlussfolgern, dass keine kollagene Läsion für die Beschwerden verantwortlich ist, da diese eine wesentlich längere Heilungszeit bräuchte.

Ein zweites nicht strukturelles Beschwerdemuster ist das sogenannte posturale Symptom. Bei langanhaltender statischer Belastung (Stehen, Liegen, Sitzen) nimmt der Schmerz zu, je länger die Position eingehalten wird. Wird die Position verändert, nimmt der Schmerz schnell ab. Dies ist *keine* Erkrankung, sondern ein Hinweis des Körpers, dass ihm nur eine eingeschränkte Belastbarkeit zuzumuten ist.

Dieses Muster ist unter dem posturalen Syndrom (▸ Abb. 9.6) bekannt. Die therapeutischen Möglichkeiten sind:

- Beruhigung des Patienten.
- Traditionelle Haltungs- oder Sitzinstruktionen (Belastungsreduzierung).
- Steigerung der eingeschränkten Belastbarkeit (Belastungsaufbau).
- Training der lokalen Stabilisatoren

▸ Tab. 9.4 fasst die Unterschiede zwischen den beiden nicht strukturellen Mustern „Reizung" und „posturales Syndrom" zusammen.

Tab. 9.4 Differenzierung zweier nicht struktureller Muster: Reizung und posturales Syndrom

Reizung	Posturales Syndrom
Warnsignal • zeitverzögerte Reizung • meist über Nacht	zunehmende Beschwerden bei einer statisch eingehaltenen Position wie langes Stehen oder gebücktes Stehen. Der Schmerz nimmt zu, je länger die Haltung eingehalten wird. Wird die Haltung verändert, nimmt der Schmerz rapide ab.
schnelle Erholung: innerhalb einiger Wochen maximale Belastung möglich	direkte Erholung nach einer Positionsänderung
Manipulation: kein/minimaler Erfolg	Manipulation: kein Erfolg
Entzündungshemmer wirksam	

Das Beschwerdebild des Reizmusters ist extrem variabel:

- Intensität: Die Beschwerden variieren von leicht bis unerträglich.
- Belastbarkeit: Von einer leichten Einschränkung bis zur Bettruhe ist alles möglich.
- Durale Zeichen: Das Spektrum reicht von einem Fehlen jeglicher Anzeichen bis hin zum Auftreten aller Anzeichen.

Häufig sieht man, dass sich die Beschwerden über Stunden hinweg aufbauen (s. Beispiel im Kasten).

Beispiel **B**

Beispiel: Reizmuster mit zeitverzögerten Beschwerden

„Haben Sie etwas Besonderes gemacht?“, fragt der Therapeut, worauf der Patient äußert, er sei Samstag letzter Woche mit dramatischen Beschwerden aufgewacht. „Sind Sie am Freitag einer ungewohnten Tätigkeit nachgegangen?“, so die nähere Nachfrage des Therapeuten.

Es stellte sich heraus, dass der Patient seine Auffahrt gepflastert hatte. Bei der Tätigkeit wurde sein Rücken zunehmend unbeweglicher. Der Patient beachtete dies aber nicht, zumal sich die Beschwerden abends besserten.

Die Prognose des Reizmusters ist unabhängig von dem akuten Beschwerdebild, denn klinische Beobachtungen zeigen, dass die Ernsthaftigkeit der Beschwerden mit dem Ignorieren der C-Faser-Schmerzen am vorherigen Tag korreliert.

Nach Abklärung eventuell vorhandener Red Flags kann relativ schnell und gut eine Prognose für das Reizmuster gemacht werden.

Die maximale Belastbarkeit wird spätestens nach 6 Wochen wieder erreicht und die kollagene Belastbarkeit ist nicht wesentlich eingeschränkt.

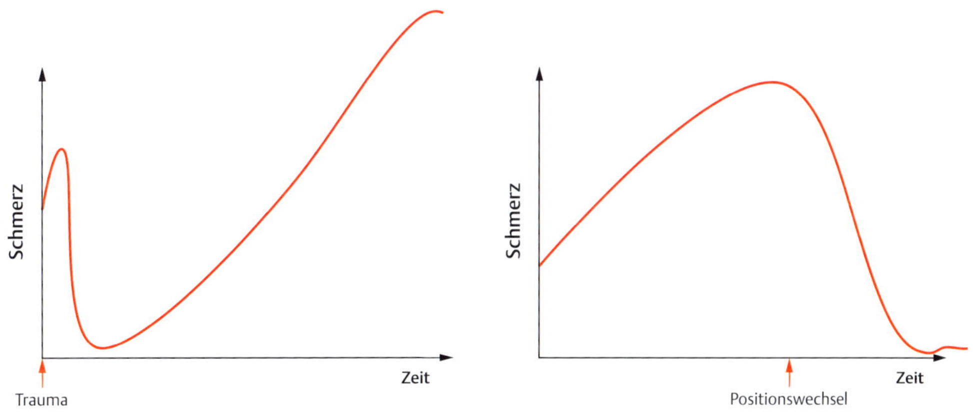

Abb. 9.6 **Links** ein typisches Bild einer Reizung oder nicht struktureller Beschwerden. Während der Belastung bekommt der Betroffene ein Warnsignal. Der Schmerz nimmt zunächst langsam ab; im Anschluss, oft über Nacht, wieder zu. **Rechts** das typische Bild posturaler Beschwerden. In einer bestimmten Haltung nimmt der Schmerz progressiv zu. Wird die Position verändert, nimmt der Schmerz schnell ab.

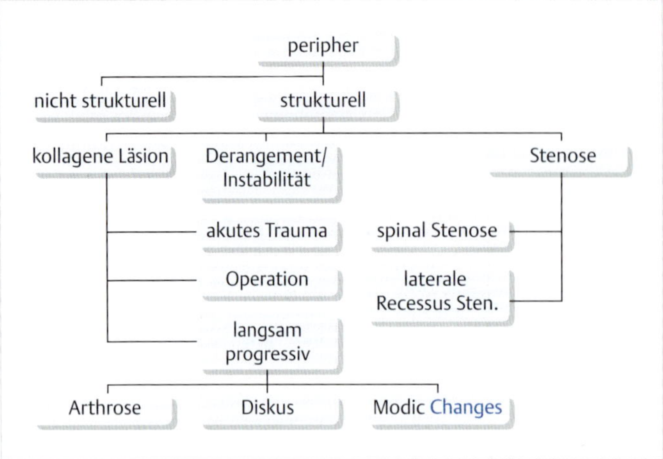

Abb. 9.7 Übersicht zur Differenzierung struktureller Wirbelsäulenprobleme.

So stellt dieses Muster *keine* Indikation für den Rückentriathlon dar. Erst, wenn der Patient regelmäßig Rezidive erleidet und aufgrund dessen weniger belastbar geworden ist, ist mit einer eingeschränkten kollagenen Belastbarkeit zu rechnen. Damit ist der rezidivierende Rückenschmerz dann zu einer Indikation für den Rückentriathlon geworden.

Abgrenzung struktureller Probleme

Man kann beim Auftreten von Beschwerden zwischen strukturellen und funktionellen Ursachen differenzieren. Während funktionelle Probleme Dysbalancen, statische Störungen und Blockierungen umfassen, können strukturelle Probleme (▶ Abb. 9.7) wie folgt unterschieden werden:

- Pathologie (Red Flags)
- Stenose
- kollagene Läsion mit begleitender Instabilität
- kollagene Läsion mit reduzierter Belastbarkeit
  - Trauma
  - Operation
  - Degeneration

9.3.4 Pathologie/Red Flags

Eine Vielzahl von Pathologien können ernste Rückenbeschwerden verursachen, welche nicht ausschließlich physiotherapeutisch, sondern primär fachärztlich behandelt werden sollten. Dazu gehören unter anderem:

- Morbus Bechterew
- rheumatische Erkrankungen
- großes Trauma
- HIV, Karzinome, Drogen etc.
- plötzlicher und nicht erklärbarer Gewichtsverlust

Es ist von Vorteil, diese Eventualitäten nicht außer Acht zu lassen (s. Kap. 3).

9.3.5 Schmerzquelle: traumatische unspezifische Beschwerden

Jedes Trauma oder jede Überbelastung beinhalten traumatische unspezifische Beschwerden, ohne dass ernste Pathologien erkannt werden können. Trotzdem können Strukturen so stark gereizt sein, dass eine gewisse Schonperiode indiziert sein sollte. So kann es durchaus vorkommen, dass der Therapeut anhand der durchgeführten apparativen Untersuchungen einige Läsionen nicht erkannt hat, weil z.B. ein Haarriss selbst durch Röntgen erst nach zwei Wochen zu erkennen ist

Der Anteil der Rückenpatienten, die zu dieser Gruppe gehören, ist gering. Merkmale hierfür können sein:

- Belastende Aktivitäten, die die verletzte Strukturen beanspruchen, sind nach so einem Trauma nicht oder nur eingeschränkt möglich.
- Der Schmerz ist sofort oder innerhalb von wenigen Stunden nach dem Trauma präsent.
- Der Schmerz kann noch innerhalb kürzester Zeit (Stunden) weiter zunehmen. Eine mögliche Ursache hierfür ist die Entstehung eines Hämatoms.
- Die Zunahme der Beschwerden findet nicht zeitverzögert, sondern direkt statt.

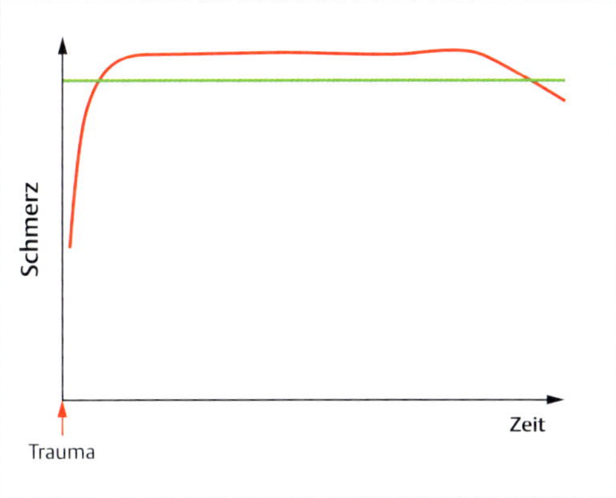

Abb. 9.8 Typisches Muster struktureller Rückenbeschwerden. Direkte maximale Beschwerden nach einem minimalen Trauma mit Funktionsverlust deuten auf eine Blockierung (grün) hin. Kollagene Läsionen (rot) zeigen einen Funktionsverlust, der meist noch leicht zunimmt.

- Die Patienten reagieren nicht auf eine adäquate Manipulation.

Die Heilung eines solchen Problems dauert gewöhnlich länger, da sich das verletzte kollagene Gewebe regenerieren muss.

Der Grad der Pathologie wird bei Tendinosen, Arthrosen und unspezifischen Beschwerden in die Stufen I bis VI eingeteilt. Ab Grad IV ist eine Periode relativer Ruhe indiziert.

- Grad I Schmerzen nach Belastung
- Grad II Schmerzen am Anfang der Belastung
- Grad III Schmerzen am Anfang der Belastung, die sich sehr langsam geben
- Grad IV maximale Belastung ist eingeschränkt
- Grad V Belastung ist unmöglich
- Grad VI Schmerzen in Ruhe

Bei einem negativen Röntgenbefund können eventuell spezielle Untersuchungen die Schmerzquelle nachweisen.

Große Traumen (Red Flags) wie Unfälle oder Stürze sollten immer fachärztlich abgeklärt werden. Erhebliche Traumen mit sofortigen Schmerzen ohne apparativen ernsten Befund, die nicht auf eine adäquate Manipulation reagieren, können wie eine Läsion gesehen werden. Hierbei kann es sich um ernste oder weniger ernste Verletzungen handeln, wie z. B. Haarrisse oder Bone Bruise.

9.3.6 Schmerzquelle: Instabilität

Die meisten Patienten mit einer akuten Blockierung und einem direkten Funktionsverlust (▶ Abb. 9.8), der von Schmerzen begleitet wird, die sich auf den Rücken und oder das Gesäß beschränken, reagieren auf eine adäquate Manipulation mit einer erheblichen bis zu 100 %igen direkten Funktionsverbesserung. Die Anzahl dieser Patientengruppe ist jedoch sehr gering, zeigt aber eine der wenigen Wunderheilungen, die man als Arzt oder Therapeut vollstrecken kann.

Instabilitätsmuster

Eine verhältnismäßig große Gruppe weist dieses Beschwerdemuster auf. Das Wort „Instabilität" hat einen Labelling-Effekt, weswegen es ratsam ist, dies dem Patienten gegenüber mit „mangelnder neuromuskulärer Kontrolle" zu erläutern. Typisch für diese Beschwerdegruppe ist, dass ein relativ kleines Trauma die Schmerzen auslöst:

- Verschiebungsform: Direkt maximaler Schmerz deutet auf ein Instabilitätsmuster hin, das sich gut manipulieren lässt.
- Reizungsform: Zeitverzögerte Schmerzen zeigen ein Instabilitätsmuster, das sich nicht manipulieren lässt.

Viele Beschwerden lassen sich als Instabilitätsmuster analysieren, die zugrunde liegenden Ursachen sind jedoch vielseitig.

Grundsätzlich wird die Stabilität eines Bewegungssegmentes durch passive und aktive Strukturen gewährleistet. Es ist aber möglich, dass die passiven Strukturen an Stabilität verlieren.

Ein bekanntes Beispiel ist die sekundäre Instabilität nach einer Degeneration der Bandscheibe. Der damit einhergehende Matrixverlust sorgt für eine Abnahme des Diskusdurchmessers. Durch die schnelle Abnahme des Bandscheibenvolumens nähern sich zwei Wirbelkörper an, so dass sich der Abstand zwischen ihnen verringert. Diese beschleunigte Degeneration ist teilweise genetisch bedingt (Bogduk et al. 2006), kann aber auch auf eine mangelhafte Ernährung und schlechte Arbeitsumstände zurückgeführt werden. Als Folge werden die Bänder, die dieses Segment überbrücken und sichern, ineffizient.

Eine zweite Möglichkeit ist die Verringerung der neuromuskulären Kontrolle, was häufig nach Schmerzperioden beobachtet wird. Ähnliche Prozesse wie bei Kniebeschwerden (die Inhibition der M. vastus mediales bei Knieschmerzen) werden auch in der Wirbelsäule deutlich.

Die Muskeln, die nur ein Segment überbrücken, atrophieren (segmentale Atrophie) nicht nur um 25% weniger im Vergleich zur nicht betroffenen Seite (Hides et al. 1996), sondern die lokale Muskulatur reagiert auch verlangsamt, was eine Abnahme der Stabilität zur Folge hat.

Momentan wird dieser Muskulatur eine bedeutende Rolle in der Rehabilitation von Rückenbeschwerden zugeschrieben. Aus diesem Grund wurde dieser Ansatz bei der Entwicklung des Rückentriathlons besonders beachtet.

Auf der einen Seite kann es zu Problemen führen, wenn das aktive System nicht mehr richtig arbeitet, auf der anderen Seite treten Beschwerden durch das Versagen des passiven Systems auf, wenn das aktive System keine Überkompensation hergibt.

Die Symptome und Hinweise, die den Verdacht auf eine segmentale Instabilität während der Anamnese erhöhen, sind:

1. Häufige Manipulationen durch den Mediziner oder durch Automanipulation des Patienten, mit zeitlich relativ kurzer Besserung
2. Das Tragen eines Mieders oder Korsetts empfindet der Patient während des Auftretens der Beschwerden als angenehm und stabilisierend (Ausnahme: Spinalkanalstenose).
3. Das Auftreten von „Twinges“: plötzliche, kurz andauernde und einschießende Schmerzen bei normalen Belastungen wie Gehen, Bücken oder Aufstehen
4. Leichtes Trauma, ausgelöst von normalen Bewegungen, verursacht erst keine, dann aber plötzlich ernsthafte Beschwerden (Beispiel: Schuhe zubinden ist monatelang möglich, ist aber plötzlich ein Problem). Die kollagenen Strukturen sollten ausreichend ausgebildet sein, um dieser Belastung nachzugehen, die einzige Erklärung wäre das Versagen der neuromuskulären Kontrolle.
5. Trauma in der Krankheitsgeschichte
6. Positiver aktiver Stabilisierungstest
7. Schmerzen beim langen Stehen oder Sitzen

Merke **M!**

Einen diagnostischen „Goldstandard“ gibt es nach wie vor nicht.

Gibt es aber mehrere Hinweise, kann eine entsprechende stabilisierende Therapie indiziert werden. Ist die Therapie dann sehr erfolgreich, wird die Diagnose im Nachhinein bestätigt. Je nach Verletzungsrichtung kann durchaus zwischen einer Flexions- oder Extensionsinstabilität differenziert werden.

Merke **M!**

Wichtig

Viele Patienten mit einer Instabilität haben bereits seit etlichen Jahren Beschwerden, schmerzfreie Intervalle kommen aber durchaus vor.

Ein Schnellschuss wäre es zu sagen, dass chronifizierte Beschwerden eine eingeschränkte Prognose haben, denn diese Form der Beschwerden reagiert äußerst effektiv auf eine aktive Stabilisation und hat prinzipiell eine gute Aussicht auf Heilung.

Merke **M!**

Der Rückentriathlon ist bei Instabilitäten erst indiziert, wenn der Patient inaktiv ist oder seinen aktiven Lebensstil aufgrund der Beschwerden aufgegeben hat.

9.3.7 Schmerzquelle: Operation

Auch eine Operation kann als Schmerzquelle gesehen werden. Die Vielzahl an unterschiedlichen Operationen macht eine Generalisierung unmöglich. Wichtig ist die entstehende Diskrepanz zwischen biomechanischen Änderungen und begleitendem Schmerz im sich anschließenden Heilungsprozess nach einer Operation. Die Folge ist, dass der Patient aufgrund der häufig reduzierten Schmerzreaktion die Dauer der Rehabilitation unterschätzt.

9.3.8 Schmerzquelle: langsam progressive, kollagene Verletzungen – Modic Changes

Einige Beschwerden der Wirbelsäule haben einen degenerativen Charakter (sie zählen zu den Krankheiten, deren Bezeichnung mit der Endung „-ose“ aufhört), wie z. B. die chronische Gelenkerkrankung Arthrose. Degenerativer Veränderungen können aber auch am Diskus auftreten.

Relativ unbekannt sind die Modic Changes, die bei MRT-Untersuchungen viele Veränderungen im Vergleich zur Röntgendiagnostik zeigen. 1988 zeigte Modic eine vermehrte Vaskularisation in der degenerierten Bandscheibe. Die vermehrte Durchblutung betrifft die lädierte Endplatte bis ins Knochenmark des Wirbelkörpers. Dies ist als Modic Changes bekannt. Hierbei unterscheidet man 3 Typen:

1. Hypervaskularisation von Wirbelkörpern und Endplatte
2. Verfettung des Knochenmarks
3. Endplatten-Sklerose

Diese Änderungen werden mit einer Entzündung der Wirbel oder mit einem „vertebral inflammatory process“ (VIP) in Verbindung gebracht. VIP tritt vermehrt, aber nicht bei allen Rückenbeschwerden auf. Dieser Prozess entsteht vermehrt in der lumbalen Wirbelsäule, vor allem bei Personen mit einem degenerierten Diskus. Eventuell spielen mechanische oder chemische Faktoren bei der Entstehung der Entzündungsreaktion eine Rolle. Wie bei anderen Überbelastungen, führt auch die mechanische Überbelastung zu Mikrofrakturen mit entsprechender Reaktion. Zum Beispiel scheint Rauchen in Kombination mit schwerer Arbeit die Heilung von Modic Changes zu verzögern (Eriksenet al. 1999).

Die klinische und apparative Differenzierung ist fast unmöglich, dennoch sind einige Merkmale festzuhalten:

- schleichende Entstehungsweise
- zunehmende Beschwerden
- eindeutige Bewegungsabhängigkeit
- genaue Angaben der Belastbarkeit

Die Modic Changes werden in diesem Zusammenhang genannt, weil diese Beschwerden deutlich länger als 3 Monate andauern können. Im Zeitalter des biopsychosozialen Modells werden bei vielen Patienten Beschwerden als unspezifisch gedeutet, obwohl sie durchaus spezifischen Ursprungs sind.

Die Beschwerden werden wiederum in Grad I bis Grad VI eingeteilt (s. ▶ **S. 179**). Viele ältere Handwerker z. B. haben Rückenbeschwerden vom Grad III. Erst nach 3 Stunden Arbeit ist der Rücken richtig aufgewärmt und schmerzfrei, weswegen dies auch „Dieselphänomen“ genannt wird. Dieses Phänomen tritt des Öfteren auf, ist aber kein Anlass zur Beunruhigung und auch kein Grund, die Belastung zu verringern.

Das klare Erscheinungsbild wird in der Praxis jedoch selten als ein rein peripheres Muster angesehen, dabei sind besonders bei der Diagnose „Arthrose“ die biopsychosozialen Aspekte von Bedeutung.

9.3.9 Plastizität des Nervengewebes

Viele Faktoren spielen bei der Ätiologie von Schmerzen eine Rolle, es sollte jedoch vor pauschalen Anzeichen, die unter anderem psychogen bedingt sind, z. B. das Simulieren oder Übertreiben, gewarnt werden. Eine sorgfältige Analyse zeigt eine anfängliche Gewebeschädigung, wobei Schädigung und Schmerz sich im Laufe der Zeit unabhängig voneinander entwickelt haben. Schmerzprobleme wie Morbus Sudeck, Reflexdystrophie, Phantomschmerzen oder RA (rheumatoide Arthritis) sind mögliche Zustände, wobei hier aber auch plastische Änderungen des ZNS mitwirken. Es ist anzunehmen, dass dies wahrscheinlich auch für Arthrose, Rücken- und Nackenschmerzen gilt.

Das Nervensystem ist kein statisches, sondern ein dynamisches System, das sich bereits vorgeburtlich bildet und im Laufe des Lebens weiterentwickelt. Werden neue Aktivitäten erlernt, wird z. B. ein motorisches Programm angelegt. Gleiches gilt für sensorische Programme, wie das Schauen in den Spiegel beim Autofahren. Auch Schmerzen lösen Änderungen im Nervensystem aus. Krankheiten, Traumen und Überbelastung hinterlassen ihre Spuren im Schmerzsystem. Die Bezeichnung „Plastizität des Nervensystems“ umfasst die Fähigkeit des Nervensystems, sich durch Veränderung an veränderte interne und externe Situationen anzupassen.

Wenn bei einem Patienten mit chronischen Schmerzen eine Nervenbahn durchtrennt wird, ist er zunächst schmerzfrei. Dieser Zustand ist jedoch nicht bleibend, da mehrere verschiedene Ebenen im Schmerzsystem eingebunden sind. Andere Bahnen übernehmen diese Funktion (Substitution), die Reize finden einen anderen Weg (Rerouting) und das Nervenwachstum (Sprouting) findet statt (van Cranenburgh 2000).

Dies sind nur ein paar Beispiele für die Dynamik des Nervengewebes, das eine Plastizität auf verschiedenen Ebenen zeigt.

9.3.10 Schmerzquelle des Nervensystems

Periphere Läsionen

Bei Gewebeverletzungen entstehen die so genannten Schmerzmediatoren, die zur Reizung des Schmerznervs führen. Eine Verletzung der freien Nervenenden hat entweder ein Sprouting dieser Nerven zur Folge oder aber die Neuronen werden sehr empfindlich gegenüber mechanischen Reizen und auch gegenüber chemischen Reizen, z. B. durch Noradrenalin (Aktivierung durch Stress).

Bei akuten Verletzungen wird das Hautgebiet empfindlich, es besteht eine primäre Hyperalgesie. Das Nervensystem erkennt die verletzte Region und der Organismus reagiert mit Schonverhalten und erhöhtem Bewusstsein. Diese physiologische Reaktion ist eine schützende Funktion des Körpers, da das passende Schonverhalten sofort aktiviert wird.

Hinterhorn

Periphere Läsionen lösen im Hinterhorn (▶ Abb. 9.9) erhöhte Aktivität aus, die die Empfindlichkeit der Neuronen beeinflussen (long-term potentiation). Hierdurch entsteht eine erhöhte Empfindlichkeit (Wind-up-Phänomen). Die wiederholte C-Faser-Stimulierung sorgt für eine Aufrechterhaltung des Wind-up-Effekts. Bei kurzer Dauer ist der Wind-up-Effekt reversibel, bei länger andauernder Reizung entsteht eine bleibende Änderung: Der Körper reagiert mit einer Reorganisation. Unter gesunden Umständen sprechen bestimmte Hinterhornneuronen nur auf nozizeptiven Input an. Im Falle des Wind-up-Effekts können auch andere mechanische oder thermische Reize diese Neuronen aktivieren, so dass es zu unverständlichen, zentralen Schmerzen kommen kann (van Cranenburgh 2000).

Der nozizeptive Input wird teilweise vom Hinterhorn zum Vorderhorn geleitet, wodurch motorische Fasern aktiviert werden. Hierdurch entsteht ohne wirklichen Grund eine tonische Reaktion (*Défense musculaire*).

Hirnstamm

Im Hirnstamm (▶ Abb. 9.10) befindet sich das endogene, schmerzhemmende System. Es wird durch intensive Stimulierung (counter irritation) und chronische Schmerzen beeinflusst und reguliert die Endorphinausschüttung. Eine These besagt, dass aufgrund dessen die Wirkung von reizintensiven Therapien (Akupressur, Shiatsu, Träbert oder 2/5-Strom, Kneippkuren, Bindegewebsmassage, myofasziale Triggerpunkte und Dry Needling) erklärt werden kann. Solche Methoden sind wirksam, wenn bereits eine gewisse Chronifizierung stattgefunden hat.

Wissenschaftliche Experimente zeigen den Einfluss dieses Systems mittels einer Naloxon-Infiltration, welche die Wirkung der Endorphine minimiert. Bei chronifizierten Beschwerden nimmt der Schmerz durch die Verabreichung von Naloxon zu (Basbaum und Buschnell 2009).

Thalamus

Im Thalamus (griech. „Schlafgemach" oder „Kammer") befindet sich das Zentrum für die „Schmerzerinnerung". Durchlebte Schmerzzustände als Folge eines Traumas, Hexenschusses, Herzinfark-

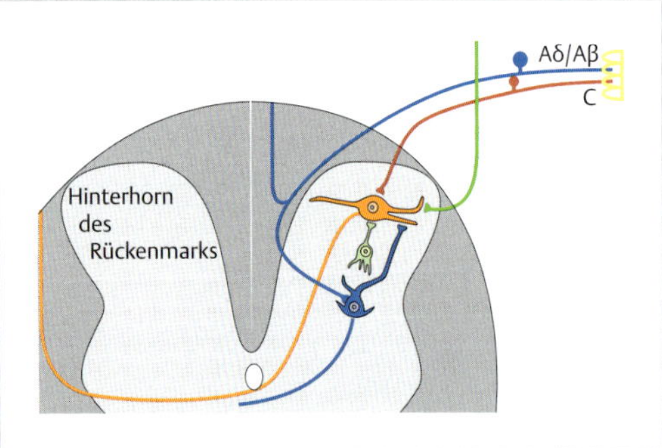

Abb. 9.9 Lage des Hinterhorns.

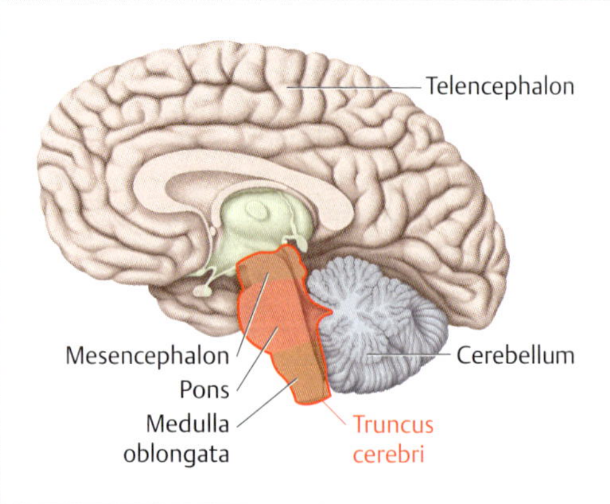

Abb. 9.10 Lage des Hirnstamms.

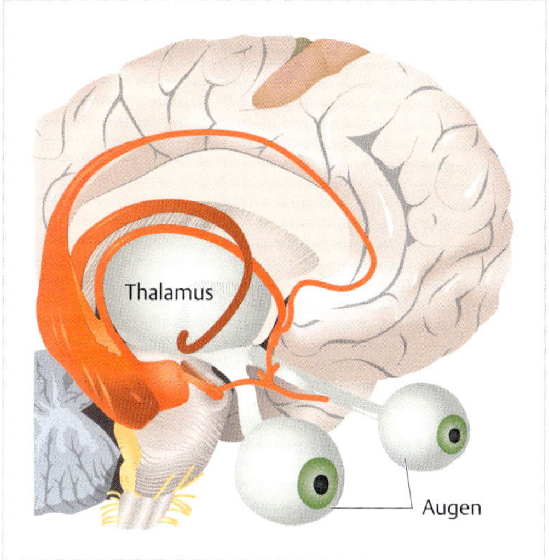

Abb. 9.11 Lage des Thalamus.

tes oder einer Operation sind im Thalamus gespeichert. Verschiedene Aussagen beinhalten, dass durchlebte Schmerzerinnerungen wie ein Computerprogramm durch einen Tastendruck gestartet und ausgeführt werden können. Angstzustände, Stress, Erwartungshaltung oder gewisse Bewegungsmuster können die Auslöser sein: Eine Lawine an Reaktionen bricht ohne eine biomedizinische Grundlage los.

Limbisches System

Bei chronischen Schmerzen werden Teile des limbischen Systems aktiviert, welches für Emotionen verantwortlich ist. In dieser Region sind chronische Schmerzen und Emotionen möglicherweise stark miteinander verknüpft. Stress, Angst, Verzweiflung und andere negative Gedanken sind Emotionen, die beachtet werden sollten.

Cortex

Eine bestimmte Zellgruppe in der Großhirnrinde (Cortex) ist ausschließlich für die bewusste Wahrnehmung eines Schmerzreizes in einem genau definierten Körperbereich zuständig.

Das Gehirn kann den Schmerz allein nur mit der aktivierten Zellgruppe im Cortex lokalisieren.

Dabei sind die Größe der Zellgruppe und die der betroffenen Stelle im Körper nicht kongruent zueinander. Das heißt, feinmotorische Bereiche (z.B. Zehen) werden von einer großen Zellgruppe beeinflusst. Bereichen, die keine Bewegungen ausführen (z.B. Bauch), stehen nur kleine Gebiete zur Verfügung. Die Projektion, der „Homunculus" (lat. „Menschlein"), der sinnbildlich durch die Verknüpfung von Cortex und Körperregionen gezeichnet werden kann, wird verzerrt dargestellt.

Periphere Schädigungen beheben

Mit ziemlicher Sicherheit kann festgestellt werden, dass chronische Schmerzen, Rücken- und Nackenschmerzen plastische Änderungen im ZNS verursachen. Ihre Entstehung ist durch 3 Phasen gekennzeichnet:

1. Abnormer Input

Durch Gewebeschädigung entsteht ein anderer Input als normal üblich. Je intensiver und länger der Input, desto besser erinnert sich das ZNS daran. Je kürzer der Input in der akuten Phase ist, desto weniger chronische Schmerzen entstehen. Dies bedeutet, dass Maßnahmen erforderlich sind, die den sensorischen Input normalisieren:

- Keine Immobilisation, da ansonsten kein normaler Input vorhanden ist.
- Ein normales Bewegungsmuster beibehalten, denn Ruhe ist ein anormaler Input und sollte möglichst gemieden werden. In extremen Fällen ist von Deafferentation die Rede, eine verminderte Stimulation dicker Fasern führt zu vermehrten Schmerzen.
- Die Vergabe von NSARs oder ähnlich wirkenden Medikamenten kann sich auf die Reduzierung des Schmerzinputs positiv auswirken.

2. Plastische Veränderungen

Der Schmerz hinterlässt seinen Fingerabdruck im ZNS. Dieser Prozess ist noch umkehrbar:

- Eine Stimulation der C-Fasern sollte gemieden werden.
- Emotionale Aspekte sollten beachtet werden, denn auch Angst, Depressionen und Wut nehmen Einfluss auf die Chronifizierung des Schmerzes.
- Eine gute Aufklärung nimmt Angst und vermindert Sorgen – sinnvoll auch bei akuten Verletzungen.

9

3. Reorganisation

Der Ursprung des Schmerzes ist längst verschwunden, die Läsion verheilt, der Schmerz aber bleibt bestehen (intractable pain):

- Der Patient sollte die betroffenen Regionen weiterhin belasten.
- Emotionale Belastungen sollte der Patient vermeiden.
- Der Schmerz selbst darf keine Funktion bekommen.
- Soziale Kontakte und Kommunikation sollten gefördert werden.
- Schmerzkonkurrierende Aktivitäten verdrängen in dieser Phase wörtlich die Schmerzerinnerung. Der bewusste Prozess der Ablenkung heißt „Zoom-out".
- Übertriebene Kommunikation über Schmerzen sollte gemieden werden. Dies macht den Schmerz präsenter und ist im Rückentriathlonkonzept als „Zoom-in" bekannt.

9

9.4 Nocebo und Placebo – Interferenz mit dem natürlichen Verlauf von Rückenbeschwerden

Der wechselnde Verlauf von chronischen Rückenbeschwerden kann mit der Erwartungshaltung der Patienten interferieren (▶ S. 106). Beginnt der Patient mit seinem Training, wenn die Beschwerden gerade zunehmen, bestätigt dies die Erwartungshaltung des Betroffenen, da dieser schon im Vorfeld von einer Verschlechterung seines Gesundheitszustandes ausgegangen war.

So wie der Placebo-Effekt einen positiven Erfolg durch eine Scheinbehandlung erzielt, wird durch ein Nocebo genau das Gegenteil erreicht (Spiro 2005). Befürchtet der Patient das Schlimmste nach einer Behandlung, so tritt genau dies ein. Diese „self-fulfilling prophecy" (sich selbsterfüllende Prophezeiung) kann sowohl im positiven als auch negativen Sinne eintreffen.

Die auftretenden Effekte von Nocebo und Placebo sind auch für den Rückentriathlon von besonderer Bedeutung und erfordern ein gewisses Maß an Hintergrundwissen.

Trotz seiner wörtlichen Bedeutung, lat. „ich werde gefallen", hat Placebo ein negatives Ansehen in der Gesellschaft.

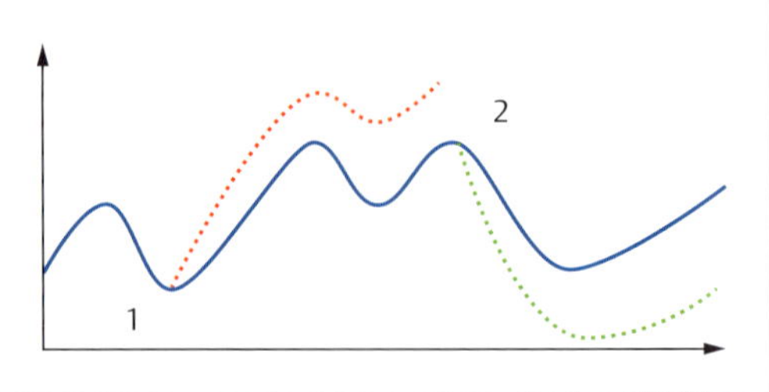

Abb. 9.12 Typischer Verlauf von chronischen Rückenbeschwerden. Der Verlauf wechselt unabhängig von den Aktivitäten. Nach einem Training 1 meint man, dass das Training die Beschwerden verschlimmert. Die rote Kurve zeigt, dass durch diese Fehlinterpretation der eigentliche Verlauf nachteilig beeinflusst werden kann. Bei einem Training 2 meint man, dass das Training eine Besserung gebracht hat. Die grüne Kurve zeigt eine durch diese Fehlinterpretation hervorgerufene Verbesserung des eigentlichen Verlaufs.

Nocebo wird normalerweise mit Nebenwirkungen von Medikamenten und Therapien in Verbindung gebracht. Es kann zu physischen Beschwerden kommen, die aber nicht von physischen Faktoren ausgelöst werden, sondern psychisch bedingt sind.

Bei Patienten, die vor den Nebenwirkungen eines Medikaments gewarnt werden, treten diese Nebenwirkungen 3-mal häufiger auf als bei Patienten, die nicht informiert wurden.

Klassische Studien zum Nocebo-Effekt dürfen aus jetzigen ethischen Überlegungen nicht wiederholt werden.

Beispiel **B**

Beispiel

In den 1980er Jahren wurden 34 Studenten scheinbar mit Strom behandelt. Bei der Untersuchung sollte herausgefunden werden, ob diese Strombehandlung auch Kopfschmerzen verursachen kann. Obwohl kein Strom floss, bekamen zwei Drittel der Studenten Kopfschmerzen.

Aus diesem Grund sollte der Patient nicht vor eventuellen ERIs gewarnt werden. Es ist besser adäquat zu reagieren, wenn diese im Ausnahmefall auftreten.

Der Nocebo-Effekt spielt in der Physiotherapie häufig eine wichtige Rolle. Vertraut der Patient dem angebotenen Konzept nicht, bleibt der Erfolg zwangsläufig aus oder die Beschwerden werden schlimmer. Nicht immer ist das Konzept Schuld an einer Fehlreaktion, sondern häufig ist es die mangelnde Überzeugungsarbeit und -kraft des Therapeuten.

Ist es richtig, die Frage zu stellen, ob ein niedriger Anteil an Placebos mehr erwünscht ist als ein höherer, wenn doch die Wirksamkeit gleich ist?

9.4.1 Behandlungserfolg = Wirksamkeit + Placebo

Eine viel gehörte Beschreibung und beliebte Definition von Placebo durch die Industrie ist:

„Das Medikament wird verglichen mit einem Placebo-Präparat, das keinerlei pharmakologisch aktive Substanzen hat".

Wenn man sich auf diese Definition einigt, hat die aktive Rehabilitation nie eine Chance, sich von einem Placebo-Image zu befreien.

Der Wirkungsgrad und die Nachhaltigkeit der Placebo-Effekte werden durch folgende Effekte positiv beeinflusst:

- Mobilisationseffekt: der Weg zur Auswahl der Behandlungsart. Je länger der Weg ist, umso besser scheint teilweise der Erfolg zu sein.
- Interaktion zwischen Therapeut und Patient
- der Glauben der behandelnden Person an die Therapie
- kulturelle Hintergründe
- das Penetrieren der Haut
- die Information der Medien
- der finanzielle Aufwand

Die Spannbreite liegt zwischen 0 und 100% (Wall und Melzack 1989).

Wirksamkeit des Placebos

Konditionierungsmodell

Entscheidend ist der Einfluss endogener Opoide, welche Reaktionen in einem Körperteil hervorrufen. Die Reaktionen können gelenkt und konditioniert werden. Bei Kraftsportlern sieht man z.B. bereits einen Anstieg des Testosteronspiegels beim Betreten der Trainingsräumlichkeiten. Die praktische Konsequenz: Ein Erfolgserlebnis (vermehrte Mobilität, weniger Schmerz) sollte dem Patienten bereits in der ersten Behandlung ermöglicht werden. Dies fördert einen unbewussten Konditionierungseffekt mit begleitenden positiven Erwartungen. In der Regel ist eine Placebotherapie der medikamentösen Therapie immer überlegen, da sie keine verdeckten Nebenwirkungen hat.

Beim Rückentriathlon wäre dies durch ein Probetraining umsetzbar, denn die Erfolge von Leidensgenossen innerhalb der Gruppe können ein wirksames Erlebnis darstellen.

Zusammenfassung ✓

- Die Eingrenzung der Schmerzquelle ist schwierig. Der Therapeut muss differenzieren zwischen:
  - zentralem und peripherem Ursprung
  - Flexions- und Extensionsmuster
  - spezifischen und unspezifischen Beschwerden
  - strukturellen und nicht strukturellen Problemen
  - Reizung und posturalem Syndrom
- Weitere mögliche Schmerzquellen sind: Red Flags, traumatisch unspezifische Beschwerden, Instabilität, Operation
- Das ZNS als mögliche Schmerzquelle: Hinterhorn, Hirnstamm, Thalamus, Limbisches System und Cortex
- Nocebo – Placebo: Begriffe aus der Pharmakologie sind auf die Therapie übertragbar.

9

Literatur

Basbaum A, Buschnell M. Science of pain. Oxford: Academic Press; 2009.

Bogduk N, Adams M, Burton K, Dolan P. The biomechanics of back pain. Philadelphia: Elsevier/Churchill Livingston; 2006.

Eriksen W, Natvig B, Bruusgaard D. Smoking, heavy physical work and low back pain: a four-year prospective study. Occup Med (Lond). 1999; 49(3): 155–60.

Hides JA, Richardson CA, Jull GA. Multifidus muscle recovery is not automatic after resolution of acute, first-episode low back pain. Spine (Phila Pa 1976). 1996; 21(23): 2763–9.

Spiro H. Placebo. Bern: Hans Huber; 2005.

van Cranenburgh B. Pijn vanuit een neurowetenschappelijk perspectief. Maarssen: Elsevier Gezondheidszorg; 2000.

van Tulder M, Becker A, Bekkering T, Breen A, del Real MT, Hutchinson A, Koes B, Laerum E, Malmivaara A. Chapter 3. European guidelines for the management of acute nonspecific low back pain in primary care. Eur Spine J. 2006;15(Suppl 2): S169–91.

Wall P, Melzack R. Textbook of pain. New York: Churchill Livingston; 1989.

Kapitel 10

Drop-out-Quote (DOQ) und Outcome – Optimierung von Therapietreue und -erfolg

10

10 Drop-out-Quote (DOQ) und Outcome – Optimierung von Therapietreue und -erfolg

Frederik Deemter

10.1 Allgemeines zur Drop-out-Quote

Die Drop-out-Quote (Abbrecherquote) wird bestimmt von dem Prozentsatz der Personen, die das Trainingsprogramm vorzeitig verlassen. Sie spiegelt die Akzeptanz des Programms bei den Teilnehmern wider. Das Thema Drop-out hat für die Anbieter von Fitnessprogrammen einen hohen Stellenwert und ist auch für die Durchführung der MTT von großer Bedeutung.

Eine niedrige Drop-out-Quote bietet eine bessere Grundlage für die Trainingsgruppenplanung und Raumausnutzung, jedoch auch für die Finanzkalkulation. Gerade der finanzielle Aspekt ist für die Anbieter zur Durchführung einer besseren Kostenplanung wichtig, aber auch speziell für die Kostenträger relevant, da diese nicht die volle Kostenübernahme anbieten würden, wenn ein gewisser Teil des Programms nicht absolviert wird (UK Beam 2004).

Die richtige Auswahl der Patienten nach Gesichtspunkten wie Motivation, Bildung, Geschlecht oder Indikation beeinflusst die Drop-out-Quote maßgeblich.

Merke **M!**

Die Drop-out-Quote wird bestimmt durch:
- Qualität des Programms + Qualität des Zentrums + Patientenselektion

10.2 Drop-out-Quote als Akzeptanzbarometer und Vergleichsfaktor

Für die Entwickler des Rückentriathlons ist die Drop-out-Quote ein Akzeptanzbarometer. Nur bei einer niedrigen Drop-out-Quote kann das ehrgeizige Ziel erreicht werden, durch langfristig steigende Belastungen die Belastbarkeit entscheiden erhöhen zu können.

Die Drop-out-Quote wird nicht durch das Programm allein beeinflusst, sondern auch durch den Trainer und das Ambiente des Zentrums.

Obwohl der Rückentriathlon überall die gleiche Trainingssteuerung bietet, ist die Drop-out-Quote von Zentrum zu Zentrum unterschiedlich. Ähnliches gilt auch für die Patientenzufriedenheit (s. Kap. 27). Durch den Backsupport des Rückentriathlons kann die Drop-out-Quote und auch die generelle Patientenzufriedenheit ermittelt werden. Dadurch bietet sich den teilnehmenden Praxen die Möglichkeit, sich mit anderen zu vergleichen, eventuelle Defizite aufzudecken und diesen entgegenzuwirken.

10.3 Regelmäßigkeit – Zeitmangel führt häufig zum Abbruch

Innerhalb der aktiven Rehabilitation ist es ratsam, sich mit der Drop-out-Quote auseinanderzusetzen, weil man dadurch das Outcome des Trainings und die Qualität des Zentrums optimieren kann.

In den 1980er Jahren wurden hierüber bereits verschiedene Artikel publiziert (Oldridge und Stoedefalke 1984, Oldridge 1982). Die Effektivität der Übungsprogramme hängt von der regelmäßigen Teilnahme ab, weshalb zu diesem Thema bereits geforscht wird (Pahmeier 1994). Indem man die Aussteiger befragt, erlangt man Kenntnisse über die genauen Gründe. Kennt man die Abbruchgründe, kann man das Programm durch eine Anpassung der Strukturen optimieren.

Zeitmangel scheint einer der Hauptgründe für den Abbruch von Trainingsprogrammen zu sein (Rampf 1999). Aus diesem Grund wurde für den Rückentriathlon folgende Formel ausgewählt: 1 × im Zentrum trainieren und 3 × zu Hause.

Merke **M!**

Rückentriathlon-Formel für das Training

1 × im Zentrum trainieren und 3 × zu Hause!

Dies ist ein großer Vorteil, denn durch das Heimtraining können die Patienten den Rückentriathlon flexibel in den Alltag integrieren.

Viele Neuanfänger sind zunächst übermotiviert und meinen, öfters trainieren zu können. Doch im

Laufe der Zeit setzt eine gewisse Ernüchterung ein: Die Selbsteinschätzung, die bei Vertragsabschluss vorherrschte, ändert sich oftmals, da viele Teilnehmer dem Training weitaus weniger Zeit einräumen können, als sie anfangs geplant hatten. Dadurch entsteht ein schlechtes Preis-Leistungs-Verhältnis, was zu Unzufriedenheit bei den Teilnehmern führt.

Für den Rückentriathlon wurde eine Trainingssteuerung von einem Training pro Woche im Zentrum gewählt, was einen realistischen Zeitaufwand darstellt. Dennoch gibt es immer wieder übermotivierte Teilnehmer, die häufiger trainieren möchten. Ihnen kann man anbieten, dass sie nach dem ersten Trainingsjahr, in dem die Teilnehmer zunächst richtig aufgebaut werden, kostenlos an einer zweiten und dritten Trainingseinheit in der Woche teilnehmen können. Bezeichnend für die effektive Planung des Rückentriathlons ist es jedoch, dass solch ein Angebot bisher von keinem Patienten angenommen wurde.

10.4 Abbruch durch rationelle Entscheidungen

Ein anderer Grund für einen Therapieabbruch sind rationelle Entscheidungen. So kann ein Patient z. B. zu dem Entschluss kommen, eine medikamentöse Behandlung aufgrund der Nebenwirkungen zu beenden.

Rationelle Entscheidungen – in Bezug auf ein langfristiges Training gesehen – hängen von diversen Faktoren ab:

- *Einstellung zu den Übungen:* Entscheidend ist, ob und wie die Übungen in den Alltag integriert werden können. Hierbei kann der Trainer durch Kreativität eine Hilfestellung anbieten.
- *Gewichtsgrad der empfundenen Symptome:* Je ernster die Beschwerden tatsächlich sind, desto geringer ist die Wahrscheinlichkeit, dass Personen mit dem Programm aufhören.
- *Ansichten über die Ursache der Beschwerden:* Falsche Ideen und Beliefs, z. B. zu Überbelastung, verringern die Beteiligungsrate. Auch ist vielen Teilnehmern nicht bewusst, dass der Erfolg eines einjährigen systematischen Trainings weitaus effektiver und langanhaltender ist, als beispielsweise die Wirkung, die durch drei passive Behandlungen erzielt wird.
- *Geschätzte Effektivität des Programms:* Logische, verständliche Programme tragen zu einer höheren Beteiligungsrate bei. Die Akzeptanz des Programms in mehreren Ländern, informative und professionelle Informationsblätter sowie ein guter Internetsupport verstärken die positive Beurteilung durch den Patienten.
- *Ziel der Teilnahme:* Das vorrangige Ziel des Rückentriathlons ist die Minimierung der Rückenbeschwerden. Haben sich diese nach ca. einem Jahr gegeben, erfolgt häufig eine Verlagerung der Prioritäten. Für viele tritt die körperliche Fitness in den Vordergrund, die aber auch durch andere Trainingsmöglichkeiten erreicht werden kann. Die Konsequenz daraus ist: Durch die Verlagerung der Prioritäten wählen einige Teilnehmer ein neues Ziel – sie beenden den Rückentriathlon. Andere wiederum führen das Training auch nach einem Jahr fort.

10.5 Erkenntnisse der Fitnessindustrie

10.5.1 Verhalten von kontinuierlich Trainierenden in einem Fitnessstudio und Übertragung auf Teilnehmer des Rückentriathlons

Die Fitnessindustrie beschäftigt sich seit Jahren, vermehrt aus finanziellen Gründen, mit dem Thema, ob und wie man die Drop-out-Quote reduzieren kann. Aussagekräftig ist dabei das Verhalten der Personen, die das Training kontinuierlich besuchen.

Sie verfügen meist über:

- *Eine gute Selbstmotivation:* Diese Personen benötigen keine externen Anreize, Zwänge oder Druckmittel. Sie können aus eigenem Antrieb heraus eine Sache beginnen, sie konsequent durchführen und das gesteckte Ziel erreichen. Bei Patienten oder Teilnehmern des Rückentriathlons mangelt es teilweise an Selbstmotivation. Diese Einstellung kann aber, den Ansätzen der Graded Activity folgend, konditioniert werden. Bemerkungen wie: „Ich bin so faul!“ und „Ich habe keinen Bock!“ werden ignoriert, positives Verhalten dagegen bestätigt: „Schön, dass Sie das geschafft haben!“ und „Du kannst stolz auf dich sein!“.
- *Eine genaue Zielsetzung:* Durch Trainingserfahrung, gutes Selbsteinschätzungsvermögen und bestehende Selbstmotivation kann eine realisti-

10

sche und genaue Zielsetzung erfolgen. Aufgrund mangelnder Erfahrung in diesem Bereich weisen Patienten hier normalerweise Defizite auf. Mittels einer Analyse der patientenspezifischen Beschwerden (s. auch Kap. 10, ▶ S. 116) kann der Patient aber erlernen, seine Ziele zu definieren.

- *Die Fähigkeit, die Ziele in realistischen Schritten zu erreichen:* Personen, die lange in einem Fitnessstudio trainieren, können die Teilziele gut gliedern. Für normale Patienten ist der Rückentriathlon ein effektives Hilfsmittel. Die individuelle Trainingssteuerung hat sich bei der Wahl und der Umsetzung der realistisch gesetzten Teilziele bewährt. Bei chronifizierten Beschwerden ist dagegen die Graded Activity für viele Patienten hilfreich.
- *Eine motivierte Teilnahme:* Die Motivation der Besucher eines Fitnessstudios speist sich meist aus dem Wunsch nach einem schönen und gesunden Körper, aber auch der finanzielle Aspekt motiviert zum regelmäßigen Training. Patienten sind meist deshalb motiviert, weil sie Schmerzen haben oder Rezidiven vorbeugen wollen. Für die Teilnehmer des Rückentriathlons sind daher die Motivationsfaktoren Beschwerden und der finanzielle Aspekt, da sie einen Teil der Kosten selber tragen müssen.
- *Erreichte Erfolge:* Der Erfolg durch das Training im Fitnessstudio kann visuell (schöner Körper) oder durch Preise (Teilnahme an Wettbewerben) bestätigt werden. Beim Rückentriathlon können Erfolge durch abnehmende Schmerzen ausgemacht werden. Für den Patienten sind die Erfolge meist klar sichtbar. Manchmal kann man aber mithilfe des Backsupports Fortschritte verdeutlichen, die der Patient nicht als solche wahrnimmt. So kann es sein, dass der Patient weiter über Schmerzen klagt, obwohl seine Selbsteinschätzung für bestimmte Aktivitäten auf der VAS von 8 auf 5 gesunken ist. Ein anderes Beispiel ist auch: Der Schmerz nimmt nicht zu, obwohl der Patient keine Medikamente mehr einnimmt.

Bei der Gestaltung und Durchführung des Rückentriathlons sind diese Verhaltensmerkmale für ein langfristiges Training entscheidend. Der Rückentriathlon hat diese Merkmale berücksichtigt und in die Programmstruktur integriert. Die Aufgabe der Trainer besteht nun darin, das Verhalten des Patienten zu analysieren, positives Verhalten zu stimulieren und negative Gedanken zu korrigieren.

10.6 Ansätze zur Minimierung der Drop-out-Quote des Rückentriathlons

10.6.1 Rückentriathlon – nicht nur bei Beschwerden, sondern auch eine ästhetische Motivation

Ein zusätzlicher Motivationsaspekt neben der Abnahme der Beschwerden ist eine Verbesserung der Figur durch ein regelmäßiges Training – das häufigste Beitrittsmotiv zu einem Fitnesstraining.

Beim Rückentriathlon ist die Reduzierung des Körperfettanteils medizinisch belegt – bewusst oder unbewusst wird eine Gewichtsabnahme mit dem Training in Verbindung gebracht.

Es hat sich als wichtig herausgestellt, die Ziele genau und realistisch zu definieren. Denn einer der Hauptgründe für den Abbruch des Fitnesstrainings ist das Nichterreichen der eigenen Ziele, weil sie eben nicht realistisch gewählt wurden. So erwarten viele Patienten, dass bereits nach wenigen Übungen die erste sichtbare Fettreduzierung eintritt. Die Assoziation der Patienten von Training im Zusammenhang mit Gewichtsabnahme sollte respektiert, eine klare Definition des Ziels besprochen und dokumentiert werden. Das Ziel sollte weder zu hoch sein, damit der Patient es erreichen kann, noch zu niedrig sein, weil dann kein Effekt sichtbar wird. Beim Rückentriathlon werden die Ziele durch eine Abnahme des Körperfettanteils definiert, dabei ist eine Abnahme von 5% pro Jahr ein realistisches Ziel (s. Kap. 22).

10.6.2 Positives Reinforcement – das gute Gefühl mit nach Hause nehmen

Das Reinforcement (Verstärkung) ist ein Begriff aus der Psychologie. Es beschreibt, dass mit einer bestimmten Erfahrung ein gewisses positives Verhalten verstärkt wird.

Direkt nach einem Rückentriathlontraining fühlt sich der Teilnehmer körperlich besser und ist im Allgemeinen zufrieden mit seiner Leistung. Der Trainer sollte dies regelmäßig ansprechen und das Gefühl dann auch bestätigen. Der Teilnehmer verlässt den Trainingsraum mit einer angenehmen, positiven Körpererfahrung. Er ist sich dessen umso bewusster, je mehr der Trainer dies bestätigt. Trainingsfortschritte und Trainingseinsatz sollten selbstverständlich fortlaufend gelobt werden. Erst wenn die Trainingserfolge auch von der Außenwelt wahrgenommen werden, ist der Prozess des Reinforcements perfekt. Externe Bestätigungen können Aussagen sein, wie: „Was bewegst du dich locker!", „Dass du das wieder schaffst!", „Hätte nie gedacht, dass du einmal zum Sportler wirst!" oder auch „Wie gut du aussiehst!".

10.6.3 Beschwerden beim Training – Minimierung von Verletzungen

ERIs (exercise related injuries) beeinflussen die Drop-out-Quote negativ. Ein Teil der Patienten wird durch Beschwerden zum Pausieren gezwungen, worauf diese meist mit Unverständnis reagieren. Deshalb wirkt sich eine niedrige ERI-Rate günstig auf die Drop-out-Quote aus, was kennzeichnend für den Rückentriathlon ist. Treten Beschwerden als Folge von ERIs oder auch aus anderen Gründen auf, so sollte der Patient – wenn möglich – weitertrainieren.

Einerseits lernt der Patient, dass eine Verletzung nicht zu einer völligen Pause führen muss, andererseits bleibt er aktiv. Verletzungen sind immer wieder ein Grund für den Patienten, sein Training zu unterbrechen und den Anschluss zu verlieren. Bei Kniebeschwerden können etliche der Übungen, z. B. einbeinig, problemlos durchgeführt werden, oder aber er wählt eine Ersatzübung. Auf jeden Fall sollte das Heimtraining angepasst werden.

10.6.4 Das „Wir-Gefühl" – ein sozialer Aspekt

Ein fehlender sozialer Anschluss ist häufig ein Grund dafür, ein Fitnesszentrum oder ein MTT-Zentrum nicht mehr zu besuchen. Manche fühlen sich in einem großen Zentrum nicht wohl, weil man auf sich allein gestellt ist, die Trainer häufig wechseln oder weil verbissen trainierende „Athleten" etwas lächelnd auf die „normal" Trainierenden herabblicken.

Der Rückentriathlon ist in überschaubaren Gruppen mit möglichst gleichbleibendem Trainer organisiert. Im Gegensatz zum freien Training fühlen sich die Teilnehmer des Rückentriathlons im Zentrum durch die persönliche Ansprache nicht fremd oder als Teil einer anonymen Gesellschaft, sondern gut betreut. Die Trainer können die sozialen Kontakte der Teilnehmer untereinander fördern, sie z. B. auf gemeinsame Interessen hinweisen oder den Vorschlag machen, gemeinsam den Bewegungsprogrammen nachzugehen.

10.6.5 Bekämpfung der einschleichenden Routine und aufkommenden Langeweile – emotionale Erlebnisse fördern

Viele Aussteiger im Fitnessbereich finden es langweilig, zu trainieren. Ähnliches sieht man beim Rückentriathlon, nachdem die Beschwerden verschwunden sind und somit das eigentlich gesteckte Ziel erreicht ist. Die Aufgabe des Trainers ist es nun, den Patienten richtig zu informieren und zum Durchhalten zu motivieren. Es ist hilfreich, Parallelen zum Lauftraining zu ziehen, bei dem es viele „Laufjunkies" gibt. Auch beim Rückentriathlon gibt es einen Sucht-Effekt, welcher aber meist erst nach langanhaltendem Training einsetzt.

Dies kann beim Teilnehmer direkt und bewusst angesprochen werden. Eine solche Ansprache kann z. B. folgendermaßen formuliert werden: „Eines Tages werden Sie das Training vermissen." oder „Merken Sie, wie das Training zu einer positiven Sucht geworden ist?".

10.6.6 Passende „Hardware"

Ein passendes Umfeld wird heutzutage vorausgesetzt, denn auch die Räumlichkeiten und das Ambiente sind entscheidend für die Compliance der Teilnehmer. Stimmen diese Faktoren, fühlt sich der Patient heimisch und kommt immer wieder gerne.

Für Patienten wichtige Aspekte sind:

- gute Erreichbarkeit
- Belüftung
- Licht
- Musik
- sanitäre Anlagen

10.6.7 Passende „Software"

Auch die Art und Weise, wie das Training in der Praxis abläuft, nimmt der Patient wahr. Für die Patienten ist es wichtig, das Gefühl zu haben, dass man in der Praxis ernst genommen wird und nicht nur ein durchlaufender Kunde ist. Diese Wahrnehmung überträgt sich dann auch auf andere Patienten. Wichtige Aspekte sind:

- gleiche Gesichter: Die Patienten beurteilen wechselndes Personal in der Anmeldung und ständig neue Trainer negativ
- Zeitfaktor: Wie lange dauert die Behandlung? Beginnt die Behandlung pünktlich?
- Betriebsklima
- Freundlichkeit
- Hygiene

10.7 Rückentriathlon und Drop-out-Quote

Die Drop-out-Quote ist während des Rückentriathlons äußerst gering. Erst wenn der Rückentriathlon beendet ist und die Rückenbeschwerden verschwunden sind, haben sich die Prioritäten geändert. Der Teilnehmer ist kein Patient mehr und die medizinische Einrichtung hat ihre Arbeit erledigt. Manche Institutionen bieten bereits einen fließenden Übergang in den Fitnessbereich an und möchten, dass der „Kunde" weiterhin trainiert. Die geschätzte Zahl der Personen, die das Rückentriathlon-Training fortführen, liegt bei 75–80%. Nachdem dieses Bedürfnis der Teilnehmer erkannt wurde, wurden die Erfolgsstufen beim Rückentriathlon durch Bronze, Silber und Gold erweitert. Die Zahl der Teilnehmer, die bis zum Goldstatus weitertrainieren ist hoch; aufgrund der unterschiedlichen Zielsetzungen der einzelnen Institutionen ist eine genaue und zuverlässige Datenerhebung bislang jedoch nicht möglich.

10.8 Wissenschaftliche Erkenntnisse und Ausblicke auf andere Zielgruppen

In anderen Bereichen liegen bereits wissenschaftliche Erkenntnisse zu Drop-out-Quoten vor.

So wurde als Beispiel in einer ausländischen Studie nachgewiesen, dass Männer, Jugendliche und Menschen mit einem geringeren Bildungsstatus eher aus Herzrehabilitationsprogrammen aussteigen als andere (Soleimani et al. 2009). Eine Studie bei Übergewichtigen visualisiert, dass Depression, Vollbeschäftigung (Zeitmangel) und Beschwerden als Folge des Übergewichts dazu führen, dass diese Teilnehmer aus dem Programm aussteigen (Inelmen et al. 2005). Auch in der Lungenrehabilitation neigen Patienten mit depressiven Veranlagungen eher dazu, das Programm vorzeitig zu beenden (Garrod et al. 2006). Ausreichende Informationen und Schulungen können diesem Verhalten entgegenwirken.

10.8.1 Outcome – EbM und €bM

Evidenzbasierte Medizin (EbM; engl.: evidence-based medicine) wird als der bewusste, ausdrückliche und wohlüberlegte Gebrauch der jeweils besten Informationen für Entscheidungen in der Versorgung eines individuellen Patienten definiert (Sacket et al. 1996). EbM hat sich, basierend auf der aktuellen Grundlage klinischer Studien und Veröffentlichungen sowie dem gegenwärtigen Stand der klinischen Medizin, mittlerweile etabliert.

Während sich die EbM mit der Wirksamkeit einer bestimmten Methode beschäftigt, greift die „€bM" („euro-based" medicine, Begriff des Autors) die Kostenfrage auf. Interessant ist der Vergleich des Outcomes von EbM und €bM bei einer Rückenrehabilitation mit einer Rückenoperation dar. Vergleicht man bei gewissen Rückenpathologien, z.B. einem Bandscheibenvorfall, eine konservative Behandlung mit einer operativen bei gleichem EbM-Outcome, ist die konservative Behandlung der operativen im Kostensinne €bM in der Regel weitaus überlegen. Anbieter der aktiven Rehabilitation sollten sich dieses Trumpfes bewusst sein. Die aktive Rehabilitation wird sich häufig positiv unterscheiden durch seine niedrigen Kosten im Vergleich zu anderen Methoden. Dies wird anhand der Ergebnisse der EbM-Evaluierung nicht deutlich!

Das Outcome kann auf unterschiedliche Arten gemessen werden, z.B. durch:

- Fragebögen
- körperliche Tests
- apparative Tests
- Kosteneffizienz: Kosten des Outcomes sowie weitere finanzielle Aspekte
- Medizinkonsum wie Rezidivquotienten und Arbeitsunfähigkeit

Outcome – gemessen durch Fragebögen

Einige Fragenbögen sind speziell für Rückenpatienten entwickelt worden. Problematisch ist dabei, dass diese entweder zu lang, zu unspezifisch oder zu intim sind, und Patienten dadurch frustriert und abgeschreckt werden. Nicht alle Aspekte der Rückenschmerzen werden hierdurch für jeden Patienten optimal erfasst. Nachfolgend sind einige Beispiele für Fragebögen aufgeführt.

Quebec Back Pain Disability Scale

Es existiert ein u.a. im Englischen, Niederländischen und Deutschen validierter Fragebogen.

Dieser Fragebogen erfasst, wie beschwerlich Patienten 20 verschiedene Aktivitäten einschätzen. Der Patient soll sechs Möglichkeiten auswählen und angeben, wie viel Mühe ihm jeweils die Erledigung dieser Aufgabe kostet bzw. wie viel Probleme sie ihm bereitet:

- keine Probleme: 0 Punkte
- geringe Probleme: 1 Punkt
- leichte Probleme: 2 Punkte
- starke Probleme: 3 Punkte
- sehr starke Probleme: 4 Punkte
- unmöglich: 5 Punkte

Nach folgenden Aktivitäten wird gefragt:

- Aufstehen aus dem Bett
- Durchschlafen
- Umdrehen im Bett
- Autofahren (bis 30 Minuten)
- Sitzen (einige Stunden)
- Treppensteigen
- Gehen (300–400 Meter)
- einen schweren Koffer heben und tragen

Der Quebec-Fragebogen ist für Patienten mit erheblichen Einschränkungen sehr gut geeignet. Hoch aktive Sportler oder „Arbeiter" werden aber trotz erheblicher Beschwerden einen sehr guten Punktestand erreichen, da sie andere Belastungen gewohnt sind und Beschwerden dadurch anders wahrnehmen.

So wird auch ein Triathlet, der erst nach einer Stunde Laufen, Schwimmen oder Radfahren Beschwerden bekommt, in allen drei Disziplinen 0 Punkte erreichen: ein optimaler Score bei hohen gefühlten Einschränkungen.

Oswestry-Disability-Index

Für den Oswestry-Disability-Index liegt ebenfalls u.a. eine deutsche Version vor (Mannion et al. 2006).

Die Patienten werden in 10 Kategorien mit jeweils 6 Antwortmöglichkeiten befragt.

Die Antwortmöglichkeiten sind mit 0 bis 5 Punkte zu bewerten, dabei ist der Score für die erste Antwort 0, der Score für die letzte 5. Die maximale Punktzahl beträgt somit 50. Der bestmöglichste Score ist 0. Errechnet wird die prozentuale Einschränkung des Patienten mittels einer Formel. Eine Besserung tritt ein, wenn sich der Prozentwert vom ersten zum zweiten Test verringert.

Erst ab einer statistischen Veränderung von 10% ist eine klinisch relevante Besserung eingetreten (Fairbank et al. 2002)

Die 10 Kategorien dieses Tests sind:

- Schmerzstärke
- Körperpflege (Waschen, Anziehen etc.)
- Heben
- Gehen
- Sitzen
- Stehen
- Schlafen
- Sexualleben
- Sozialleben
- Reisen

Für den Oswestry-Questionnaire-Index gilt die gleiche Einschränkung wie für den Quebec-Fragebogen. Zudem finden Trainer und Patienten die Fragen bezüglich des Sexuallebens in einem ersten Kontaktgespräch oft zu intim.

Bournemouth Questionnaire

Dieser Test besteht aus 7 Fragen, die auf einer Skala von 0 bis 10 bewertet werden.

Folgende Bereiche werden jeweils mit einer Frage evaluiert:

- Stärke der Rückenbeschwerden
- Beeinträchtigung des täglichen Lebens durch diese Schmerzen
- Beeinträchtigung des Soziallebens
- Aspekte bezüglich Reizbarkeit, Konzentration und Schwierigkeiten, sich zu entspannen
- Aspekte bezüglich Depressionen
- Einfluss von Hausarbeit und beruflicher Tätigkeit
- Selbstmanagement der Beschwerden

Dieser Fragebogen ist attraktiv, weil er schnell auszufüllen und einfach zu handhaben ist.

Zu kurze Fragebögen können sicherlich nicht alle Aspekte ausreichend umfassen, was auch für den Bournemouth Questionnaire gilt (Larsen und LeBoeuf-Yde 2005), jedoch bekommt der Therapeut schnell einen Eindruck davon, ob eine intensivere Befragung indiziert ist.

Roland Disability Questionnaire

Der Disability Questionnaire von Roland und Morris (1983) ist eine Auswahl des „Sickness Impact Profile" (SIP). 24 Aussagen wurden von dem SIP übernommen und mit dem Zusatz „wegen meiner Rückenschmerzen" angepasst. Jeder Punkt beschreibt eine spezielle Funktionseinschränkung. Er beinhaltet ausschließlich Funktionen des Alltags.

Eine validierte Version gibt es in vielen Sprachen, so auch in Deutsch (Wiesinger et al. 1999). Dieser Fragebogen ermittelt die Einschränkung, die der Patient heute empfindet. Gezählt werden nur die Fragen, die angekreuzt werden (Minimum 0 bis Maximum 24).

1. Wegen meiner Rückenschmerzen bleibe ich den größten Teil des Tages zu Hause.
2. Ich wechsle häufig meine Körperhaltung, um meinen Rücken zu entlasten.
3. Ich gehe wegen meiner Rückenschmerzen langsamer als sonst.
4. Wegen meiner Rückenschmerzen erledige ich keine der Arbeiten, die ich sonst im Haushalt erledige.
5. Wegen meiner Rückenschmerzen halte ich mich beim Treppensteigen am Geländer fest.
6. Wegen meiner Rückenschmerzen lege ich mich häufiger als sonst zum Ausruhen hin.
7. Wegen meiner Rückenschmerzen muss ich mich an etwas abstützen, um aus einem Polstersessel hochzukommen.
8. Wegen meiner Rückenschmerzen bitte ich andere Menschen, etwas für mich zu erledigen.
9. Wegen meiner Rückenschmerzen brauche ich zum Ankleiden länger als sonst.
10. Wegen meiner Rückenschmerzen achte ich darauf, nur kurze Zeit zu stehen.
11. Wegen meiner Rückenschmerzen achte ich darauf, mich so wenig wie möglich zu bücken oder niederzuknien.
12. Wegen meiner Rückenschmerzen fällt es mir schwer, von einem Stuhl aufzustehen.
13. Ich leide den größten Teil des Tages/der Nacht unter Rückenschmerzen.
14. Meine Rückenschmerzen erschweren mir das Umdrehen im Bett.
15. Wegen meiner Rückenschmerzen ist mein Appetit nicht besonders gut.
16. Wegen meiner Rückenschmerzen habe ich Probleme beim Anziehen von Socken (oder Strümpfen/Strumpfhosen).
17. Wegen meiner Rückenschmerzen gehe ich nur kurze Strecken.
18. Wegen meiner Rückenschmerzen schlafe ich weniger als sonst.
19. Wegen meiner Rückenschmerzen brauche ich beim Ankleiden Hilfe.
20. Wegen meiner Rückenschmerzen verbringe ich den größten Teil des Tages sitzend.
21. Wegen meiner Rückenschmerzen versuche ich, schwere Arbeiten im Haushalt zu vermeiden.
22. Wegen meiner Rückenschmerzen bin ich reizbarer und übellauniger als sonst.
23. Wegen meiner Rückenschmerzen gehe ich Treppen langsamer hinauf als sonst.
24. Wegen meiner Rückenschmerzen verbringe ich den größten Teil des Tages im Bett.

Patientenspezifische Fragebögen

Dieser Fragebogen wurde mit dem Oswestry und Roland Disability Questionnaire verglichen und scheint sich dabei als eine verlässliche Methode zu erweisen (Beurskens et al. 1996). Mit der patientenspezifischen Beschwerdeliste (s. Kap. 28) wird wahrscheinlich ein großer Teil der Patienten abgedeckt. auch Sportler oder Handwerker werden hier ein persönliches Ziel definieren können.

Der patientenspezifische Fragebogen wird nicht nur bei Rückenbeschwerden, sondern auch bei Rheuma (Tugwell et al. 1987), Lungenbeschwerden (Guyatt et al. 1987) und anderen Erkrankungen eingesetzt.

Outcome – gemessen durch körperliche Tests

Innerhalb der aktiven Rehabilitation werden häufig körperliche Tests als Nachweis zur Effektivität des Outcomes gewählt. Der Nutzen solcher Tests ist jedoch fraglich. Geht es beim Outcome darum, die Trainingsmodule möglichst effektiv zu gestalten oder möglichst effektiv die Beschwerden der Patienten zu minimieren? In der Fachliteratur werden dafür Begriffe wie „minimal clinically important difference" verwendet. Generell muss immer die Frage gestellt werden, ob die Messungen klinisch relevant sind.

Kräftemessen

Viele Methoden innerhalb der aktiven Rehabilitation basieren auf einem Test der isometrischen, isokinetischen oder isotonischen Kraft. Ein Test vor einem Eingriff und einer danach sollten den Kraftzuwachs und die Effektivität der Intervention belegen. Die Gefahr bei der Beurteilung des Kräftemessens sind die Lerneffekte bei isometrischen und isokinetischen Untersuchungen (Gruther et al. 2009), da sie die Ergebnisse verfälschen können. Für ein Monitoring des Behandlungsoutcomes scheint der Biering-Sørensen-Test geeignet zu sein (s. Kap. 16.7), da er von Lerneffekten frei ist.

Bei apparativen Tests muss man sich immer auf die Technik verlassen, daher ist bei folgenden Punkten Vorsicht geboten:

- Bei isokinetischen Testsystemen wurde gezeigt, dass unterschiedliche Software beim gleichen Gerät zu verschiedenen Ergebnissen führt (Schönleet al. 1995).
- Beim Krafttest macht das Eigengewicht einen erheblichen Teil des Übungsgewichts aus. Tests im Sitzen können nicht mit Tests der Rumpfmuskulatur in der Seitenlage verglichen werden.
- Die Übertragung innerhalb des Kraftgeräts sorgt für erhebliche Differenzen zwischen dem eingestellten Gewicht und dem Übungsgewicht, was bei der Beurteilung von Muskelbalancen wichtig ist. Als Beispiel kann das Übungsgewicht einer Beinpresse einfach überprüft werden: An dem Übungsgerät werden 40 Kilogramm Trainingsgewicht eingestellt. Eine Haushaltswaage wird zwischen der Fußplatte des Geräts und dem Fuß gehalten. Beim Ausführen der Übungsbewegung kann nun leicht überprüft werden, ob die erzeugte Kraft tatsächlich einer Belastung von 40 Kilogramm entspricht. Mit einer Haushaltswaage oder auch Federwaage lassen sich so Kraftübertragungen gut überprüfen. Oftmals werden dabei große Differenzen sichtbar.
- Die 1-RM-Methode ist defizitär (1 RM bedeutet **R**epetition **M**aximum, also das maximal bewältigbare Gewicht). Das Umrechnen von 20 RM auf 1 RM scheint eine allgemein akzeptierte Methode ohne eine ausreichende Validität zu sein.
- Wartungsprobleme beeinflussen den Übungswiderstand der Zuggeräte.

Weitere Auslöser für Messungenauigkeiten sind:

- Aspekte der Chronobiologie: Je nach Tageszeit variiert die physische Kapazität (Bambaeichi et al. 2005). Unregelmäßigkeiten durch den Zyklus bei Patientinnen: Sie verfügen während der Ovulation über größere Kräfte (Bambaeichi et al. 2004).
- Visuelle Kontrolle der Testergebnisse: Wenn der Patient während des Tests über die Testergebnisse informiert wird, führt dies zu besseren Ergebnissen (Figoni und Morris 1984).

Funktionstest

Der Pile-Test (Progressive isoinertial lifting evaluation) ist ein Test, welcher die Kapazität des Hebens ermittelt (s. Kap. 16.21.3). Der Pile-Test ist kein reiner Krafttest. Bei Patienten mit subakuten Rückenbeschwerden sieht man, dass ein besseres Ergebnis teilweise auf eine reduzierte Angst vor Belastung zurückzuführen ist (Garnier et al. 2007). Während effektiver Rehabilitationsprogramme sind Patienten mit chronifizierten Beschwerden in der Lage, ihre Leistung bei diesem Test zu verdoppeln oder sogar zu verdreifachen. Hierbei können sie die Normwerte gesunder Personen erreichen oder gar überschreiten (Mayer et al. 1988) (s. Kap. 16.21.3).

Carrying-Strength-Test

Dieser Test ermittelt die Tragkraft einer Person bei zunehmender Gewichtsbelastung (Gouttebargeet al. 2005) (s. Kap. 16.21.1).

Climb-Carry-Test

Dieser Test prüft die Fähigkeit, mit Belastung Treppen zu steigen (s. Kap. 16.21.2).

Isometrische Tests der Arm- und Beinmuskulatur im Stehen

▶ Abb. 10.1 zeigt die wichtigsten isometrischen Tests für die Arm- und Beinmuskeln im Stehen.

Alle diese Tests sind für Rückenpatienten günstig und praktikabel.

Outcome – gemessen durch apparative Tests

Ultraschall

Mittels Ultraschall können positive und negative Volumenveränderungen der Rumpfmuskulatur valide bei submaximalen isometrischen Kontraktionen aufgezeigt werden (Koppenhaveret al. 2009).

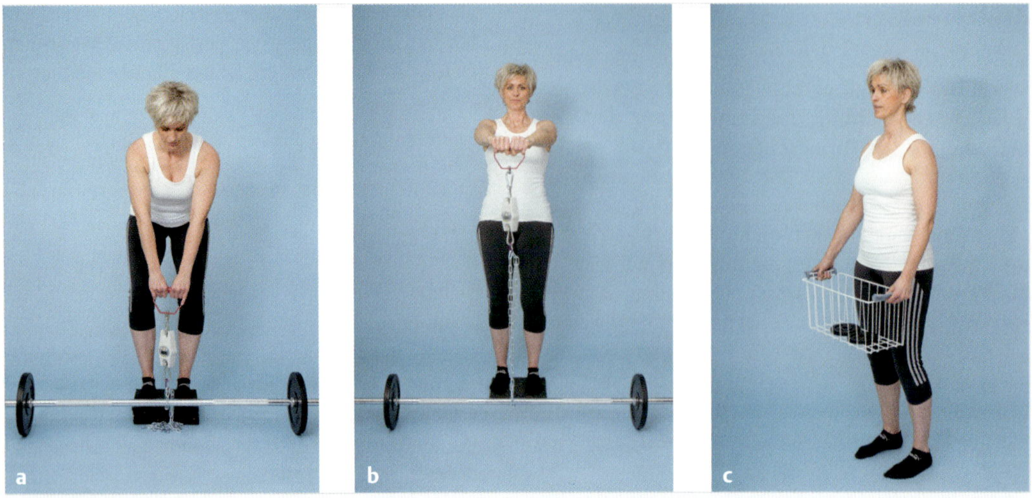

Abb. 10.1 Ergo-Kit-Tests.
a Back-torso lift test.
b Shoulder lift test.
c Carrying lifting strength test.

10

Thermografie

Thermografie ist eine attraktive Untersuchungsmethode bei Rückenbeschwerden. Dabei sind Temperaturveränderungen ab einem Grad klinisch relevant. Das klinische Ischiassyndrom und die Beintemperatur korrelieren miteinander. Obwohl das betroffene Segment aufgrund der Überlappung der Dermatome nicht ermittelt werden kann, zeigen Patienten bei einem Rückgang der Beintemperatur eine bessere Heilungstendenz (Gillström 1985). Es besteht eine enger Zusammenhang zwischen dem CT-Befund und den Abweichungen der Beintemperatur (Thomaset al. 1990). So resultiert z. B. eine Blockade des lumbalen Ganglions in einem erheblichen Temperaturanstieg des Beins (Kim et al. 2003).

Steigerung der Aktivitätsebene – Outcome bei Arthrose

Patienten mit Arthrose, Rheuma und allgemein chronischen Schmerzen leiden häufig unter Bewegungsängsten (Mielenz et al. 2010). Die OASIS-Organisation (OsteoArthritis Service Integration System) (Vignon et al. 2006) hat allgemeine Regeln für Patienten mit Arthrose aufgestellt. Einige sind dafür geeignet, die Aktivitätsebene von Patienten sicher zu steigern:

- Eine radiografisch diagnostizierte Arthrose ist kein Hindernis für die Steigerung der Aktivitätsebene bei Personen mit einem inaktiven Lebensstil.
- Solange die Aktivität schmerzfrei und sicher (Traumagefahr) ist, ist sie ohne Weiteres für Patienten mit Arthrose geeignet.
- Statische Übungen sind dynamischen Übungen nicht unbedingt überlegen. Wichtiger sind Kriterien wie Verfügbarkeit, Vorlieben und Verträglichkeit.
- Prinzipiell besteht bei Exazerbationen kein Anlass zum Pausieren.

Solche Informationen können den Patienten mittels Broschüren (Williams et al. 2009) oder informativer Gespräche mitgeteilt werden. Es empfiehlt sich bei Patienten mit Arthrosebeschwerden, diese Maßnahmen mit den Graded-Activity-Prinzipien zu kombinieren. Eine Erhöhung der Aktivitätsebene geht nicht unbedingt mit einer Schmerzzunahme einher. Aerobes Walking und Kräftigungsübungen verringern eher die Beschwerden (Brosseau et al. 2003, Ashworth et al. 2005). Insgesamt scheint es innerhalb der aktiven Rehabilitation nicht problematisch zu sein, die Aktivitätsebene bei Patienten mit Arthrose zu steigern.

Tab. 10.1 €bM-Vergleich eines operativen Eingriffs mit einer konservativen Therapie. Bei gleichem Outcome entstehen bei einer EbM-gesicherten Steigerung der Aktivitätsebene durch eine operative Versorgung erheblich mehr Kosten als bei einer konservativen Behandlung (€bM)

Maßnahmen, für die Kosten im Rahmen einer Knie- oder Hüftendoprothese anfallen	Maßnahmen, für die Kosten bei einer konservativen Therapie anfallen
Operation Behandlungskosten Komplikationen Arbeitsausfall	Behandlungskosten

Outcome – gemessen durch €bM

Ein nicht zu unterschätzender Aspekt des Outcomes ist die Auswertung der Kosteneffizienz. Für den Kostenträger sind die anfallenden Kosten einer Methode und zukünftige Einsparungsmöglichkeiten durch diese von großem Interesse.

Die Messung des Outcomes durch die Steigerung der Aktivitätsebene mag effektiv sein. Eine übergeordnete Messung des Outcomes, die die verursachten Kosten mit einschließt, scheint daher gerechtfertigt zu sein – vor allem, wenn noch weitere Aspekte wie Nebenwirkungen der Maßnahme, eventuelle Arbeitsunfähigkeitstage und Inanspruchnahme von medizinischen Dienstleitungen berücksichtigt werden.

Kostenfrage

Um die Effektivität eines Messkriteriums beurteilen zu können, sollten immer auch die Faktoren Arbeits- und Kostenaufwand hinzugezogen werden.

Eine Steigerung der Aktivitätsebene gilt stets als Gütezeichen für eine bestimmte Intervention. So zeigen Untersuchungen, dass sich die Aktivitätsebene nach einer knie- und hüftendoprothetischen Versorgung erhöht (De Groot et al. 2008). Allerdings stellt sich hier die Frage, ob die Aktivitätsebene nicht auch durch andere Maßnahmen gesteigert werden kann.

Möglicherweise kann mit einer Aufklärung durch einfache Informationsbroschüren das gleiche Ergebnis erreicht werden. Eine durch EbM gesicherte Zunahme der Aktivitätsebene begründet keinesfalls eine operative Versorgung mit einer Endoprothese. So werden häufig (kostenaufwendige) Behandlungsmethoden auf der Basis wenig relevanter, jedoch wissenschaftlicher Erkenntnisse gerechtfertigt (▶ Tab. 10.1).

10.9 Rückentriathlon und Outcome

Beim Rückentriathlon werden folgende Outcome-Parameter gemessen:

- Fragebögen: patientenspezifischer Fragebogen, Backsupport zum Thema Instabilität, Stress, Fear Avoidance, Beliefs und Medikamentenkonsum
- Funktionstests: erbrachte Leistung bei den 9 Rückenbasics
- Patientenzufriedenheit
- Anzahl der Arbeitsunfähigkeitstage
- Zahl der Rezidive

Gerade für die Zusammenarbeit mit Wissenschaftlern und Versicherungsträgern wäre es gut, mehrere Modalitäten zur Messung des Outcomes in Betracht zu ziehen oder eine Kostenbilanz zu initiieren.

Die aktive Rehabilitation ist eine äußerst kostengünstige Intervention ohne Nebenwirkungen. Das Ziel des Rückentriathlons ist neben der Kontrolle der Rückenschmerzen, die Patienten zu einer Verhaltensänderung zu bewegen, im Sinne von:

- mehr Bewegung
- Reduzierung von Übergewicht
- Selbstmanagement von (Rücken-)Beschwerden
- gesunder Umgang mit Beschwerden
- gesündere Ernährung

Positive Verhaltensänderungen haben Einfluss auf medizinischen Konsum und andere Zivilisationskosten, welche nur in Zusammenarbeit mit den Kostenträgern gemessen werden können.

Insgesamt wird erwartet, dass die Kosten-/Effizienzbalance des Rückentriathlons mit verschiedenen etablierten operativen und nicht operativen Methoden mithalten kann.

Zusammenfassung

- Die Drop-out-Quote wird von verschiedenen Faktoren beeinflusst.
- Vergleich der Abbruchquote durch emotionale Entscheidungen: Fitnesscenter versus Rückentriathlon.
- Aufzeigen von Ansätzen zur Minimierung der Drop-out-Quote beim Rückentriathlon.
- Das Outcome ist eine wichtige Rechengröße zur Beurteilung der Kosten- und Nutzeneffizienz.
- Die Messung des Outcomes kann durch Fragebögen, körperliche und apparative Tests erfolgen.

Literatur

Ashworth N, Chad K, Harrison E, Reeder B, Marshall S. Home versus center based physical activity programs in older adults. Cochrane Database Syst Rev 2005; (1): CD004017.

Bambaeichi E, Reilly T, Cable NT, Giacomoni M. Influence of time of day and partial sleep loss on muscle strength in eumenorrheic females. Ergonomics. 2005; 48(11–14): 1499–511.

Bambaeichi E, Reilly T, Cable NT, Giacomoni M. The isolated and combined effects of menstrual cycle phase and time-of-day on muscle strength of eumenorrheic females. Chronobiol Int. 2004; 21(4–5): 645–60.

Beurskens AJ, de Vet HC, Köke AJ. Responsiveness of functional status in low back pain: a comparison of different instruments. Pain. 1996; 65(1): 71–6.

Brosseau L, MacLeay L, Robinson V, Wells G, Tugwell P. Intensity of exercise for the treatment of osteoarthritis. Cochrane Database Syst Rev. 2003; (2): CD004259.

Davidson M, Keating J. A comparison of five low back disability questionnaires: reliability and responsiveness. Phys Ther. 2002; 82(1): 8–24.

de Groot IB, Bussmann HJ, Stam HJ, Verhaar JA. Small increase of actual physical activity 6 months after total hip or knee arthroplasty. Clin Orthop Relat Res. 2008; 466(9): 2201–8..

Fairbank JC, Pynsent PB. The Oswestry Disability Index Spine (Phila Pa 1976). 2000; 25(22): 2940–52; discussion 2952.

Figoni SF, Morris AF. Effects of Knowledge of Results on Reciprocal, Isokinefk Strength and Fatigue. J Orthop Sports Phys Ther. 1984; 6(3): 190–7.

von Garnier K, Ewert T, Freumuth R, Limm H, Stucki G. Factors explaining improvement of isoinertial lifting-capacity. J Occup Rehabil. 2007; 17(4): 652–66.

Garrod R, Marshall J, Barley E, Jones PW. Predictors of success and failure in pulmonary rehabilitation. Eur Respir J. 2006; 27(4): 788–94.

Gillström P. Thermography in low back pain and sciatica. Arch Orthop Trauma Surg. 1985; 104(1): 31–6.

Gouttebarge V, Wind H, Kuijer PP, Sluiter JK, Frings-Dresen MH. Intra- and interrater reliability of the Ergo-Kit functional capacity evaluation method in adults without musculoskeletal complaints. Arch Phys Med Rehabil. 2005; 86(12): 2354–60.

Gruther W, Wick F, Paul B, Leitner C, Posch M, Matzner M, Crevenna R, Ebenbichler G. Diagnostic accuracy and reliability of muscle strength and endurance measurements in patients with chronic low back pain. J Rehabil Med. 2009; 41(8): 613–9.

Guyatt GH, Berman LB, Townsend M, Pugsley SO, Chambers LW. A measure of quality of life for clinical trials in chronic lung disease. Thorax. 1987; 42(10): 773–8.

Holm I, Friis A, Brox JI, Gunderson R, Steen H. Minimal influence of facet joint anesthesia on isokinetic muscle performance in patients with chronic degenerative low back disorders. Spine (Phila Pa 1976). 2000; 25(16): 2091–4.

Inelmen EM, Toffanello ED, Enzi G, Gasparini G, Miotto F, Sergi G, Busetto L. Predictors of drop-out in overweight and obese outpatients Int J Obes (Lond). 2005; 29(1): 122–8.

Kim YC, Bahk JH, Lee SC, Lee YW. Infrared thermographic imaging in the assessment of successful block on lumbar sympathetic ganglion. Yonsei Med J. 2003; 44(1): 119–24.

Koppenhaver SL, Hebert JJ, Parent EC, Fritz JM. Rehabilitative ultrasound imaging is a valid measure of trunk muscle size and activation during most isometric sub-maximal contractions: a systematic review. Aust J Physiother. 2009; 55(3): 153–69.

Larsen K, Leboeuf-Yde C.The Bournemouth Questionnaire: can it be used to monitor and predict treatment outcome in chiropractic patients with persistent low back pain? J Manipulative Physiol Ther. 2005; 28(4): 219–27.

Mannion AF, Junge A, Fairbank JC, Dvorak J, Grob D. Development of a German version of the Oswestry Disability Index. Part 1: cross-cultural adaptation, reliability, and validity. Eur Spine J. 2006; 15(1): 55–65.

Mayer TG, Barnes D, Nichols G, Kishino ND, Coval K, Piel B, Hoshino D, Gatchel RJ. Progressive isoinertial lifting evaluation. II. A comparison with isokinetic lifting in a disabled chronic low-back pain industrial population. Spine (Phila Pa 1976). 1988; 13(9): 998–1002.

Mielenz TJ, Edwards MC, Callahan LF. First item response theory analysis on Tampa Scale for Kinesiophobia (fear of movement) in arthritis. J Clin Epidemiol. 2010; 63(3): 315–20.

Oldridge N. Compliance and exercise in primary and secondary prevention of coronary heart disease: a review. Prev Med. 1982; 11(1): 56–70.

Oldridge NB, Stoedefalke KG. Compliance and motivation in cardiac exercise programs. Clin Sports Med. 1984; 3(2): 443–54.

Pahmeier I. Drop-out und Bindung im Breiten- und Gesundheitssport. Guenstige und unguenstige Bedingungen fuer eine Sportpartizipation. Sportwissenschaft. 1994; 24(2): 117–150.

Rampf J. Drop-Out und Bindung im Fitness-Sport. Günstige und ungünstige Bedingungen. Promotion 1998, Uni Bayreuth. Hamburg: Cwalina; 1999.

Roland M, Morris R. A study of the natural history of back pain. Part 1: Development of a reliable and sensitive measure of disability in low back pain. Spine (Phila Pa 1976). 1983; 8(2): 141–4.

Sackett DL, Rosenberg WM, Gray JA, Haynes RB, Richardson WS. Evidence-based Medicine: What It Is and What It Isn't. Clin Orthop Relat Res. 2007; 455: 3–5.

Schönle C, Kling P, Bäumer C, Carstensen S, Kuss A, Lepthin HJ. Software and system-induced errors in isokinetic force measurements. Z Orthop Ihre Grenzgeb. 1995; 133(1): 84–91.

Soleimani A, Abbasi A, Nejatian M, Salarifar M, Darabian S, Karimi AA, Davoodi S, Kassaian SE, Abbasi SH, Sheikhfathollahi M. Factors predicting discontinuation of a hospital-based cardiac rehabilitation program. Kardiol Pol. 2009; 67(2): 140–6; discussion 147–8.

Thomas D, Cullum D, Siahamis G, Langlois S. Infrared thermographic imaging, magnetic resonance imaging, CT scan and myelography in low back pain. Br J Rheumatol. 1990; 29(4): 268–73.

Tugwell P, Bombardier C, Buchanan WW, Goldsmith CH, Grace E, Hanna B. The MACTAR Patient Preference Disability Questionnaire--an individualized functional priority approach for assessing improvement in physical disability in clinical trials in rheumatoid arthritis. J Rheumatol. 1987; 14(3): 446–51.

UK BEAM. United Kingdom back pain exercise and manipulation randomised trial: effectiveness of physical treatments for back pain in primary care. BMJ. 2004; 10(12): 1381–85.

Vignon E, Valat JP, Rossignol M, Avouac B, Rozenberg S, Thoumie P, Avouac J, Nordin M, Hilliquin P.Osteoarthritis of the knee and hip and activity: a systematic international review and synthesis (OASIS). Joint Bone Spine. 2006; 73(4): 442–55.

Wiesinger GF, Nuhr M, Quittan M, Ebenbichler G, Wölfl G, Fialka-Moser V. Cross-cultural adaptation of the Roland-Morris questionnaire for German-speaking patients with low back pain. Spine (Phila Pa 1976). 1999; 24(11): 1099–103.

Williams NH, Amoakwa E, Burton K, Hendry M, Belcher J, Lewis R, Hood K, Jones J, Bennett P, Edwards RT, Neal RD, Andrew G, Wilkinson C.Activity Increase Despite Arthritis (AIDA): design of a Phase II randomised controlled trial evaluating an active management booklet for hip and knee osteoarthritis. BMC Fam Pract. 2009; 10: 62.

Kapitel 11

Gruppentraining oder individuelle Therapie?

11 Gruppentraining oder individuelle Therapie?

Frederik Deemter

Der Trend der Rehabilitation scheint sich von der individuellen Therapie hin zur Gruppentherapie zu verlagern. In der akuten Phase spricht viel für eine individuelle Therapie, denn gerade bei spezifischen Rückenbeschwerden ist eine spezielle und auf die persönlichen Bedürfnisse zugeschnittene Therapie indiziert. Selbstverständlich ist die Durchführung von passiven Maßnahmen eine persönliche Entscheidung. Sobald aber ein aktives Trajekt gefragt ist, bietet das Gruppentraining gegenüber der individuellen Betreuung einige Vorteile. Manche Therapeuten begegnen dem Gruppentraining jedoch mit Skepsis.

11.1 Nachteile der Gruppentherapie

Ein entscheidender Nachteil der Gruppentherapie ist, dass nur wenig Zeit zur Verfügung steht, um auf die individuellen Bedürfnisse des einzelnen Patienten einzugehen.

Der vorhandenen Zeit, die innerhalb der Gruppe aufgeteilt werden muss, stehen die vielfältigen Bedürfnisse der Patienten gegenüber:

- medizinische Aspekte
- Korrektur der Übung
- Kommunikation
- Aufmerksamkeit
- Zuneigung
- Körperkontakt

Das Gruppentraining ist gut geeignet für Patienten, denen ausschließlich das Training selbst wichtig ist und die keine persönliche Betreuung wünschen.

Manche Patienten brauchen im Vorfeld erst eine individuelle Betreuung, um gruppenfähig zu werden. Oft sind dies Patienten, die ein Bedürfnis nach besonderer Aufmerksamkeit haben. Der Therapeut benötigt ein gewisses Fingerspitzengefühl, um den Übergang von der individuellen Therapie zur Gruppentherapie zu managen.

11.2 Nachteile der individuellen Therapie

Auch die individuelle Therapie kann – neben vielen Vorteilen – Nachteile mit sich bringen, da hier die zwischenmenschlichen Beziehungen (Sympathie und Empathie) im Vordergrund stehen, die medizinischen Maßnahmen dagegen in den Hintergrund treten. So kann es sein, dass einige Patienten jahrelang in Behandlung sind, ohne dass sich die Beschwerden wesentlich gebessert haben.

Die individuelle Therapie ist durch die Handschrift des Therapeuten gekennzeichnet. Laut Waddell sagt die Therapie in der Regel mehr über die Ausbildung des Arztes oder des Therapeuten aus, als über die Bedürfnisse des Patienten (Waddell 2004).

Viel Zeit für die Therapie zu haben, bedeutet auch, dass man sich länger über den Schmerz unterhalten kann. Dies wird beim Rückentriathlonkonzept auch als Zoom-in-Effekt bezeichnet (s. Kap. 9.3.10). Es ist auch bekannt, dass gewisse Phänomene bei ausreichend Zeit übertrieben stark beachtet werden (Medikalisierung). Alltägliche Empfindungen werden bewusst, meist aber unbewusst als medizinische Themen wahrgenommen. So sind z. B. Scheinerkrankungen wie Tinnitus, repetitives Strain-Injury-Syndrom (RSI) und Reizdarm auf diesem Prinzip aufgebaut.

Ein zweites Phänomen stellt die Somatisierung dar: Seelische Konflikte manifestieren sich in physischen Beschwerden. Manche Patienten neigen z. B. dazu, neben ihren Rückenbeschwerden noch weitere Beschwerden zu erwähnen. Die Flut der Beschwerden ist in der Regel psychosomatischen Ursprungs. Gerade Rückenpatienten mit depressiven Neigungen und Alkoholerkrankungen tendieren zu diesem Verhalten (Bacon et al. 1994). Therapeuten sollten dieses Verhalten erkennen und nicht durch das eigene Verhalten die Somatisierung noch verstärken, indem sie z. B. ein Schwindelgefühl bei einem Patienten auf physische Ursachen zurückführen und eine entsprechende passive Therapie beginnen. Die Vielzahl der Maßnahmen, die von verschiedenen Therapeuten in solch einem Fall angeboten werden, ist typisch. Hier sind der Fantasie keine Grenzen gesetzt. Diese passive Therapie trägt dann zu einem Krankheitsverhalten des Patienten bei. Somatisierung ist ein sicheres Indiz für ein schlechtes Outcome (Nickel et al. 2002), und die Anzahl der gemeldeten Symptome korreliert mit diesem. Je mehr Symptome die betroffene Person aufweist, desto schlechter ist das Outcome. Eine bessere Antwort für solche Patienten wäre, dass Schwindelgefühle multikausalen Ursprungs sind.

Die Anzahl der Therapien zeigt wiederum, wie mangelhaft Einzeltherapien sein können. Registrieren, Akzeptieren und Ignorieren bilden die Grundlage für eine gute Strategie. Beschwerden psychosomatischen Ursprungs bessern sich in der Regel, wenn sich Körper und Seele wieder im Gleichgewicht befinden. Eine der besten Therapien aber ist und bleibt die Bewegung.

Eine extreme Form der Somatisierung verkörpern Patienten, die jahrelang in Behandlung sind, ohne eine wirkliche Besserungen zu erlangen. Durch die langwierige Behandlung baut sich bei dem Therapeuten eine Frustration auf, die für ein Spannungsfeld sorgen kann. Auch wenn er keine Vorteile mehr in der Fortführung der Therapie sieht, traut sich so mancher Therapeut nicht, ein klärendes Gespräch mit dem Patienten zu suchen. Die Behandlung wird weiterhin durchgeführt. Die Zahl dieser sogenannten „Dauerbrenner" nimmt im Laufe des beruflichen Werdegangs zu. Irgendwann hinterfragt dann der Therapeut den therapeutischen Nutzen seiner Behandlung und seiner Ausbildung, denn trotz aller kostenintensiven Bemühungen ist keine Besserung eingetreten.

Zusammengefasst hat die individuelle Therapie folgende Nachteile:
- Zoom-in
- Medikalisierung
- Somatisierung
- intensive Kosten

11.3 Vorteile der Gruppentherapie

Der Therapeut sollte nicht nur die Rückenbeschwerden lindern helfen, sondern die Teilnehmer des Rückentriathlons dazu animieren, ihren Lifestyle grundlegend von einem ehemaligen passiven zu einem von Bewegung geprägten Lebensstil zu ändern. Die Beweggründe dafür, dass Menschen ihren Lifestyle umstellen, sind nicht nur rein medizinisch bedingt, sondern es spielen auch soziale Faktoren eine wichtige Rolle. So ist der Wohlfühlfaktor in einer Gruppe der Hauptgrund für eine Sportbeteiligung (Steptoe und Butler 1996).

Die langfristige Teilnahme am Rückentriathlon steht und fällt mit der Gruppendynamik, weshalb so mancher Trainer genau weiß, wie er eine positive Gruppendynamik initiieren kann.

Die Teilnahme am Sport erhöht den gefühlten Gesundheitsstatus (Thorlindsson et al. 1990) – eine angenehme Begleiterscheinung des Rückentrainings.

Ein individuelles, effektives Trainingsprojekt ist kostenintensiver als ein Gruppenprojekt. Wird die Gruppe zu groß, geht dies möglicherweise zulasten der Betreuung, wodurch Outcome und Patientenzufriedenheit sinken. Daher sollten diese beiden Aspekte fortlaufend gemessen und als Feedback für das Trainingszentrum angesehen werden (der elektronische Backsupport verschafft den Anwendern diese Information kontinuierlich).

Durch die genaue Beschreibung der Übungen und die automatische Vorgabe der Trainingsbelastung bleibt dem Trainer mehr Zeit, sich den Betreuungsaufgaben zu widmen. In der Praxis hat sich erwiesen, dass ein Trainer so bis zu 9 Personen pro Kurs betreuen kann. Der Betreuungsaufwand ist zwar am Anfang deutlich höher, später benötigt der Proband jedoch nur noch wenige Informationen oder Instruktionen. Bei einem planmäßigen Verlauf kann der Patient seine Therapie dann sogar vollständig alleine durchführen.

Durch die inhomogene Struktur des Rückentriathlons können die Teilnehmer zu verschiedenen Zeitpunkten mit dem Training beginnen und bekommen dennoch die Betreuung, die sie benötigen (durchschnittlich 6 Minuten pro Teilnehmer). Eine gesunde Mischung aus erfahrenen Teilnehmern und Neuanfängern ist genauso wichtig, wie das Vorhandensein verschiedener Charaktere.

11.4 Psychologische Aspekte des Gruppentrainings

Eine optimierte Einstellung gegenüber Rückenbeschwerden zu erwerben, ist ein Konditionierungsprozess. Innerhalb einer Gruppe verhält sich ein Teilnehmer anders, als während einer individuellen Therapie. Ist die Stimmung innerhalb der Gruppe positiv und ausgeglichen, wird sich der Patient mit Somatisierung, Klage- und Schmerzverhalten an die Stimmung der Gruppe anpassen. Eventuelle Widerstände, eine kurzfristige Verschlechterung oder ein kleiner Rückfall können durch einen Erfahrungsaustausch in der Gruppe ausgeglichen werden.

Eine Aussage von einem Gruppenmitglied bei geringfügiger Verschlechterung der Beschwerden wie: „Das hatte ich auch, jetzt geht es mir aber gut." ist oft wirksamer als viele therapeutische Erklärungen.

Der Rückentriathlon führt durch ein gezieltes Exklusionsverfahren fast ausschließlich zu Erfolgen. Der Neuzugang wird in seinen Erwartungen durch die Gruppe gestärkt und verbessert unwillkürlich sein eigenes Zukunftsbild.

Potenzielle Interessenten, die noch an ihrer Teilnahme zweifeln, werden beim Hospitieren schnell von der Wirksamkeit des Rückentriathlons überzeugt, denn sie spüren, dass Personen mit gleichen oder sogar schlimmeren Beschweren stark davon profitieren. Eine bessere Überzeugungsstrategie mit begleitender Konditionierung der positiven Erwartungshaltung ist schwer denkbar.

Zusammenfassend besitzt das Gruppentraining folgende Vorteile:

- soziale Aspekte
- Kosteneffizienz
- positive Verhaltenskorrektur
- positive Erwartungshaltung durch Erfolge anderer Patienten

11.5 Selbstmanagement oder Versorgung

Ein Prinzip des Rückentriathlons und der Graded Activity, welche einer Chronifizierung entgegenwirken, ist, dass die Patienten im grundsätzlich selbst für ihre Gesundheit verantwortlich sind. Die Aufgabe des Trainers ist es, dem Teilnehmer als Berater und nicht als Entertainer oder Ersatzpartner zur Seite zu stehen.

Die Erfolge des Trainings werden ausschließlich als Verdienst des Teilnehmers gesehen, denn er hat eigenständig seine Inaktivität überwunden und gelernt, mit seinen Beschwerden umzugehen.

Genauso wenig, wie der Trainingserfolg Verdienst des Therapeuten ist, genauso wenig ist es dessen Aufgabe, den Patienten zu „verwöhnen". Leider werden noch immer Patienten bei einer passiven Therapie verwöhnt, z.B. durch die Höhenänderung des Kopfteils, ein Kissen, eine Decke, spezielle Musik oder sogar Beleuchtung und individuelle Düfte. Dies fordert der Patient dann auch beim Rückentriathlon ein, weil er diese Art von Wellness schon einmal erfahren hat.

Dennoch ist die Patientenzufriedenheit langfristig entscheidend für den Erfolg der aktiven Rehabilitation. Die Frage ist, wie man eine gute Patientenzufriedenheit erreichen möchte: Über Wellness oder ein gutes Outcome?

Die Eigenverantwortung beim Rückentriathlon ist sehr wichtig, weshalb der Therapeut während der Organisation bewusst einige Arbeiten auf den Patienten übertragen sollte, wie z.B.:

- das Trainingsmaterial holen und wegbringen
- die Hanteln nach der Benutzung reinigen
- die Gewichte zusammenstellen
- für eine positive Stimmung verantwortlich sein
- für einen pünktlichen Zeitablauf verantwortlich sein

So vermittelt der Therapeut dem Patienten eine Eigenverantwortung gegenüber seinen Schmerzen.

Das optimale Ziel des Rückentriathlons ist es, dass der Trainer lediglich präsent ist, aber keine überwachende oder moderierende Funktion ausübt. Dies bewirkt, dass der Patient nach Beendigung des Rückentriathlons sein Training in Eigenregie weiterverfolgt.

Ein guter Trainer strebt diesen Zustand der Eigenverantwortung mit einem freundlichen, aber bestimmten Coaching an, so dass der Patient zunehmend weniger Betreuungszeit benötigt.

Es gibt Trainingsgruppen, die beinahe autonom funktionieren. In der Praxis aber sollte der Trainer anwesend sein, Tests ausführen, Fragen beantworten und Hausaufgaben zeigen.

Das Servicemodell der passiven Therapie ist innerhalb eines Gruppentrainings schlichtweg unmöglich. Der Therapeut hat keine Zeit, dies alles für die Patienten zu regeln. Eventuell könnte ein sehr fleißiger Therapeut dies bewältigen, doch dann würde es nicht lange dauern, bis seine Motivation nachlässt (Therapeutenmüdigkeit). Möglicherweise ist der geringe Organisationsaufwand ein Grund dafür, warum Gerätetraining und Bodengymnastik so beliebt sind.

Zusammenfassung

- Eine Gruppentherapie bedeutet für den Therapeuten zu wenig Zeit für den einzelnen Patienten – eine individuelle Therapie kann dagegen einen zu großen Einfluss des Therapeuten auf den Patienten bedeuten.
- Ein Gruppentraining kann zur Kostenoptimierung beitragen.
- Ein Gruppentraining kann das Schmerz- und Sozialverhalten eines Patienten positiv beeinflussen.
- Ein Gruppentraining fördert das Selbstmanagement, da die Verantwortung nicht einfach an den Therapeuten abgegeben werden kann.

Literatur

Bacon NM, Bacon SF, Atkinson JH, Slater MA, Patterson TL, Grant I, Garfin SR. Somatization symptoms in chronic low back pain patients. Psychosom Med. 1994; 56(2): 118–27.

Nickel R, Egle UT, Rompe J, Eysel P, Hoffmann SO. Somatisation predicts the outcome of treatment in patients with low back pain. J Bone Joint Surg Br. 2002; 84(2): 189–95.

Steptoe A, Butler N. Sports participation and emotional wellbeing in adolescents. Lancet. 1996; 347(9018): 1789–92.

Thorlindsson T, Vilhjalmsson R, Valgeirsson G. Sport participation and perceived health status: a study of adolescents. Soc Sci Med. 1990; 31(5): 551–6..

Waddell G. The Back Pain Revolution. Edinburgh: Churchill Livingstone; 1998.

Kapitel 12

Training als Medikament – von der Professionalisierung der aktiven Rehabilitation

12

12 Training als Medikament – von der Professionalisierung der aktiven Rehabilitation

Frederik Deemter

Damit die aktive Rehabilitation ernst genommen wird, sollte eine weitere Professionalisierung der Behandlung stattfinden. Das Training sollte sich mit etablierten Behandlungsmethoden, wie z. B. eine Therapie mit Medikamenten, messen lassen können.

Bei Fachgesprächen mit Kollegen auf physiotherapeutischen Fortbildungsveranstaltungen werden immer wieder bestimmte Merkmale der Medikamententherapie aufgegriffen.

Einige der vielfach genannten Besonderheiten sind:

- Nebenwirkungen
- Indikation
- Wechselwirkung mit anderen Medikamenten
- Therapietreue
- Suchtgefahr
- Placebo-Effekt
- Kosten
- Dosierung
- Farbstoffe, Geschmack, Verpackung
- Werbung
- Medien

Professionelle Trainingssysteme sollten sich mit Medikamenten in den genannten Bereichen vergleichen lassen, um langfristig am Markt bestehen zu können. Das Ziel des Rückentriathlons ist es, möglichst die gleichen Qualitätsmerkmale wie eine durch Medikamente gestützte Therapie aufzuweisen.

12.1 Parallelen zwischen Medikament und Therapie

12.1.1 Nebenwirkungen

Eine der Nebenwirkungen von Training und Bewegung ist die ERI-Rate. Sie gibt den prozentualen Anteil derjenigen Personen an, die sich beim Training verletzen.

Laien verbinden jegliche Art der Bewegung mit Gesundheitsaspekten, aber jede körperliche Betätigung, selbst Nordic Walking (NW), kann zu ERIs führen, auch wenn die ERI-Rate beim Nordic Walking extrem niedrig ist. Die Verletzungsrate (NW injury rate) beträgt hier 0,926/1.000 Stunden Nordic Walking (▶ Tab. 12.1). Meist treten Verletzungen des ulnaren kollateralen Ligaments, Verletzungen des Daumengrundgelenks (NW thumb), Radiusfrakturen und Shin Splints u. a. auf (Knoblauch und Vogt 2006).

Die aktive Rehabilitation weist zweifellos als Nebenwirkungen ERIs auf. In der Patientenkategorie „inaktiv und älter als 45 Jahre" liegt die ERI-Rate in der regulären MTT bei ca. 30–40 %.

Beim Rückentriathlon lag in der Anfangsphase eine viel niedrigere, jedoch inakzeptable ERI-Rate vor. Mittlerweile sind die Übungen des Rückentriathlons durch verbales und digitales Feedback modifiziert worden. Sowohl die Trainingssteuerung als auch die Ausführung der Übungen wurden angepasst:

- Die Höhe der Step-up-Übung wurde von 30 cm auf 18 cm reduziert.

Tab. 12.1 Verletzungsanzahl durch Nordic Walking (Quelle: http://www.sc-onstmettingen.de/xfiles/dateien/Nordic_Walking/Studie_NordicWalking_Verletzungen_2006.pdf)

Verletzung	Verletzungsrate pro 1.000 Stunden Nordic Walking
Gesamtverletzungsrate	0,926
obere Extremität	0,549
untere Extremität	0,344
Sturz	0,240
Distorsion ulnares Seitenband des Daumens am Metakarpophalangealgelenk	0,206
Schulterdistorsion	0,171
Schulterluxation	0,069
distale Radiusfraktur	0,034
Blasen an den Händen	0,069
Zerrung M. gastrocnemius	0,137
Shin Splint als tibialer Schmerz	0,0343
Distorsion des oberen Sprunggelenks	0,0343

Trainingsmittel bei Erkrankungen des Rückens

Rückentriathlon
Mischung
individuelle Trainingstherapie mit Gruppenfaktor

Anwendungsgebiete
Die Anwendungsgebiete leiten sich von den einzelnen Krankheitsbildern ab. Dazu gehören: Beschwerden im Rückenbereich, eine niedrige Aktivitätsebene, usw.

Gegenanzeigen
Der Rückentriathlon ist nicht geeignet bei...

Vorsichtsmaßnahmen für die Anwendung

Kinder
Zur Anwendung dieses Arzneimittels bei Kindern liegen keine ausreichend dokumentierten Erfahrungen vor.

Schwangerschaft und Stillzeit
Da keine ausreichend dokumentierten Erfahrungen vorliegen, sollte das Arzneimittel in Schwangerschaft und Stillzeit nur nach Rücksprache mit dem Arzt angewendet werden.

Verkehrstüchtigkeit und das Bedienen von Maschinen
Es sind keine besonderen Vorsichtsmaßnahmen erforderlich.

Wechselwirkungen mit anderen Mitteln
Keine bekannt.

Wichtige Informationen zu bestimmten sonstigen Bestandteilen
Enthält 100 % Bewegungstherapie

Dosierungsanleitung, Art und Dauer der Anwendung
Soweit nicht anders verordnet: 1 x wöchentlich Training im Zentrum, das um ein Heimtraining ergänzt wird.
Dauer der Anwendung
Ca. ein Jahr Mindestanwendung, danach unbegrenzte Erweiterung.

Nebenwirkungen
Keine bekannt.

Hinweise zu Haltbarkeit und Aufbewahrung
Unbegrenzt einsetzbar.

Zusammensetzung
Gewebetraining
Schulung der lokalen Muskulatur
Lifestyle Aspekte
BPS-Analyse
Baksupport
etc.

Darreichungsform und Packungsgrößen
Mischung zum Trainieren
Unternehmer und Hersteller
Physio Netzwerk
www.physio-Netzwerk.de
Stand der Information
Februar 2011

Dosierhinweis
Liebe Patientin, lieber Patient!
Um eine genaue Dosierung zu gewährleisten, halten Sie sich bitte an die Ratschläge Ihres Trainers und Therapeuten.

Abb. 12.1 Beipackzettel Rückentriathlon.

- Besonders die Armübungen (vorwärts Heben, Sägen) waren für ältere, inaktive Frauen zu intensiv, weshalb die Trainingsziele für diese Gruppe reduziert wurden.

Mittlerweile sind die ERIs auf eine akzeptable Rate zurückgegangen.

Vor allem im direkten Vergleich zu einer medikamentösen Therapie überwiegen die Vorteile des Rückentriathlons.

Die Nebenwirkungen des Trainings sind meist von selbstheilendem Charakter, bei Ruhe erholt sich der Körper wieder. Im Gegensatz dazu, sind die Nebenwirkungen der Medikamente häufig irreversibel. Dies wird besonders am Beispiel von NSARs (nichtsteroidale Antirheumatika) deutlich, bei denen die Nebenwirkungen erheblich sind.

Schon länger werden die Nebenwirkungen und Kosten der medikamentösen Behandlung kritisch betrachtet (Dieppe et al. 2004). Die Forscher Peter Wehling und Carsten Moser untersuchten die Wirksamkeit der verschiedenen Therapiemethoden. Die häufig angewendeten Antirheumatika haben starke Nebenwirkungen und sind nur wenig wirksam. Magengeschwüre und ein erhöhtes Herzinfarktrisiko sind nur zwei der vielen Nebenwirkungen. So sterben z. B. in Großbritannien jedes Jahr 2.200 Menschen an den Nebenwirkungen Magen-/Darmblutungen, ausgelöst durch NSAR-Medikamente. Einem Bericht der Zeitschrift „Der Spiegel" zufolge weisen jährlich ca. 200.000 Patienten schwere Nebenwirkungen durch Medikamente auf, für 12.000 bis 16.000 Patienten mit tödlichem Ausgang (http://www.spiegel.de/wissenschaft/mensch/0,1518,97721,00.html).

Neben diesen tragischen Zahlen sind die Nebenwirkungen auch für Folgekosten in Milliardenhöhe verantwortlich. Deshalb sollte auch für den Rückentriathlon eine Art Beipackzettel formuliert werden (Abb. 12.1).

12.1.2 Indikation

Medikamente haben einen genau definierten Indikationsbereich, woran sich die passive und aktive Rehabilitation ein Beispiel nehmen sollte.

Die Indikationsliste älterer Elektrotherapiegeräte ist dagegen ein negatives Beispiel. Es existierte ursprünglich eine endlose Liste für die Anwendungsmöglichkeiten des Gerätes. Es stellte sich jedoch heraus, dass die Anwendung nicht zwangsläufig mit einer erfolgreichen Therapie gleichzusetzen ist.

Das Aufstellen von Inklusions- und Exklusionskriterien ist ein wichtiger Aspekt, um langfristig Erfolge erzielen zu können. Die Inklusions- und Exklusionskriterien des Rückentriathlons sind so festgelegt, dass jeder Teilnehmer, der sich qualifiziert, eine sehr gute Aussicht auf einen Behandlungserfolg hat. Nur so bleibt eine Therapie langfristig erfolgreich. Dies ist wahrscheinlich der Grund dafür, warum viele Behandlungsmethoden ohne eine klare Indikationsstellung nach einer kurzen Euphorie schnell wieder in Vergessenheit geraten.

12.1.3 Wechselwirkung

Die Wechselwirkungen von Medikamenten untereinander sind problematisch, da kaum bekannt ist, wie sich Medikamente gegenseitig beeinflussen. In den meisten Ländern gibt es mehrere tausend zugelassene Medikamente. Die Zahl der Kombinationen ist unendlich, und es ist nahezu unmöglich, die Arzneimittelwechselwirkungen abzuschätzen.

Ähnlich verhält es sich auch bei der aktiven Rehabilitation.

Trainingsdaten können auf der Basis der Trainingsphysiologie erstellt werden. Zum Beispiel arbeitet ein Zentrum mit einem Abdominal Crunch und ein anderes bietet ein Training mit einer Crunch-Maschine und einer Backextension an. Beide Zentren gelangen zu ähnlichen Trainingsparametern, wobei das Trainingsprogramm an einer Backextension aber noch einer Ergänzung bedarf.

Für einzelne Muskelgruppen mag die Trainingsbelastung so ideal sein, für die Loading Capacity der Bandscheibe sind jedoch andere Kriterien erforderlich. Schließlich wird einmal die gerade Bauchmuskulatur gezielt trainiert und das andere Mal werden die gerade Bauchmuskulatur und die Rückenmuskeln trainiert. Die Dosis auf die Muskulatur mag ideal gewählt sein, aber ungewollt wird die Bandscheibe einer doppelten Trainingsbelastung ausgesetzt. Wenn also die Bandscheibe die Zielstruktur des Trainings ist und nicht die Muskulatur, muss die Gesamtbelastung auf den Diskus betrachtet werden. Die Übungen zielen zwar auf unterschiedliche Muskelgruppen, aber auf die gleiche Bandscheibe ab. So können Übungen ungewollt interferieren.

Bei der Entwicklung der Trainingsparameter für den Rückentriathlon war das Ziel, mittels eines langfristigen Work Hardenings positiven Einfluss auf z. B. die Belastbarkeit der Bandscheibe zu nehmen und hierfür die optimalen Trainingsparameter zu finden. Man stellte jedoch fest, dass diese Aufgabe jeden Trainer überfordert, denn aufgrund der endlosen Kombinationsmöglichkeiten ist es ihm unmöglich, eine genaue Einsicht in die Wechselwirkungen zu bekommen.

In der aktiven Rehabilitation ist es dagegen einfacher. Man erstellt ein Protokoll und überprüft die Effektivität. Diese Vereinfachung ist ein Verdienst des Rückentriathlonkonzepts. Die Übungsbelastung wird nicht durch Trainer geschätzt und durch subjektive Einflüsse der Patienten weiter verändert.

Will der Patient eine höhere Belastbarkeit erreichen, so ist das Rückentriathlon-Protokoll ein sicherer Weg, damit er aus der Inaktivitätsfalle herauskommt. Deshalb sollte sich der Patient an die Vorgaben des Rückentriathlons halten.

Selbstverständlich interferiert der Rückentriathlon auch mit ADL-Belastungen. Jedoch dürften die ADLs keinen negativen Einfluss auf den Rückentriathlon haben, vorausgesetzt die Belastungen im Alltag sind nicht zu stark von einem körperlich anstrengenden Beruf oder Hobby geprägt.

12.1.4 Therapietreue

Für Kostenträger ist es wichtig, dass Maßnahmen richtig angewendet werden und zum Ziel führen, d. h. auch wieder beendet werden können.

Ein Therapieabbruch oder die falsche Anwendung beeinträchtigen das Outcome des Patienten und führen zu unnötigen Belastungen des Kostenträgers.

Für Versicherer entstehen z. B. überflüssige Kosten dadurch, dass Medikamente nicht korrekt oder bis zum Ende eingenommen werden (Dowell und Hudson 1997), aber auch dadurch, dass Trainingsprogramme nicht vollständig abgeschlossen werden.

Ähnliches gilt für Patienten: Werden Trainingsprogramme nicht vollständig ausgeführt, werden die Patienten unzufrieden, denn er zahlt als Kunde für etwas, für das er keine Leistung in Anspruch genommen hat.

Der Vorteil des aktiven Trainings gegenüber einer Medikamententherapie ist die Betreuung durch den Trainer, welcher den Patienten direkt motivieren kann.

Dem Rückentriathlon ist es durch eine sorgfältige Strukturplanung gelungen, die Drop-out-Quote (Anzahl der Personen in Prozent, welche das Training nicht weiter fortsetzen wollen oder vorzeitig abbrechen) zu kontrollieren. Hilfreich ist dabei eine sogenannte „Alles-oder-Nichts-Strategie", bei der dem Patienten erklärt wird, dass nur ein Training von mindestens einem Jahr sinnvoll ist. Das Ziel des Trainings ist eine deutlich erhöhte Belastbarkeit durch eine Verbesserung der kollagenen Strukturen, was aber mindestens 1 Jahr lang dauert.

Stimmt der Patient dieser Strategie zu, wird dies vertraglich geregelt, was gleichzeitig als Motivationshilfe dient. Denn für die meisten Menschen ist meist nur der aktuelle Schmerz der Beweggrund für eine Trainingsaufnahme, verschwindet der Schmerz, minimiert sich die Motivation drastisch.

Bei einer vertraglichen Regelung und einer jährlichen Vorauszahlung beendet der Patient Programme wie den Rückentriathlon meist ordnungsgemäß.

Durch Motivation, richtige Zielsetzung und vertragliche Organisation wird die Therapietreue, durch die sich der Rückentriathlon hervorragend auszeichnet, schließlich kontrolliert.

12.1.5 Suchtgefahr

Medikamentensucht wird definiert als unkontrollierte Einnahme von Medikamenten oder kompulsive Suche und Einnahme von Medikamenten trotz negativer Folgen. Es wird als eines der gravierendsten Probleme der Welt eingeschätzt (Nestler 2001).

In Deutschland sind mindestens 1,8 Mio. Menschen medikamentensüchtig. Meistens sind die Betroffenen von Schlaf- oder Beruhigungsmitteln abhängig, teilte die Bayerische Landesärztekammer (BLÄK) mit.

Sucht ist sicherlich ein Thema, das auch beim Sport vorhanden ist. So musste die geplante Untersuchung „Einflüsse von Laufentzug auf das Schlafverhalten" abgebrochen werden, da keine freiwilligen Teilnehmer gefunden wurden. Eine gesunde Form der Laufsucht sieht man bei vielen Ausdauersportlern. Aber auch eine ungesunde Form der Sportsucht besteht: Die Sportler laufen selbst dann noch weiter, wenn körperliche Schäden durch das Laufen hervorgerufen werden (Chapman und De Castro 1990). Läufer, die dermaßen zwanghaft laufen, werden „obligatory runners" genannt (Yates et al. 1992). Bei Kraftsportlern sieht man ein ähnliches Verhalten. Auch hier werden eine gesunde und eine ungesunde Form von Sucht beobachtet. Die negative Sucht von „immer mehr, immer schwerer" wird sogar regelmäßig von der Einnahme von Dopingmitteln begleitet, um die Muskeln attraktiver aussehen zu lassen.

Eine gewisse positive Sucht sollte auch beim Rückentriathlon nicht fehlen, eine Übertreibung wird aber präventiv durch die Trainingssteuerung eingeschränkt.

Nach den anfänglichen Eingewöhnungsschwierigkeiten stellen sich schließlich Erfolge ein, mit dem Effekt, dass der Rückentriathlet das Training vermisst, wenn z.B. eine Woche lang kein Training stattfindet. Eine Festigung der Trainingsabhängigkeit nimmt jedoch länger als ein Jahr Zeit in Anspruch.

Um lebenslänglich ein Sportler zu werden, sollte der Sport vollständig in das Wochenprogramm und in die ADLs integriert sein. Das Ziel des Rückentriathlons ist es, den Sport und die Belastungen im Alltag zu integrieren, wobei der „Suchtfaktor" die Rolle des Katalysators übernimmt.

12.1.6 Placebo

Bei jeder Behandlung ist der Placebo-Effekt von besonderer Bedeutung, wobei Medikamente einen gewissen Vorteil gegenüber anderen Behandlungsmethoden haben. Die Wirkung von Medikamenten kann nachgewiesen werden durch Doppelblindstudien, bei denen weder Arzt noch Patient wissen, ob mit dem Medikament oder einem Placebo behandelt wird.

Eine derartige Untersuchung ist für die Massagetherapie nur schwer durchzuführen. Wenn die Doppelblindstudie der Standard für medizinisch verantwortliches Handeln ist und Placebo unerwünscht, dann haben fast alle anderen Behandlungsmethoden kein Bestandsrecht mehr.

Bemerkenswert ist, dass manche Medikamente Nutznießer des Placebo-Effekts sind. So können z.B. Placebos die Wirkung endogener Opioide beeinflussen. Es konnte sogar gezeigt werden, dass diese endogenen Opioide Reaktionen hervorrufen, welche gelenkt und konditioniert werden können. Ein Beispiel hierfür ist der Wirkstoff Proglumid, der die Wirkung endogener Opioide verstärkt, wenn er bewusst gegeben wird, jedoch wirkungslos ist, wenn er unbemerkt verabreicht wird (z.B. über einen Tropf) (Benedetti et al. 1995).

Auch Operationen werden mit Placebo in Verbindung gebracht. So wurde gezeigt, dass Scheinoperationen am Kniegelenk bei degenerativen Beschwerden besser abschneiden als tatsächliche durchgeführte Operationen (Moseley et al. 2002). Bandscheibenoperationen können effektiver sein, wenn dem Patienten anschließend das operativ entfernte Teil gezeigt wird (Tait et al. 2009).

Um den Erfolg einer Therapie nachzuweisen, sollte nicht nur ein eventueller Placebo-Effekt, sondern es sollten auch die Nebenwirkungen berücksichtigt werden, damit der Erfolg nicht nach dem Motto „Operation gelungen – Patient tot" gemessen wird.

Merke M!

Das Prinzip des Rückentriathlons

Erfolg = Wirksamkeit + Placebo – Nebenwirkungen – Behandlungskosten

12.1.7 Kosten

Durch das Versicherungssystem sind die Kosten für die Medikamente der Verbraucher nur schwer nachvollziehbar, was befremdend ist, da der Kostenträger letztendlich der Verbraucher selbst ist.

Allein in Deutschland werden die direkten und indirekten Kosten für die Behandlung von Rückenschmerzen auf 20 bis 25 Milliarden Euro geschätzt (Quelle: http://www.forum-schmerz.de/zahlen/rueckenschmerzen.html).

12.1.8 Dosierung

Die Dosierung von Medikamenten ist genau beschrieben, eine genaue Dosierung von aktiver Rehabilitation ist aber meist nicht vorgegeben und damit ein Schwachpunkt dieser Behandlungsmethode.

Im Gegensatz zur aktiven Rehabilitation stellt der Rückentriathlon eine genaue individuelle Dosierung bereit, was ein großer Vorteil des Rückentriathlons ist.

12.1.9 Präsentation und Darstellung

Farbe, Geschmack und Verpackung der Medikamente sind nicht zufällig gewählt, sondern gehen gezielt auf die Erwartungshaltungen und unbewussten Assoziationen der Patienten ein.

Gleiches gilt daher auch für den Rückentriathlon: Umso professioneller ein Konzept präsentiert wird, desto besser sind die Erfolge. Daher sollten Broschüren, Verträge oder Präsentationen makellos sein.

Hygiene, die Ausstrahlung der Räumlichkeiten und des Trainers, Pünktlichkeit und Erreichbarkeit der Praxis sind hier von großer Bedeutung.

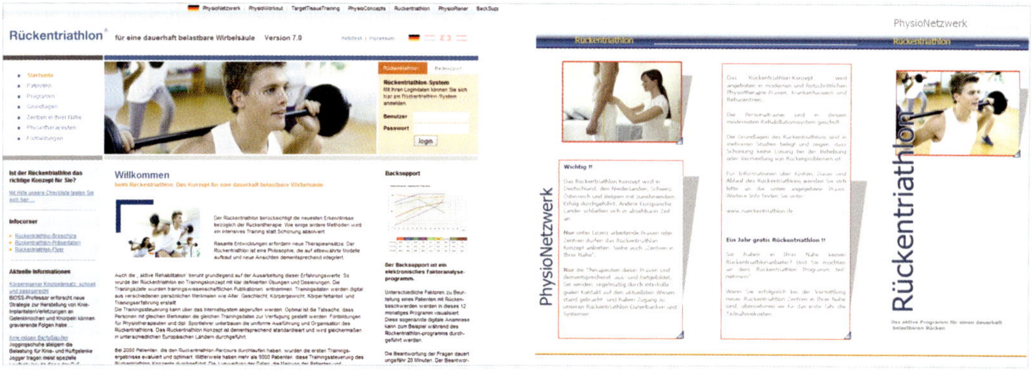

Abb. 12.2 Beispiele für die professionelle Präsentation des Rückentriathlon.
a Internetauftritt.
b Flyer.

12.1.10 Medien

In der medialen Präsentation sind Medikamente der aktiven Rehabilitation weitaus überlegen. Die Presse und Gesundheitsprogramme für Laien sind hervorragende Plattformen für deren Bekanntmachung. Sie funktionieren wie eine Art Dauerwerbung für Medikamente, neue diagnostische Möglichkeiten und Operationen. Beispielsweise war ein Artikel in der allgemeinen Presse zum Thema Knieoperation veröffentlicht worden. Der Erfolg der Operation wird zu 50 % durch die Operation selbst und zu 50 % durch die anschließende Rehabilitation definiert. 99,5 % des Artikels handelten jedoch von den „Ins und Outs" der Operation, mit entsprechenden Empfehlungen der Topchirurgen.

In den Medien wird die aktive Rehabilitation dauerhaft unterbewertet.

Zusammenfassung ✓

- Training als Medikament – gleiche Wirkung (fast) ohne Nebenwirkung
- Eine klare Indikationsstellung steht für einen positiven und langanhaltenden Behandlungserfolg
- Wechselwirkungen können durch eine protokollare Überwachung minimiert werden
- Steigerung der Therapietreue durch Interaktion zwischen Therapeut und Patient, statt „einfaches Pillenschlucken"
- Förderung der positiven Suchtgefahr.

Literatur

Benedetti F, Amanzio M, Maggi G. Potentiation of placebo analgesia by proglumide. Lancet. 1995; 346(8984): 1231.

Chapman CL, De Castro JM. Running addiction: measurement and associated psychological characteristics. J Sports Med Phys Fitness. 1990; 30(3): 283–90.

Der Spiegel. http://www.spiegel.de/wissenschaft/mensch/0,1518,97721,00.html. Zuletzt aufgerufen am 14.12.2011.

Dieppe PA, Ebrahim S, Martin RM, Jüni P. Lessons from the withdrawal of rofecoxib. BMJ. 2004; 329(7471): 867–8.

Dowell J, Hudson H. A qualitative study of medication-taking behaviour in primary care. Fam Pract. 1997; 14(5): 369–75.

Knobloch K, Vogt PM. Nordic pole walking injuries – nordic walking thumb as novel injury entity. Sportverl Sportschad 2006; 20: 137–142.

Moseley JB, O'Malley K, Petersen NJ, Menke TJ, Brody BA, Kuykendall DH, Hollingsworth JC, Ashton CM, Wray NP. A controlled trial of arthroscopic surgery for osteoarthritis of the knee. N Engl J Med. 2002; 347(2): 81–8.

Nestler EJ. Molecular basis of long-term plasticity underlying addiction. Nat Rev Neurosci. 2001; 2(2): 119–28.

Tait MJ, Levy J, Nowell M, Pocock C, Petrik V, Bell BA, Papadopoulos MC.Improved outcome after lumbar microdiscectomy in patients shown their excised disc fragments: a prospective, double blind, randomised, controlled trial. J Neurol Neurosurg Psychiatry. 2009; 80(9): 1044–6.

Yates A, Shisslak CM, Allender J, Crago M, Leehey K. Comparing obligatory to nonobligatory runners. Psychosomatics. 1992 Spring; 33(2): 180–9.

Kapitel 13

Optimale Dosierung – Vermeidung von Unter- und Überbelastung

13 Optimale Dosierung – Vermeidung von Unter- und Überbelastung

Frederik Deemter

13.1 Unterbelastung

13.1.1 Allgemeine Fakten

Unterbelastung und die damit verbundenen Folgen scheinen sich langsam, aber sicher zu einer Volkskrankheit zu entwickeln.

Das durchschnittliche Körpergewicht der Europäer hat sich in den letzten Jahrzehnten allmählich verändert und ist insgesamt angestiegen. Diese schleichende Zunahme von Übergewicht hat zur Folge, dass Normalgewichtige zu mager erscheinen. Der Grund hierfür ist der dramatische Bewegungsmangel, worauf eine sportmedizinische Zeitschrift anspielt mit dem spöttischen Titel „Ist die Begrenzung unseres täglichen Sitzens und Liegens auf gerade mal 23½ Stunden zu anspruchsvoll?" (Khan 2009).

Über Jahrzehnte etablierte Fitnesstests der Jugendlichen scheinen für Menschen der heutigen Zeit zu anspruchsvoll zu sein, da sie teilweise nicht mehr fähig sind, auch nur eine einzige Liegestütze korrekt auszuführen. Obwohl Inaktivität und die damit verbundene Unterbelastung bei Patienten momentan eine der größten Herausforderungen für Mediziner zu sein scheint, hat die Wissenschaft diesbezüglich bisher kaum Untersuchungen angestrebt.

Bei der Suche nach „overuse injuries" ergaben sich im Mai 2006 auf der Website von Medline rund 7600 Treffer, im Gegensatz zu den 7 Einträgen der „underuse injuries" wird deutlich, dass die Wissenschaft und Forschung diesem Bereich noch nicht genug Aufmerksamkeit geschenkt hat (Stovitz und Johnson 2006). Von diesen 7 Artikeln handelte keiner von „underuse" als Ursache für eine Verletzung, sondern eher als „underuse" von Therapien und Diagnostik.

Das Zeitalter der Überbelastung des Diskus sowie gute und schlechte Bewegungen hat die Praxis schon längst hinter sich gelassen. In der Forschung scheint die Blickrichtung aber noch immer in diese Richtung zu gehen. Gleiches gilt für die Meinung der Patienten. Oftmals getroffene Aussagen in der Anamnese sind bereits mit der Ursache „Überbelastung" verbunden: „Ich habe nach unserem Umzug Rückenbeschwerden bekommen." Auch längere Spaziergänge werden schnell als Ursachen vermutet. Man bekommt jedoch kaum zu hören: „Ich habe jahrelang nichts gemacht! Kein Wunder, dass dieser Umzug Beschwerden verursacht hat".

13.1.2 Unterbelastung in der Bevölkerung

Training und ultraviolette Strahlung – ein Vergleich

Die meisten Menschen haben schon als Kind den Umgang mit Sonnenlicht erlernt. Fast jeder hat ein schmerzhaftes Erlebnis mit UV-Strahlung gehabt und daraus gelernt, dass nicht nur einige Stunden Sonnenschein für den Sonnenbrand verantwortlich sind, sondern dass dies vom ultravioletten Konsum der Haut in den Wochen zuvor abhängig ist. Bei einem vernünftigen „ultravioletten Belastungstraining" käme es nicht zu einem Sonnenbrand.

Ähnlich verhält es sich mit der körperlichen Belastung.

Untersuchungen zeigen, dass sich rund 80 % der westeuropäischen Bevölkerung inaktiv verhält. Daraus lässt sich die Vermutung ableiten, dass weitaus mehr diagnostizierte Rückenbeschwerden auf diese Inaktivität (Unterbelastung) zurückzuführen sind.

Der Volksmund sagt: „Wir sind die Belastung nicht mehr gewöhnt". Viele Landarbeiter aus osteuropäischen, afrikanischen, mexikanischen und vielen weiteren Ländern stehen beispielsweise den ganzen Tag gebeugt auf den Feldern, ohne von mehr bemerkenswerten Problemen zu berichten.

Studien konnten zeigen, dass die Zahl der Menschen mit Rückenbeschwerden in diesen nur gering entwickelten Ländern kaum anders ist als in europäischen Ländern. Der Umgang mit den Rückenbeschwerden unterscheidet sich aber grundlegend: Sie belasten ihre Wirbelsäule weiter, akzeptieren die Rückenbeschwerden und sehen diese als Teil ihres Lebens an. Diese Einstellung führt deshalb nicht zu Arbeitsunfähigkeit und medizinischen Konsum (Anderson 1984).

13

Westeuropäische Menschen, die keiner geregelten Tätigkeit nachgehen, egal ob beruflich oder sportlich gesehen, geben harte physische Arbeit meist bereits nach wenigen Stunden auf. Ist diese Diskrepanz eine Frage der genetischen Unterschiede oder des Lifestyles und des Arbeitsverhaltens der vergangenen Jahre?

Erwachsene mit einem aktiven Lebensstil haben dagegen weniger Beschwerden, weniger Einschränkungen und eine bessere Lebensqualität (Krügeret al. 2007, van den Brink et al. 2005, van den Heuvel et al. 2005). Die Therapie bei einem Sonnenbrand ist das Meiden von Sonnenlicht. Mit einer vernünftigen Erklärung wird dem Betroffenen deutlich, dass sich die Haut vollständig erholen kann. Vor der Sonneneinstrahlung braucht man keine Angst zu haben, wenn man richtig mit ihr umgeht. In der Regel bekommt der Mensch in seinem Leben einige Male einen Sonnenbrand. Mit der Zeit lernt er den Umgang mit der Sonne und weiß, dass er sich jedes Jahr erst erneut an die ultraviolette Belastung gewöhnen muss.

Wenn sich dieses Bewusstsein in der Bevölkerung auch in Bezug auf Belastung, Training und Bewegung durchsetzen würde, wäre dies ein großer Fortschritt, besonders für Ärzte und Wissenschaftler. Von der UV-Adaptation können wir demnach einiges für die Belastungstherapie lernen.

In der akuten Phase einer ernsten Pathologie, wie z.B. einem Bandscheibenvorfall, wird meist die Rumpfmuskulatur mittels Isometrie trainiert. Doch welcher Hautarzt würde seinem Patienten bei akutem Sonnenbrand eine Behandlung im Solarium mit einer sehr geringen Dauer empfehlen? Natürlich benötigt der Körper das Training, um belastbarer zu werden, die Frage ist nur, wann eine Belastung aufgenommen bzw. ultraviolettes Licht eingesetzt wird, um bei unseren Beispielen zu bleiben. Nach einer Überbelastung oder Fraktur ist ausschließlich Ruhe angemessen. Der Rückentriathlon umfasst ein breites Indikationsgebiet (u.a. Bandscheibenoperationen, subchondrale Fissuren, intradiskale Läsionen), deshalb werden beim Rückentriathlon in den ersten 3 Monaten Übungen mit einer hohen Belastung auf den Diskus wie Beugen oder Rotation noch gemieden.

Die Einschränkung der UV-Belastbarkeit ist als Rötung zuerkennen, untrainierte oder helle Haut neigt eher zu Rötungen als trainierte oder dunklere Hauttypen.

Mit einem Tennisspieler und einem Rentner, die an Kniebeschwerden leiden, verhält es sich in der Trainingstherapie ähnlich: Der Tennisspieler ist an tiefe Kniebeugungen gewöhnt, dagegen bewegt sich der Rentner während der ADLs hauptsächlich in einen Winkel von 0–45 Grad. Hier ist die Frage nach der Definition einer funktionellen Bewegung berechtigt. Kann man eine funktionelle Belastung schon vorher bestimmen oder sollte das Bewegungsverhalten in der Vergangenheit mit in Betracht gezogen werden, um die Schwachstellen der Belastbarkeit als Folge der Unterbelastung zu erkennen? Beim Rückentriathlon wurde der Winkel der Kniebeugen nur bis 45 Grad gewählt, dadurch ist die Verträglichkeit der Übung größer und die Zahl der ERIs geringer.

Um bei dem Beispiel UV-Belastung zu bleiben: Sonnencreme ist mit rückenfreundlichen Betten und Stühlen zu vergleichen. Sie verliert an Bedeutung, wenn die Person bereits einen maximalen Bräunungsgrad erreicht hat, da die äußerste Belastbarkeit erreicht ist. Darum verträgt ein gut trainierter Körper auch rückenunfreundliche Möbel, Matratzen und Schuhe.

Als Beispiel können hier Urvölker dienen, die meist eine sehr gut ausgebildete Rückenmuskulatur haben. Obwohl die meisten nur über sehr einfache Möbel verfügen, verursachen diese keine Rückenbeschwerden.

Die Abhängigkeit von speziellen Einrichtungsgegenständen könnte ein Ausdruck der Beliefs und/oder der ungenügenden Belastbarkeit des Patienten sein. Denn im Vergleich von westeuropäischen Ländern mit Entwicklungsländern ist die Zahl der Wirbelsäulenpatienten annähernd gleich. So treten in beiden Gebieten bei ca. 40 % der in der Landwirtschaft tätigen Bevölkerung Rücken- oder Nackenbeschwerden auf (Anderson 1984).

13.1.3 Subjektive Beurteilung der Belastung und deren objektive Berücksichtigung im Rückentriathlon

Wie viel ist genügend Belastung?

Die muskuläre Trainingsbelastung der MTT erfolgt bei durchtrainierten Patienten in der Regel nach 1 RM, 12 RM oder 20 RM (RM: Repetition Maximum; das Maximalgewicht für die angegebene Wiederholungszahl). In der Eingewöhnungsphase (Anfangsphase) der Rehabilitation schätzt der Trainier die Belastung zunächst subjektiv ein. Wird die Trainingsbelastung ausschließlich nach objektiven Parametern berechnet, reagieren die Patienten sehr unterschiedlich. Die subjektive Reaktion auf das Training wird von Aussagen wie: „Ist das alles?" bis hin zu: „Das ist viel zu schwer!" begleitet. Die Belastung beim Rückentriathlon wird für alle Personen nach den folgenden Parametern berechnet: Körpergewicht, Geschlecht, Alter, Körperfettanteil, Motivationstest und Trainingserfahrung.

Die subjektive Einschätzung des Patienten in der regulären MTT oder im Fitnesstest führt zu einer Anpassung der Belastung. Diese Korrektur findet so lange statt, bis der Patient zufrieden ist; die „Dosis" der Therapie wird zum Teil erheblich durch den Patienten selbst bestimmt. Patienten, die das Training als zu schwer empfinden, sind häufig Personen, die sich (in der Gegenwart oder in der Vergangenheit) körperlich nur wenig betätigen, sei es beruflich oder im Sport. Personen, die das Training als zu leicht einschätzen, haben in der Vergangenheit meistens intensiv trainiert oder schwere physische Arbeit verrichtet. Trainieren und Belasten ist ein Prozess, der körperliche Änderungen hervorruft. Ein optimales Training verändert auch die emotionale Verfassung des Patienten.

Der Rückentriathlon gibt objektive Daten wieder. Wenn der Patient die Aussage hört: „Sie werden sich schnell an das Training gewöhnen." bekommt der Patient das vermittelt, was er in diesem Moment benötigt. Nach einigen Trainingseinheiten bemerkt er häufig: „Das hätte ich nicht gedacht.".

Die MTT zeigt, dass der Trainer die Meinung des Patienten respektiert. Empfindet der Patient die Belastung als zu schwer, wird sie reduziert. Diese Unterbelastung stellt den Patienten zwar vorerst zufrieden, die positiven Folgen des Trainings sind jedoch nur auf kortikaler Ebene zu finden. Wirkliche Trainingserfolge sind nicht zu erwarten. Wenn ein Work Hardening gefragt ist, kann ein solches Training kein zufriedenstellendes Outcome bewirken.

Obwohl die Belastung der lädierten Strukturen bei einem herkömmlichen Crunch viel größer ist, als bei einem Step-up mit einer Langhantel als leichtes Zusatzgewicht, wird das Langhanteltraining von Patienten oft skeptisch betrachtet.

Um dies dem Patienten begreiflich zu machen, sollte der Therapeut über fundierte Kenntnisse der praktischen Biomechanik verfügen.

Die Einstellung des Therapeuten kann bisweilen mit der des Patienten interferieren. Mitunter können diese ähnlichen Charaktere für die Extreme der Belastungspalette verantwortlich sein.

Wenn ein ängstlicher Teilnehmer auf einen ängstlichen Trainer stößt, entsteht eine pathologische Beziehung mit einer dauerhaften Unterbelastung als Folge.

13.1.4 Schmerzen – kein Grund zur Reduzierung der Belastung

Beim generellen Auftreten von Schmerzen haben Therapeuten, Ärzte und Patienten gelernt, Ruhephasen einzuhalten. Bei Rückenbeschwerden wurde aber nachgewiesen, dass Ruhe keine geeignete Reaktion ist. Patienten sollten aktiv bleiben (Hagen et al. 2005). In der Praxis tendieren jedoch immer noch viele Trainer dazu, die Belastung zu reduzieren, sofern der Patient während des Trainings oder im Anschluss daran, Schmerzen bekommt. Innerhalb des Rückentriathlons besteht ein etwas nuancierteres Modell.

Schmerzhaftes Belasten scheint eine wirksame Methode für chronifizierte und degenerative Rückenbeschwerden zu werden. Schmerzempfindungen bis Stufe 5 auf der VAS-Skala werden während des Trainings akzeptiert, gleichzeitig jedoch untersucht, ob die auftretenden Schmerzen rote (Einstellung des Trainings) oder grüne Signale (Fortführung des Trainings) aufweisen. Eine pauschale Belastungsreduzierung bei auftretenden Schmerzen ist fahrlässig, schult Angst und trägt zur Unterbelastung bei.

13.1.5 Von unbelastbar zu belastbar – Dauer der Gewebeadaptation

Der Vergleich einer Hautverbrennung mit Training birgt viele Gemeinsamkeiten: die Belastbarkeit einer Person erhöht sich anschließend und Schmerzen nehmen ab. Die Dauer der Entwicklung von einem unbelastbaren zu einem belastbare Zustand ist jedoch völlig unterschiedlich und nicht vergleichbar, da die Regeneration der Haut aufgrund ihrer hohen adaptiven Kapazität für Sonnenlicht, ca. 3 Wochen dauert.

Die Adaptation von Gewebe ist dagegen ein Prozess, der viele Monate, vielleicht sogar einige Jahre andauert (▶ Abb. 13.1). „Too much – too soon" ist ein häufig auftretender Fehler, der möglicherweise auf die Erfahrung der Leute zurückgeht, dass sich Muskeln schnell adaptieren können – und ein Phänomen der Inaktivitätsfalle

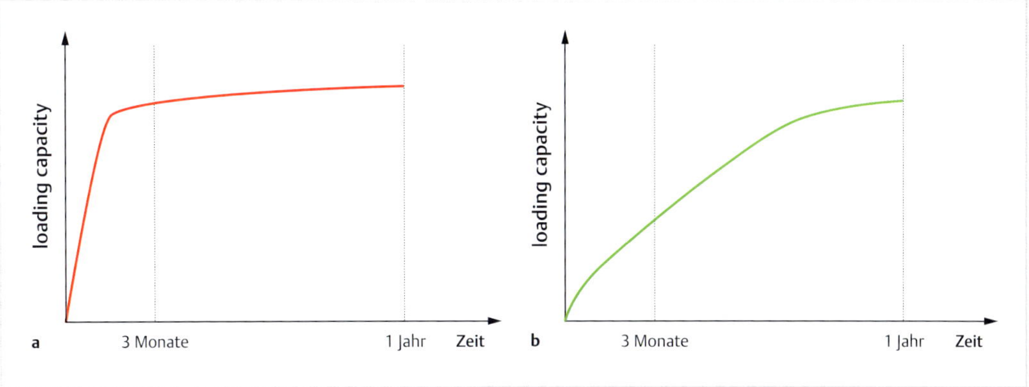

Abb. 13.1 Vergleich von Gewebeadaptation und Muskelaufbau.
a Muskelaufbau.
b Gewebeadaptation.

Man geht davon aus, dass es bis zu 3 Jahren dauern kann, um aus der Inaktivität heraus eine wesentlich stabile, höhere Belastungsebene zu bilden (Zimmerman 2002).

13.1.6 Bauchmuskelübungen mit Beschwerden im Nacken- oder Rückenbereich

Bei der Ausführung von Crunches, einer Bauchmuskelübung in Rückenlage, klagen einige Personen über Beschwerden im Nacken- oder Rückenbereich. Die Entstehungsweise dieser Beschwerden ist noch unklar, auffällig ist jedoch, dass diese Personen oft einem inaktiven Lebensstil nachgehen. Es stellt sich die Frage, ob die Übung der Auslöser ist oder ob das vergangene Bewegungsverhalten die Schmerzen verursacht. Die Lösung hierfür ist eine alternative Übung, wie z. B. Reachback.

Rücken- und Nackenbeschwerden während der Crunches sind ein Indiz für eine nicht belastbare Wirbelsäule.

Die Belastbarkeit kann aber durch langfristige Trainingsprogramme auf eine wesentlich höhere Ebene gebracht werden.

13.2 Überbelastung

Überbelastung kommt ursprünglich aus dem Bereich des Leistungssports, da zu viel Training hier eher üblich ist. Die Überbelastung bei Inaktiven ist meist unbekannt und großenteils wissenschaftlich noch nicht einmal evaluiert. Während die Überbelastung bei Sportlern mit einer zu großer Trainingsbelastung und zu kurzen Regenerationszeiten verbunden ist, beruht die der Inaktiven auf anderen Gründen. Diese können vielfältig sein und umfassen die ganze Bandbreite vom Tragen falscher Laufschuhe bis hin zu einseitiger und falscher Körperhaltung.

Im Gegensatz zum Sport ist das Thema „Training und Überbelastung" sind erst seit der Etablierung der MTT aktuell geworden.

13.2.1 Exklusionskriterium Überbelastung – warum der Rückentriathlon für Sportler und Handwerker nicht geeignet ist

Rückenbeschwerden als Folge von Überbelastung oder eines Übertrainings bei aktiven Personen ist ein Exklusionskriterium für den Rückentriathlon. In der Praxis hat sich gezeigt, dass speziell Sportler, aber auch Angehörige handwerklicher Berufe eine zu kurze Regenerationszeit bei zu hoher Belastung aufweisen. In früheren Zeiten bemerkten die Personen eine eventuelle Überbelastung von selbst und legten eine entsprechende Trainings- oder Arbeitspause ein. Durch den zeitlichen Wandel, der zu einem Leistungs- und Zeitdruck zwingt, kann dies nicht mehr eingehalten werden.

Dieser Form der Überbelastung mit einem Belastungstraining zu begegnen, wäre genauso falsch, wie die Behandlung eines Sonnenbrands mit ultravioletten Strahlen im Solarium.

13.2.2 Überbelastung im Freizeitsport

Untersuchungen zeigen, dass 30–79 % der Freizeitläufer sich bei einem Dauerlauf oder bei der Marathonvorbereitung verletzen (▶ Abb. 13.2). Dieser Wert gibt die erhebliche Anzahl der Patienten wieder, die nicht in der Lage sind, eine optimale Trainingsbelastung zu finden. Die adaptive Kapazität des Herz-Lungen-Systems ist der des Stütz- und Bewegungsapparates überlegen, mit Ausnahme der Muskulatur (Zimmerman 2002). Die Ursache für Verletzungen ist häufig eine Übermotivation der Sportler, da eine zu hohe Intensität und ein zu schneller Belastungsaufbau dem Körper schaden, was gerade bei Männern häufig zu beobachten ist. Besonders im Ausdauer-, Mannschafts- oder Kraftsport sieht man solche Fehleinschätzungen.

Nach jahrelanger Inaktivität soll möglichst schnell wieder die alte Leistungsebene erlangt werden. Obwohl sich dies meistens nur über einen Zeitraum von mehreren Monaten realisieren lässt, denken manche Menschen, die Wiederherstellung ist in wenigen Wochen oder Tagen zu erreichen.

Beim Laufsport treten ERIs im ersten Trainingsjahr am häufigsten auf und nehmen im Verlauf des zweiten Jahres ab. Im dritten Trainingsjahr kommt es dann kaum noch zu trainingsbedingten Verletzungen.

13.2.3 Überbelastung im Fitnesszentrum

Eine Studie aus dem Jahr 1993 zeigte, dass sich über 70 % der Besucher eines Fitnesszentrums verletzten. Einer der Hauptgründe dafür ist möglicherweise psychologisch bedingt: Hat der Sportler seinen Vertrag abgeschlossen, neigt er zu Übermotivation, denn er will so viel wie möglich für sein Geld trainieren. Zu Beginn trainiert er sehr häufig

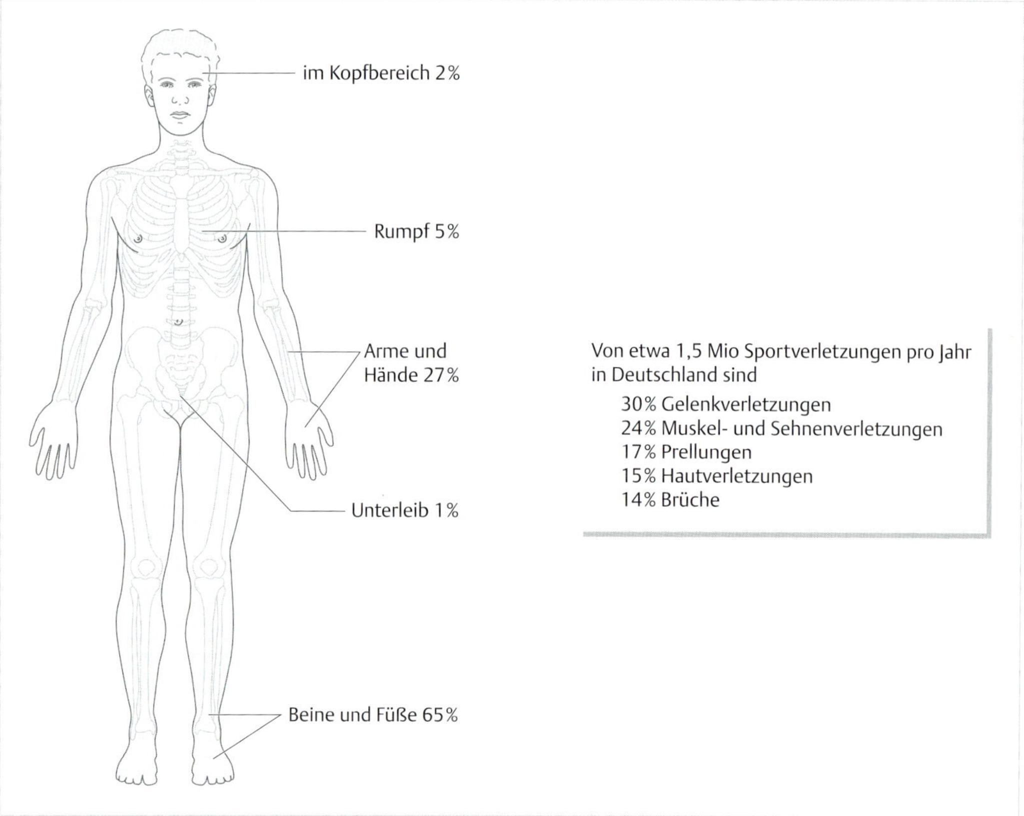

Abb. 13.2 : Art und Verteilung von Sportverletzungen. Quelle: http://www.dkenb.de/infothek/download/Sportverletzungen.PDF; Broschüre AOK „Kleine Sportverletzungen".

im Fitnessstudio und unterstützt den Muskelaufbau evtl. noch mit chemischen Präparaten.

Außerdem entsteht eine Diskrepanz zwischen überwiegend kollagenen Strukturen und der zum Teil beeindruckenden, adaptiven Kapazität der Muskeln.

Untrainierte sind durchaus in der Lage, in Abhängigkeit von der Muskelgruppe, eine Leistungssteigerung von 112–227% innerhalb eines dreimonatigen Zeitraums zu erzielen (Zimmerman 2002). Dieser schnelle Leistungsanstieg scheint eher die Folge einer neurogenen (koordinativen) Adaptation, als die struktureller Veränderungen im Muskel zu sein.

Sehnengewebe passt sich langsamer an, wie qualitative Messungen der Supraspinatussehne zeigen. Eine substanzielle Zunahme der Sehne ist erst nach jahrelangem Training erreicht. Jerosch untersuchte bei 51 Bodybuildern den Durchmesser der Rotatorenmanschette. Die Werte wurden mit 200 altersentsprechenden, gesunden, untrainierten Probanden verglichen. Bei den Kraftsportlern war die Supraspinatussehne um 50%, teilweise sogar um 100% dicker. Es bestand eine positive Korrelation zwischen Trainingszeit und Sehnendurchmesser. Die Trainingszeit wurde definiert als: Schultertrainingszeit/Woche × Trainingsjahre.

Entscheidend war vor allem die Zahl der Trainingsjahre, weniger die Intensität bei kurzfristigem Training (Jerosch et al. 1989).

Die folgende These ist Grundlage für die Progression des Rückentriathlons: Aktive und Verletzte gefährden durch die rasante muskuläre Adaptation das kollagene Gewebe der passiven Strukturen wie Sehnen, Knorpel etc. Deshalb wird die Belastung beim Rückentriathlon wesentlich langsamer erhöht als bei der muskelorientierten MTT.

13.2.4 Überbelastung bei der Arbeit

Personen, die nach langen Perioden der Inaktivität einen körperlich anstrengenden Beruf ausüben, sind gefährdet, sich bei ihrer Arbeit zu überlasten. Gerade inaktive Jugendliche sind manchmal zu untrainiert, um den Anforderungen der Berufe wie Krankenpfleger, Maurer oder Zimmermann zu standhalten zu können.

Eine Studie aus den Niederlanden zeigte, dass 18% der Jugendlichen im ersten, nur aus Theorie bestehenden Ausbildungsjahr zum Krankenpfleger unter Rückenbeschwerden leiden. Diese Zahl änderte sich dramatisch, als zu der theoretischen Ausbildung auch noch die praktische Arbeit hinzukam. Die Zahl der Rückenbeschwerden stieg auf 80% an.

Indikationen für den Rückentriathlon sind alle Jugendliche, die ohne einen intensiven sportlichen Hintergrund einen körperlich anstrengenden Beruf erlernen. Eine Präventionsphilosophie, die sich in den kommenden Jahren durchsetzen könnte, ist die Integration von körperlichem Training in die Ausbildung.

13.2.5 Überbelastung bei der Bundeswehr

Physische, trainingsbedingte Verletzungen sind bei Armeeangehörigen nicht selten.

Über die Ursache ist aber bisher wenig bekannt. Zur Identifizierung intrinsischer Risikofaktoren, wurden 8 Wochen lang 391 Teilnehmer eines Basistrainings untersucht. Es stellte sich heraus, dass Frauen eine signifikant höhere Anfälligkeit für Langzeitverletzungen aufwiesen (44,6%) als Männer (29,0%). Beim Training war auffällig, dass sich Männer und Frauen, die Langstreckenläufe langsamer absolvierten öfter verletzten als schnellere Läufer. Der jeweilige prozentuale Anteil war bei den Frauen höher als bei den Männern. Ebenso ließ sich ein höheres Verletzungsrisiko bei Männern mit einem höheren BMI nachweisen.

Die Schlussfolgerung daraus ist, dass eine schlechte anaerobe Fitness, insbesondere bei Frauen, gemessen an den Laufzeiten, höhere Risikofaktoren für Trainingsverletzungen in der Armeeausbildung bedeuten. Andere Faktoren wie der bisherige Aktivitätsstatus und die Körperstatur können sich auf die Verletzungsrate bei Männern und Frauen unterschiedlich auswirken.

Eine andere Statistik über Infanteristen zeigte, dass sich jährlich 95 von 100 Soldaten verletzen, 50% dieser Verletzungen verursacht das Training, wobei Laufen die meisten Beschwerden verursacht (Smith u. Cashman 2002).

Diese Zahlen werden durch eine andere Untersuchung bestätigt, die gleichzeitig unterstreicht, dass Rauchen stark mit ERIs verbunden ist. Überbelastungsbeschwerden entstehen bei Rauchern um ca. 8% (Männer) bis 9% (Frauen) häufiger als bei Nichtrauchern (Altaracet al. 2000).

13.2.6 Überbelastung in der MTT

Eigenen Umfragen und Erfahrungen zufolge können auch in der MTT Überbelastungsbeschwerden durch das Training auftreten. Eine erhebliche Reduzierung der herkömmlichen Trainingsempfehlung bringt hier Aufklärung.

Bislang werden für Sportler und Inaktive die gleichen Trainingsparameter verwendet. Inaktive verfügen jedoch über eine geringere Maximalkraft als Sportler. Deshalb ist es ein Denkfehler anzunehmen, dass bei gleichen Trainingsparametern, auch bei inaktiven Personen die Trainingsbelastung automatisch an die Belastbarkeitsebene angepasst wird.

Neben der prozentualen Maximalkraft spielen auch noch andere Aspekte eine Rolle. So sind z. B. die Erholungsmechanismen im Körper inaktiver Menschen weniger effizient als die gut trainierter Personen. Trainieren will gelernt sein!

Herkömmliche Trainingsparameter sind:

- Trainingsfrequenz: 5 × pro Woche
- Intensität: ca. 60 % der Maximalkraft
- Wiederholungszahl: 20 Wiederholungen
- Pause zwischen den Sätzen: 60–90 Sekunden
- Zahl der Durchgänge: 3

Diverse Forscher und Verfasser wissenschaftlicher Texte unterstreichen das unterschiedliche adaptive Vermögen passiver Strukturen. Würde man nach jahrelanger Inaktivität maximal progressiv trainieren, dann sähe man im Vergleich zu bradytrophen Strukturen wie Sehnen, Knorpel und Bandscheiben eine bessere muskuläre Adaptation.

Der Muskel entwickelt sich so schnell, damit er viel Leistung erbringen kann, dies gefährdet jedoch weniger schnell adaptierende Strukturen. Aus diesem Grund ist es ratsam, eine gedrosselte Progression im Training zu wählen, wie sie beim Rückentriathlon vorgegeben ist. Bei der Rehabilitation anderer Verletzungen der Extremitäten sollte dies ebenfalls berücksichtigt werden.

Ein optimaler Ablauf des gesundheitsorientierten Krafttrainings wird im Folgenden beschrieben. Dies soll Inaktive zu regelmäßigem Sport animieren.

Eine gut fundierte Alternative von muskulär orientiertem Training mit einer Eingewöhnungsphase zum Training ist (Zimmerman 2002):

- Trainingsfrequenz: 2 × pro Woche
- Intensität: 20–30 % der Maximalkraft
- Wiederholungszahl: 10–12
- Zahl der Durchgänge: 2

Die Trainingsbelastung kann in Tonnage/pro Übung/pro Woche ausgedrückt werden.

Beispiel **B**

Beispiel

Werden an der Beinpresse drei Sätze mit einer konstanten Belastung von 100 Kilogramm und jeweils 20 Wiederholungen trainiert, bedeutet dies eine Trainingsbelastung von:

3 × 100 × 20 = 6000 Kilogramm = 6 Tonnen.

Bei einer Trainingsfrequenz von fünfmal wöchentlich bedeutet dies eine Trainingsbelastung von:

5 × 6 Tonnen = 30 Tonnen.

Im Vergleich zu herkömmlichen Trainingsempfehlungen sollte die Trainingsbelastung bei Anfängern erheblich reduziert werden. Dies kann erfolgen durch:

- Anpassung der Trainingsfrequenz
- Anpassung der Intensität
- Anpassung der Wiederholungen
- Anpassungen der Trainingssätze

Werden die einzelnen Aspekte summiert, so ergibt sich bei Anfängern eine Reduktion der Trainingsbelastung, ausgedrückt in Tonnen, von prozentual ca. 95 %. Eine Gegenüberstellung und Darlegung der Berechnungsweise wird in ▶ Tab. 13.1 dargestellt.

Der Rückentriathlon bedient sich der gleichen Grundlage der Tonnage, jedoch ist das Training, das nur einmal pro Woche stattfindet, etwas intensiver.

13.2.7 Übertraining bei Sportlern

Ein Übertraining wird definiert als: „Leistungsabfall trotz Regeneration über einen Zeitraum von mindestens zwei Wochen ohne nachweisbare, organisch krankhafte Ursache."

Die Symptome können ein zu hoher Ruhe-/Belastungspuls, Kopfschmerzen, Unruhe und Schlafstörungen sein, aber auch eine vermehrte Anfälligkeit für Infektionen und Verletzungen, Muskel- und Sehnenbeschwerden sowie Depressionen können das Krankheitsbild ergänzen (Engelhardt, 2005).

Auslöser kann eine zu hohe Trainingsfrequenz, -belastung und -volumen sein, kombiniert mit zu kurzen Erholungsphasen.

Tab. 13.1 Vergleich zwischen herkömmlichem und reduziertem Training bei Berechnung der Trainingsbelastung in Tonnen pro Woche

Parameter	Herkömmliches Training	Reduziertes Training	Reduktion der Belastung in Tonnen pro Woche im Vergleich zum herkömmlichen Training	Summe
Trainingsfrequenz	5 × pro Woche	2 × Woche	40 %	40 %
Intensität	ca. 60 % der max. Kraft	30 % der max. Kraft	50 %	50 % von 40 % = 20 %
Wiederholungen	20	10	50 %	50 % von 20 % = 10 %
Sätze	3	2	66 %	66 % von 10 % = 6,6 %

Wenn Leistungs- oder auch Freizeitsportler über diese Symptomatik klagen, sollte immer die Möglichkeit des Übertrainings in Betracht gezogen werden. Bei einer kürzeren Dauer spricht man eher von einem Überlastungszustand (engl.: overreaching). Ein Übertrainingssyndrom kann nicht durch Bluttests nach einer Ruhepause diagnostiziert werden.

Einem Übertraining wird man im Rückentriathlon selten begegnen, aber die wenigen vorkommenden Fälle sollten erkannt und beachtet werden.

Formen von Übertraining

Sympathikotones (basedowides) Übertraining

Diese Form ist leicht erkennbar und weist häufig u. a. folgende Symptome auf:
- leichte Ermüdbarkeit
- verzögerte Erholung
- Schlafstörungen
- erhöhter Grundumsatz
- Appetitlosigkeit/Gewichtsabnahme
- Erhöhung der Körpertemperatur
- Schwitzen
- Tachykardie
- Hyperpnoe bei Belastung
- Störung der Bewegungskoordination
- Tremor
- Unruhe, Reizbarkeit, Depression

Parasympathikotones (addisonoides) Übertraining

Diese Form tritt häufiger in Erscheinung und kann sich aus der ersten Form heraus entwickeln. Sie ist jedoch nicht so leicht erkennbar, oft aber charakterisiert durch phlegmatisches und depressives Verhalten.

Weitere Symptome können sein (Quelle: Unterrichtswissen des Autors: Biologie Leistungskurs, http://www.einfach-trainieren.de/das-%C3%BCbertraining und http://de.wikipedia.org/wiki/%C3%9Cbertraining):
- schnelle Ermüdbarkeit
- Leistungsabfall/Reduktion der Belastbarkeit
- Unruhe
- Gefühlsinstabilität
- Abfall des Belastungspuls und der Ruheherzfrequenz
- kein Erreichen des Maximalpulses
- größere Anfälligkeit für Infektionen
- nachweisbare Veränderung der Blutwerte (Laktat- und Testosteronwerte, Lymphozytenzahl u. a.)

Es handelt sich dabei um ein komplexes, multifaktorielles Geschehen mit unterschiedlichen Stadien und teilweise auch unterschiedlichen Symptomen in den verschiedenen Sportarten.

Hilfreich sind standardisierte Fragebögen wie POMS (Profile Of Mood State), aber auch die Eigenzustandsskala nach Nitsch hat sich in mehreren Studien als ein empfindliches Kriterium zur Diagnostik eines Übertrainingssyndroms gezeigt. Die Herzfrequenz ist in einer Ruhephase meist unverändert, im Maximalbereich jedoch leicht erniedrigt (ca. 3–5 Schläge/min). Die Therapie ist eine Möglichkeit, die Ursachen zu bekämpfen. Trainingsintensität und -umfang müssen deutlich reduziert werden, eventuell bis hin zu einer Trainingspause. Über einen Wechsel zu anderen, konditionell nicht belastende, koordinativ fördernde Sportarten ohne leistungssportliche Ziele sollte nachgedacht werden (Uhrhausen und Kindermann 2002).

Zusammenfassung

- Beide Extreme – Überlastung und Unterbelastung – sollten vermieden werden.
- Beschwerden durch Unterbelastung sind weitaus häufiger als durch Überbelastung.
- Unterbelastung und die damit verbundene Inaktivität ist eine durch den zeitlichen Wandel begründete Problematik.
- Überbelastung tritt im Freizeitsport, bei der Arbeit und während der Therapie auf.
- Rückentriathlon vermeidet Überbelastung, Unterbelastung und Übertraining.

Literatur

Altarac M, Gardner JW, Popovich RM, Potter R, Knapik JJ, Jones BH. Cigarette smoking and exercise-related injuries among young men and women. Am J Prev Med. 2000; 18(3 Suppl): 96–102.

Anderson R. An orthopedic ethnography in rural Nepal. Med Anthropol. 1984; 8(1): 46–59.

Bovens AMP, Janssen GME, Vermeer HGW, Hoeberigs JH, Janssen MPE, Verstappen FTJ. Occurrence of Running Injuries in Adults Following A Supervised Training-Program. Int J Sports Med.. 1989; 10: S186–S190.

Engelhardt M. Sportverletzungen - Sportschäden. New York, Stuttgart: Thieme; 2005.

Hagen KB, Jamtvedt G, Hilde G, Winnem MF. The updated cochrane review of bed rest for low back pain and sciatica. Spine (Phila Pa 1976). 2005; 30(5): 542–6.

Jerosch J, Ritchen A, Marquart M. Sonographische Befunde an Schultergelenken von Bodybuildern. Dtsch Z Sportmed. 1989; 40: 437–42.

Khan K. Limiting our daily sitting/lying to just 23.5 hours: too ambitious? Br J Sports Med. 2009; 43(2): 79.

Kruger J, Bowles HR, Jones DA, Ainsworth BE, Kohl HW 3rd. Health-related quality of life, BMI and physical activity among US adults (>/=18 years): National Physical Activity and Weight Loss Survey, 2002. Int J Obes (Lond). 2007; 31(2): 321–7.

Lun V, Meeuwisse WH, Stergiou P, Stefanyshyn D. Relation between running injury and static lower limb alignment in recreational runners. Br J Sports Med. 2004; 38: 576–580.

Lysholm J, Wiklander J. Injuries in Runners. Am J Sports Med. 1987; 5: 168–171.

Macera CA, Pate RR, Powell KE, Jackson KL, Kendrick JS, Craven TE. Predicting lower-extremity injuries among habitual runners. Arch Intern Med. 1989; 149: 2565–2568.

Marti B, Vader JP, Minder CE, Abelin T. On the Epidemiology of Running Injuries – the 1984 Bern Grand-Prix Study. Am J Sports Med. 1988; 16: 285–294.

Smith TA, Cashman TM. The incidence of injury in light infantry soldiers. Mil Med. 2002; 167(2): 104–8.

Stovitz SD, Johnson RJ. “Underuse” as a cause for musculoskeletal injuries: is it time that we started reframing our message? Br J Sports Med. 2006; 40(9): 738–9.

Taunton JE, Ryan MB, Clement DB, McKenzie DC, Lloyd-Smith DR, Zumbo BD. A prospective study of running injuries: the Vancouver Sun Run “In Training” clinics. Br J Sports Med. 2003; 37: 239–244.

Urhausen A, Kindermann W. Standards der Sportmedizin – Übertraining. Dtsch Z Sportmed 2002; 53: 121–122.

van den Brink CL, Picavet H, van den Bos GA, Giampaoli S, Nissinen A, Kromhout D. Duration and intensity of physical activity and disability among European elderly men. Disabil Rehabil. 2005; 27(6): 341–7.

van den Heuvel SG, Heinrich J, Jans MP, van der Beek AJ, Bongers PM. The effect of physical activity in leisure time on neck and upper limb symptoms. Prev Med. 2005; 41(1): 260–7.

Walter SD, Hart LE, McIntosh JM, Sutton JR. The Ontario cohort study of running-related injuries. Arch Intern Med. 1989; 149: 2561–2564.

Zimmermann. Gesundheitsorientiertes Muskelkrafttraining. Schorndorf: Hofmann; 2002.

Kapitel 14

Gewebetraining statt herkömmliches Muskeltraining

14 Gewebetraining statt herkömmliches Muskeltraining

Frederik Deemter

Der Mensch hat sich während der Evolution weiterentwickelt. Viele Reflexe und natürliche Instinkte haben ihn gelehrt, mit Traumen, Erkrankungen, Verbrennungen, Vergiftungen und anderen Bedrohungen umzugehen. Aber auf eine neue Bedrohung ist er noch nicht vorbereitet: der gesamten Evolution hat es bisher kein Mensch geschafft, mit einem inaktiven Lebensstil seinen Lebensstandard langfristig aufrechtzuerhalten. Inaktivität ist eine Situation, die der Mensch während seiner Entwicklung nicht bewältigen musste. Bei den üblichen, natürlichen Bedrohungen reagiert sein Körper intuitiv richtig, bei Inaktivität sind seine Fähigkeiten überfordert. Falls der Betroffene sich zu einem aktiveren Lebensstil entscheidet, regieren nicht die Reflexe, sondern der Cortex seine Handlungsweise.

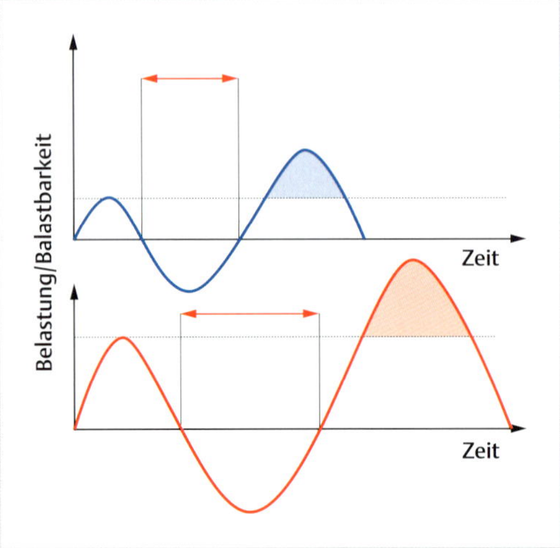

Abb. 14.1 Ein erfolgreicher Trainingsaufbau für Trainierende entspricht dem Prinzip der Superkompensation. Bei leichtem Training (blaue Kurve) ist die Trainingspause kurz. Bei einem intensiveren Training ist eine längere Trainingspause notwendig.

14.1 Herkömmliches Muskeltraining

Die Muskulatur ist ein sehr großes Organsystem des menschlichen Körpers, welches beansprucht werden möchte. Ab dem 40. Lebensjahr verliert der Mensch rapide an Muskelmasse, diesem Rückgang kann durch regelmäßige körperliche Betätigung entgegengewirkt werden (Zimmerman 2002). Effektive Trainingsprogramme sind so konstruiert, dass sie die Muskulatur systematisch ermüden, was auch *Superkompensationsmechanismus* (▶ Abb. 14.1) genannt wird. Hierdurch entsteht eine Adaptation an die neue Belastungsebene. Diese Trainingsplanung ist vor allem notwendig, um gut trainierte Teilnehmer auf eine noch höhere muskuläre Leistungsebene zu bringen. Dieses sehr intensive, oft unangenehme, sogar schmerzhafte Training ist erwünscht, um einen relativ kleinen Trainingseffekt zu maximieren.

Das passive Gewebe des Trainierenden hat ausreichend Zeit, sich an diese höhere Leistungsebene anzupassen, wodurch belastungserfahrene Personen keine Probleme mit einem intensiven, erschöpfenden Muskeltraining haben.

14.1.1 Probleme des herkömmlichen Muskeltrainings für Rückenbeschwerden in der MTT

Kraft oder Belastbarkeit

Der in ▶ Abb. 14.1 dargestellte Aufbau ist für Trainierte gut geeignet. Die Trainingsparameter haben sich über Jahrzehnte durch „Trial and Error" und Evaluierung optimiert. Dieses erprobte Programm für Sportler wurde vollkommen in Fitnessprogramme und später, in den 1980er Jahren, in der medizinischen Fitnesstherapie angewendet. Die katastrophalen Folgen für die Personen, die sich im Fitnesszentrum durch das Training verletzt haben, sind leider nur eingeschränkt untersucht worden. Eine Untersuchung berichtet dennoch über eine sehr hohe Verletzungsrate (König et al. 1994).

Kraft oder Koordination

Bei chronischen und akuten Beschwerden liegt eine reduzierte Muskelkraft vor (Kishino et al. 1985). Es stellt sich nur die Frage, ob Kraft der entscheidende Faktor ist, um Rückenbeschwerden zu beheben

Rehabilitationsprogramme sind häufig auf ein muskuläres Training ausgerichtet und verschiedene Therapiemethoden versuchen diese Kraft isotonisch, isometrisch oder isokinetisch zu qualifizieren. Nach dem Training dient eine objektive Kraftzunahme als Qualitätsnachweis. Hier stellt sich die Frage der wechselseitigen Abhängigkeit von Ursache und Wirkung: Was war zuerst da? Die mangelnde Kraft oder die Beschwerden?

Bei akuteren Problemen wird die Kraftabnahme durch eine schmerzinduzierte Inhibition hervorgerufen. So ist der Patient z. B. bei einer Blockade, nicht in der Lage, eine Kraft mit der Rumpfmuskulatur auszuüben. Nach erfolgreicher Manipulation ist diese Inhibition sofort verschwunden.

Die Folge mancher akuter Beschwerden ist eine Instabilität. Der Patient berichtet in der Anamnese oft von einer geringen körperlichen Belastung als Auslöser („Ich wollte *nur* ein Buch aus dem Schrank nehmen!"). Nicht die mangelnde Kraft stellt das Problem dar, sondern die Feinmotorik oder die Koordination.

Ursachen der Verletzungshäufigkeit

Spitzensportler sind nicht mit Hobbysportlern, Untrainierten, Verletzten und Inaktiven zu vergleichen. Die vorhandene Muskelkraft, aber auch alle anderen Strukturen wie Knorpel, Bandscheibe, Sehnen, Bänder und Knochengewebe sind bei Untrainierten weniger ausgeprägt und dadurch weniger belastbar als bei Trainierten.

Die muskuläre adaptive Kapazität eines untrainierten Teilnehmers ist viel größer, als die von Trainierten, denn Letztere passen sich sehr schnell an das Belastungstraining an.

Verstärkt ausgedrückt bedeutet dies, dass das Adaptionspotenzial bei trainierten Sportlern weitgehender ausgeschöpft ist, als bei nichttrainierten Personen. Bei Untrainierten kann die Folge eine höhere Verletzungsgefahr des kollagenen Gewebes sein. Ein großer Teil der Leistungssteigerung erfolgt über das Nervensystem, da durch eine verbesserte Koordination mehr Kraft aufgebaut werden kann. Zudem wird die Muskulatur sehr gut durchblutet und so mit allen notwendigen Nährstoffen versorgt. Im Gegensatz zu den aktiven Strukturen können sich passive Strukturen nur deutlich langsamer an die Belastungssteigerung anpassen.

Der Grund hierfür ist: Der Hauptbestandteil des Stützapparates, das Kollagen, wird sehr langsam durch den Körper ausgetauscht. Einen Eindruck bekommt man anhand von Tierstudien. Bei Schafen wurde gezeigt, dass die Reißfestigkeit noch lange eingeschränkt bleibt. So erreicht z. B. die Achillessehne bei einem kompletten Riss postoperativ nach einem halben Jahr 30,2 %, nach einem Jahr 56,7 % ihrer ursprünglichen Zugfähigkeit (Bruns et al. 2000).

Die passiven Strukturen des Körpers brauchen nach Phasen der Inaktivität oder nach Verletzungen eine lange Zeit, um wieder belastbar zu werden. Ein Vorteil dieses langsamen Kollagen-Turnovers ist, dass auch die negative Adaptation, also der Rückgang der Belastbarkeit, langsamer abläuft. Verletzungs- oder krankheitsbedingte Pausen führen zu keinem drastischen Rückgang der Belastbarkeit.

14.2 Rückentriathlon

14.2.1 Wichtigste These

Die Muskelkraft entwickelt sich während eines intensiven Muskeltrainings bei Inaktiven mit rasanter Geschwindigkeit. Strukturen mit geringer adaptiver Kapazität entwickeln sich viel langsamer (▸ Abb. 14.2). Verletzungen sind vorprogrammiert.

Ein Anfänger darf nicht nach seinem „Gefühl" trainieren. Die meisten Untrainierten benötigen ein Trainingsprogramm, das vor allem in der Anfangsphase übertriebenen Ehrgeiz und vermehrte Vorsicht einschränkt. Patienten, die unter ernsten Schmerzen gelitten haben, brauchen einen Trainingsplan, der sie zum Bewegen und Belasten animiert. Manche übermutige Patienten benötigen einen Leitfaden, um Überbelastungen vorzubeugen.

Die unterschiedlichen Vorstellungen der Patienten wurden nach Hüft- und Knieendoprothesen dokumentiert. Im Durchschnitt lag die Belastung bei 5.000 Schritten pro Tag. Interessant war die Spannbreite, denn sie reichte von 395 bis hin zu 17.718 Schritten täglich (Schmalzried et al. 2000).

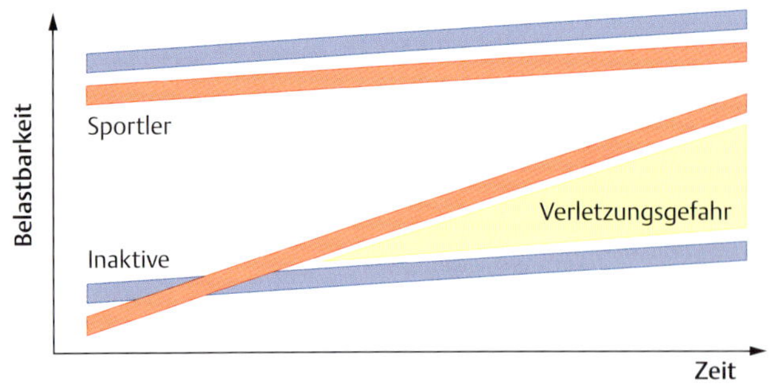

Abb. 14.2 Die passiven Strukturen (blau) haben eine höhere Loading Capacity als die Muskulatur (rot). Maximale Muskelkontraktionen können die passiven Strukturen nicht gefährden (autonome Reserve). Intensives Training bewirkt bei Sportlern in der Muskulatur und im passiven Gewebe eine ähnliche Zunahme der Loading Capacity. Bei Inaktiven entwickelt sich die Loading Capacity der Muskulatur schneller als die der passiven Strukturen. Der Patient wird verletzungsgefährdet (z. B. intradiskale Läsionen).

14.2.2 Hintergrund des Gewebetrainings

Nicht die Muskulatur ist der Schwachpunkt bei Rückenpatienten, sondern das bradytrophe kollagene Gewebe. Erhöht sich die Belastbarkeit dieses Gewebes, stärkt dies den Rücken. Das bedeutet jedoch eine lange Rehabilitationszeit, in der man spezielle Abläufe im Training aufbauen muss.

Kann der Patient die Wirbelsäule stabilisieren, beginnt er mit dem Gewebetraining. Dieses unterscheidet sich vom herkömmlichen Muskeltraining: Nicht die globale Muskelkraft ist der Parameter des Trainings. sondern die adaptive Kapazität des kollagenen Gewebes (Deemter 2005).

14.2.3 Ziel des Gewebetrainings – Reduzierung der Begleitverletzungen

Das Ziel des Gewebetrainings ist es, eine höhere Belastbarkeit unter Ausschluss von Begleitverletzungen zu erreichen.

Untersuchungen haben gezeigt. dass 70% der Besucher von Fitnesszentren so genannte Begleitverletzungen bekommen (König et al. 1994). In der Regel sind die bradytrophen Strukturen betroffen, wie Sehnen und Knorpelgewebe. Zerrungen und Muskelrisse dagegen beobachtet man beim Gerätetraining kaum. Grund dafür ist, dass die Muskulatur auch bei inaktiven Personen eine hohe adaptive Kapazität hat - im Gegensatz zum kollagenen Gewebe.

Untrainierte sind durchaus in der Lage, je nach Muskelgruppe eine Leistungssteigerung von 112% bis 227% innerhalb eines Zeitraumes von drei Monate zu erzielen (Frontera et al. 1988). Dieser schnelle Leistungsanstieg scheint eher die Folge einer neurogenen (koordinativen) Adaptation als die struktureller Veränderungen im Muskel zu sein. Die Folge: Inaktive und Verletzte gefährden durch die rasante muskuläre Adaptation ihr kollagenes Gewebe (Deemter 2005).

Verletzte und Inaktive sind vergleichbar, denn beide verfügen am Anfang des Trainings über nicht belastbares kollagenes Gewebe. Es liegt ein reduzierter Kollagenstatus vor. Der Unterschied besteht lediglich darin, dass Verletze einen lokal eingeschränkten und Inaktive einen generell eingeschränkten Kollagenstatus aufweisen. Es bedarf eines intelligenten Trainings, um diese Einschränkungen zu berücksichtigen und gleichzeitig die adaptive Kapazität sämtlicher Strukturen zu beachten.

Die Progression erfolgt so schnell wie möglich, ohne dass Begleitverletzungen oder Rezidive entstehen.

Das Gewebetraining richtet sich nach dem schwächsten Glied in der Kette, der langsamen Gewebeanpassung. Dies sind Strukturen wie Knorpel, Sehnen und Bandscheibengewebe, die zum einen schlecht durchblutet sind und zum anderen Kraft verarbeiten.

All diese Punkte haben dazu geführt, dass man die Belastung beim Rückentriathlon wesentlich langsamer erhöht als bei der muskulär orientierten MTT (▶ Abb. 14.3).

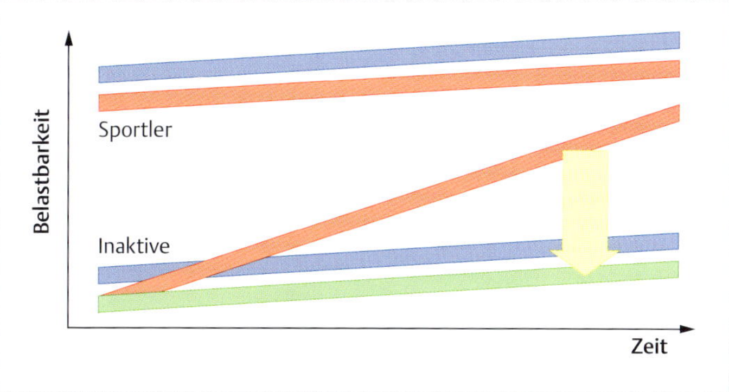

Abb. 14.3 Muskuläres Training lässt die Muskelkraft überproportional schnell ansteigen (rot = muskuläres Gewebe). Gewebetraining (grün) drosselt die Trainingsprogression auf die Geschwindigkeit, bei der das passive Gewebe (blau) an Belastbarkeit zunehmen kann.

14.2.4 Einen Marathon läuft man nicht von heute auf morgen... Parallelen zwischen einem Marathon und dem Gewebeaufbau beim Rückentriathlon

Der Rückentriathlon weist viele Parallelen zum Marathon auf. Bei der Entwicklung des Rückentriathlons konnte man von den Erkenntnissen der Marathonvorbereitung profitieren. Inaktiven, die sich für den Marathon entscheiden, treten ähnliche Widerstände entgegen, wie unbelastbaren Rückenpatienten während der Rehabilitation. Exercise Related Injuries (ERI) sind auch beim Marathon ein großes Thema (van Middelkoop et al. 2008). So liegt die ERI-Rate bei Anfängern bei ca. 30 % (Taunton et al. 2003). Viele wissenschaftliche Untersuchungen haben versucht, die Verletzungsursachen zu ermitteln. Auch hier scheint in der Praxis das Motto „too much – too soon" eine häufige Ursache zu sein. Wenn ein Untrainierter einen Marathon mitlaufen möchte, sollte er lange Vorbereitungszeiten einhalten, um Verletzungen vorzubeugen, dabei ist ein Jahr durchaus empfehlenswert. Das Marathontrainingsprogramm für Ungeübte hat keinerlei Ähnlichkeiten mit dem Programm für erfahrene Läufer.

Für Anfänger sind anfangs weder Pulsfrequenzen noch Laktatwerte für das Lauftraining relevant, sie sollten sich zunächst an das Training als solches gewöhnen.

Zu Beginn findet of ein Wechsel zwischen Laufen und Gehen statt, was bedeutet, dass die erste Trainingseinheit kaum auf das ehrgeizige Ziel des Marathonlaufs hindeutet.

Merke **M!**

Ähnlich wie bei einem Marathon, wird auch beim Rückentriathlon ein anspruchsvolles Ziel verfolgt: eine belastbare Wirbelsäule für alle Rückenpatienten ohne Einschränkungen der Alltagsbewegungen!

Um dieses Ziel zu erreichen, wird eine lange Vorbereitungszeit mit vorgegebenem Trainingsplan benötigt.

Gegenüberstellung der Gemeinsamkeiten Marathon – Rückentriathlon

▶ Tab. 14.1 vergleicht den Rückentriathlon mit dem Marathon.

Die grobe Philosophie der langsamen Progression, um die Belastbarkeit erheblich zu steigern, ist bei Rückentriathlon und Marathon identisch.

Tab. 14.1 Vergleich Marathon – Rückentriathlon

	Marathon	Rückentriathlon
Ziel	42 Kilometer laufen	eine belastbare Wirbelsäule
Vorbereitungszeit	1 Jahr	1 Jahr
Training	nicht intuitiv, sondern nach Plan zeitorientiert	nicht intuitiv, sondern nach Plan zeitorientiert
Trainingsprogression	langsam progressiv über 1 Jahr	langsam progressiv über 1 Jahr

Unterschied: die Belastungsmomente

Selbstverständlich ist die Belastung beim Marathon und Rückentriathlon sehr unterschiedlich. Eine übliche Vorbereitung auf einen Marathon besteht aus einem Laufpensum von 60–100 Kilometern pro Woche. Wenn man einem Schritt einen Meter zugrunde legt, dann ergeben sich daraus 60–100.000 gleichbleibende konstante Belastungsmomente. Beim Rückentriathlon wird nur 60-mal die gleiche progressive Belastung ausgeführt. Durch die neuen Rückenbasics errechnen sich so nur 540 unterschiedliche Belastungsmomente. In diesem Fall orientiert sich der Rückentriathlon nur geringfügig am Marathon.

Individuelles Ziel

Bei einem Marathon hat jeder Teilnehmer das gleiche Ziel, nämlich eine Strecke von 42 Kilometern zu laufen!

Beim Rückentriathlon ist es jedoch das Ziel, mit einer belastbaren Wirbelsäule den Alltag zu bewältigen.

Hierzu übt der Patient gezielt verschiedene Alltagsbelastungen, nämlich die 9 Rückenbasics, mit einem individuellen und realistischen Trainingsziel. Die Übungen (Beispiel: ▶ Abb. 14.4) sind für alle Betroffenen gleich, aber die Belastung wird individuell ermittelt. Hervorzuheben ist, dass für jeden Erwachsenen im Alter zwischen 18 und 80 Jahre die Teilnahmemöglichkeit am Rückentriathlon besteht, da ohne Überbelastungserscheinungen ein altersentsprechender belastbarer Körper aufgebaut werden kann.

14.2.5 Muskeltraining versus Gewebetraining

Muskeltraining – mit diesem Begriff ist in der breiten Bevölkerung der Aufbau der Muskulatur durch Trainingsgeräte in einem Fitnessstudio verbunden. Das Gewebetraining basiert dagegen zielgerichtet auf der Nutzung von Freihanteln, da Kräfte auf Knochen, Knorpel und andere Strukturen sich analog zu den ADLs auswirken sollten (▶ Tab. 14.2).

Diesen Gesichtspunkten zufolge ist das Gewebetraining fast nur mit einem freien Hanteltraining möglich.

Einige Gerätehersteller haben bereits die Bedeutung der Funktionalität erkannt. So wurden bei der Weiterentwicklung von Geräten wie Beinpresse oder Backextension, ADL-Belastungen berücksichtigt.

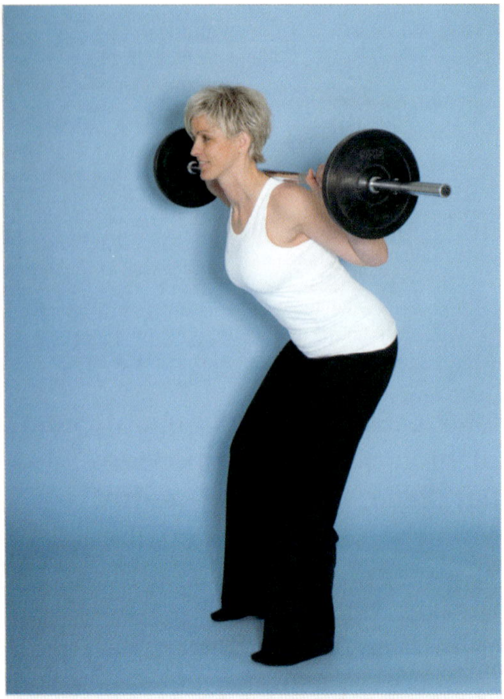

Abb. 14.4 Alle Patienten sollten diese Übung beherrschen. Die Übungsbelastung wird durch das *elektronische Rückentriathlonprogramm* ermittelt. Das Trainingsziel wird durch Alter, Geschlecht, Körperfett, Motivation und Trainingsjahre bestimmt.

Tab. 14.2 Vergleich Muskeltraining – Gewebetraining

	Muskeltraining	Gewebetraining
Aufbau	nach muskulärer Ermüdung	nach Anpassungsfähigkeit des Gewebes
Gerätetraining	geeignet	nicht geeignet
Zielgruppe	erfahrene Sportler	Inaktive und Verletzte
Verletzungen bei Inaktiven	häufig	kaum
Koordination	ohne Bedeutung	eines der Hauptziele
Hauptziel	Muskelkraft/ Muskelquerschnitt	Belastbarkeitserhöhung aller Strukturen: Sehnen, Bänder, Knorpel, Bandscheiben und Muskulatur

14

Zusammenfassung

- Herkömmliches Muskeltraining entspricht dem Prinzip der Superkompensation.
- Herkömmliches Muskeltraining – ausgelegt auf den Kraftaufbau – ist nicht die optimale Lösung bei Rückenbeschwerden.
- Gewebetraining hat das bradytrophe Gewebe als Zielstruktur.
- Ziel des Gewebetrainings ist das Erreichen der maximalen Belastbarkeit unter Ausschluss von Begleitverletzungen.

Literatur

Bruns J, Kampen J, Kahrs J, Plitz W. Achilles tendon rupture: experimental results on spontaneous repair in a sheep-model. Knee Surg Sports Traumatol Arthrosc. 2000; 8(6): 364–9.

Deemter F. Rückentherapie up to date. Physiopraxis 4/05; 2005.

Frontera WR, Meredith CN, O'Reilly KP, Knuttgen HG, Evens WJ. Strength conditioning in older men: skeletal muscle hypertrophy und improved function. J Appl Physiol. 1988; 64(3): 1038–44.

Kishino ND, Mayer TG, Gatchel RJ, Parrish MM, Anderson C, Gustin L, Mooney V. Quantification of lumbar function. Part 4: Isometric and isokinetic lifting simulation in normal subjects and low-back dysfunction patients. Spine (Phila Pa 1976). 1985; 10(10): 921–7.

König DP, Krausch T, Harnisch E, Rutt J, Weber M. Epidemiologische Studie in einem Bodybuiltcenter. In: Liesen H, Weiß M, Baum M (Hrsg.). Regulation und Repairmechanismen. 33. Deutsche Sportärztekongress Paderborn 1993. Köln 1994; 912–913.

Schmalzried TP, Shepherd EF, Dorey FJ, Jackson WO, dela Rosa M, Fa'vae F, McKellop HA, McClung CD, Martell J, Moreland JR, Amstutz HC. The John Charnley Award. Wear is a function of use, not time. Clin Orthop Relat Res. 2000; 381: 36–46.

Taunton JE, Ryan MB, Clement DB, McKenzie DC, Lloyd-Smith DR, Zumbo BD.A prospective study of running injuries: the Vancouver Sun Run "In Training" clinics. Br J Sports Med. 2003; 37(3): 239–44.

van Middelkoop M, Kolkman J, Van Ochten J, Bierma-Zeinstra SM, Koes B. Prevalence and incidence of lower extremity injuries in male marathon runners. Scand J Med Sci Sports. 2008; 18(2): 140–4.

Zimmerman K. Gesundheitsorientiertes Muskelkrafttraining. Schorndorf: Hofmann; 2002.

Kapitel 15

Kraftverhältnisse beim Training – Dysbalancen aus heutiger Sicht

15 Kraftverhältnisse beim Training – Dysbalancen aus heutiger Sicht

Frederik Deemter

15.1 Muskuläre Dysbalancen

15.1.1 Was sind muskuläre Dysbalancen und wie entstehen sie?

Unter muskulären Dysbalancen (Ungleichgewicht) versteht man verstärkte Muskelverkürzungen und/oder Muskelabschwächungen zwischen Agonist (= Spieler) und Antagonist (= Gegenspieler) durch einseitige Kraftentwicklung bei gleichzeitiger Vernachlässigung ihrer Dehnungsfähigkeit. Sie werden hervorgerufen durch mangelnde bzw. fehlende körperliche Beanspruchung, einseitige Belastung beim Sport oder im Alltag, ungenügende Regeneration, falsche Bewegungsausführung, aber auch Verletzungen am Bewegungsapparat (Lenhart und Seiber 2001).

Janda hat seit den 1980er Jahren die These aufgestellt, dass es einseitig zu Muskelverkürzungen kommen kann, bei gleichzeitiger Schwächung des Antagonisten (Janda 2005). Der Grund für diese unterschiedliche Reaktion der Muskeln nach Inaktivität oder einseitiger Belastung sei eine ungleiche Verteilung von Fasern in den verschiedenen Muskelgruppen, die sogenannten ST- (slow twitch) und FT-Fasern (fast twitch). Die zur Verkürzung neigende Muskulatur wird als tonisch bezeichnet (z. B. Rückenmuskulatur), die zur Schwäche neigende als phasisch (z. B. Bauchmuskulatur).

Diese muskulären Dysbalancen sorgten für Aufruhr in der aktiven Rehabilitation und wurden für vielerlei Beschwerden verantwortlich gemacht. Es entstand ein Erklärungsmodell mit handfestem Therapiekonzept.

Die Therapieform bei diesen Differenzen zwischen Agonisten und Antagonisten ist die Dehnung der tonischen und die Kräftigung der phasischen Muskulatur. Mittlerweile sind die Schlussfolgerungen aus der Arbeit von Janda kräftig relativiert worden. Einige Merkmale dieser Ära tauchen in der Medizin aber noch immer auf.

15.1.2 Standarddiagnose und Messung

Die Diagnose der muskulären Dysbalance ist nicht so einfach zu stellen. Eine Schwäche der Muskulatur kann in der Orthopädie nur schwierig in das System von 0 bis 5 (Medical Research Council Scale, ▸ Tab. 15.1), oder dessen Verfeinerung nach Luc Noreau, erfasst werden (Noreau und Vachon 1998).

Die Messwerte hängen von diversen Faktoren ab, so u. a. von den Erfahrungen der Therapeuten. Deshalb variieren die Messergebnisse von verschiedenen Untersuchern. Untersuchungen bestätigen, dass Veränderungen der Muskelkraft bei Kraftwerten über 3 manuell nicht zuverlässig gemessen werden können (Freseet al. 1987).

So kann die Erwartungshaltung des Testers Einfluss auf das Ergebnis des Krafttests nehmen: Erwartet der Therapeut eine Kraftzunahme, so wird er dies (unbewusst) auf den Patienten übertragen. Dies spielt beim Test-Retest-Verfahren eine wichtige Rolle, besonders bei Therapieabläufen, bei denen eine Kraftzunahme als Indikator für effektives therapeutisches Handeln genommen wird.

Tab. 15.1 Medical Research Council Scale

Score	Beschreibung
0	keine Muskelkontraktion
1	sicht- oder tastbare Muskelkontraktion
1,5	Bewegung ohne Einfluss der Schwerkraft mit teilweisem Bewegungsausmaß
2	Bewegung ohne Einfluss der Schwerkraft mit vollem Bewegungsausmaß
2,5	Bewegung gegen die Schwerkraft mit teilweisem Bewegungsausmaß
3	Bewegung gegen die Schwerkraft mit vollem Bewegungsausmaß
3,5	Bewegung gegen leichten Widerstand mit vollem Bewegungsausmaß
4	Bewegung gegen moderaten Widerstand möglich
4,5	Muskel arbeitet gegen starken Widerstand, aber noch nicht völlig normal
5	normale Muskelkraft

Hilfreich bei der Messung ist ein Dynamometer, das eine genauere Bestimmung der Kraftverhältnisse ermöglicht (s. Kap. 16.15).

15.1.3 Tonische Muskulatur sollte man nicht trainieren – oder vielleicht doch?

Die Meinung zu diesem Thema und der Umgang damit sind teilweise sehr unterschiedlich. So kann man in der Chirurgie und Traumatologie eine inkonsequente Vorgehensweise beobachten. Bei Patienten mit Beschwerden am vorderen Kreuzband (Lig. cruciatum anterius; ACL-Patienten) wird z.B. systematisch die ischiokrurale Muskulatur trainiert. Grund dafür sind viele Untersuchungen, die darauf hindeuten, dass die ischiokrurale Muskelgruppe die Hauptsynergisten des Kreuzbandes sind – also die Muskeln, die die Funktion des vorderen Kreuzbandes unterstützen können.

Bei Patienten mit Beschwerden im Hals-Wirbelsäulen-Bereich (HWS-Patienten) muss hingegen eine Hemmung des M. trapezius pars descendens, der einen Teil des Trapezmuskels bildet und für die Kopfseitneigung und Anhebung der Schulter verantwortlich ist, trainiert werden. Neuere Untersuchungen beweisen aber, dass ein Training des gesamten M. trapezius eingesetzt werden kann, um Schmerzen in diesem Bereich zu beheben (Andersen et al. 2008).

Büroarbeiter mit Nackenbeschwerden werden üblicherweise mit passiven Maßnahmen behandelt: Dehnen, Massage, Verbesserung der Arbeitshaltung. Die Philosophie der Behandlung ist es, den Tonus in der Nackenmuskulatur während der Arbeit niedrig zu halten. Es gibt sogar Methoden, die während der Arbeitszeit mittels EMG die Muskelaktivität überwachen. Wird eine gewisse Schwelle überschritten, bekommt die Person ein akustisches oder visuelles Feedback.

Mittlerweile gibt es weitere Behandlungsformen, z.B. die Behandlung mit einem Krafttraining, die zum Erfolg führen. Untersucht wurden 50 Frauen mit Myalgien (Muskelschmerzen) im Bereich des M. trapezius. Das Krafttrainingsprogramm bestand aus:

- one-arm row
- shoulder abduction
- shoulder elevation
- reverse flies (Training des hinteren Anteils des M. deltoideus in Bauchlage)
- upright row (Gewicht wird beidhändig vorne, dicht am Körper bis Schulterhöhe hochgehoben, Ellenbogen befinden sich auf Schulterhöhe oder höher)

Dieses Training erzielte einen deutlichen Rückgang der Schmerzangabe von über 70 % auf der VAS-Skala. Solche Effekte wurden nicht durch Fahrradfahren erzielt. Das Training erwies sich als nachhaltig, da die Wirkung über einen Zeitraum von mehr als 10 Wochen anhielt (Anderssen et al. 2008).

Ein weiterer Grund, den M. trapezius zu trainieren, ist eine Form der Fehlsteuerung der Skapula. Eine Inhibition des M. trapezius pars descendens wird bei Sportlern, inaktiven Personen (Drooping Shoulder) und bei Traumen gesehen. Diese Fehlsteuerung ist unter dem Begriff SICK-Skapula bekannt, der eingeführt wurde, um den pathologischen Tiefstand des Schulterblattes zu kennzeichnen (Gumina et al. 2009).

Außerdem führt ein Schultertiefstand zu einer Einengung des kostoklavikulären Raums und wird mit dem Thoracic-Outlet-Syndrom (TOS) in Verbindung gebracht. Dieses Syndrom, auch Schultergürtel-Kompressionssyndrom genannt, ist ein neovaskuläres Kompressionssyndrom, bei dem andauernd oder vorübergehend Gefäßnervenbündel beim Durchlaufen dreier Engpässe (die vordere bzw. hintere Skalenuslücke, den Kostoklavikularraum (Raum zwischen 1. Rippe und Schlüsselbein)

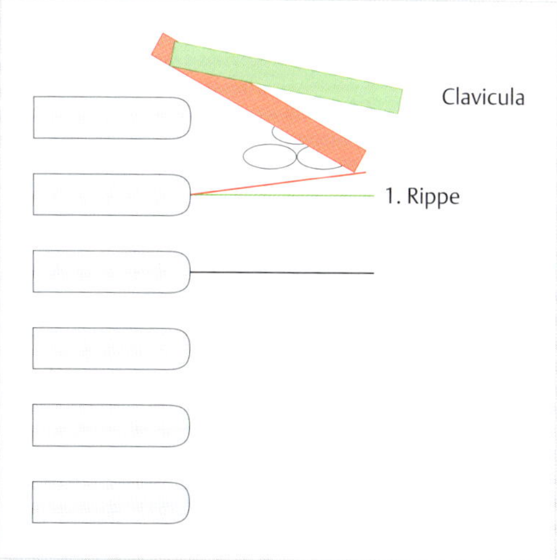

Abb. 15.1 Zur Behebung eines kostoklavikulären Engpasses könnte die 1. Rippe nach kaudal mobilisiert werden, die einfachere Lösung wäre aber eine Tonisierung des M. trapezius pars descendens.

sowie den Korakopektoralraum (Raum zwischen Proc. coracoideus und M. pectoralis minor) komprimiert werden. Die Beschwerden können mit zwei Maßnahmen behoben werden (▶ Abb. 15.1):

- Mobilisation der 1. Rippe nach kaudal
- Tonisierung der Muskulatur des Trapezmuskels

Das Rückentriathlonkonzept vertritt die These, dass alle tonischen Muskeln zu einer verstärkten Spannung und Stabilisierung der Wirbelsäule beitragen. Neuere Untersuchungen bestätigen diese und zeigen, dass das Training der tonischen Muskulatur durchaus viele Vorteile mit sich bringt.

15.2 Dysbalancen beim Rückentriathlon

Beim Rückentriathlon steht der Begriff *Dysbalance* eher für gestörte Kraftverhältnisse, die es zu beheben gilt.

Aus wissenschaftlichen Untersuchungen der Extremitäten weiß man, dass es bei Kugelgelenken gewisse Kraftverhältnisse gibt, die mittels Training sowohl positiv als auch negativ beeinflusst werden können.

Einige Autoren, so z. B. auch Stuart McGill in seinem Buch *Low Back Disorders*, vertreten die Meinung, dass es eine Beziehung zwischen gestörten Kraftverhältnisse und Beschwerden gibt.

15.2.1 Ratio – das Verhältnis zueinander

Ratios sind die Verhältnisse zwischen Flexoren, Extensoren, Rotatoren und Lateroflexoren, die ihre Verwendung in der professionellen Rehabilitation finden. Innerhalb der Kugelgelenke bestehen optimale Kraftverhältnisse. Hierbei wird die Kraft des Antagonisten mit der des Agonisten ins Verhältnis gebracht.

Diese Methode hat verschiedene Einsatzmöglichkeiten:

Überkompensation

Bei einer Spinalstenose führen LWS-flektierende Kräfte zu einem größeren Diameter (Durchmesser) des Spinalkanals. Extendierende Kräfte bewirken eine Abnahme der Kräfte. In diesem Sinne scheint eine Überkompensation der Flexorenkraft gegenüber der Extensorenkraft erwünscht zu sein.

15.2.2 Diagnostik

Für manche Methoden dienen Ratios als diagnostische Größe. So werden Ratios für gesunde Personen ermittelt. Es gibt apparativ aufwendige, aber auch isometrische Tests.

Einige Autoren versuchen mittels isometrischer Tests, einen Eindruck über die Kraftverhältnisse im Rumpfbereich zu bekommen. Die Werte werden in Haltezeit oder Kilogramm ausgedrückt. 1984 beschreibt der Biering-Sørensen-Test, dass eine verringerte Extensionsausdauerkraft zu einem erhöhten Verletzungsrisiko führt (Biering-Sørensen 1984) (s. Kap. 16.7).

Neuere Untersuchungen beschäftigen sich mit dem Verhältnis von Lateroflexoren, Rotatoren, Extensoren und Flexoren. Diese Ratio wird benötigt, um eine prognostische Aussage zu erhalten. Dies wird ausführlich in dem bereits erwähnten Buch *Low Back Disorders* von Stuart McGill beschrieben.

Die folgenden 3 Tests haben eine hohe Glaubwürdigkeit und sind aufgrund der geringeren Lerneffekte manchmal brauchbarer als teure, apparative Untersuchungen (Gruther et al. 2009).

Test der Lateralflexoren

Bei diesem Test wird die Muskulatur getestet, die für die Seitenbeugung verantwortlich ist.

Es sollte beachtet werden, dass ein leichter Unterschied zwischen linker und rechter Seite durchaus normal ist. Bei der im Folgenden genannten Untersuchung hielten die Patienten linksseitig 2 Sekunden länger durch als rechtsseitig.

Ausführung

Die Testperson befindet sich in der Seitenlage, gestützt auf den Ellenbogen; der Unterarm der nicht zu testenden Seite liegt senkrecht auf dem Körper. Der Körper befindet sich in einer geraden Linie. Der Fuß des oberen Beins stützt sich vor dem unteren Fuß ab. Der freie Arm wird nun über die Brust gelegt, wobei die Hand die Schulter des abstützenden Arms berührt. Der Test beginnt, wenn das Gesäß angehoben wird und eine gerade Körperlinie erreicht ist (▶ Abb. 15.2).

Abbruchkriterium

Kompensationsbewegungen; die Person kann das Gesäß nicht mehr hochhalten.

Normwerte für Sportler:

- Männer (21 Jahre): 97 Sekunden
- Frauen (21 Jahre): 77 Sekunden

Test der Flexoren

Bei diesem Test sollte beachtet werden, dass für die korrekte Winkeleinstellung ein Gegenstand benötigt wird.

Ausführung

Die Testperson befindet sich in einer „Sit-up“-Position, gestützt durch einen Gegenstand, wobei der Rumpf einen Winkel von 55 ° zum Fußboden bildet. Die Hüfte und beide Knie sind um 90 ° angewinkelt. Die Testperson fixiert beide Beine. Die Arme sind über der Brust gekreuzt und die Hände berühren die Schultern. Die Testperson bewegt den Gegenstand 10 cm nach hinten und hält die Position so lange wie möglich ohne den stützenden Gegenstand (▸ Abb. 15.3).

Abbruchkriterium

Der Test wird abgebrochen, wenn ein Teil des Rückens den Gegenstand berührt.

Normwerte für Sportler:

- Männer (21 Jahre): 136 Sekunden
- Frauen (21 Jahre): 134 Sekunden

Test der Extensoren

Dieser Test sollte schmerzfrei ausgeführt werden. Es sollte auf eine passende Fixierung der Beine und eine ausreichende Polsterung auf Beckenhöhe geachtet werden.

Ausführung

Die Testperson befindet sich im Überhang in Bauchlage auf einer Liege. Ein Gurt fixiert beide Beine, das Becken befindet sich noch auf der Liege. Die Arme sind über der Brust gekreuzt und die Hände berühren die Schultern. Die Testperson hält die Position so lange wie möglich ein (▸ Abb. 15.4).

Abbruchkriterium

Der Test wird abgebrochen, wenn ein Teil des Rückens unter die Horizontale kommt.

Normwerte für Sportler:

- Männer (21 Jahre): 161 Sekunden
- Frauen (21 Jahre): 185 Sekunden

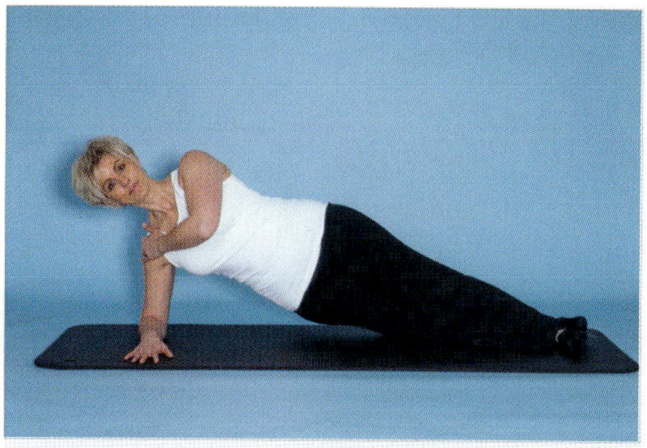

Abb. 15.2 Test der Lateralflexoren.

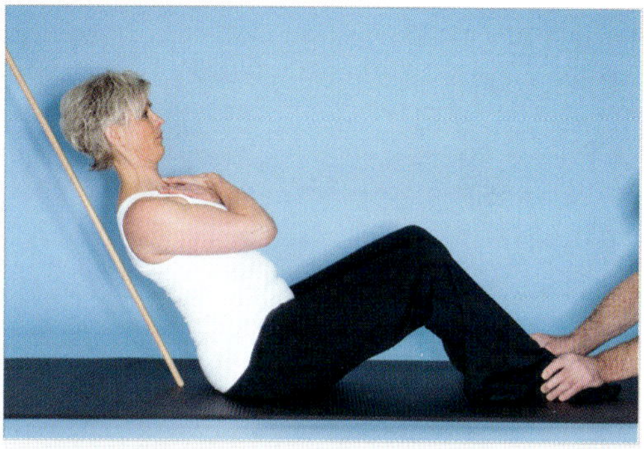

Abb. 15.3 Test der Flexoren.

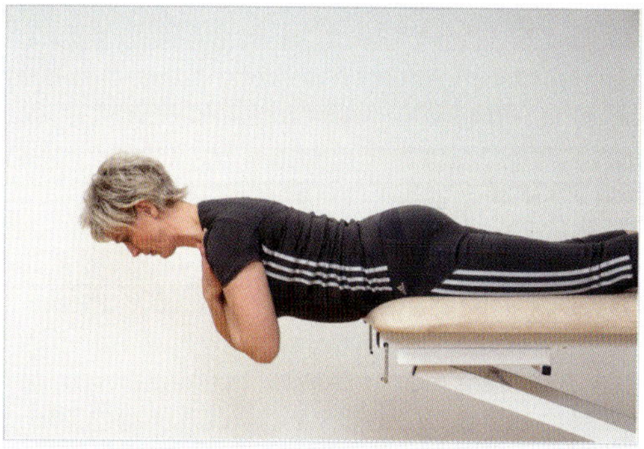

Abb. 15.4 Test der Extensoren.

Interpretation

Obwohl bisher wenige Daten bekannt sind, ist dieser Test dennoch aufschlussreich. Folgende Ratschläge gibt McGill:

- Ratio Lateralflexion rechts gegenüber links sollte $< 0{,}05$ sein.
- Ratio Flexoren/Extensoren > 1 deutet auf eine Dysbalance hin.

- Ratio Lateroflexoren/Extensoren > 0,75 deutet auf eine Dysbalance hin.

15.2.3 Rechenfehler und Kraft

Bei der Bestimmung der Ratios können schnell Messfehler auftreten oder Interpretationsfehler entstehen.

Körpergewicht als variabler Faktor

Viele Tests erfolgen im Sitzen mit nach vorn geneigtem Körper, hierbei kann das Rumpfgewicht einen Messfehler bewirken. Deshalb sollte dieses Rumpfgewicht von einer Flexionsmessung abgezogen und zu einer Extensionsmessung hinzuaddiert werden. Eine übliche Ratio für Flexoren und Extensoren im Sitzen ist: Flexion/Extension = 0,7.

Beispiel **B**

Beispiel

Im Allgemeinen sind die Flexoren etwas schwächer als die Extensoren. Können die Rumpfextensoren isometrisch eine Kraft von 50 Kilogramm ausüben, so werden es bei der Bauchmuskulatur nur 40 Kilogramm sein. Daraus ergibt sich dann eine Ratio von 40:50, oder anders ausgedrückt: eine Ratio von 0,8.

Wichtig bei den Messungen ist die Ausgangshaltung der Wirbelsäule: Man geht davon aus, dass bei einer normaldurchschnittlichen Person in der vertikalen Position der Rumpf bei einer Flexion von 30 Grad eine Kraft von 90 Nm ausübt.

Unterschiede werden bei einem Training der Rumpfmuskulatur schnell offensichtlich. In einer um 30 Grad geneigten Position „fällt“ der Oberkörper nach vorne. Ein Teil des eingestellten Trainingsgewichts dient nicht allein der Trainingsbelastung, sondern bildet einen Ausgleich für das nach vorne wirkende Eigengewicht des Rumpfs.

Aus diesem Grund sollte man beachten, dass bei einem Training der Rumpfextensoren bereits das Eigengewicht des Rumpfs einen Teil des eigentlichen Trainingsgewichts bildet (▶ Abb. 15.5).

Korrigiert man diese Daten mit dem Eigengewicht, ergibt dies eine Ratio von etwa > 0,3. Diese Daten wurden durch eine Untersuchung in der Seitenlage bestätigt. Diese „Zero-Gravity“-Ermittlung kommt auf eine Ratio von ca. Flexion/Extension = 0,3 (Thorstensson und Nilsson 1982).

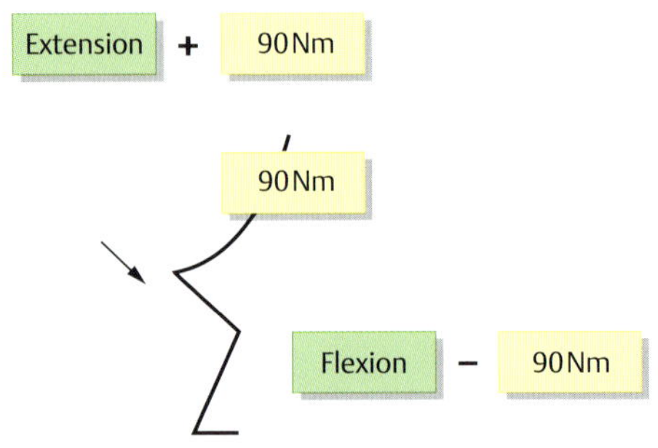

Abb. 15.5 Die meisten Messungen an der Wirbelsäule erfolgen in vertikaler Position. Hierbei sollte das Eigengewicht des Rumpfs berücksichtigt werden, was bei Extensionsmessungen aufaddiert und bei Flexionsmessungen subtrahiert wird. Findet die Messung in Seitenlage statt, entfällt der Einfluss des Rumpfgewichts.

Je nach Übung ist das tatsächliche Übungsgewicht höher oder niedriger. Beim Latziehen dienen 5–10 % des Übungsgewichts zum Ausgleich des Gewichts der Arme und muss vom Übungsgewicht abgezogen werden. Umgekehrt sollte es bei der Schulterpresse beachtet werden. Hier ist das Heben des Eigengewichts schon eine Übung. Bei dieser Übung sollte das Eigengewicht der Arme hinzuaddiert werden.

- Übungsgewicht Latziehen = eingestelltes Übungsgewicht minus Eigengewicht der Arme
- Übungsgewicht Schulterpresse = eingestelltes Übungsgewicht plus Eigengewicht der Arme

Die 1-RM-Methode als variabler Faktor

Die 1-RM-Methode (Repition Maximum) stellt keine genaue Messmethode dar, sondern gibt nur Annäherungswerte wieder.

Jeder Praktiker weiß, dass die Wiederholungsmethode zur Bestimmung der Maximalkraft fehlerhaft ist und bereits seit geraumer Zeit kritisch betrachtet wird, da die Werte zwischen den verschiedenen Muskelgruppen variieren. Durch die 1-RM-Methode lassen sich aber dennoch Veränderungen der Muskelkraft durch die Anzahl der absolvierten Wiederholungen erkennen. Der Kräfteanstieg kann in Prozent verdeutlicht werden (▶ Tab. 15.2).

Schafft der Patient nur eine Wiederholung, so ist das Übungsgewicht gleich der Maximalkraft. Bei 2 Wiederholungen ergibt sich daraus 95 % der Maxi-

15

Tab. 15.2 Wiederholungszahlen und Rückschluss auf Maximalkraft (Kolster 2002, S. 701; Schmidtbleicher 1998).

Kraftanstieg (%)	Anzahl der durchgeführten Wiederholungen
100	1
95	2
90	3–4
85	5–6
80	7–8
75	9–10
70	11–13
65	14–16
60	17–20
55	21–24

malkraft, bei 3–4 Wiederholungen 90% etc. (▶ Tab. 15.2).

Es klingt zunächst verlockend, mit einer submaximalen Belastung die Maximalkraft berechnen zu können. Jedoch weiß jeder, dass etwas nicht stimmen kann, wenn man mittels der Wiederholungsmethode versucht, eine gewisse Trainingsbelastung zu errechnen. Die 1-RM-Wiederholungsmethode hat sich zu Unrecht in der Rehabilitation verbreitet. Für eine homogene Gruppe von gesunden Studenten mit Trainingserfahrung wurde mittels standardisierter Methoden die Maximalkraft für verschiedene Übungen bestimmt (1-RM-Methode). Anschließend wurde geprüft, wie viele Wiederholungen der einzelne Sportler bei verschiedenen Intensitätsgraden schafft. Hierbei sind enorme individuelle Unterschiede zu beobachten. Die Spannbreite ist hierbei so groß, dass deutlich wird, wie gering die Bedeutung der Methode ist.

Theoretisch sind z. B. bei 90% der Maximalkraft 3 Wiederholungen möglich, die Spannbreite lag bei den verschiedenen Studenten aber zwischen 2 und 8 Wiederholungen.

Die Untersuchung zeigt schlussfolgernd, dass die individuellen Unterschiede sehr groß sind und dass bei verschiedenen Übungen verschiedene Wiederholungszahlen gelten. So erreichte ein Student bei 70% der maximalen Kraft 13 Wiederholungen, ein anderer 70 Wiederholungen. Diese Daten wurden von W. Buskies in einer Zeitschrift für Leistungssport und Sportmedizin publiziert (Buskies und Boeck-Behrens 1999).

Auch bei den gleichen Personen können bei verschiedenen Übungen Differenzen auftreten. So schaffte die gleiche Person bei gleicher Intensität der Maximalkraft an der Beinpresse 70 Wiederholungen, beim Bankdrücken aber nur 16 Wiederholungen. Die Diskrepanzen dürften sich bei Personen mit unterschiedlicher Trainingserfahrung, in unterschiedlichen Altersgruppen und mit unterschiedlicher Motivation noch weiter erhöhen.

Ein zusätzliches Problem ist, dass viele Therapeuten das Gewicht des Körpers nicht berücksichtigen und z. T. bei wissenschaftlichen Untersuchungen das Eigengewicht nicht zugrunde legen.

In der Praxis hat es wenig Zweck, den prozentualen Anteil der IMK (intramuskuläre Koordination) zu errechnen, eher sollten die anstrebten Ziele der jeweiligen Person im Vordergrund stehen. Durch die Trial-and-Error-Methode kann dann die richtige Übungszahl errechnet werden, die anschließend zum gewünschten Trainingseffekt führt.

Nach wie vor bleibt die Wiederholungszahl entscheidend für den Trainingseffekt:

- 20–40: Kraftausdauer
- 8–15: Muskelaufbautraining
- 3–5: IMK (intramuskuläre Koordination)

15.2.4 Stellenwert eines langfristigen Trainings

Langfristige Trainingsprotokolle setzen Sorgfalt und Vernunft voraus. Schließlich führt Training zu Veränderungen der Kraftverhältnisse im Körper. Training über einen längeren Zeitraum kann zu erwünschten und unerwünschten Folgen führen. Bei der Trainingssteuerung werden bekannte Balancen zwischen den verschiedenen Funktionen berücksichtigt.

Belastbarkeit des passiven Gewebes

Bei der Bestimmung der Übungsbelastung der verschieden Übungen wurden nicht nur muskuläre Aspekte berücksichtigt. Gerade die Belastbarkeit der passiven Strukturen spielt bei der Trainingsbelastung eine große Rolle. Untersuchungen an verschiedenem Obduktionsmaterial zeigten, dass die Belastbarkeit der LWS in der Extension größer ist als in der Flexion (Bogduk et al. 2006). Daher ist die Trainingsbelastung im Rückentriathlon beim Squat wesentlich höher als beim Beugen.

So waren gerade am Anfang bei der Trainingssteuerung weniger die aktiven, sondern eher die passiven Strukturen richtungweisend.

Kraftverhältnisse und funktionelle Bewegungen

Bei der Ermittlung der richtigen Kraftverhältnisse zwischen den verschiedenen Übungen bestanden einige Schwierigkeiten:

- Der Wissensstand über die Leistungsfähigkeit von funktionellen Bewegungen weist noch einige Lücken auf. Einige Untersuchungen beschreiben die Leistungsfähigkeit von funktionellen Bewegungen wie Bankdrücken, Rowing und Squat (Hoffmannet al. 2006).
- Viele Untersuchungen behandeln die 1-RM-Methode an Kraftgeräten. Vorsicht ist beim Transfer von unterschiedlichen Kontraktionsformen geboten. Interessant sind Untersuchungen, die nachweisen, inwieweit erzielte Kraftsteigerungen auch tatsächlich in andere Aktivitäten umgesetzt und gemessen werden können. Erhebliche Zuwachsraten beim isotonischen Training lassen sich durch isometrische Tests nicht nachweisen (Frontera et al. 1990).
- Die Daten können nicht ohne Weiteres von Männern auf Frauen und umgekehrt übertragen werden. Vorher müssen die Daten nach Leistungsfähigkeit pro Kilogramm/fettfreie Körpermasse umgerechnet werden. Männer sind im Allgemeinen kräftiger als Frauen. Bei Frauen ist die Leistungsfähigkeit im Arm-, Bein-, Rumpf- und HWS-Bereich im Vergleich zu Männern geringer. Im Bereich der Beine sind die Differenzen noch relativ gering, im Rumpf sind sie aber schon größer und nehmen in den Armen noch mehr zu bis hin zu 50% unterschiedliche Leistungsfähigkeit im Handbereich – bei gleichem Körpergewicht und Körperfettmasse.
- Insgesamt sind Ratios beim Hanteltraining noch recht unerforscht.
- Dies ist einer der Gründe für die Integration eines Feedback-Systems in den Rückentriathlon. In diesem System gibt der Trainer an, welche Gewichte nach einem Jahr erreicht worden sind und welche nicht. So kann ermittelt werden, in welcher Subgruppe welche Trainingsziele nicht erreicht werden. Mithilfe dieses Feedbacks bekommt man detailliertere Einsichten darüber, welche Leistung in welchem Bereich erbracht werden kann.

Aufgrund der verschiedenen Faktoren, die bei der Beurteilung der Leistungsfähigkeit berücksichtigt werden müssen, muss das Feedback von 10.000 Patienten ausgewertet werden, um einen detaillierten Eindruck zu bekommen.

Mit zunehmender Patientenzahl wird die Grauzone kleiner und die Evidenz größer.

15.2.5 Korrektur der Trainingsdaten

Die Trainingsdaten wurden in der Vergangenheit in den einzelnen Gruppen nach unten korrigiert. Gerade in der Gruppe „inaktiv/weiblich/übergewichtig“ wurde die Trainingssteuerung der Armmuskulatur zu hoch gewählt. Es wird deutlich, dass nicht nur von einer einzigen Ratio die Rede sein kann, sondern von vielen verschiedenen.

Zusammenfassung ✓

- Dysbalance ist ein aus dem Gleichgewicht gekommenes Verhältnis zwischen unterschiedlichen Muskelgruppen.
- Der Rückentriathlon definiert Dysbalancen als ein Ungleichgewicht der Kraftverhältnisse, das durch ein konstantes Training reguliert werden kann.
- Dysbalancen sind nicht einfach zu diagnostizieren.
- Eine Diagnosemöglichkeit sind Tests der Extensoren, Flexoren und Lateralflexoren.
- Der Rückentriathlon vertritt die These, dass auch tonische Muskulatur trainiert werden sollte.
- Beim Rückentriathlon werden Kraftverhältnisse und funktionale Bewegungen berücksichtigt. Dazu werden Trainingsdaten gesammelt und ausgewertet sowie das Programm gegebenenfalls angepasst.

Literatur

Andersen LL, Kjaer M, Søgaard K, Hansen L, Kryger AI, Sjøgaard G. Specific Strength Training Relieves Chronic Neck Muscle Pain. Arthritis Care Res 2008; 59(1): 84–91.

Andersen LL, Kjaer M, Andersen CH, Hansen PB, Zebis MK, Hansen K, Sjøgaard G. Muscle activation during selected strength exercises in women with chronic neck muscle pain. Phys Ther. 2008; 88(6): 703–11.

Biering-Sørensen F. A one-year prospective study of low back trouble in a general population. The prognostic value of low back history and physical measurements. Dan Med Bull. 1984; 31(5): 362–75.

Bogduk N, Adams M, Burton K, Dolan P. The biomechanics of back pain. Elsevier Churchill Livingston; 2006.

Buskies W. Zur Problematik von prozentualen Intensitätsvorgaben im Krafttraining auf der Basis von Maximalkrafttests. In: Wiemeyer J (Hrsg.). Forschungsmethodologische Aspekte von Bewegung, Motorik und Training im Sport. Hamburg: 1999: 181–185.

Buskies W, Boeck-Behrens WU. Probleme bei der Steuerung der Trainingsintensität im Krafttraining auf der Basis von Maximalkrafttests. Leistungssport. 1999; 3/99(29): 4–8.

Frese E, Brown M, Norton BJ. Clinical reliability of manual muscle testing. Middle trapezius and gluteus medius muscles. Phys Ther. 1987; 67(7): 1072–6.

Frontera WR, Meredith CN, O'Reilly KP, Evans WJ. Strength training and determinants of VO2max in older men. J Appl Physiol. 1990; 68(1): 329–33.

Gruther W, Wick F, Paul B, Leitner C, Posch M, Matzner M, Crevenna R, Ebenbichler G. Diagnostic accuracy and reliability of muscle strength and endurance measurements in patients with chronic low back pain. J Rehabil Med. 2009; 41(8): 613–9.

Gumina S, Carbone S, Postacchini F. Scapular dyskinesis and SICK scapula syndrome in patients with chronic type III acromioclavicular dislocation. Arthroscopy. 2009; 25(1): 40–5.

Hoffman JR, Ratamess NA, Kang J, Falvo MJ, Faigenbaum AD. Effect of Protein Intake on Strength, Body Composition and Endocrine Changes in Strength/Power Athletes. J Int Soc Sports Nutr. 2006 13; 3: 12–8.

Janda V. Manuelle Muskelfunktionsdiagnostik. 4. Aufl. München: Urban & Fischer bei Elsevier; 2000.

Kolster B. Medizinische Trainingstherapie. In: Kolster B, Ebelt-Paprotny G. Leitfaden Physiotherapie. 4. Aufl. München/Jena: Urban & Fischer 2002: 701.

Lenhart P, Seiber W. Funktionelles Bewegungstraining – Muskuläre Dysbalancen erkennen, beseitigen und vermeiden. München, Jena: Urban & Fischer; 2001.

Noreau L, Vachon J. Comparison of three methods to assess muscular strength in individuals with spinal cord injury. Spinal Cord. 1998; 36(10): 716–23.

Schmidtbleicher D. (). Konzeptionelle Überlegungen zur muskulären Rehabilitation. In: Binkowski H, Hoster M, Nepper HU (Hrsg.). Medizinische Trainingstherapie in der ambulanten orthopädischen und traumatologischen Rehabilitation. Waldenburg: Sport Consult; 1998: 20–27.

Thorstensson A, Nilsson J. Trunk muscle strength during constant velocity movements. Scand J Rehabil Med. 1982; 14(2): 61–8.

15

Kapitel 16

Klinische Tests

16 Klinische Tests

Frederik Deemter

Eine Vielzahl von Tests ist beim Rückentriathlon zur Bestimmung von Inklusions- und Exklusionskriterien sowie der Trainingsfähigkeit hilfreich. Einige der in diesem Kapitel beschriebenen Tests wurden teilweise schon in wissenschaftlichen Artikeln publiziert, einige sind Praxistests, welche in der aktiven Rehabilitation verbreitet sind und sich in der Praxis bewährt haben.

16.1 Active Straight Leg Raise (ASLR)

Der Active-Straight-Leg-Raise-Test (Mens et al. 2001) ist ein klinischer Test zur Prüfung der Stabilität und Kraftübertragung im Lenden-, Becken- und Hüftbereich (ISG).

16.1.1 Durchführung

Der ASLR wird im Liegen durchgeführt. Der Patient hebt sein gestrecktes Bein und versucht, dieses über eine längere Zeit ca. 10 cm anzuheben und in der Luft zu halten. Ist dies unmöglich und/oder schmerzhaft, wird der Test modifiziert wiederholt: Der Therapeut versucht, beide Ossa iliae zu komprimieren. Kann der Patient das Bein viel besser und/oder mit deutlich weniger Schmerzen anheben, ist dies ein Indiz dafür, dass der M. transversus abdominis gekräftigt werden sollte. *Vorübergehend* kann ein Beckengurt indiziert sein, der die Stabilisierung des M. transversus abdominis übernimmt. Der Patient sollte den Gurt so tragen, dass beide Ossa iliae komprimiert werden (▶ Abb. 16.1).

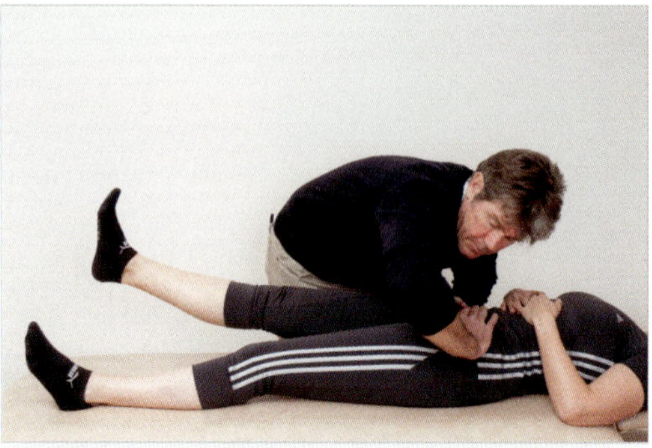

Abb. 16.1 ASLR bei komprimiertem Becken. Kann der Patient das gestreckte Bein auf diese Weise besser anheben, kann vorübergehend (!) ein Beckengurt als Alternative zur Stabilisierung des M. transversus abdominis indiziert sein.

16.1.2 Praktischer Nutzen

Bei einem positiven ASLR sollte der M. transversus abdominis akzentuiert trainiert werden.

16.2 Aktiver axialer Kompressionstest

Der aktive axiale Kompressionstest entstand aus der Praxis heraus. Er wurde von praktizierenden Physiotherapeuten selbst entwickelt. Der Test ist vor allem bei subakuten Rückenbeschwerden indiziert.

16.2.1 Durchführung

Durch eine Wadenmaschine oder mit freien Hanteln kann der Therapeut feststellen, ob die Wirbelsäule axial komprimierbar ist. Da jedes Bauch- und Rückenmuskeltraining eine Kompression der Bewegungssegmente auslöst, ist dies ein geeigneter Eingangstest für aktive Krankengymnastik oder MTT. Der Therapeut testet, ob der Patient eine axiale Belastung verarbeiten kann. Die vertikale Wirbelsäule mit physiologischer Lordose wird in der neutralen Zone axial mit ca. 20 % des Körpergewichts belastet. Je nach Reaktion des Patienten entscheidet der Therapeut, ob die Wirbelsäule belastbar ist oder nicht (▶ Abb. 16.2):

- lähmende oder radikuläre Schmerzen: Wirbelsäule ist nicht belastbar.
- starker Druck, nimmt bei Wiederholung nicht ab: Wirbelsäule ist nicht belastbar.
- starker Druck, nimmt bei Wiederholung ab: Beginn der aktiven Krankengymnastik.
- kein starker Druck oder Schmerzen: Beginn der aktiven Krankengymnastik.

16.2.2 Praktischer Nutzen

Verträgt der Patient die axiale Kompression, kann mit der MTT begonnen werden.

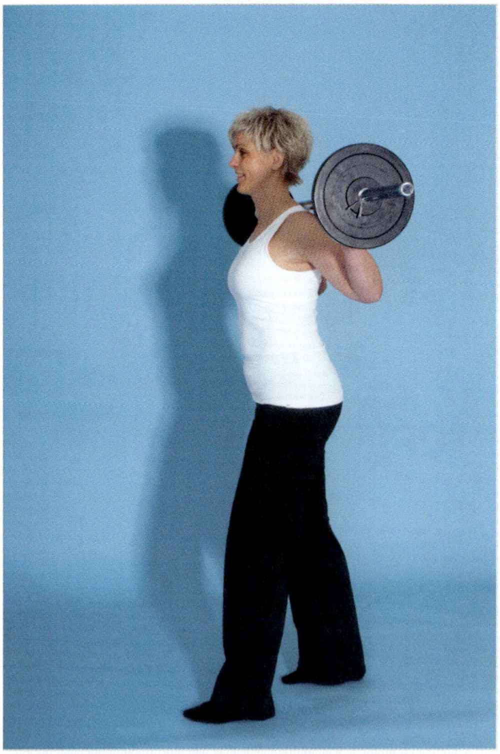

Abb. 16.2 Aktiver axialer Kompressionstest – axiale Kompression der Wirbelsäule.

16.3 10-x-beugen-10-x-strecken-Test

Ein in der Literatur beschriebener und in der Praxis bewährter Test ist der 10-x-beugen-10-x-strecken-Test.

16.3.1 Durchführung

Kann ein Proband sich 10 × abwechselnd maximal beugen und strecken, ohne dass der Schmerz akut zunimmt, kann er wieder maximal isometrisch heben. Hierbei spielt es keine Rolle, ob sich der Rücken in einer korrigierten optimalen Haltung befindet, maximal gebeugt ist oder eine individuelle Rückenposition eingenommen wird.

16.3.2 Praktischer Nutzen

Kann der Patient den Test ohne Schmerzzunahme ausführen, so ist auch eine Belastung bei der Arbeit und bei den ADLs mit langsamen Bewegungen unbedenklich.

Der praktische Wert für den Alltag scheint eigentlich gering, da isometrisches Heben bei den ADLs nie benötigt wird. Der Patient soll durch diesen Test erfahren, dass Heben erlaubt und sicher ist, jedoch ohne Impuls durchgeführt werden sollte. Dies hat sich als klinisch nützlich gezeigt, da sich der Patient dadurch wieder auf seine Intuition verlassen kann.

16.4 Belasten-oder-Bewegen-Test (BOB)

Der Belasten-oder-Bewegen-Test (BOB) hat sich in der Praxis für subakute und chronische Rückenbeschwerden bewährt. Sein praktischer Wert ist sehr hoch, obwohl wissenschaftliche Nachweise fehlen.

Der BOB-Test ist indiziert bei:

- neuen Aktivitäten während der Rehabilitation
- auftretenden Beschwerden während des Trainings
- Aktivitäten im Alltag

16.4.1 Durchführung

Therapeut oder Patient wählen eine Aktivität aus, die Beschwerden bereitet, z. B. das Tragen einer Last von 20 Kilogramm.

Je nach Reaktion kann der Test folgende Konsequenzen haben:

- Tritt während der Durchführung des Tests lähmender Schmerz (c-Schmerz) auf, wird der Test abgebrochen.
- Spürt der Patient Schmerzen, Druck, Spannung oder Ziehen (Aδ-Schmerz) und kann trotzdem weitere Wiederholungen ausführen, sollte ihn der Therapeut ermuntern, den Test fortzuführen.
- Nimmt der Schmerz bei jeder Wiederholung ab, ist dies ein Indiz für Belastbarkeit (MTT, Langhanteltraining, Arbeit, Sport).
- Nimmt der Schmerz bei jeder Wiederholung zu, ist dies ein Zeichen dafür, dass der Patient noch nicht belastbar ist und deshalb zunächst schmerzfreies Bewegen erlernen sollte.

Fast jeder weiß, wie es ist, mit einem verspannten Rücken zum Sport zu gehen. Sogar auf dem Weg zum Sportplatz zweifelt man noch, ob man überhaupt trainieren sollte. Anfangs sind die Bewegungen noch beschwerlich, doch dann löst sich die Spannung langsam und das Training kann problemlos absolviert werden. Dies ist der BOB-Test in der Praxis.

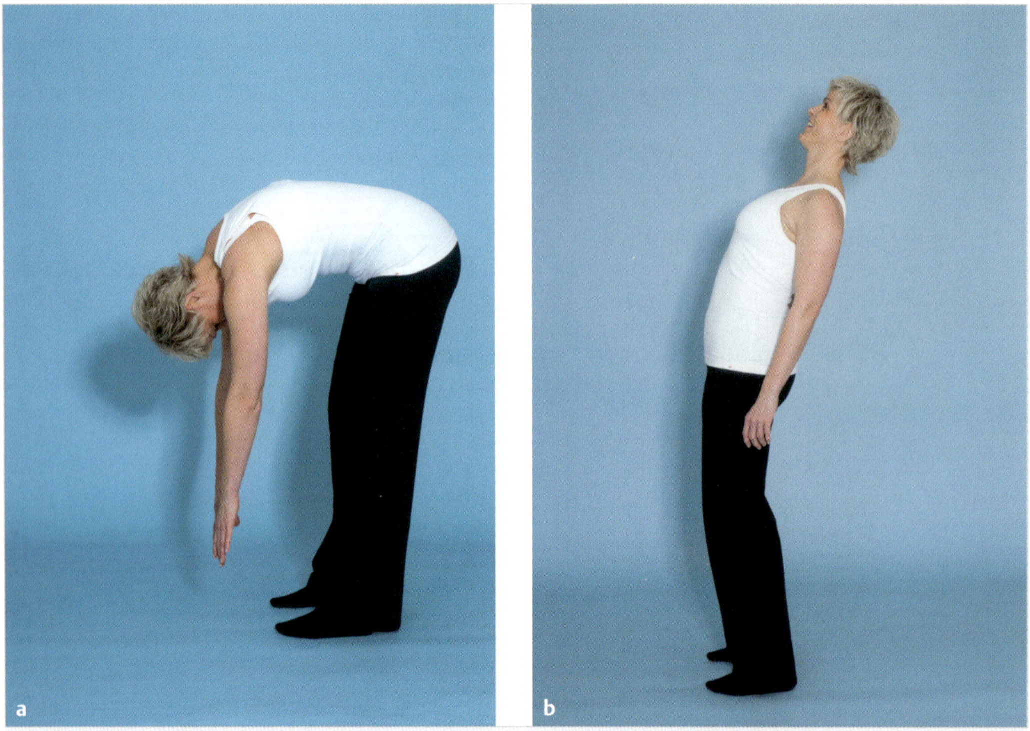

Abb. 16.3 10-×-beugen-10-×-strecken-Test

16.4.2 Praktischer Nutzen

Einzigartiger Test zur Beurteilung der Belastbarkeit in der subakuten Phase.

▸ Tab. 16.1 gibt eine Übersicht über die Tests, mit denen der Therapeut herausfinden kann, ob der Patient belastet werden darf oder nicht.

Tab. 16.1 Tests zur Beurteilung der Belastung im Alltag und bei der Arbeit

Test	Mögliche Belastung
ASLR	akzentuiertes Training des M. transversus abdominis
Axiale Kompression	Beginn der aktiven Krankengymnastik
BOB-Test	spezifische Aktivitäten
10-×-beugen-10-×-strecken-Test	spezifisches Heben

16.5 Beurteilung der täglichen Aktivität

Zur Beurteilung der täglichen Aktivität kann eine Befragung der Patienten durchgeführt werden. Die subjektive Einschätzung der Aktivität liegt jedoch meist viel höher als die tatsächliche, objektive Messung ergibt. Da eine Normalisierung der täglichen Aktivitätsebene (bis 10.000 Schritte pro Tag für Erwachsene) ein Grundpfeiler des Rückentriathlons ist, sollte die subjektive Einschätzung der Patienten manchmal trotzdem evaluiert werden. Am einfachsten kann die tägliche Schrittzahl mit einem Pedometer gemessen werden. Es sollte sich dabei um ein wissenschaftlich getestetes Gerät handeln, da bei billigen Modellen zu große Messfehler auftreten können. Empfehlenswert ist z.B. der Yamax Digi-walker®.

Die Verwendung eines Schrittzählers kann zu einer deutlichen Zunahme der körperlichen Aktivität und einer damit verbundenen signifikanten Abnahme des BMI und des Blutdrucks führen. Ob diese positiven Veränderungen auf lange Sicht haltbar sind, ist jedoch fraglich (Bravata et al. 2007).

16.5.1 Praktische Empfehlungen

- Kinder sollten über 10.000 Schritte pro Tag gehen; Jungen 12.000–16.000 pro Tag, Mädchen 10.000–14.000 pro Tag (Tudor-Locke et al. 2009b).
- Für Erwachsene gelten folgende Richtwerte (Tudor-Locke und Basset 2004):
  - Inaktive: weniger als 5.000 Schritte pro Tag
  - wenig Aktive: 5.000–7.500 Schritte pro Tag
  - mäßig Aktive: 7.500–10.000 Schritte pro Tag
  - Aktive: 10.000–12.500 Schritte pro Tag
  - sehr Aktive: mehr als 12.500 Schritte pro Tag
- Senioren bewegen sich in der Regel weniger. In der Altersgruppe 50+ wurde bei gesunden Probanden eine Spannbreite von 2.000–9.000 Schritten pro Tag gemessen (Tudor-Locke et al. 2009a).

16.5.2 Praktischer Nutzen

Objektive Aussagen über das Alltagsbewegungspensum eines jeden Patienten.

16.6 Bewegungskontrolltest

Dieser Test selektiert Patienten, die unbewusst unerwünschte Bewegungen ausführen. O'Sullivan beschreibt diese Personen als „Schmerzprovokateure" (O'Sullivan 2005).

16.6.1 Durchführung

Der Patient führt verschiedene standardisierte Bewegungen aus, die der Therapeut anschließend (eventuell mittels eines Videos) beurteilt.

Die Bewegungen bestehen u.a. aus einer Kontrolle der neutralen Zonen und der Rotation des Beckens. Die Personen werden hierzu verbal instruiert, z.B. durch Anweisungen wie: „Versuchen Sie Ihren Rücken und Ihr Becken in der gleichen Position zu halten". Folgende Bewegungen können getestet werden:

- Nachvorneneigen im Stand
- Rückwärtsschaukeln im Vierfüßlerstand
- Beinbeugen in Bauchlage
- Vorwärtsschaukeln im Vierfüßlerstand
- Abduktion/Außenrotation der Hüfte aus der Rückenlage mit angewinkelten Knien (▶ Abb. 16.4).

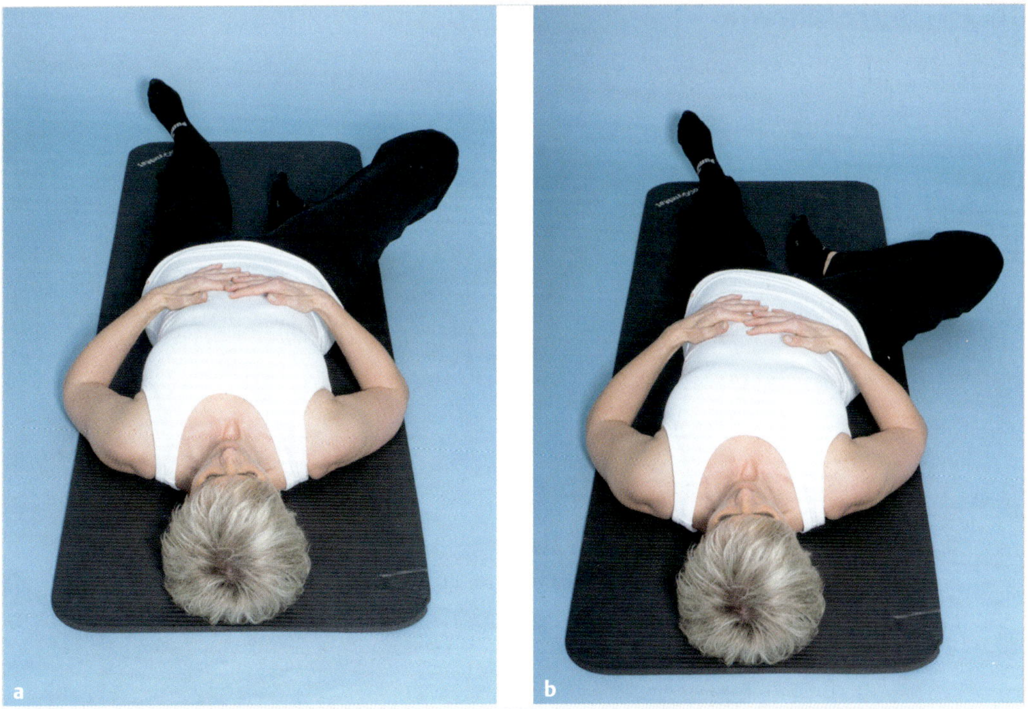

Abb. 16.4 Beim Abspreizen des angewinkelten Beins in Rückenlage sollte der Patient in der Lage sein, die Bewegung im Endstand ohne Beckenrotation auszuführen.

- Beckenkippen im Stehen ohne Kompensationsbewegungen
- auf einem Bein mit minimaler „lateraler Bewegung" des Nabels stehen

Studien zeigen, dass Rückenpatienten eine geringere Bewegungskontrolle als gesunde Probanden haben und mehr Bewegungen unkorrekt ausführen (Luomajoki et al. 2008).

Der Bewegungskontrolltest dient als Indikator zum Training einer aktiven Stabilisation.

16.6.2 Praktischer Nutzen

Der Therapeut erhält Indizien für eine mangelnde muskuläre Stabilisation.

16.7 Biering-Sørensen-Test

Der Biering-Sørensen-Test (▶ Abb. 16.5) ist ein gängiger Test für Personen mit und ohne unspezifische Rückenbeschwerden (Latimer et al. 1999). Zudem ist er ein kostengünstiger und effektiver Test zur Bestimmung der Ausdauer der Extensoren.

16.7.1 Durchführung

Der Patient liegt im Überhang auf einer Liege. Seine Beine und Unterschenkel sind durch Gurte fixiert. Die Arme werden auf Schulterhöhe überkreuzt gehalten. Gemessen wird die Zeit, die der Oberkörper in horizontaler Position gehalten werden kann, wobei der Test nach maximal 240 Sekunden beendet wird.

Es existieren jedoch keine eindeutigen Richtwerte. Untersuchungen bei männlichen Arbeitern ergaben eine durchschnittliche Durchhaltezeit von 138 Sekunden, McGill (2007) berichtet darüber, dass Männer diesen Test durchschnittlich nach 161 Sekunden beenden und Frauen nach 185 Sekunden.

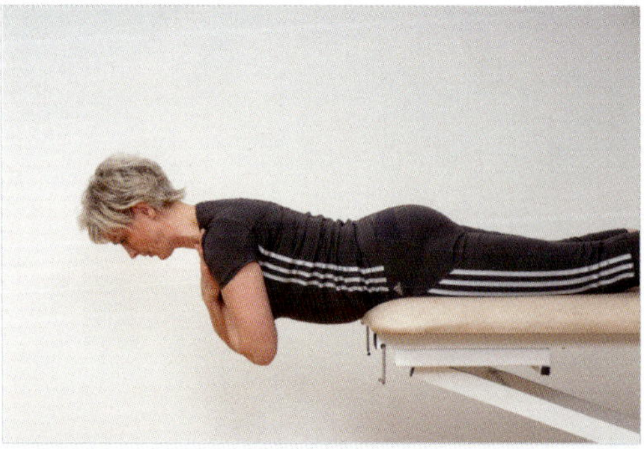

Abb. 16.5 Biering-Sørensen-Test zur Evaluierung der Kraftausdauer der Rückenextensoren.

16.7.2 Praktischer Nutzen

Objektive Aussage mit Referenzwerten zur Kraftausdauer der Rückenextensoren.

16.8 Tests zur Ermittlung einer Blockierung und die Möglichkeit einer Manipulation

Für die genaue Diagnose einer Blockierung gibt es eine Vielzahl an Mobilitäts- und Provokationstests. Dazu gehören u. a.:

- Vorlauf-Rücklauf-Test
- Patrick-Kubis-Test
- ISG-Federungstest-cum-femore
- Hebe- und Schütteltest
- Hip-drop-Test

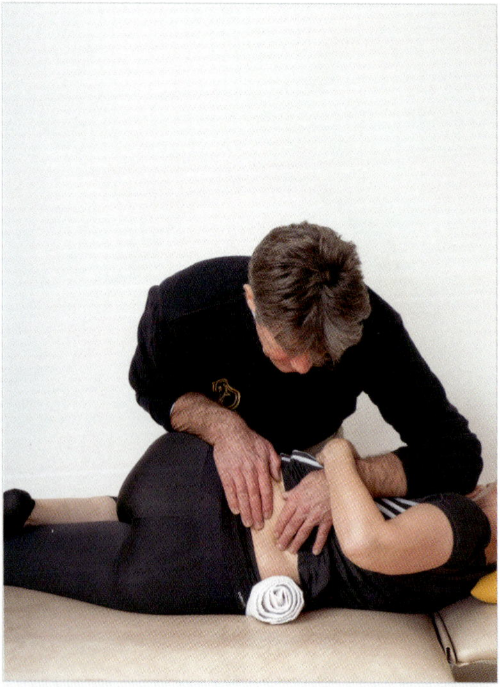

Abb. 16.6 Finden und Lösen einer Blockierung.

16

Eine typische Indikation für eine Manipulation ist eine Blockierung (▶ Abb. 16.6). Die klinischen Merkmale einer Blockierung sind:

- akute Beschwerden als Folge einer Bewegung oder Belastung ohne großes Trauma mit hoher energetischer Komponente (Sturz, Unfall)
- direkter Mobilitätsverlust
- direkter Kraftverlust
- Beschwerden im Rücken und/oder Gesäß
- keine scharfen Schmerzen im Unterschenkel

Bei diesen Beschwerdebildern ist die Prognose einer Manipulation sehr gut. Im Gegensatz zur gängigen Meinung gilt dies besonders auch für ältere Menschen.

16.8.1 Praktischer Nutzen

Mit diesen Tests können klinische Vorhersagen für Patienten, die gut auf eine Manipulation reagieren (Responder), getroffen werden.

16.9 Bowstring-Test

Beim Bowstring-Test (Waddell 2004) wird der Lasègue provoziert (▶ Abb. 16.7).

16.9.1 Durchführung

Der Patient befindet sich bei diesem Test in Rückenlage. Das gestreckte Bein wird passiv im Hüftgelenk gebeugt. Bei auftretenden Schmerzen erfolgt keine weitere Beugung (Lasègue-Zeichen); das Bein wird wieder ein wenig nach unten bewegt, wodurch der Schmerz verschwindet. In dieser Position komprimiert der Therapeut manuell den N. tibialis in der Kniekehle.

Der Test ist positiv, wenn im Waden-, Hüft- oder Gesäßbereich ein kribbelndes, brennendes Gefühl entsteht. Das Auftreten von Nervenwurzelschmerzen oder Parästhesien ist ein Zeichen für eine Nervenwurzelirritation oder auch Radikulitis.

16.9.2 Praktischer Nutzen

Der Bowstring-Test ist ein vielfach unbeachteter Test zur Identifizierung von radikulären Schmerzen.

16.10 Bragard-Test

Bei dem Bragard-Test (▶ Abb. 16.8) handelt es sich um einen modifizierten Lasègue-Test.

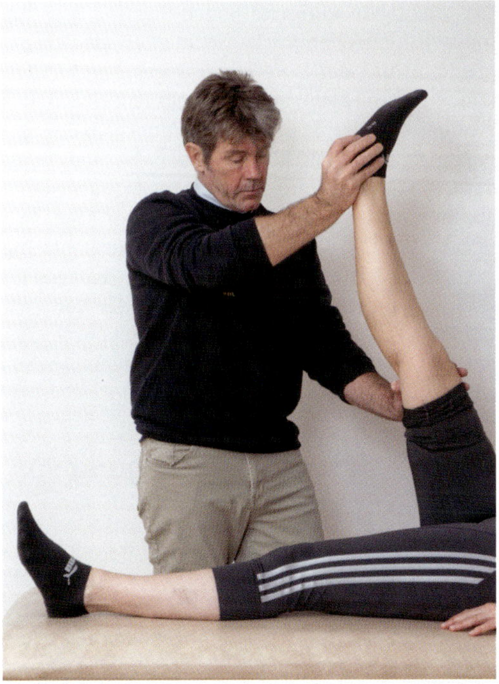

Abb. 16.7 Bowstring-Test.

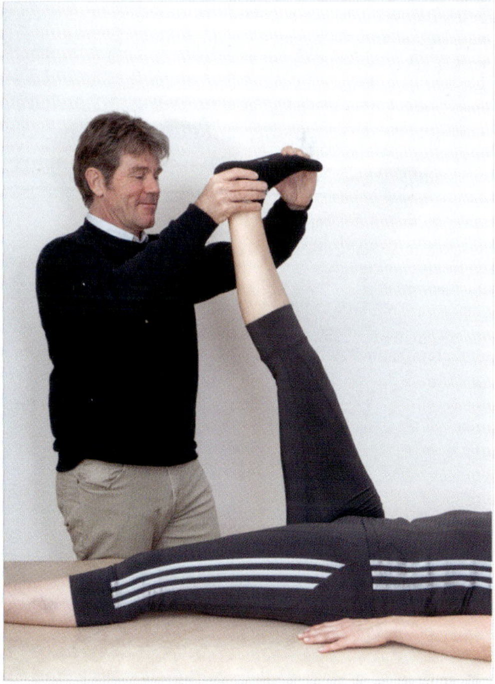

Abb. 16.8 Bragard-Test.

16.10.1 Durchführung

Der Patient hebt das Bein so weit an, bis es schmerzt. Dann senkt er es so weit ab, bis er keine Schmerzen mehr spürt. In dieser Position werden der Fuß und das Großzehengrundgelenk in Dorsalextension gebracht.

Der Test ist positiv, wenn ein nervaler Dehnungsschmerz provoziert wird.

Manchmal gibt der Patient bei dem Text keine ehrliche Antwort in Bezug auf seine Schmerzen. Um zu überprüfen, ob der Patient ehrlich ist, kann der Fuß statt in Dorsalextension in Plantarflexion bewegt werden. Äußert der Patient bei dieser Bewegung Schmerzen, lässt dies an der Zuverlässigkeit seiner Aussage zweifeln.

16.10.2 Praktischer Nutzen

Diagnose zur Differenzierung radikulärer oder vorgetäuschter bzw. eingebildeter Schmerzen.

16.11 Durale Schmerzen – Hintergrundwissen

Das durale Modell wurde bisher wissenschaftlich nur ungenügend untersucht, ist aber ein gutes Denkmodell. Durale Schmerzen werden kontrovers diskutiert: Einige Fachärzte streiten deren Existenz ab, andere sind der Ansicht, dass die Reizung der Dura mater erhebliche Probleme verursachen kann.

Mögliche Ursache dieser Kontroversen ist die unterschiedliche Betrachtungsweise der Dura mater. Aus fachärztlicher Sicht schmerzt eine Infiltration der Dura mater wenig bis gar nicht, da die *dorsale Seite* der Dura mater infiltriert wird und diese kaum innerviert ist. Therapeutisch ist dagegen die *ventrale Seite* der Dura mater interessant, wo ein eventuelles diskales Problem eine mechanische Reizung auslösen kann. Hier ist die Dura mater stark innerviert (▶ Abb. 16.9) (Bogduk 2000).

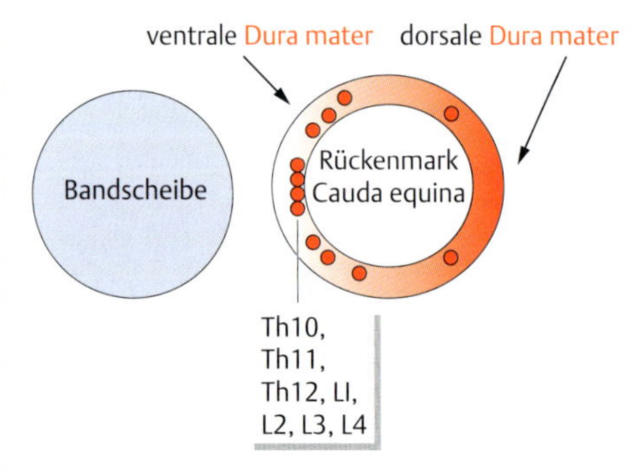

Abb. 16.9 Innervation der Dura mater. An der ventralen Seite ist sie stark innerviert, eventueller Druck wird direkt registriert. An der dorsalen Seite ist die Dura mater kaum innerviert, Infiltrationen sind nicht schmerzhaft.

Des Weiteren ist die Dura mater multisegmental innerviert: Die Dura mater auf der Ebene von L2 wird durch Fasern der Ebenen Th11, Th12, L1, L2, L3, L4 innerviert. Der Grund dieser „Überversorgung" mag im nozizeptiven Schutz liegen, den die Dura mater den hinten liegenden neurogenen Strukturen bietet. Selbst in Fällen einer neurogenen Läsion auf der Ebene von L2 bleibt dieser nozizeptive Schutz bestehen. Die multisegmentale Innervation erklärt den breit gefächerten Charakter der duralen Schmerzen.

Durale Schmerzen werden manchmal durch schmerzhaftes Husten, Niesen und Pressen ausgelöst. Ein weiteres Indiz für durale Schmerzen sind Schmerzen, die von links nach rechts wechseln (Wechselschmerz).

16.11.1 These zum Schutzmechanismus der Dura mater

Die wichtigste klinische Bedeutung ist, dass die meisten intensiven Rückenschmerzen als Schutzmechanismus der Dura mater angesehen werden können. Schon bevor ein eventuelles mechanisches Problem das neurogene Gewebe innerhalb des Spinalkanals schädigen könnte, geben die Strukturen der Dura mater bereits Schmerzen als Alarmsignal ab. Dadurch ist der Patient nicht in der Lage, sich selbst (weiter) zu verletzen. Der Körper baut eine Art muskuläre Schutzspannung auf, so dass gewisse Bewegungen unmöglich sind. Hat der Reiz sich gegeben, ist der Patient sehr schnell wieder belastbar, da in der Regel keine frische kollagene Verletzung vorliegt.

16.11.2 Tests zur Bestätigung von duralen Schmerzen

Es gibt 7 Tests, die den Verdacht auf durale Schmerzen lenken:

1. *Lasègue-Test:* Das Bein des Patienten wird in Rückenlage gestreckt passiv angehoben. Der Test ist positiv, wenn diese Bewegung Beschwerden auslöst. Der Therapeut bestimmt den Win-

kel, bei dem die Schmerzen ausgelöst werden. Rückenbeschwerden sind ein Indiz für durale Schmerzen, radikuläre Beschwerden weisen auf eine Nervenwurzelkompression hin.
2. *Neri-Test:* Der Patient beugt aus der Rückenlage seinen Kopf in eine aufrechte Position (bei akuten Beschwerden wird der Kopf passiv bewegt). Der Test ist positiv, wenn lumbale Rückenbeschwerden ausgelöst werden.

Merke **M!**

Mit einem Lasègue von 30 ° oder weniger ist der Patient nicht in der Lage, normal zu gehen. In der Schwungbeinphase wird der Nerv dauerhaft auf Zug gebracht. Des Weiteren kann der Patient nicht an der Leg-Extension und der sitzenden Legpress arbeiten.

3. *Differenzierung Lasègue und Traktion:* Der Patient wird im Sitzen mit herabhängendem Bein getestet. Das Bein der betroffenen Seite wird so weit gestreckt, dass gerade eben Schmerzen provoziert werden. Nun wird es so weit gebeugt, dass ebenfalls gerade eben Schmerzen provoziert werden. In dieser Position übt der Therapeut über die verschränkten Ellbogen des Patienten eine Traktion aus. Nimmt der Schmerz ab, ist dies ein Indiz für ein diskales Problem. Die Traktion löst eine Art Vakuumkraft auf das Bewegungssegment aus, eine eventuelle komprimierende Kraft wird neutralisiert. Nimmt der Schmerz zu, ist dies ein Zeichen dafür, dass das Nervengewebe keinen Zug verarbeiten kann und eventuelle Mobilitätsprobleme des neuralen Gewebes vorliegen (▶ Abb. 16.10).
4. *Gekreuzter Lasègue:* Hierbei löst das Heben des Beins der nicht betroffen Seite Beschwerden an der betroffenen Seite aus.
5. *N.-femoralis-Dehnungstest:* Hierbei werden durale Beschwerden hochlumbalen Ursprungs getestet. Der Patient liegt in der Bauch-, Rücken- oder Seitenlage. Die Hüfte wird gestreckt und das Knie gebeugt. Rückenschmerzen sind ein Indiz für durale Schmerzen, Beinschmerzen im Dermatom sind ein äußerst seltenes Zeichen für hochlumbale Nervenwurzelschmerzen (▶ Abb. 16.11).

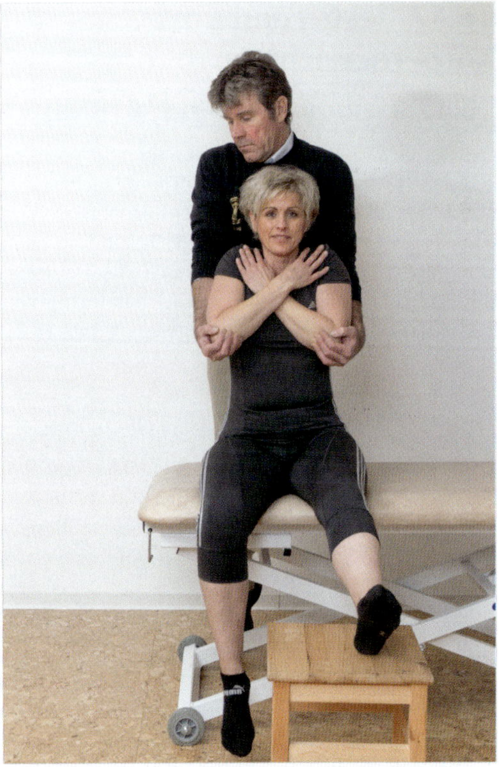

Abb. 16.10 Lasègue und Traktion: Mit diesem Test kann differenziert werden, ob eher eine arthrogen positionierte Therapie gewählt oder eher an neurodynamische Mobilisation gedacht werden sollte.

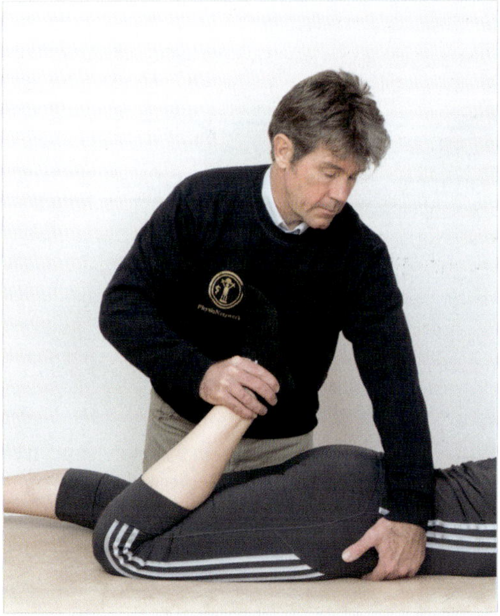

Abb. 16.11 N.-femoralis-Dehnungstest: In Bauchlage wird das Knie gebeugt. Teilweise falsch-positives Ergebnis durch Extensionsmoment der lumbalen Wirbelsäule.

6. *Bragard-Test:* Modifizierter Lasègue-Test, der einen Dehnungsschmerz provozieren kann.
7. *Slump-Test:* Bei Beschwerden ohne wesentlichen Befund kann der Slump-Test teilweise positiv ausfallen und den „Schmerz“, den der Patient beklagt, provozieren. Bei diesem Test werden im Sitzen mit abhängenden Beinen der Rumpf und Nacken flektiert, das Bein wird im Knie- und Fußgelenk extendiert. Beim Slump-Test wird das Nervengewebe auf maximale Dehnung gebracht (▶ Abb. 16.12).

Der N.-femoralis-Dehnungstest ist klinisch selten positiv. Häufig ist eine positive Reaktion auf einen Beurteilungsfehler zurückzuführen. Nicht die Nervendehnung ist schmerzhaft, sondern die Bewegung verursacht ein empfindliches Extensionsmoment auf die LWS. Bleibt der Test bei richtiger Ausführung trotzdem positiv und hat der Patient weiter Anzeichen eines neurogenen Ausfalls der hochlumbalen Segmente, sollte der Patient unbedingt auf Red Flags (s. Kap. Kap. 3.4.1) überprüft werden.

Merke **M!**

Hochlumbale radikuläre Beschwerden mechanischen Ursprungs sind äußerst selten, eher sollte eine Malignität in Betracht gezogen werden.

Merke **M!**

Merkmale duraler Schmerzen sind (einer oder mehrere der genannten Tests können positiv sein):

- hyperakute, multisegmentale Schmerzen
- seitlich wechselnder Schmerz
- positive Reaktion bei Husten, Niesen, Pressen
- positiver Neri-Test
- positiver Lasègue/gekreuzter Lasègue/N.-femoralis-Dehnungstest
- positiver Bragard-Test
- positiver Slump-Test

Durale Schmerzen können sehr intensiv sein. Treten durale Schmerzen ohne Begleitung kollagener Läsionen auf, so ist die Prognose für eine Heilung gut. Der Patient ist nach akuten Schmerzen wieder schnell belastbar.

16.11.3 Praktischer Nutzen

Beiträge zum klinischen Reasoning.

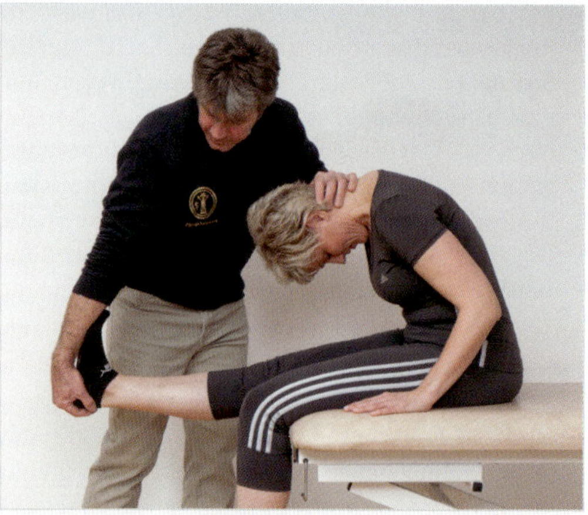

Abb. 16.12 Slump: Der Patient wird in maximale Flexion gebracht. Der Kopf ist gebeugt, das Bein wird passiv, mit dem Fuß in Dorsalflexion, gestreckt. Provoziert dieser Test beim Patienten den typischen Schmerz, kann dies als Duralzeichen gedeutet werden. Indiz für neurodynamische Techniken.

16.12 Tests rund ums Körpergewicht

16.12.1 Body-Mass-Index (BMI)

Der Body-Mass-Index (BMI) oder auch Körpermasseindex (KMI) bewertet das Körpergewicht eines Menschen im Verhältnis zu seiner Körpergröße. Der BMI ist die Grundlage für die WHO-Definition von Übergewicht und Adipositas. Auch die Deutsche Gesellschaft für Ernährung (DGE) hat Richtlinien zur BMI-Klassifikation herausgegeben (▶ Tab. 16.2).

Merke **M!**

Der BMI berechnet sich nach folgender Formel:

Körpergewicht (kg)/Körpergröße (m)^2 *= BMI (kg/m*^{2}*)*

Der BMI ist nicht nur vom Geschlecht abhängig (▶ Tab. 16.2), sondern auch vom Alter, wie aus ▶ Tab. 16.3 ersichtlich wird.

Die BMI-Klassifikation steht jedoch in der Kritik, weil sie weder die Statur eines Menschen noch das individuelle Verhältnis von Fett- und Muskelgewebe berücksichtigt, sondern nur das Körpergewicht in Relation zur Körpergröße.

Viele gut Trainierte gelten so als übergewichtig, obwohl sie es eigentlich nicht sind, würde man den prozentualen Muskelanteil berücksichtigen.

Übergewicht ist definiert als BMI > 25. In einer Untersuchung von Romero-Corral und Mitarbei-

Tab. 16.2 BMI-Klassifikation des Körpergewichts (nach DGE, Ernährungsbericht 1992)

Klassifikation	BMI (kg/m²)	
	Männer	Frauen
Untergewicht	<20	<19
Normalgewicht	20–25	19–24
Übergewicht	25–30	24–30
Adipositas	30–40	30–40
massive Adipositas	>40	>40

tern wurden 19% der Männer und 24% der Frauen als übergewichtig eingeschätzt. Wurde der prozentuale Körperfettanteil als Maßstab genommen, waren in der gleichen Gruppe 43% der Männer und 53% der Frauen übergewichtig. Das heißt, mehr als die Hälfte der Menschen mit zu hohen Fettwerten werden durch eine BMI-Bestimmung nicht erfasst (Romero-Corral et al. 2008).

Praktischer Nutzen

Der BMI ist eine Maßzahl zur Bestimmung von Übergewicht. Da seine Wertigkeit eingeschränkt ist, stellt er jedoch nur einen groben Richtwert dar.

16.12.2 Fettfaltenmethode

Die Fettfaltenmethode ist ebenfalls ein Verfahren, mit dem Über- oder Untergewicht festgestellt werden kann. Man misst dazu das Unterhautfettgewebe an verschiedenen Körperstellen (Hautfalten, ▸ Tab. 16.4) aus.

Durchführung

Mit einer Messzange, auch Calliper genannt, wird an einer Hautfalte das darunterliegende Fettgewebe gemessen. Es gibt verschiedene Methoden mit unterschiedlichen Messpunkten. Beim Rückentriathlon wählt man die 4 folgenden Messpunkte aus:

- Mitte des M. biceps brachii (Hautfalte in Längsrichtung)
- Mitte des M. triceps brachii (Hautfalte in Längsrichtung)
- Angulus inferior der Skapula (Hautfalte im 45°-Winkel zur Wirbelsäule)
- 1 cm oberhalb der Spina iliaca anterior superior (Hautfalte horizontal)

Tab. 16.3 BMI-Normalwert in Abhängigkeit vom Alter

Alte (Jahre)r	BMI (kg/m²)
19–24	19–24
25–34	20–25
35–44	21–26
45–54	22–27
55–64	23–28
>64	24–29

Die Messungen erfolgen an der stehenden Person, entweder nur an deren rechten oder nur an deren linken Seite. Es sollten 3 Messungen pro Stelle erfolgen.

Die Ergebnisse der 4 Messungen werden addiert und die Summe in Millimetern errechnet. Die Dicke der gesamten Hautfalten (▸ Tab. 16.4) korreliert mit der Fettmasse. So kann in der ▸ Tab. 16.5 nachgelesen und eingeschätzt werden, wie viel Fettmasse die Testperson besitzt. Es hat sich bewährt, diese Methode in Kombination mit der bioelektrischen Impedanzmethode (s. Kap. 16.12.3) zu kombinieren und ein Mittelwert zu errechnen. Schließlich haben Patienten eine unterschiedliche Fettverteilung im Körper, die Mittelwerte mehrerer Methoden könnten damit eventuelle persönliche Abweichungen relativieren.

Ein wenig Vorsicht ist jedoch geboten: Verschiedene Untersucher wenden unterschiedliche Kriterien an. Während die einen den Fettwert noch als akzeptabel beurteilen, ordnen die anderen den gleichen Fettwert schon als übergewichtig ein. Fingerspitzengefühl und Genauigkeit ist daher von Seiten des Therapeuten gefragt. Außerdem scheinen Unterschiede bei Personen verschiedener Herkunft zu bestehen: So kommt es bei asiatischen Frauen und afrikanischen Männer zu Abweichungen (Davidson et al. 2011).

Das Ergebnis hängt auch von den Erfahrungen des Untersuchers ab. Bei Untersuchern mit annähernd gleicher Erfahrung variieren die Ergebnisse zwischen 3 und 6%.

Praktischer Nutzen

Die Fettfaltenmethode liefert eine Aussage darüber, ob optimales Gewicht, leichtes Übergewicht oder hohes Übergewicht vorliegt.

Tab. 16.4 Hautfaltendicke in Bezug zum prozentualen Fettanteil am Körpergewicht bei Männern und Frauen in unterschiedlichen Altersgruppen

Dicke der Hautfalte (mm)	Männer Alter in Jahren				Frauen Alter in Jahren			
	17–29	**30–39**	**40–49**	**50+**	**16–29**	**30–39**	**40–49**	**50+**
20	8,1	12,2	12,2	12,6	14,1	17,0	19,8	21,4
30	12,9	16,2	17,7	18,6	19,5	21,8	24,5	26,6
40	16,4	19,2	21,4	22,9	23,4	25,5	28,2	30,3
50	19,0	21,5	24,6	26,5	26,5	28,2	31,0	33,4
60	21,1	23,5	27,1	29,2	29,1	30,6	33,2	35,7
70	23,1	25,1	29,3	31,6	31,2	32,5	35,0	37,7
80	24,8	26,6	31,2	33,8	33,1	34,3	36,7	39,6
90	26,2	27,8	33,0	35,8	34,8	35,8	38,3	41,2
100	27,6	29,0	34,4	37,4	36,4	37,2	39,7	42,6
110	28,8	30,1	35,8	39,0	37,8	38,6	41,0	42,9
120	30,0	31,1	37,0	40,4	39,0	39,6	42,0	45,1
130	31,0	31,9	38,2	41,8	40,2	40,6	43,0	46,2
140	32,0	32,7	39,2	43,0	41,3	41,6	44,0	47,2
150	32,9	33,5	40,2	44,1	42,3	42,6	45,0	48,2
160	33,7	34,3	41,2	45,1	43,3	43,6	45,8	49,2
170	34,5	35,8	42,0	46,1	44,1	44,4	46,6	50,0

Die Dicke der Hautfalte ist die Summe aus vier Messungen (Bizeps- und Trizepshautfalte, subskapuläre und suprailiakale Hautfalte) (nach Durnin und Womersley 1974)

16.12.3 Bioelektrische Impedanzmessung

Die Impedanzmessung ist eine etablierte Methode zur Bestimmung Körperfettanteils (Fischer 1991). Hierbei nutzt man die unterschiedliche Leitfähigkeit von Muskel- und Fettmasse.

Durchführung

Bei der Impedanzmethode wird der Körperwiderstand gemessen. Hierzu gibt es verschiedene Methoden: Man kann den Widerstand von Fuß zu Fuß oder von Fuß zu Hand messen. Ein hoher Widerstand bedeutet viel Körperfett, ein niedriger Widerstand wenig Fettmasse. Die Geräte sind mit einer kleinen Datenbank mit Referenzwerten ausgestattet und erlauben eine Aussage über die Fettmasse.

Der Goldstandard der Fettmassebestimmung ist die Wasserverdrängungsmethode (Densiometrie, „Ulmerfass“). Hierbei misst man, wie viel Wasser der Körper verdrängt, wenn er im Wasser treibt und wenn er im Wasser untertaucht. So kann die Massedichte ermittelt und damit die Fettmasse werden.

Im Vergleich zur Densiometrie besteht bei der Impedanzmessung eine Korrelation von 0,91 bis 0,95. Die Fehlerquote liegt an verschiedenen Tagen bei 1 %. Störfaktoren bei der Impedanzmessung können Ödeme, Tageszeit, Menstruationszyklus, Hornhaut, Medikamente oder möglicherweise eine Diät sein, da diese Messmethode stark vom Wasserhaushalt und Hautwiderstand des Körpers abhängt.

Die Qualität der Messgeräte variiert stark. Viele Patienten besitzen zu Hause eine Waage mit integrierter Fettmessung. Diese Messwerte können allerdings stark von den Werten professioneller Geräte abweichen.

Praktischer Nutzen

Hintergrundwissen zu Messungen auf der Basis der bioelektrischen Impedanz („Messungen mit der Fettwaage“)

Tab. 16.5 Relative Fettmasse nach Alter und Geschlecht

Alter (Jahre)	Fettmasse Frauen			Fettmasse Männer		
	Optimal	Leichtes Übergewicht	Übergewicht	Optimal	Leichtes Übergewicht	Übergewicht
< 20	17–22 %	22–27 %	> 27 %	12–17 %	17–22 %	> 22 %
20–30	18–23 %	23–28 %	> 28 %	13–18 %	18–23 %	> 23 %
30–40	19–24 %	24–29 %	> 29 %	14–19 %	19–24 %	> 24 %
40–50	20–25 %	25–30 %	> 30 %	15–20 %	20–25 %	> 25 %
> 50	21–26 %	26–31 %	> 31 %	16–21 %	21–26 %	> 26 %

16.12.4 Resting Metabolic Rate

Die Resting Metabolic Rate (RMR), die Stoffwechselrate im Ruhezustand, ist vergleichbar mit dem Grundumsatz (Basal Metabolic Rate, BMR). Beides sind Maße für die Stoffwechselaktivität des Körpers und geben den Kalorienverbrauch im Ruhezustand an. Der RMR ersetzt heute den BMR, da die zur Bestimmung des BMR vorgeschriebenen Messbedingungen (unbekleidet, morgens direkt nach dem Aufstehen, nüchtern, ruhig, entspannt liegend, Umgebungstemperatur 27–32 °C) in der Praxis nur schlecht umsetzbar sind.

Neuere Untersuchungen zeigten, dass der Kalorienbedarf von gleichaltrigen Frauen mit gleichem BMI um bis zu 700 kcal pro Tag differieren kann, bei Männern sogar um bis zu 1.000 kcal. Inwieweit dieser Unterschied durch Muskelmasse bestimmt wird, ist nicht bekannt. Muskeln haben jedoch einen deutlich höheren Grundumsatz als Fett. Um übergewichtige Menschen optimal beraten zu können, kann neben dem Fettanteil auch die RMR gemessen werden.

Wie bereits erwähnt, sind die Bedingungen zur Messung der BMR sehr restriktiv. Die RMR dagegen kann heutzutage relativ einfach gemessen werden. Es gibt z. B. ein mobiles Messgerät, mit dem der RMR bestimmt werden kann – interessant z. B. für Zentren mit Adipositas-Patienten.

Durchführung

Der Proband atmet 5–10 Minuten in die Mundöffnung des Messgeräts, das anschließend den RMR-Wert anzeigt. Damit weiß der Patient exakt, wie viele Kalorien er im Ruhezustand verbrannt hat.

Die meisten Kalorien, die der Körper am Tag verbrennt, fließen in den Ruhestoffwechsel, der auch als auch Grundumsatz bezeichnet wird. Der restliche Tagesumsatz wird durch Training und Lebensgewohnheiten beeinflusst.

Eine normale RMR liegt für Männer bei 1.500–1.800 kcal und für Frauen bei 1.300–1.600 kcal. Viele Faktoren beeinflussen die RMR, in erster Linie das Gewicht. Bei einer Gewichtsabnahme reduziert sich die RMR, vor allem dann, wenn durch eine falsche Diät Muskelmasse verlorengeht. Es gibt unterschiedliche Angaben dazu, wie viele Kalorien ein Muskel mehr verbrennt im Vergleich zu Fett (bezogen auf ein Kilogramm). Als Maximalwert werden 60 kcal pro Tag genannt. Dies entspricht 60 kcal/kg × 365 Tage = ± 21.000 kcal pro Jahr pro Kilogramm Muskelmasse. Ob diese Rechnung stimmt, ist nicht gesichert. Es wird aber deutlich, dass die von 1 kg Muskelmasse verbrannte Energie pro Jahr erheblich sein muss.

Dass die RMR mit zunehmendem Alter abnimmt, liegt hauptsächlich daran, dass im Alter auch die Muskelmasse abnimmt. Nikotin- und Alkoholkonsum erhöhen die RMR (Compher et al. 2006). Man geht davon aus, dass 24 Zigaretten pro Tag den RMR um ca. 215 kcal erhöhen.

Bei einer Diät erniedrigt sich die RMR. Deshalb sollte man in diesem Fall immer darauf achten, dass die RMR nicht zu stark abfällt und vor allem Fett abgebaut wird. Komplettes Fasten führt zu einem Verlust von Muskelmasse.

Im Rahmen von Programmen zur Gewichtsabnahme kann sich im Verlauf der Stoffwechsel verlangsamen, was jedoch häufig unbemerkt bleibt. Dies ist der Grund, warum bei vielen Menschen die ersten Pfunde relativ leicht purzeln, bevor die Gewichtsabnahme zunehmend schwieriger wird und schließlich sogar stagnieren kann. Bei einer Stoffwechselverlangsamung muss man die diätetische Kalorienzufuhr und/oder das Trainingspensum anpassen, um weiterhin an Gewicht zu verlieren. Besonders effektiv sind Programme zur Gewichtsabnahme, bei denen der Stoffwechsel in regelmäßigen Abständen, kombiniert mit einer Kontrolle der Fettmasse in %, ermittelt wird.

Praktischer Nutzen

RMR und BMR gehören zum Basiswissen für die Therapie von Adipositas.

16.12.5 Taille-Hüft-Relation

Es existieren 2 Typen der Fettverteilung im Gewebe:

1. abdominale Verteilung oder „Apfel-Typ“: Dies trifft auf 80 % der Männer und 15 % der Frauen zu. Das Fett lagert sich vor allem im Abdomen ab. Solche Patienten neigen verstärkt zu Herzerkrankungen, Bluthochdruck und metabolischen Syndromen.
2. periphere Verteilung oder „Birnen-Typ“: Diese Form tritt bei 85 % der Frauen und 20 % der Männer auf. Hier lagert sich das Fett vor allem subkutan im Bereich der Hüften und Oberschenkel ab. Solche Personen neigen zu Wasserretention und Veneninsuffizienz. Metabolische Erkrankungen treten in gleichem Maße auf, wie bei normalgewichtigen Menschen, jedoch sind Gelenkerkrankungen genauso häufig vorhanden wie bei Übergewichtigen mit einer abdominalen Fettverteilung.

Welche Art der Fettverteilung vorliegt, kann man mit der Taille-Hüft-Relation, oder auch Waist-to-Hip-Ratio (WHR) genannt, ermitteln (▶ Tab. 16.6). Dabei wird der Taillenumfang im Verhältnis zum Hüftumfang bestimmt.

Merke **M!**

Der WHR berechnet sich nach folgender Formel:

WHR = Taillenumfang (cm)/Hüftumfang (cm)

Bei einer erhöhten Waist-to-Hip-Ratio mit vermehrt abdominalem Gewicht scheint die Beziehung zwischen Übergewicht und Rückenbeschwerden noch deutlicher zu sein (Han et al. 1997).

Tab. 16.6 Bestimmung des Fettverteilungstyps mittels WHR

Typ	Frauen	Männer
Apfel	> 0,85	> 1
Birne	< 0,85	< 1

Interessant ist die Frage, ob eine verminderte Tonisierung der Bauchmuskulatur zusätzlich eine Rolle für ein vermehrtes Auftreten von Rückenbeschwerden spielt. Schließlich wird der Bauchumfang bestimmt durch Übergewicht und Tonisierung des M. transversus abdominus.

Praktischer Nutzen

Unterschiedliche Formen der Fettverteilung zeigen, dass die alleinige Messung des Widerstands der Beine zur Bestimmung der Fettmasse suboptimal ist.

16.13 Gewichthebergurt-Test

Manche Personen mit Rückenleiden profitieren zusätzlich von einem hohen intraabdominalen Druck (IAD).

Die Wirksamkeit eines erhöhten intraabdominalen Drucks wird momentan dadurch erklärt, dass die Organe hierdurch komprimiert werden. Hierbei wird die Wirbelsäule ventral durch ein „Organkissen“ gestützt. Bei einem erhöhten IAD ist der mechanische Druck, der einer Hyperextension entgegenwirkt, höher als bei einem niedrigeren IAD.

Mittels eines Gewichthebergurtes kann getestet werden (▶ Abb. 16.13), ob der Patient von einer Therapie, die mit den IAD erhöht, profitieren könnte oder nicht.

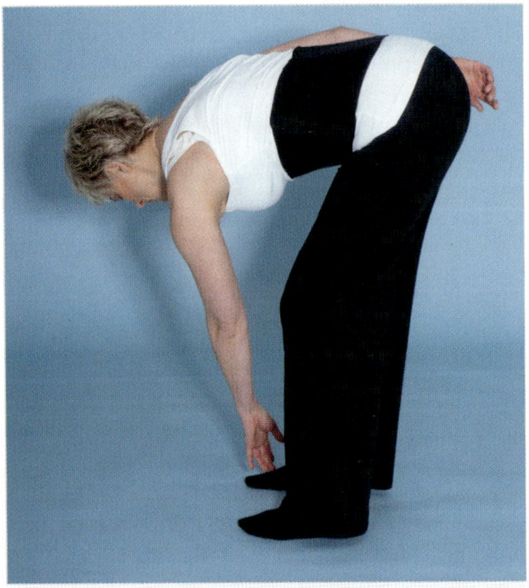

Abb. 16.13 Gewichthebergurt-Test.

16.13.1 Durchführung

Vor dem Test wird die funktionelle Belastbarkeit des Patienten getestet, z. B. wie lange der Patient spazierengehen oder beugen kann, bis der Schmerz unerträglich wird. Der Test wird mit einem stramm angelegten Gewichthebergurt wiederholt. Nimmt die Belastbarkeit um mehr als 20 % zu, so scheint eine Therapie zur Erhöhung des IAD indiziert zu sein.

In diesem Falle sollte eine Tonisierung der folgenden Muskelgruppen als Heimübungen in Betracht gezogen werden:

- Bauchmuskeln
- Diaphragma (Zwerchfell)
- Beckenbodenmuskeln
- Fascia thoracolumbalis (u. a. Mm. glutei und M. latissimus)

16.13.2 Praktischer Nutzen

Aussagekräftiger Test zur Beurteilung der Effizienz eines Trainings, das den IAD erhöht.

16.14 Hintergrundwissen zur Klassifikation von Rückenbeschwerden

Eine wichtige Hilfe bei der Beratung von Patienten ist die Einteilung der Rückenbeschwerden – ähnlich wie bei der Tendinose – in verschiedene Grade (▶ Tab. 16.7). So kann bestimmt werden, ob eine Periode relativer Ruhe indiziert ist oder nicht. Diese Einteilung hat einen hohen praktischen Wert zur Bestimmung der Arbeitsfähigkeit oder der sportlichen Belastbarkeit. Nimmt der Schmerz unter Belastung ab und ist der Patient währenddessen vollständig belastbar (Grade I, II und III), sollte er keine relative Ruhe einhalten (▶ Tab. 16.7). Gerade bei Handwerkern sieht man häufig, dass sich der Rücken nach einigen Stunden Arbeit „warm" gearbeitet hat.

Auch in der Rehabilitation ist diese Klassifikation gut anwendbar. Langhanteltraining kann eine Reaktion, ähnlich wie Muskelkater, verursachen, die der Patient als „Schmerz" deutet. Der Patient meldet sich am nächsten Tag und klagt über eine Zunahme der Beschwerden. Genaueres Nachfragen zeigt, dass sich die Beschwerden morgens beim Aufstehen zwar deutlich bemerkbar gemacht haben, sich im Laufe der ersten Stunde danach jedoch wieder gegeben haben. Schlussfolgerung:

Tab. 16.7 Klassifikation der Rückenbeschwerden in 6 Grade

Grad	Symptome	Praktische Konsequenz
I	Schmerzen (am nächsten Tag) nach der Belastung	Patienten sollten sich weiterhin belasten
II	Schmerzen am Anfang der Belastung, die sich schnell geben	
III	Schmerzen am Anfang der Belastung, die sich über längere Zeit geben	
IV	max. Belastung ist eingeschränkt	Periode von relativer Ruhe unter Meidung von c-Schmerzen ist indiziert
V	Belastung muss abgebrochen werden	
VI	Schmerzen in Ruhe	

Die beschriebenen Beschwerden können dem Grad III der Klassifikation zugeordnet werden. Die Empfehlung für den Patienten lautet folglich: mit gleicher Übungsbelastung weitertrainieren. Das nächste Training bestätigt dann die Entscheidung. Nach dem Training ist in der Regel deutlich weniger Schmerz spürbar.

Hier besteht ein wesentlicher Unterschied zu früheren Interpretationen. So wurde bisher oft bei einer Zunahme der Beschwerden pauschal die Belastung reduziert oder die Übungsauswahl geändert.

16.14.1 Praktischer Nutzen

Teilaspekt zur Beurteilung der Sport- oder Arbeitsfähigkeit.

16.15 Isometrisch funktioneller Test mit einem Dynamometer

Für diesen Test benötigt man ein Dynamometer (zum Messen der isometrischen Hebekraft in Kilogramm), eine Plattform und eine Kette. Man unterscheidet 2 verschiedene isometrisch funktionelle Tests: den Hebe-Test und den Arm-Hebe-Test. Beim Hebe-Test macht der Patient eine Kniebeuge mit nach vorne geneigtem, gestrecktem Rücken, al ob er eine Kiste Wasser anheben würde. Hier wird der Griff auf Höhe der Patella eingestellt. Beim Arm-Hebe-Test hebt der Patient stehend mit gestreckten Armen am Dynamometer. Hier wird der Griff so hoch eingestellt, dass die Unterarme horizontal sind.

Leider liegen momentan noch keine Normwerte vor. Die Beurteilung findet im Gruppenvergleich statt, unter Berücksichtigung von Geschlecht, Körpergewicht und Alter.

Vorsicht ist geboten bei Aussagen zur dynamischen Hebefähigkeit. Es bestehen deutliche Diskrepanzen (Feeler et al. 2010).

Der Arm-Hebe-Test erzielt ca. 40–50 % des Wertes des Hebe-Tests. Beide Tests sind bei Rückenpatienten gut geeignet, um die Leistungsfähigkeit der Muskeln zu testen (Brouwer et al. 2003). Der Test ermittelt die isometrische Hebekraft, die in Kilogramm ausgedrückt wird. Normwerte sind leider nicht frei zugänglich.

16.15.1 Praktischer Nutzen

Objektive Methode zur Beurteilung der muskulären Leistungsfähigkeit.

16.16 Kemp-Test

Der Kemp-Test ist eine Kombination aus Extensions- und homolateraler Lateralflexionsbewegung (▶ Abb. 16.14). Treten dabei Unterschenkel- oder Fußbeschwerden auf, weist dies auf eingeengte Foramen intervertebrale hin.

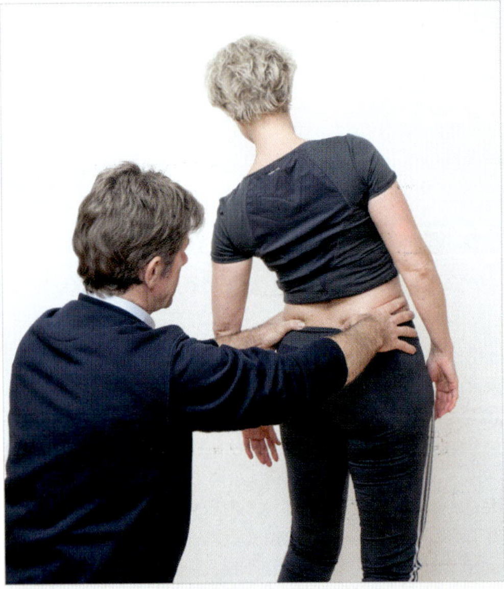

Abb. 16.14 Kemp-Test. Homolaterale Lateralflexion und Extension komprimieren das Foramen.

Lokale Rückenbeschwerden deuten auf weniger ernste Pathologien wie Kompressionsprobleme des Facettengelenks hin.

Bei einer Stenose des Recessus lateralis ist das Foramen intervertebrale verengt. Hierfür gibt es verschiedene Ursachen. Die gängigsten sind:

- Durch eine Degeneration der Bandscheibe nimmt der Diameter des Foramens ab.
- Durch die veränderte Biomechanik kommt es zur Überbelastung der Facettengelenke. Die Facettengelenke haben keine führende Funktion mehr. Sie bekommen als Folge eine tragende Funktion mit Überbelastung und Osteophytenbildung. Die Osteophyten können das Foramen noch weiter verengen.

16.16.1 Praktischer Nutzen

Teilaspekt zur Beurteilung der Schmerzquelle.

16.17 Rollator-Test

Dieser Test ist vor allem bei Patienten mit spinaler Stenose (Spinalkanalstenose) geeignet (▶ Abb. 16.15). Vorerst wird die maximale Laufstrecke (in Metern) auf gerader Ebene gemessen, bis das Ge-

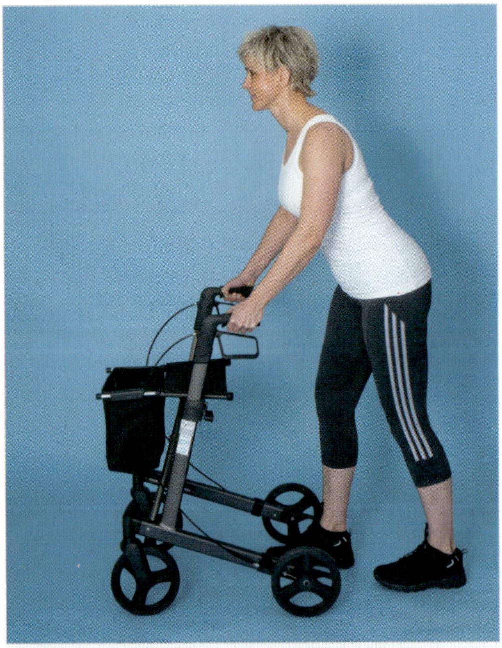

Abb. 16.15 Rollator-Test. In der Flexion der LWS hat die Cauda equina gerade noch genügend Platz und verursacht daher keine Probleme.

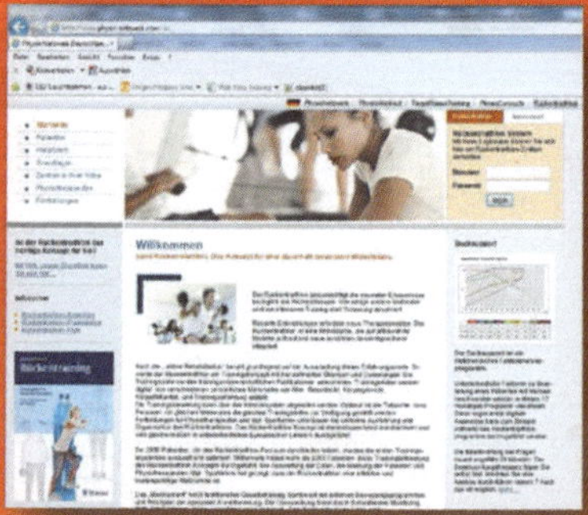

www.rueckentriathlon.de

Das Passwort ermöglicht Ihnen die Abfrage von Trainingsdaten für 3 Personen. Sie bekommen die Trainingsdaten der 9 Rückenbasics und entdecken Sie die Möglichkeiten des Rückentriathlons als zweites Standbein.

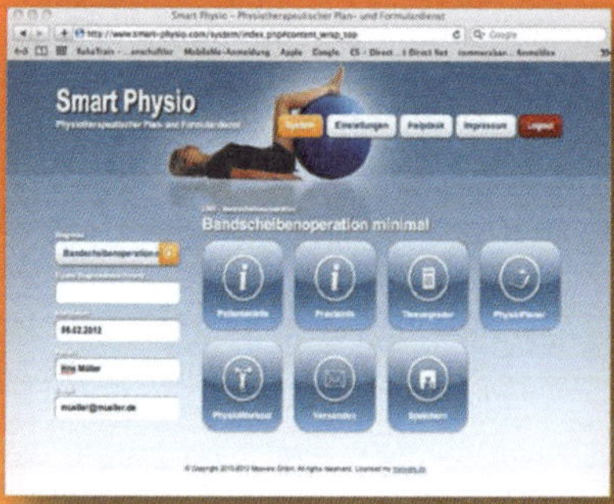

www.smart-physio.com

Das Passwort ermöglicht Ihnen den Zugang zu Smart-Physio für einen Monat. Erfahren Sie mehr Hintergrundwissen, Hausübungen, Prognosen für spezifische Rückenbeschwerden und viele andere Indikationen. Erfahren Sie, wie Sie Ihre fachlichen Kompetenzen schnell und unkompliziert breit und professionell bei Ihren Patienten streuen können.

Zugangsdaten

Benutzer: Probe

Kennwort: 6EUJHQ

derner E-Medizin Ihren Patienten Ihre Kenntnis, fessionalität und Fachkompetenz

Rückentriathlon

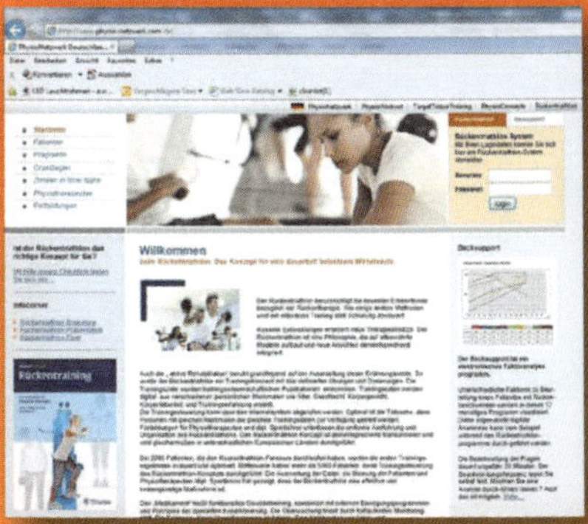

Ermitteln Sie für drei Personen die Trainingsdaten des Rückentriathlons und bringen Sie das Buch zum Leben.

Erarbeiten Sie das moderne Rückentraining Schritt für Schritt.

Die Tests finden Sie im Rückentrainingsbuch auf Seite 315 beschrieben.

Die Ermittlung der Trainingsparameter finden Sie auch auf Seite 315.

Mit Eingabe der Trainingsdaten und Testdaten bekommen Sie:

Eine genaue Auswertung des Fitnesszustandes der Probeperson, einen genauen Leitfaden zum Workhardening, eine ausgewogene Muskelbalance, einen belastbaren Körper für alle alltäglichen Belastungen und ein sowohl sicheres als auch effektives Trainingsprogramm für Inaktive, Verletzte oder operierten Personen ohne Überbelastungen.

hen aufgrund von Schmerzen in beiden Beinen unmöglich ist. Anschließend wird mit einem Rollator ein zweiter Test durchgeführt. Hierbei sollte sich der Patient aber nur leicht abstützen. Eventuell wird der gleiche Test noch mal auf dem Laufband wiederholt mit einer Steigung von 10-12° und einem als angenehm empfundenen Tempo.

Unter Kontrolle des Pulses wird der maximale Laufabstand gemessen.

- *gesteigerter Laufabstand (mehr als 20%) mit Rollator und/oder Laufband:* Hinweis auf eine neurogene Claudicatio spinalis (spinale Stenose) mit guten Erfolgsaussichten durch eine Becken aufrichtende Therapie.
- *geringerer Laufabstand auf dem Laufband:* Aufgrund der erhöhten muskulären Beanspruchung ist dies evtl. ein Hinweis auf eine Claudicatio intermittens.

16.17.1 Praktischer Nutzen

Teilaspekt zur Diagnose einer spinalen Stenose. Hinweise für ein funktionelles Training.

16.18 Loaded-Forward-Reach-Test

Mit dem Loaded-Forward-Reach-Test kann die Belastbarkeit der Wirbelsäule überprüft werden.

16.18.1 Durchführung

Der Patient wird aufgefordert, 5% seines Körpergewichts mit gestreckten Armen zu halten. Er muss jetzt das Gewicht so weit wie möglich nach vorne bewegen, wobei die Arme horizontal gehalten werden. Gemessen wird der Abstand von der Ausgangsposition bis zum Erreichen der Endposition.

Dieser Test wird von Personen ohne Rückenschmerzen besser absolviert als von Personen mit Rückenbeschwerden (Now et al. 1999).

16.18.2 Praktischer Nutzen

Funktioneller Test der Belastbarkeit.

16.19 Neri-Test

16.19.1 Durchführung

Beim Neri-Test wird der Kopf aktiv oder passiv im Stehen oder Liegen (▶ Abb. 16.16) gebeugt.

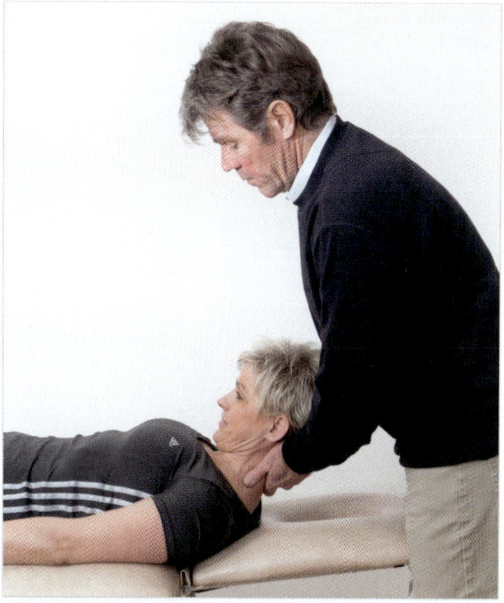

Abb. 16.16 Neri-Test im Liegen.

Löst dieser Test lumbale Schmerzen aus und/oder strahlen die Schmerzen bis ins Bein aus, ist der Test positiv. Es wird vermutet, dass bei diesem Test die Dura mater auf Spannung gebracht wird und gegen eine härtere Struktur, z.B. eine protrudierende Bandscheibe, gedrückt wird.

16.19.2 Praktischer Nutzen

Erklärungsmodell von klinisch relevanten Beschwerden.

16.20 No-Go-Rules

Bei der Behandlung von akuten Rückenbeschwerden hat sich eine Anzahl von wiederholten Mustern mit Fehlreaktionen (▶ Abb. 16.17) offenbart. Die Ursachen dieser Fehlreaktionen werden kontrovers diskutiert, sollten jedoch ernst genommen werden. Es kommt relativ häufig vor, dass die Beschwerden der Patienten nach einer gut gemeinten Behandlung extrem zunehmen.

Bei bestehenden Twinges sollten folgende Techniken gemieden werden, die ein Traktionsmoment auslösen:

- manuelle Traktion
- MTT/Latziehen
- maschinelle Traktion
- Hydrotherapie

16

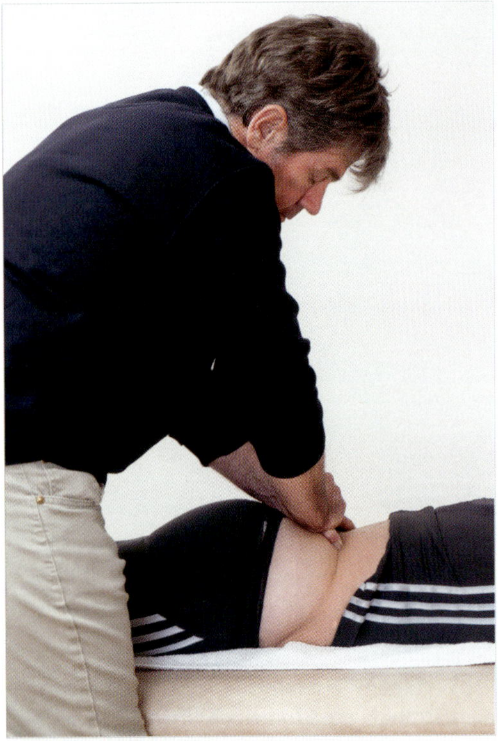

Abb. 16.17 Triggerpunkte reagieren manchmal mit einer Fehlreaktion nach der Triggerpunktbehandlung.

Die Traktion selbst ist schmerzfrei, jedoch entstehen häufig direkt danach Beschwerden.

Es findet nicht immer eine Schmerzzunahme statt, aber wenn sie auftritt, löst sie ernste Probleme aus, die manchmal zu einer wochenlangen Belastungsunfähigkeit führen.

Die Behandlung von 2 Triggerpunkten (▶ Abb. 16.17) kann bei hyperakuten Beschwerden eine dramatische Verschlimmerung der Beschwerden verursachen.

Merke M!

Eine der modernen Theorien bei akuten Rückenschmerzen ist das Erklärungsmodell eines lumbalen Kompartmentsyndroms. Analog zu Unterschenkelbeschwerden, vermutet man, dass dies auch bei Rückenproblemen die Beschwerdequelle sein könnte.

Jegliche Aktion, die Druck auf dieses Kompartiment ausübt, ist grundsätzlich kontraindiziert, was möglicherweise eine der Erklärungen für Fehlreaktionen ist.

16.21 Tests mit Gewicht

16.21.1 Carrying-Strength-Test

Bei dem Carrying-Strength-Test wird eine Kiste mit einem ansteigenden Zusatzgewicht aus einer individuell eingestellten Höhe gehoben und getragen.

Durchführung

Der Patient fasst die Kiste im Stehen mit fast gestreckten (nach unten gerichteten) Armen an. Anschließend läuft der Patient mit der Kiste, wobei die Arme gesenkt werden, eine bestimmte Strecke. Der Laufabstand beträgt insgesamt 30 Meter (100 Fuß) und wird mittels eines Hütchens auf 15 Metern markiert. Diese Markierung muss mit einer Geschwindigkeit von 5 km/h (adaptiert 4,8 km/h = 3 mph) umrundet werden. Anschließend wird die Kiste abgesetzt. Nach einer Pause von 20 Sekunden wird das Gewicht um 5 Kilogramm (adaptiert 4,5 Kilogramm =10 Pfund) gesteigert. Der Test wird beendet, wenn das maximal tragbare Gewicht erreicht wurde (Matheson et al. 1996).

Praktischer Nutzen

Beurteilung der vitalen Kapazität/Leistungsfähigkeit.

16.21.2 Climb-Carry-Test

Der ursprüngliche Climb-Carry-Test ist mit dem „EPIC"-Lift-Capacity-Test verbunden, welcher urheberrechtlich geschützt ist.

Durchführung

Eine adaptierte Form ist folgender Test: Die Testperson wird aufgefordert, mit einer Last eine drei Meter hohe Treppe hoch- und herunterzugehen. Das Übungsgewicht beträgt dabei ein Drittel des lumbalen PILE-Tests (s. unten). Das Ziel ist es, die Treppe 15x sicher hoch- und herunterzugehen. Die Zeit gibt einen Eindruck über die Leistungsfähigkeit. Selbstverständlich beinhaltet dieser Test auch Aspekte der allgemeinen (an)aeroben Leistungsfähigkeit.

Praktischer Nutzen

Beurteilung der vitalen Kapazität.

16.21.3 Progressive Isoinertial Lifting Evaluation (PILE)

Der PILE-Test, 1988 von T. Mayer entwickelt, besteht aus zwei praktischen Tests: dem Lumbaltest und dem Zervikaltest. Beide Tests werden unabhängig voneinander durchgeführt, und beide haben sich wissenschaftlich etabliert (Mayer et al. 1990).

Unterer lumbaler Hebetest

Bei diesem Test müssen die Patienten Gewichte vom Boden bis zur Taille (0 bis 75 cm) und umgekehrt heben. Eine Kiste mit einem Eigengewicht von 1,5 Kilogramm wird nach und nach mit Zusatzgewichten gefüllt und nach einem bestimmten Ablauf auf eine Ablagefläche gestellt. Bei Männern beträgt das Zusatzgewicht je 5 Kilogramm, bei Frauen je 2,5 Kilogramm.

Nach jedem Hebezyklus wird das Zusatzgewicht um genau das gleiche Gewicht erhöht (Männer 5 Kilogramm/Frauen 2,5 Kilogramm). Ein Testdurchlauf beträgt 20 Sekunden und besteht aus 8 Aktionen: jeweils 4 x Heben vom Boden bis zur Taille und 4 x Heben von der Taille zum Boden.

Abbruchkriterien sind:

- der Patient verspürt subjektive Empfindungen wie Schmerz, Müdigkeit und Erschöpfung,
- der Patient überschreitet die Zeitvorgabe, d. h. er ist zu langsam,
- der Patient hat 85 % der maximalen Pulsfrequenz erreicht (85 % von 220 minus Alter),
- der Patient hat das Sicherheitslimit erreicht, d. h. ein Hebegewicht von 55–60 % seines Körpergewichts.

Oberer zervikaler Hebetest

Bei diesem Test erfolgt der Hebevorgang von der Taille bis auf Schulterhöhe (76 bis 137 cm) und umgekehrt.

Eine Kiste mit einem Eigengewicht von 1,5 Kilogramm wird nach und nach mit Zusatzgewichten gefüllt und nach einem bestimmten Ablauf auf eine Ablagefläche gestellt. Bei Männern beträgt das Zusatzgewicht je 5 Kilogramm, bei Frauen je 2,5 Kilogramm.

Nach jedem Hebezyklus wird das Zusatzgewicht um genau das gleiche Gewicht erhöht (Männer 5 Kilogramm/Frauen 2,5 Kilogramm). Ein Testdurchlauf beträgt 20 Sekunden und besteht aus 8 Aktionen: jeweils 4 x Heben von der Taille bis auf Schulterhöhe und 4 x Heben von der Schulterhöhe bis zur Taille.

Abbruchkriterien sind:

- der Patient verspürt subjektive Empfindungen wie Schmerz, Müdigkeit und Erschöpfung,
- der Patient überschreitet die Zeitvorgabe, d. h. er ist zu langsam,
- der Patient hat 85 % der maximalen Pulsfrequenz erreicht (85 % von 220 minus Alter),
- der Patient hat das Sicherheitslimit erreicht, d. h. ein Hebegewicht von 55–60 % seines Körpergewichts.

Bei beiden Tests dokumentiert der Therapeut das erreichte Gewicht, den Puls und die Gesamtzeit (bis zum Abbruch des Tests). Aus diesen Werten errechnet er zunächst die Arbeit:

Arbeit (W) = Kraft × Weg; Einheit: Nm = J (Joule) und daraus die Leistung:

Leistung (P) = Arbeit/Zeit; Einheit: J/s = Watt

Beispiel **B**

Rechenbeispiel für den unteren lumbalen Hebetest

Für den unteren Hebetest ergibt sich für Männer im ersten Durchgang:

- für die *Arbeit*: 6,5 kg x 9,81 m/s^2 × 6 m (8 x 0,75 m) = 382,59 J; mit [kg × m/s^2 = N] und einer Erdbeschleunigung g von 9,81 m/s^2
- für die *Leistung*: 382,59 J/20 s = 19,13 Watt

Tab. 16.8 Leistungstabelle des unteren PILE-Tests (ungefähre Werte)

	Männer		Frauen	
Stufe	Gewicht (kg)	Leistung (Watt)	Gewicht (kg)	Leistung (Watt)
1	6,5	19,5	4	12
2	11,5	34,5	6,5	19,5
3	16,5	49,5	9	27
4	21,5	64,5	11,5	34,5
5	26,5	79,5	14	42
6	31,5	94,5	16,5	49,5
7	36,5	109,5	19	57
8	41,5	124,5	21,5	64,5
9	46,5	139,5	24	72
10	51,5	154,5	26,5	79,5

Beispiel B

Rechenbeispiel für den oberen zervikalen Hebetest

Für den oberen Hebetest ergibt sich für Männer im ersten Durchgang:

- für die *Arbeit*: 6,5 kg x 9,81 m/s^2 x 4,8 m (8 x 0,6 m) = 306,1 J; mit [kg x m/s^2 = N] und einer Erdbeschleunigung g von 9,81 m/s^2
- für die *Leistung*: 306,1 J/20 s = 15,3 Watt

Zu bedenken ist, dass bei dieser Berechnung nur die Belastung durch das Zusatzgewicht berücksichtigt wird. Die Testperson muss das Eigengewicht des Körpers bzw. das Gewicht der Oberarme zusätzlich bewegen. Hierdurch wird bei isolierter Betrachtung des Übungsgewichts eine irreale prozentuale Leistungssteigerung erreicht. Unter Berücksichtigung des Körpergewichts werden diese Steigerungen relativiert.

Im Verlauf einer Rehabilitation ändern sich die Gründe für einen Therapieabbruch. Anfangs wird der Test meist aufgrund subjektiver Erfahrungen abgebrochen, im weiteren Verlauf der Rehabilitation spielt die hohe Herzfrequenz eine zunehmende Rolle. Nur wenige Patienten beenden die Testreihe wegen Überschreitung der Sicherheitsgrenze, weil die maximale Belastungsgrenze erreicht ist.

Praktischer Nutzen

Objektive Beurteilung der Leistungsfähigkeit.

16.22 Hintergrundwissen zu postoperativem Narbengewebe

Das Vorliegen von Narbengewebe kann bereits anamnestisch erkannt werden: Nach der Operation fühlt sich der Patient gut, da er eventuell auch schmerzfrei ist. Dann bauen sich jedoch innerhalb der ersten 3 Monate nach der Operation *Nervenwurzelschmerzen* auf, die über Jahre bestehen bleiben (▶ Abb. 16.18). Radikuläre Schmerzen, die später als 3 Monate nach der Operation entstehen, werden vorerst nicht als postoperatives Narbengewebe gedeutet.

Ein Postdiskektomiesyndrom kommt relativ häufig vor. Es entsteht bei ca. 60% der Patienten nach einer misslungenen Bandscheibenoperation (Manchikanti et al. 2001). Diese Patienten werden auch als fibrotic healer bezeichnet.

Die genaue Entstehungsweise ist noch unklar. Klinische Beobachtungen zeigen jedoch, dass Patienten mit einer gestörten oder verzögerten Wundheilung von Hautwunden besonders betroffen sind.

Merke M!

Vorsicht bei MRT-Befunden

Vorsicht ist bei einer MRT geboten. Untersuchungen beweisen, dass bei fast allen Patienten nach einer Diskektomie eine Fibrose vorliegt und diese nicht (!) mit den Beschwerden korreliert. Die klinische Diagnose scheint der operativen überlegen zu sein (Almeida et al. 2008).

Eine Fehldiagnose „Narbengewebe" ist mit Vorsicht zu genießen, da sie bei manchen Ärzten, Therapeuten und Patienten eine negative Erwartungshaltung auslösen kann.

Erst wenn der apparative Befund mit dem klinischen Befund korreliert, sollten entsprechende Maßnahmen ergriffen werden. Allein ein apparativ festgestellter Befund ist noch kein Anlass zur Beruhigung, sondern bedarf erhöhter Wachsamkeit.

Ein ähnlich schmerzfreies Intervall haben Patienten mit einer Discitis. Sie zeigen jedoch zusätzlich allgemeine Zeichen wie Fieber, Gewichtsverlust (beim langfristigen Verlauf), erhöhte Blutwerte (hohe Erythrozytensedimentationsrate) und eine positive Reaktion auf Antibiotika. Ferner können ein rezidiver Prolaps, eine Stenose oder eine Instabilität vorliegen.

16.22.1 Praktischer Nutzen

Ausschlusskriterium für den Rückentriathlon, schlechte Prognose für eine aktive Rehabilitation.

16.23 Prone-Instability-Test

16.23.1 Durchführung

Der Patient liegt mit dem Oberkörper in Bauchlage auf der Therapieliege, die Beine hängen über den Rand, die Füße berühren den Boden, die Rumpfmuskulatur ist entspannt. Der Therapeut übt einen dosierten, kräftigen Druck zwischen den Procc. spinosi des vermeintlich instabilen Segments aus. Der Patient soll umgehend von auftretenden Schmerzen berichten. Anschließend hebt der Patient die Beine vom Boden ab, wobei er sich festhal-

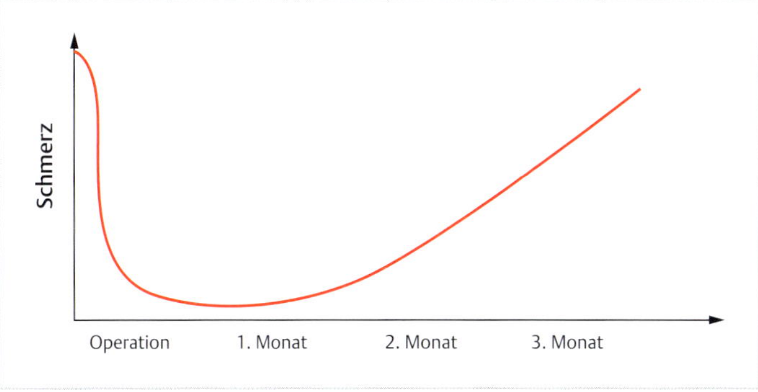

Abb. 16.18 Typisches Entstehungsmuster von Narbenschmerzen nach Bandscheibenoperationen. Vorerst erlangt der Patient Schmerzfreiheit, dann entstehen ohne erklärbare Ursache radikuläre Schmerzen.

ten darf, um die Position einhalten zu können. Nun erzeugt der Therapeut, bei angespannter Rumpfmuskulatur, den gleichen Druck.

Der Test fällt positiv aus, wenn der Schmerz in der entspannten Position präsent ist, in der zweiten Position aber verschwindet, was auf eine lumbale Instabilität hindeutet.

Durch die Aktivierung der Muskulatur wird das Wirbelsäulensegment stabilisiert (Hickset al. 2005).

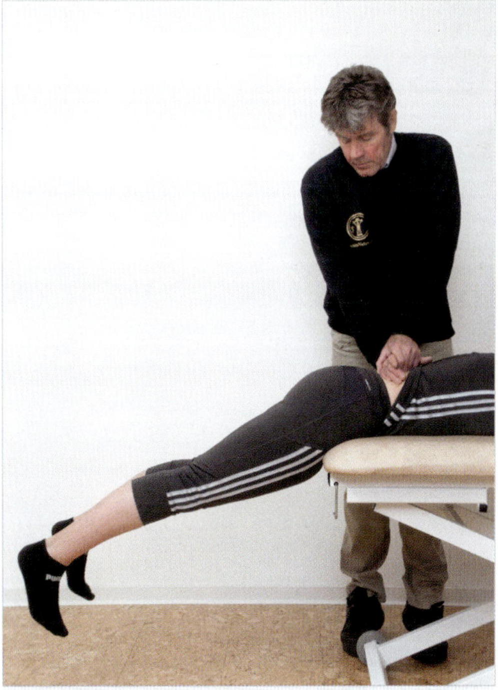

Abb. 16.19 Prone-Instability-Test.

16.23.2 Praktischer Nutzen

Indikation zum Stabilisationstraining mit guter Prognose. Zusätzlich erfährt der Patient, welche Möglichkeiten ein Stabilitätstraining bietet und was er dadurch erreichen kann.

16.24 Radikuläre Schmerzen und ihre Differenzierung: Radikulopathie und Radikulitis

Merke **M!**

Bei einer Radikulopathie liegt eine Unterbrechung der Leitungsbahnen vor, bei einer Radikulitis steht der Schmerz im Vordergrund.

Die Ausstrahlung der Schmerzen in die Beine ist nicht immer die Folge radikulärer Schmerzen. Auch benigne pseudoradikuläre Schmerzen strahlen ins Bein aus.

Typisch für radikuläre Schmerzen sind:

- scharfe Wadenschmerzen, eventuell bis in den Fuß
- akute Beinschmerzen ohne Anzeichen von Rückenbeschwerden: primärer posterolateraler Prolaps
- akute Beinschmerzen nach einer Phase von Rückenbeschwerden: sekundärer posterolateraler Prolaps
- Lasègue löst radikuläre Unterschenkel- und/oder Fußbeschwerden aus
- positiver Bowstring-Test (▶ Abb. 16.7)
- eventuelle Parästhesien und objektive Taubheit im Dermatom
- eventueller Ausfall der Kennmuskulatur und der zugehörigen Reflexe

Hierzu ist anzumerken, dass eine diagnostizierte Schwäche bisweilen vollkommen schmerzbedingt ist und nicht immer eine neurologische Ursache hat.

Verschiedene Ursachen können eine Nervenwurzelkompression auslösen: eine Protrusion, ein Prolaps (Extrusion) oder ein Sequester. Die beiden Letztgenannten haben bessere Heilungschancen, sowohl bei der konservativen als auch bei der operativen Behandlung.

16.24.1 Differenzierung Protrusion und Prolaps

Um bei radikulären Schmerzen zwischen einer Protrusion und einem Prolaps differenzieren zu können, müssen die klinischen Merkmale bekannt sein.

Es gibt z. B. einige Indizien, die auf einen Prolaps hindeuten:

- akute Entstehungsweise der radikulären Beschwerden mit anschließender Zunahme der Schmerzintensität („chemische" Reaktion der Nervenwurzel und mögliche Schwellung der Substanz des Annulus fibrosus (Bogduk et al. 2006).
- gekreuzter Lasègue löst radikuläre Beschwerden im betroffenen Bein aus
- kurze Dauer der Beschwerden – bis zu 6 Wochen; Protrusionsbeschwerden können längere Zeit anhalten

Sowohl bei der Protrusion als auch beim Prolaps können Rückenbeschwerden und radikuläre Schmerzen bestehen. Beim Prolaps bestehen jedoch verhältnismäßig stärkere radikuläre Beschwerden.

Das gleiche gilt für folgendes Phänomen, welches oft bei Bandscheibenvorfällen beobachtet wird: Abnahme der Rückenbeschwerden bei gleichzeitiger Zunahme der radikulären Beschwerden (peripherisieren).

Im Falle eines Prolapses sollte in der Regel erst nach 3 Monaten mit dem Rückentriathlon begonnen werden.

16.24.2 Differenzierung Radikulopathie und Radikulitis

Ausfälle im Dermatom und/oder Myotom deuten auf eine Radikulitis hin (s. ▶ Abb. 16.10). Ein Temperaturanstieg im Vergleich zur gesunden Seite lässt auf eine Radikulitis schließen, ein Temperaturabfall auf eine Radikulopathie (Diemer und Sutor 2007).

Praktischer Nutzen

Differenzialdiagnose zwischen einer mechanischen oder neurodynamisch gerichteten Therapie.

16.24.3 Referred Pain (Übertragungsschmerz)

Nervenwurzelschmerzen können schnell mit der harmloseren Variante, dem Übertragungsschmerz (Referred Pain), verwechselt werden.

Dieser kann durch verschiedene Rückenleiden ausgelöst werden. Es ist durchaus wichtig, Referred Pain von Nervenwurzelschmerzen zu differenzieren (▶ Tab. 16.9), da nicht ernste Rückenbeschwerden häufig von Übertragungsschmerzen begleitet werden, Nervenwurzelschmerzen dagegen oft mit eindeutig ernsten Pathologien verbunden sind.

Die Ausstrahlung der Übertragungsschmerzen wird von vielen Patienten als ernsthafte Erkrankung eingeschätzt. Hier können eine Abklärung und entsprechende Informationen hilfreich sein, und zur Beruhigung des Patienten beitragen.

Praktischer Nutzen

Differenzialdiagnose zwischen harmloser und ernster „Ausstrahlung ins Bein".

16.25 Ruhe oder Belastbarkeit?

Bis Ende der 1990er-Jahre propagierte man Ruhe und Schonung bei Rückenbeschwerden. Mittlerweile lauten die wissenschaftlichen Empfehlungen: bewegen, bewegen, bewegen – auch in der akuten Phase.

Tab. 16.9 Merkmale zur Differenzierung von Nervenwurzelschmerzen und Referred Pain

Nervenwurzel	Referred Pain
scharfer Schmerz	dumpfer Schmerz
Ausstrahlung bis in den Unterschenkel/Fuß	Ausstrahlung in das Gesäß/den Oberschenkel
genau lokalisiertes Schmerzgebiet	unklar lokalisiertes Schmerzgebiet
Lasègue: Ausstrahlung in Wade/Fuß; Reproduktion des Wurzelschmerzes	Lasègue: Rücken-/Oberschenkelschmerzen
Hinweis auf eine bedeutende Pathologie (Temperaturdifferenzen)	kein Hinweis auf eine bedeutende Pathologie

Es gilt jedoch ein wenig zu nuancieren. So gibt es eindeutige klinische Hinweise, ob Ruhe für einen Patienten indiziert oder kontraindiziert ist.

Wenn aber beim Belasten invalidisierende Schmerzen entstehen, sollte eine kurzfristige Ruhephase erfolgen. Wichtig ist, gleich zu sagen, dass die Bettruhe nur angesagt ist, wenn eine Belastung unmöglich ist. Bei den meisten Patienten gehen die Beschwerden innerhalb von 3 bis 4 Tagen wieder weg. Wenn diese Besserung ausbleibt, kommt eine medikamentöse Behandlung infrage.

Vor allem Bettruhe hat in der Wissenschaft ein negatives Image bekommen. Die derzeitige wissenschaftliche Meinung ist, dass Bettruhe bei Rückenbeschwerden sogar eher schädlich ist. In Allgemeinen kann gesagt werden, dass Rückenpatienten ermuntert werden sollten, sich zu bewegen.

16.25.1 Schober-Test

Der Schober-Test untersucht die Beweglichkeit der Wirbelsäule(▸ Abb. 16.20). Im Stehen wird auf der Höhe von S1 eine Markierung auf die Haut aufgetragen. Anschließend wird 10 cm kranial davon eine zweite Markierung angebracht. Jetzt wird der Abstand zwischen beiden Markierungen in der maximalen Flexion und maximalen Extension gemessen.

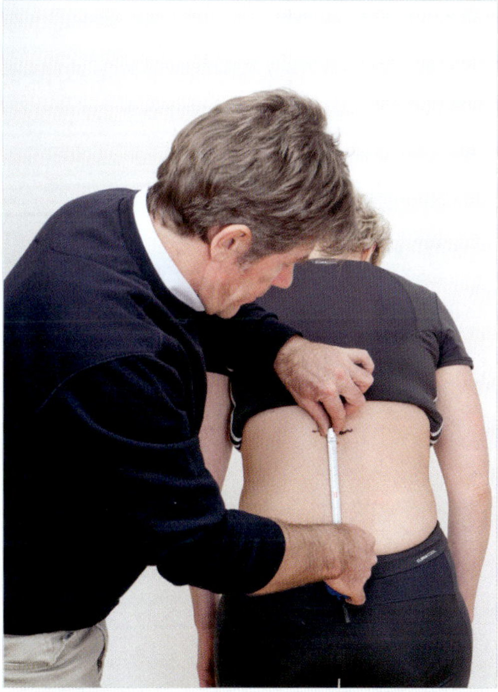

Abb. 16.20 Schober-Test.

Die Normalwerte sind:

- Flexion: ca. 15–16 cm
- Extension: ca. 8–9 cm

Bei entzündlichen und degenerativen Prozessen, aber auch bei Blockierungen und Morbus Bechterew ist diese Funktion eingeschränkt.

Für den Rückentriathlon wird anhand des Schober-Werts die Flexionsbeweglichkeit errechnet. Hat ein Patient einen Flexionswert von 15 cm, führt er die Beugebewegung bis 80 % des Schober-Werts aus (in diesem Fall 80 % von 15 cm = 12 cm).

Zu bedenken ist, dass sich die Flexionsbeweglichkeit bei Rückenpatienten bessert (Ensink et al. 1996). Dies sollte mit voranschreitendem Training rechtzeitig beachtet werden.

Praktischer Nutzen

Beurteilung des belastbaren Flexionsbereichs.

16.25.2 Cauda-equina-Syndrom – S4-Zeichen

Äußerst selten ist eine Kompression der Cauda equina. Sie ist durch ein oder mehrere Symptome gekennzeichnet:

- Reithosenanästhesie – Ausfall der Dermatome S3–5
- Verlust der Schließmuskelkontrolle; Inkontinenz
- Ausfall mehrerer Nervenwurzeln

Praktischer Nutzen

Absolute Kontraindikation für Belastungstraining.

16.26 Taubheit

Auch bei der Taubheit gibt es klinisch zwei bedeutende Varianten. Sie werden als objektive und subjektive Taubheit gedeutet. Patienten klagen häufig über Taubheit und meinen hiermit eine Veränderung der Sensorik. In den Bereichen mit gestörter Sensorik werden sensorische Reizungen wahrgenommen, ein pelziges Gefühl oder das Gefühl der Schwellung, Steifheit und Überempfindlichkeit.

Bei der objektiven Taubheit werden aufgrund der Nervenleitstörungen keine sensorischen Reize mehr wahrgenommen. Das Gefühl der Taubheit muss abgeklärt werden, da es der Laie als ein ernstes Zeichen wertet. In den meisten Fällen handelt es sich jedoch nur um eine vermeintliche Taubheit. Daher kann eine genaue Aufklärung dem Patienten eine deutlich bessere Perspektive geben.

Mit den in ▶ Tab. 16.10 angegebenen Merkmalen lässt sich objektive von subjektiver Taubheit unterscheiden.

16.26.1 Praktischer Nutzen

Wichtige Information zur Behebung von irrtümlichen Beliefs beim Patienten und/oder Therapeuten. Eine optimierte und verbesserte Erwartungshaltung ist die Folge.

16.27 Spinalkanalstenose

Typisch für die spinale Stenose ist die Claudicatio spinalis, die vorwiegend ältere Personen betrifft. Charakteristisch sind doppelseitige Beinbeschwerden, die beim Gehen auftreten. Sie können nur durch das Einnehmen einer flektierten Position der Wirbelsäule gelindert werden. Der Grund: Der Spinalkanal hat in der Flexion einen größeren Durchmesser als in der Extension. Des Weiteren beschreibt Lourens Penning, wie sich der Durchmesser durch anatomische Gegebenheiten sowie durch degenerative Veränderungen (Diskus, Facettengelenk, Osteophyten, Lig. flavum) verändert (Penning 2000). Hierdurch differenziert sich die Spinalstenose von der Claudicatio intermittens („Schaufensterkrankheit"), hervorgerufen durch arterielle Verschlusskrankheiten. Während bei dieser Erkrankung die Beschwerden allein durch das Stehenbleiben – auch mit der Wirbelsäule in Extension – gelindert werden, tritt bei der Claudicatio spinalis die Besserung der Beschwerden nur durch eine Flexion der Wirbelsäule ein.

Tab. 16.10 Merkmale zur Differenzierung von objektivem und subjektivem Sensibilitätsverlust

Objektive Taubheit	Subjektive Taubheit
genaue Eingrenzung	undeutliche Eingrenzung: „das ganze Bein"
sensorischer Input wird nicht wahrgenommen	sensorischer Input wird gestört wahrgenommen
begleitet ernste, neurologische Pathologien	begleitet vegetative Störungen und ernste Schmerzen

Eine weitere Variante ist die laterale Resessus-Stenose. Diese kann durch den Kemp-Test (▶ Abb. 16.14).provoziert werden, bei dem das Foramen mittels einer Extensions- und Lateroflexionbewegung verengt wird. Der Test fällt positiv aus, wenn er Beinschmerzen verursacht.

16.27.1 Praktischer Nutzen

Einfache Bestimmung einer häufig vorkommenden Diagnose.

16.28 Twinges

Twinges sind plötzliche, stichartige Schmerzen, die bei Aktivitäten mit geringer Belastung auftreten. Sie kommen nur sporadisch vor, haben aber eine hohe therapeutische Wertigkeit.

Obwohl wissenschaftlich (noch) nicht belegt, besteht eine hohe praktische Relevanz.

Twinges sind ein Indiz für mangelnde neuromuskuläre Kontrolle mit einem Derangement als Folge. Deswegen ist die kurzfristige Therapiewahl die Manipulation.

Bei prädestinierten oder wiederholten Beschwerden müssen die lokale Muskulatur (s. ▶ S. 215 – 219) und die Koordination geschult werden.

Praktiker berichten von Fehlreaktion bei Twinges auf Traktionsbehandlungen und lumbale paravertebrale Triggerpunktbehandlungen.

Tab. 16.11 Merkmale, Kontraindikationen und Therapieoptionen von Twinges

Twinges	Beschreibung
Muster	stechende, plötzlich auftretende und einschießende Schmerzen
Indiz	mangelnde neuromuskuläre Kontrolle
Therapie kurzfristig	Manipulation
Therapie langfristig	• Training der lokalen und später auch der globalen Muskulatur • Koordinationstraining
Kontraindikation: Druck- und Zugbelastungen	• lokale Triggerpunkte • Traktionsbehandlung • Bewegungsbad

16.28.1 Praktischer Nutzen

Erkennen von Respondern auf Manipulation und Stabilisation.

Zusammenfassung

- Zur Bestimmung von Ex- und Inklusionskriterien werden beim Rückentriathlon diverse Tests angewendet.
- Es bestehen unterschiedliche Sichtweisen von duralen Schmerzen. Durch unterschiedliche Tests kann ein eventuelles Vorliegen bestätigt werden.
- Die mögliche Entstehungsweise von Schmerzen durch postoperatives Narbengewebe sollte berücksichtigt werden.
- Radikuläre Schmerzen: Differenzierung von Nervenwurzelschmerzen und Übertragungsschmerz.

Literatur

Almeida DB, Prandini MN, Awamura Y, Vitola ML, Simião MP, Milano JB, Bordignon KC, Ache MP, Ramina R. Outcome following lumbar disc surgery: the role of fibrosis. Acta Neurochir (Wien). 2008; 150(11): 1167–76.

Bogduk N. Klinische Anatomie von Wirbelsäule und Sakrum. Berlin, Heidelberg: Springer; 2000.

Bogduk N, Adams M, Burton K, Dolan P. The biomechanics of back pain. Edinburgh: Elsevier Churchill Livingston; 2006.

Bravata DM, Smith-Spangler C, Sundaram V, Gienger AL, Lin N, Lewis R, Stave CD, Olkin I, Sirard JR. Using pedometers to increase physical activity and improve health: a systematic review. JAMA. 2007; 298(19): 2296–304.

Brouwer S, Reneman MF, Dijkstra PU, Groothoff JW, Schellekens JM, Göeken LN. Test-retest reliability of the Isernhagen Work Systems Functional Capacity Evaluation in patients with chronic low back pain. J Occup Rehabil. 2003; 13(4): 207–18.

Davidson LE, Wang J, Thornton JC, Kaleem Z, Silva-Palacios F, Pierson RN, Heymsfield SB, Gallagher D. Predicting fat percent by skinfolds in racial groups: Durnin and Womersley revisited. Med Sci Sports Exerc. 2011; 43(3): 542–9.

Diemer F, Sutor V. Medizinische Trainingstherapie. Stuttgart: Thieme; 2007: 116.

Durnin JV, Womersley J. Body fat assessed from total body density and its estimation from skinfold thickness: measurements on 481 men and women aged from 16 to 72 years. Br J Nutr. 1974; 32(1): 77--97.

Ensink FB, Saur PM, Frese K, Seeger D, Hildebrandt J. Lumbar range of motion: influence of time of day and individual factors on measurements. Spine (Phila Pa 1976). 1996; 21(11): 1339–43.

Feeler L, St James JD, Schapmire DW. Isometric strength assessment, part I: static testing does not accurately predict dynamic lifting capacity. Work. 2010; 37(3): 301–8.

Han TS, Schouten JS, Lean ME, Seidell JC. The prevalence of low back pain and associations with body fatness, fat distribution and height. Int J Obes Relat Metab Disord. 1997; 21(7): 600–7.

Hicks GE, Fritz JM, Delitto A, McGill SM. Preliminary development of a clinical prediction rule for determining which patients with low back pain will respond to a stabilization exercise program. Arch Phys Med Rehabil. 2005; 86(9): 1753–62.

Latimer J, Maher CG, Refshauge K, Colaco I. The reliability and validity of the Biering-Sorensen test in asymptomatic subjects and subjects reporting current or previous nonspecific low back pain. Spine (Phila Pa 1976). 1999; 24(20): 2085–9.

Luomajoki H, Kool J, de Bruin ED, Airaksinen O. Movement control tests of the low back; evaluation of the difference between patients with low back pain and healthy controls. BMC Musculoskelet Disord. 2008; 9: 170.

Manchikanti L, Saini B, Singh V. Spinal endoscopy and lysis of epidural adhesions in the management of chronic low back pain. Pain Physician. 2001; 4(3): 240–65.

Matheson LN, Mooney V, Grant J, Leggett S, Kenny K. Standardized evaluation of work capacity. J Back Musculoskelet Rehabil. 1996; (6): 249–264.

Mayer T, Gatchel R, Mooney V. Safety of the dynamic progressive isoinertial lifting evaluation (PILE) test. Spine (Phila Pa 1976). 1990; 15(9): 985–6.

McGill S. Low back disorders. Champaign: Human Kinetics; 2007.

Mens JM, Vleeming A, Snijders CJ, Koes BW, Stam HJ. Reliability and validity of the active straight leg raise test in posterior pelvic pain since pregnancy. Spine (Phila Pa 1976). 2001; 26(10): 1167–71.

Novy DM, Simmonds MJ, Olson SL, Lee CE, Jones SC. Physical performance: differences in men and women with and without low back pain. Arch Phys Med Rehabil. 1999; 80(2): 195–8.

O´Sullivan P. Diagnosis and classification of chronic low back pain disorders: maladaptive movement and motor control impairments as underlying mechanism. Man Ther. 2005; 10(4): 242–55.

Penning L. Hals- und Lendenwirbelsäule in Biomechanik und Pathologie. München: Pflaum; 2000.

Romero-Corral A, Somers VK, Sierra-Johnson J, Thomas RJ, Collazo-Clavell ML, Korinek J, Allison TG, Batsis JA, Sert-Kuniyoshi FH, Lopez-Jimenez F. Accuracy of body mass index in diagnosing obesity in the adult general population. Int J Obes (Lond). 2008; 32(6): 959-66.

Tudor-Locke C, Bassett DR Jr. How many steps/day are enough? Preliminary pedometer indices for public health. Sports Med. 2004; 34(1): 1–8.

Tudor-Locke C, Hart TL, Washington TL. Expected values for pedometer-determined physical activity in older populations. Int J Behav Nutr Phys Act. 2009a; 6: 59.

Tudor-Locke C, McClain JJ, Hart TL, Sisson SB, Washington TL.Expected values for pedometer-determined physical activity in youth. Res Q Exerc Sport. 2009b; 80(2): 164–74. Review.

Waddell G. The Backpain Revolution. Edinburgh: Churchill Livingstone; 2004.

Kapitel 17

Coping

17 Coping

Frederik Deemter

Der Begriff Coping („Bewältigungsstrategie") leitet sich von „to cope with" (engl.) ab, was übersetzt „etwas bewältigen", „mit etwas fertig werden" heißt. Im medizinischen Sinne versteht man unter Coping, wie ein Patient mit chronischen Krankheiten und Behinderungen umgeht. Dies ist eine sehr allgemein lautende Definition. Detailliertere bzw. andere Definitionen sind z. B.:

„Coping als Bewältigen von Konflikt oder Fertigwerden mit Schwierigkeiten dient in der Hauptsache zwei Zielen. Einmal geht es darum, Person-Umwelt-Bezüge, die Stress erzeugen, zu beherrschen oder zu ändern. Das ist ein problemorientiertes Bewältigen. Zum anderen sind Stress geladene Emotionen unter Kontrolle zu bringen. Dies ist ein emotionsorientiertes Bewältigen." (Tewes und Wildgrube 1992, S. 61).

„…Quellen von Stressreaktionen im Alltagsleben von Durchschnittsbürgern, über die Veränderungen, denen sie sich in ihrem Leben gegenübersehen, über ihre alltäglichen Mühen und Sorgen, über die Formen der emotionalen Reaktion, die sie dabei erleben, und nicht zuletzt über die Formen der Auseinandersetzung (coping), die sie in Bezug auf solche Situationen wählen." (Heckhausen 1989, S. 119).

„…unter Bewältigungsverhalten [werden] all jene Versuche verstanden, die Menschen bei belastenden Lebensereignissen einsetzen, um mit internen oder externen Anforderungen umzugehen, d. h. wie sie solche Anforderungen meistern, tolerieren, oder aber auch – sofern möglich –, vermeiden…" (Thomae 1985, S. 46).

Coping umfasst jedoch nicht nur das Verhalten des Patienten, sondern schließt auch sein soziales Umfeld mit ein.

Eine Erkrankung, die nicht komplett ausgeheilt werden kann, kann durch die richtige Bewältigungsstrategie in ihrem Auftreten abgemildert werden.

Die Copingstrategie kann in 2 Phasen unterteilt werden:

- Registrierung und Bewertung
- Lösungsfindung

Das Finden der Lösung kann wiederum differenziert werden in:

- Bewältigung
- Resignation
- Überreaktion/Katastrophisierung

Es ist unmöglich, allgemeingültige Copingstrategien zu empfehlen, da jeder Mensch individuell mit unterschiedlichen Situationen umgeht und auch das jeweilige Umfeld variiert.

Coping ist eine Art Selbstfindungsprozess und sollte keiner zwanghaften Handlung, vorgeschrie-

Wenn ich Schmerzen habe:	**nie**	**fast nie**	**selten**	**manchmal**	**oft**	**meistens**	**immer**
1. Ich versuche, Abstand von den Schmerzen zu gewinnen, fast so, als ob die Schmerzen im Körper eine andere Person wären.	0	1	2	3	4	5	6
2. Ich gehe aus dem Haus und unternehme etwas, wie zum Beispiel ins Kino oder einkaufen gehen.	0	1	2	3	4	5	6
3. Ich versuche, an etwas Angenehmes zu denken.	0	1	2	3	4	5	6
4. Ich stelle den Schmerz mir nicht als Schmerz vor, sondern eher als dumpfes oder warmes Gefühl.	0	1	2	3	4	5	6
5. Ich sage mir, dass ich tapfer sein muss, obwohl ich Schmerzen habe.	0	1	2	3	4	5	6
6. Ich lese.	0	1	2	3	4	5	6

Coping Strategies Questionnaire Deutsche Version (CSQ-D)

Abb. 17.1 Die deutsche Version des CSQ besteht aus 50 Fragen (Verra 2006).

ben durch Externa wie das soziale Umfeld, unterliegen. Dieses bildet lediglich eine Stütze und zeigt eventuell neue Ansätze und Sichtweisen auf.

Bewältigungsformen können die Assimilation und die Akkommodation sein.

- *Assimilation:* Angleichung der neuen Situation an die bestehenden Gegebenheiten, Beibehaltung der Ziele, Wiedererlangen des ursprünglichen Zustands
- *Akkommodation:* Modifikation der Umgebung, Anpassung der gegebenen Strukturen an die neue Situation

Coping wird oft mit Rückenbeschwerden in Verbindung gebracht: Wie gehe ich mit Problemen oder einer Krankheit um? Günstiges Verhalten trägt zur Lösung des Problems bei, ungünstiges Verhalten lenkt von den Problemen ab. Die Fachtermini hierfür sind *adaptives* und *maladaptives* Verhalten. Die Aufgabe des Therapeuten ist es, maladaptives Verhalten zu erkennen und dem Betroffenen zu zeigen, wie er seine Strategie hin zu adaptivem Verhalten ändern kann.

Gerade bei Rückenbeschwerden ist das vorrangige Ziel, dass der Patient lernt, seinen Schmerz zu bewältigen. Schmerzfreiheit steht hier zunächst im Hintergrund.

Zur Evaluierung von Copingstrategien zur Schmerzbewältigung stehen unterschiedliche Methoden zur Verfügung. Eine der gängigsten Fragebögen hierzu ist der Coping Strategies Questionnaire (CSQ) (Rostenstiel und Keefe 1983), der besonders gut geeignet ist, aktive von passiven Strategien zu unterscheiden. Der CSQ wurde 1983 in den USA von Rosenstiel und Keefe entwickelt und liegt auch in einer deutschen Version vor.

17.1 Aktive und passive Copingstrategien

Copingstrategien lassen sich in eine aktive und passive Form einteilen.

Eine aktive Strategie bedeutet, das Problem zu erkennen und aus Eigeninitiative heraus zu lösen. Eine passive Strategie heißt, dass der Patient das Problem nicht wahrhaben will und ignoriert, dass er von den vorliegenden Problemen ablenkt und fremden Personen die Schuld zuweist. Zuweilen äußert sich diese passive Copingstrategie auch in Resignation und Rückzug aus körperlichen und sozialen Aktivitäten. Die aktive Bewältigungsstrategie ist mit mehr Aufwand verbunden und anstrengend, die passive bedeutend bequemer.

17.1.1 Aktives Coping beim Rückentriathlon

Passive Copingstrategien (Kap. 17.1.2) tragen zur Chronifizierung von Rückenbeschwerden bei (Jones et al. 2006). Deshalb basiert der Rückentriathlon ausschließlich auf einer aktiven Copingstrategie. Glücklicherweise hat sich in der letzten Zeit innerhalb der Rehabilitation ein immer aktiveres Konzept durchgesetzt.

In den 1990er Jahren wurde das sogenannte Therapiekreuz entwickelt, bei dem passive Maßnahmen bei steigender Belastbarkeit zunehmend durch aktive ersetzt werden (▶ Abb. 17.2, a). Diese Philosophie kann modifiziert werden, um die Eigenverantwortung des Patienten noch weiter zu stärken. Gerade die erste Behandlung ist für den Patienten richtungsweisend.

Viele Therapeuten nehmen das Heben des gestreckten Beins als Maßstab für die Effektivität der Behandlung von LWS-Beschwerden. Bei dieser Untersuchung wird das Bein angehoben, bis der Patient Schmerzen verspürt. Im Anschluss behandelt der Therapeut die Beschwerden, z.B. mit manueller Therapie, Nervendehnung oder myofaszialer Triggerpunkttherapie. Danach wird das gestreckte Bein erneut angehoben. Als Nachweis der Effektivität der Therapie dient schließlich das wiederholte Heben des gestreckten Beins. Kann es jetzt höher angehoben werden, bekommen Therapeut und Patient die Bestätigung, dass die Therapie erfolgreich war. Bekanntlich können viele Methoden diesen Effekt erzielen. Die Frage ist aber nicht nur, welche Methode am effektivsten ist, sondern auch wie diese angewandt wird: aktiv oder passiv?

Wenn eine passive Methode das Anheben des gestreckten Beins verbessert, bekommt der Patient den Eindruck, dass der Therapeut für die Heilung verantwortlich ist. Wenn aber eine Bewegung, eine Matrixübung (Kap. 18) oder ein Training diese Reaktion auslöst, führt der Patient die Verbesserung auf die Effektivität von Training und Bewegung zurück. Außerdem erkennt der Patient, was er selbst an der Situation verändern kann. Eine positive Reaktion durch Training und Bewegung entkräftet zudem die ursprüngliche Auffassung „Bei Schmerzen muss man ruhen!“. Der Patient gewinnt die neue Erkenntnis, dass er sich bei Schmerzen bewegen oder trainieren muss.

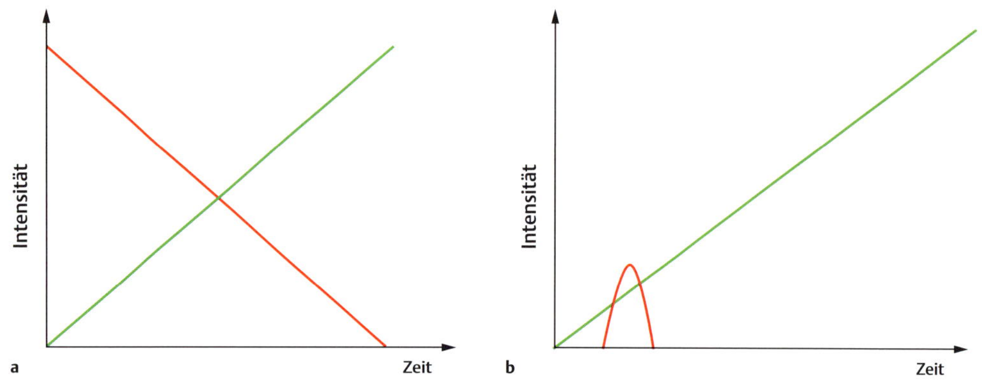

Abb. 17.2 Copingstrategien.
a Therapiekreuz: passive Maßnahmen (rot) werden durch aktive (grün) abgelöst.
b Strategie des Rückentriathlons: Aktive Maßnahmen (grün) werden durch passive Maßnahmen (rot) unterstützt, jedoch erst, wenn Erfolge eingetreten sind.

Aus diesem Grund sollte sich jeder Therapeut die Frage stellen, ob der Patient oder er selbst für den Behandlungserfolg verantwortlich ist. Um Patienten zu motivieren, sich kontinuierlich zu bewegen, hat es sich bewährt, bereits bei der ersten Behandlung einen Erfolg mittels Aktivität zu erzielen. Eventuell notwendige passive Methoden werden erst dann eingesetzt, wenn bereits eine Besserung eingetreten ist. Darauf beruht die Strategie des Rückentriathlons (▶ Abb. 17.2, b).

17.1.2 Passives Coping

Katastrophieren

Katastrophieren (oder auch: Katastrophisieren) bedeutet, eine Situation oder einen Umstand schlimmer darzustellen, als sie in Wirklichkeit sind, d.h. negative Ereignisse werden überbewertet.

Der Begriff entstammt der kognitiven Verhaltenstherapie und beschreibt aus Patientensicht ein andauerndes Befassen mit (eventuellen) Symptomen und der Überbewertung der möglichen Auswirkung des Krankheitsbildes.

Katastrophieren ist auch ein Indikator für die Chronifizierung von Beschwerden (Picavet et al. 2002). Sowohl neuere als auch weiter zurückliegende Studien dazu belegen, dass die Katastrophisierung eine bedeutende Vorstufe für die Chronifizierung von Rückenschmerzen darstellt (Nicholas et al. 2011).

Beim Pain-Drawing-Test (▶ Abb. 17.3) hat der Patient die Aufgabe, den Schmerz grafisch darzustellen und anschließend zu beschreiben (brennend, prickelnd, drückend) (McNeill et al. 1986).

Radikuläre Schmerzen werden normalerweise in einem kleinen Gebiet angezeigt. Neigt der Patient zur Übertreibung, wird dies meist auch grafisch sichtbar.

Der Aspekt der Katastrophisierung wurde auch im Fragenkatalog des Backsupports (Kap. 4) beim Rückentriathlon berücksichtigt. Er findet sich in der Frage zur Einschätzung der bestehenden Beschwerden in den nächsten 3 Monaten wieder.

Der Patient ist aber nicht immer für das Katastrophieren allein verantwortlich. Auch sein Umfeld kann dies begünstigen und fördern. So kann eine nahestehende Person, etwa durch ein überbehütendes Verhalten, die Angst vor weiteren Folgeschäden noch zusätzlich fördern.

Die Haltung des Umfeldes, also z.B. der Mediziner, Eltern und Therapeuten, in Bezug auf katastrophierendes Verhalten kann aber geschult werden. Vorhersagen sind ein schwieriges Thema, darum sollten generell besonders negative Vorhersagen gemieden werden, wie z.B.:

- „Mit so einem Hohlkreuz musst du dich später nicht wundern, wenn...!
- „Das Training ist viel zu schwer für dich! Du bekommst später bestimmt…"
- „Deine Haltung ist sehr schlecht, in Zukunft… „

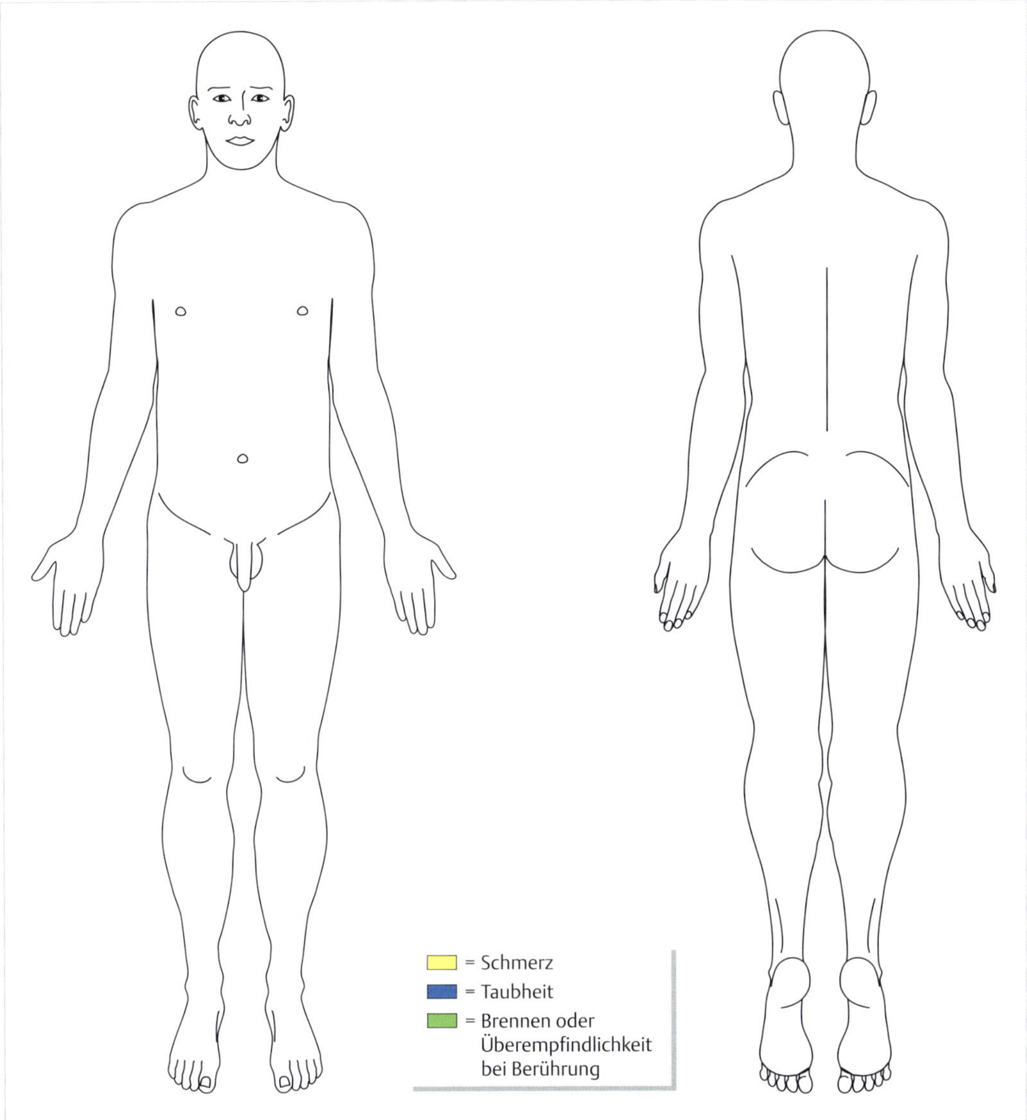

Abb. 17.3 Der Patient soll die Zeichnung zur Bestimmung des Schmerzes (lokal oder verbreitet) vervollständigen. Dazu werden die schmerzhaften Bereiche nach folgendem Schlüssel gekennzeichnet: Schmerz, Taubheit, Brennen oder Überempfindlichkeit bei Berührung.

Attribution

Attribution (oder auch Attribuierung) bedeutet im Wesentlichen die Ursachenzuschreibung und Auswirkung. Für ein gewisses Ereignis kann die Ursache innerhalb oder außerhalb der eigenen Person gesucht werden. Hierbei werden zwei Formen unterschieden:

- interne Attribution: der Grund für das eigene Verhalten liegt in der eigenen Person (Akteur)
- externe Attribution: der Grund für das eigene Verhalten liegt nicht in der eigenen Person, sondern ist durch äußere Faktoren bedingt (in der Situation)

Personen mit einer gesunden Selbsteinschätzung können interne Ursachen von externe realistisch unterscheiden. Manche Patienten neigen dazu, ihre Rückenbeschwerden „in die Hände des Thera-

17

peuten zu legen". Bei Besserung der Beschwerden führen die Patienten dies auf den Therapeuten, also eine externe Ursache, zurück. Die externe Attribution hat jedoch den Nachteil, dass sie die Einschätzung der Selbstheilungskräfte schwächt und ein Auslöser für eine Chronifizierung sein kann (Byrns et al. 2002). Deshalb sieht das Konzept des Rückentriathlons vor, dass der Patient lernt, dass er selbst, also intern, die Heilung bewirken kann (Stichwort: Förderung der Selbstheilungskräfte des Körpers).

Merke **M!**

Ein gutes Selbstvertrauen basiert darauf, dass positive Erfahrungen intern, negative extern attribuiert werden.

Allerdings gehen hier die Meinungen der Therapeuten und Mediziner auseinander. Einerseits sollte man interne Attribution stärken, andererseits steht eine enorme Vielzahl an passiven Methoden zur Verfügung. Der gesunde Mittelweg könnte hier die richtige Lösung sein.

Gerade bei Kindern verabreichen die Eltern gerne bei jeder Befindlichkeit oder bei jedem Wehwehchen homöopathische Mittel. Hauptargument der Befürworter: „Es schadet ja nicht". Eine somatische Betrachtungsweise, da diese wiederholte Vergabe von „etwas" zu einem verstärkten externen Attribuieren der Kinder beitragen kann.

Es ist unerheblich, ob Akupunktur, manuelle Therapie, Massage, Chiropraktik oder Medikamente eingesetzt werden, die bloße Anwendung stärkt die externe Attribution. Bei einer Besserung der Symptome – trotz oder wegen der Therapie – bekommt der Patient vermittelt, dass die Störung im Körper durch etwas von außen Wirkendes behoben werden konnte. Eine vergleichbare Wirkung, die durch eine Strategie des Abwartens oder durch einfaches Bewegen (Walking) erreicht wird, hinterlässt beim Patienten einen vollkommen anderen Eindruck.

Fear Avoidance

„Fear" bedeutet Angst vor Bewegung oder Belastung, „Avoidance" ist das Meiden von gewissen Belastungen oder Aktivitäten, aus Angst, dass diese Beschwerden verursachen können. Diesem Verhalten sollte der Trainer entgegengetreten, denn es ist ein Indikator für eine mögliche Chronifizierung der Beschwerden (Buer und Linton 2002). Patienten mit chronischen Beschwerden neigen aus Angst vor Schmerzen dazu, sich weniger zu bewegen und zu belasten. Dies führt zum sogenannten Disuse-Syndrom, das auch typisch für geriatrische Patienten, für Patienten mit chronisch-internistischen Beschwerden, wie z. B. COPD, oder für Patienten mit rheumatoider Arthritis ist. Diese Patientengruppen bewegen und belasten sich weniger, als sie eigentlich könnten und sollten. Die Folge ist eine Dekonditionierung. Der Patient vertritt die Meinung, dass Bewegungen und Belastungen Schmerzen oder Beschwerden auslösen könnten. Solange der Patient glaubt, dass diese Schmerzen durch die Belastung zustandekommen, wird er diese Aktivitäten meiden. Ärzte und Therapeuten bekräftigen dieses Verhalten mit Aussagen wie: „Schonen Sie sich!" oder „Sie sollten sich nicht bücken."

Kurzfristig, bei akuten peripheren Beschwerden, kann Schonung eine passende Strategie sein. Langfristig hat diese aber, sowohl auf lokaler als auch auf zentraler Ebene, negative Folgen, z. B. eine Dekonditionierung.

Physiotherapeutisch betrachtet, bedeutet dies auf lokaler Ebene:

- Abnahme der kollagenen Belastbarkeit
- Abnahme der Kraft
- Abnahme der neuromuskulären Bewegungskontrolle (Koordination)
- Unterversorgung der bradytrophen Strukturen

Und auf zentraler Ebene:

- Rückgang der Afferenz. Durch weniger Bewegung nimmt die Stimulierung dicker Nervenfasern ab. Dies wird mit einer Schmerzzunahme in Verbindung gebracht.
- Zunahme von Beliefs
- vermehrtes Krankheitsverhalten

Fährt der Patient über Jahre hinweg eine Meidungsstrategie, besteht eine erhebliche Gefahr, dass die Beschwerden chronifizieren. Sowohl auf peripherer als auch auf zentraler Ebene finden negative Adaptationsprozesse statt. Belastet der Patient irgendwann seinen Rücken wieder, so scheint es, als sei das Gewebe tatsächlich weniger belastbar geworden. Die Folge: eine schmerzhafte Überbelastung. Patienten mit Rückenbeschwerden können die Art ihrer Beschwerden nur schlecht beurteilen: Liegen ernsthafte Beschwerden vor oder handelt es sich lediglich um einen leichten Muskelkater? Einige Patienten empfinden bereits eine Dehnung als schmerzhaft.

Durch die Folgen der negativen Adaptionsprozesse wird der Patient darin bestätigt, dass Belastung schlecht für seinen Rücken ist. Diese Verhaltensübertreibung wird als *Kinesiophobie* (auch Kinetophobie oder Kinesophobie) beschrieben, und ist ebenfalls ein Indikator für eine Chronifizierung (Picavet et al. 2002). Kinesiophobie wird in der Literatur häufig erwähnt und kann fast als eine iatrogen (durch Mediziner/Physiotherapeuten) verursachte Erkrankung angesehen werden. Auffällig ist, dass in Ländern mit einer mangelnden medizinischen Versorgung der Umgang mit Rückenbeschwerden ein anderer ist als in Ländern mit einem ausgebauten Gesundheitswesen. In einigen Ländern spielen auch ökonomische Aspekte eine Rolle, da eine Arbeitsunfähigkeit die eigene Existenz bedrohen kann (Armut/fehlende soziale Absicherung).

Einen detaillierteren Eindruck über das Fear-Avoidance-Verhalten von Patienten kann man durch gezielte Fragen erhalten. Dazu liegt der Fear Avoidance Beliefs Questionnaire (FABQ) vor – auch in einer deutschen Version (Abb. 6.3, Kap. 6.9).

Bei Bedarf kann der Therapeut aktiv auf ein eventuelles Krankheitsverhalten des Patienten einwirken.

17.1.3 Partner in Pain – Hilfe oder Fluch?

Chronische Schmerzen schränken körperlich stark ein, vermindern die Lebensqualität und belasten die zwischenmenschlichen Beziehungen. Bisher gibt es nur wenige Studien zum Einfluss des psychosozialen Umfeldes auf den Zufriedenheitsgrad von Partnerschaften, bei denen ein Partner unter chronischen (Rücken-)Schmerzen leidet. Dabei ist die Rolle der Familie, insbesondere die des Lebenspartners, nicht zu unterschätzen. Sie kann sich sowohl positiv als auch negativ auswirken. So ist es durchaus möglich, dass der Partner den Rückenpatienten durch übertriebene Vorsorge (alles abnehmen) in die Passivität „hineinpflegt". Auch andere Reaktionen des Partners wie Ignorieren der Beschwerden, Beschuldigungen der Simulation oder Übertreibung beeinflussen die chronischen Rückenbeschwerden (Waxman et al. 2008).

Es ist wichtig, dass auch der Partner lernt, mit dem Schmerz seines Partners umzugehen und dass er ihm hilfreich zur Seite steht.

Partner in Pain (Sharp und Nicholas 2000) heißt, dass der Partner im „Schmerzspiel" häufig eine große Rolle zugeschrieben bekommt. Die Versorgung eines chronischen Schmerzpatienten kommt einem Vollzeitjob gleich. Einige Partner identifizieren sich so stark mit der Aufgabe (des Pflegens), dass sie keine dieser Aufgaben abgeben mögen. Neben dem Partner nimmt aber auch das gesamte soziale Umfeld Einfluss auf den Verlauf von Rückenerkrankungen.

17.1.4 Zoom-in – beheben durch Zoom-out

Wenn sich Patienten vermehrt mit ihrem Schmerz beschäftigen und immer mehr Aspekte des Schmerzes wahrnehmen, spricht man von Zoom-in. Wenn bei peripheren Schmerzen eine ausgedehnte Schmerzanamnese indiziert ist, ist dies nicht immer vorteilhaft für den Patienten.

Eine Musteranamnese beinhaltet viele Fragen bezüglich der Schmerzen. Der Patient bekommt die Frage gestellt: „Haben Sie beim Autofahren Rückenschmerzen?", und verneint sie. Auf dem Rückweg steht er in einem Stau, spürt ein wenig seinen Rücken und konzentriert sich hierauf. Dieses Missempfinden deutet er als Rückenbeschwerden. Ohne die Sensibilisierung durch den Therapeuten hätte er dies möglicherweise ignoriert. Beim zweiten Besuch beim Therapeuten berichtigt er dann seine ursprüngliche Aussage. Wenn der Therapeut den Patienten dann berät, wie dieser den Fahrersitz einstellen sollte, die gewünschte Wirkung aber ausbleibt, dann thematisiert der Patient verstärkt die Rückenbeschwerden beim Autofahren. Der Schmerz kann bei nicht spezifischen Rückenbeschwerden auch „zu wichtig" gemacht werden. Solche Prozesse sind durchaus an der Tagesordnung.

Zoom-out bedeutet, sich von den Schmerzen abzulenken, und ist somit das Gegenteil von Zoom-in. Zoom-out ist bei chronischen Schmerzen sehr effektiv. Schon einfache Atemübungen zur Ablenkung können das Leiden wirksam lindern (Flink et al. 2009). Dies kann auch eine mögliche Erklärung für die Effektivität von Kunsttherapien sein.

Eine Überwertung von Befindlichkeiten sowie eine zu starke Beachtung sind in der Praxis alltäglich. Werden einfache Rückbeschwerden wie dramatische Erkrankungen behandelt, wird ein Prozess angestoßen, der kaum mehr aufzuhalten ist. Oft wird eine MRT durchgeführt, anhand derer ein (klinisch stummer) Bandscheibenvorfall diagnostiziert wird. Eine folgende Überweisung zu einem

Physiotherapeuten endet in einer detaillierten Befundaufnahme. Bereits die Anzahl der in der Anamnese gestellten Fragen hinterlässt beim Patienten einen nachhaltigen Eindruck.

Der Hinweis „Die Schmerzen geben sich in einigen Wochen von alleine„ ist dagegen frei von jeglicher medizinischer Beratung (bestehender Überversorgung). Nach heutigen Erkenntnissen ist daher die bessere Empfehlung bei Rückenbeschwerden: „Es handelt sich hierbei um einfache Rückenbeschwerden. Diese geben sich mit an hoher Wahrscheinlichkeit grenzender Sicherheit von alleine wieder. Ich überweise Sie an einen Physiotherapeuten. Sie werden da nicht einfach nur massiert, sondern er zeigt Ihnen auch Übungen, die Ihnen helfen, neuen Beschwerden vorzubeugen. Außerdem werden Ihr Stresslevel, Ihre Leistungsfähigkeit und Ihre Fitness überprüft. Zusätzlich bekommen Sie auch einige Ratschläge, wie Sie Ihre Gesundheit optimieren können."

17.1.5 Der Schmerz als Instrument

Eine der stärksten Indikatoren für eine Chronifizierung ist das Einsetzen der Schmerzen als Werkzeug.

Wenn der Patient durch seine Schmerzen einen Vorteil erlangt, dann gestaltet es sich schwierig, diese Beschwerden therapeutisch zu beeinflussen.

Hierfür gibt es zahllose Beispiele, unter anderem:

- das Anstreben von Frührente
- das Anstreben von Schmerzensgeld (Rasmussen et al. 2009). Bei Patienten mit Rückenbeschwerden, vor allem bei Patienten mit Nackenbeschwerden, hat sich mittlerweile gezeigt, dass der Therapieerfolg ausbleibt, sobald Aussicht auf einen finanziellen Ausgleich besteht.
- das Meiden von unbeliebten sozialen Aktivitäten mit der Ausrede von Rückenbeschwerden
- Aufmerksamkeit erlangen

Bei Kindern sieht man oft eine Spontanheilung, ein typisches kindliches Verhaltensmuster, wie folgender Beispieldialog bei einem Mittagessen (ungeliebter Spinat) zeigt:

Kind (stochert im Essen): „Mama, ich habe Bauchweh."

Mutter: „Ach, wie schade! Dann kannst du ja nicht weiter essen. Und das, wo Oma heute mit Schokoladenkuchen zum Kaffeetrinken vorbeikommt! Vielleicht bleibt ja ein Stückchen übrig, das du dann vielleicht morgen essen kannst, wenn es dir dann besser geht."

Kind: „Mama, ich glaube, es ist schon viel besser! Die Bauchschmerzen sind schon wieder verschwunden!"

Leider sind Erkrankungen bei erwachsenen Patienten nicht immer so einfach heilbar. Dennoch sind ähnliche Verhaltensmuster auch bei Patienten mir Erkrankungen der Wirbelsäule zu beobachten. Bei Patienten mit erheblich chronifizierten Einschränkungen, basierend auf einem Schleudertrauma, kommt es manchmal zu Spontanheilungen. In einigen Fällen genügt bereits der Hinweis auf eine Überweisung zu einem Facharzt, der die Fahrtauglichkeit überprüft.

Erst dann, wenn die aufgezeigten Alternativen schlimmer oder schöner sind als das ursprünglich ins Auge gefasste Ziel, ist der Patient für eine Heilung bereit.

Merke M!

Grundsätzlich sind instrumentalisierte Schmerzen ein Indiz für eine generelle Therapieresistenz. Dies gilt nicht nur für die aktive Physiotherapie, sondern auch für Operationen, Medikamente und alle anderen therapeutischen Maßnahmen. Schließlich verliert der Patient bei einer Genesung das Instrument, was ihm zum Vorteil gereicht.

Zusammenfassung ✓

- Coping ist der Umgang mit chronifizierten Krankheiten – die Copingstrategie der Plan zur Bewältigung.
- Man kann die Situation ignorieren oder aktiv gegen die Beschwerden vorgehen.
- Passivität trägt entscheidend zur Chronifizierung von Beschwerden bei.
- Eine Chronifizierung kann aber auch durch Katastrophieren, Attribuieren und durch Angst-Vermeidungs-Verhalten gefördert werden.

Literatur

Buer N, Linton SJ. Fear-avoidance beliefs and catastrophizing: occurrence and risk factor in back pain and ADL in the general population. Pain. 2002; 99(3): 485–91.

Byrns G, Agnew J, Curbow B. Attributions, stress, and work-related low back pain. Appl Occup Environ Hyg. 2002; 17(11): 752–64.

17

Flink IK, Nicholas MK, Boersma K, Linton SJ. Reducing the threat value of chronic pain: A preliminary replicated single-case study of interoceptive exposure versus distraction in six individuals with chronic back pain. Behav Res Ther. 2009; 47(8): 721–8.

Heckhausen H. Motivation und Handeln. Berlin, Heidelberg: Springer; 1989: 119.

Jones GT, Johnson RE, Wiles NJ, Chaddock C, Potter RG, Roberts C, Symmons DP, Macfarlane GJ. Predicting persistent disabling low back pain in general practice: a prospective cohort study. Br J Gen Pract. 2006; 56(526): 334–41.

Marcus DA. Chronic pain. A primary care guide to practical management. Totowa, NJ: Humana Press; 2005.

McNeill TW, Sinkora G, Leavitt F. Psychologic classification of low-back pain patients: a prognostic tool. Spine (Phila Pa 1976). 1986; 11(9): 955–9.

Nicholas MK, Linton SJ, Watson PJ, Main CJ; "Decade of the Flags" Working Group. Early identification and management of psychological risk factors ("yellow flags") in patients with low back pain: a reappraisal. Phys Ther. 2011; 91(5): 737–53.

Picavet HS, Vlaeyen JW, Schouten JS. Pain catastrophizing and kinesiophobia: predictors of chronic low back pain. Am J Epidemiol. 2002; 156(11): 1028–34.

Rasmussen C, Leboeuf-Yde C, Hestbaek L, Manniche C. Poor prognosis in back pain among patients who have filed financial claims – secondary publication. Ugeskr Laeger. 2009; 171(19): 1604–7.

Rosenstiel AK, Keefe FJ. The use of coping strategies in chronic low back pain patients: relationship to patient characteristics and current adjustment. Pain. 1983; 17(1): 33–44.

Sharp TJ, Nicholas MK. Assessing the significant others of chronic pain patients: the psychometric properties of significant other questionnaires. Pain. 2000; 88(2): 135–44.

Tewes U, Wildgrube K. Psychologie Lexikon. München und Wien: Oldenbourg; 1992: 61.

Thomae H. Dynamik des menschlichen Handelns. Bonn: Bouvier 1985: 46.

Verra ML, Angst F, Lehmann S, Aeschlimann A. Translation, Cross-Cultural Adaptation, Reliability, and Validity of the German Version of the Coping Strate4gies Questionnaire (CSQ-D). J Pain. 2006; 7(5):327-336.

Waxman SE, Tripp DA, Flamenbaum R. The mediating role of depression and negative partner responses in chronic low back pain and relationship satisfaction. J Pain. 2008; 9(5): 434–42.

Kapitel 18

Matrix Building

18 Matrix Building

Frederik Deemter

18.1 Aktives Training auf der Grundlage von Continuous Passiv Motion

Das Hintergrundwissen und die positiven Folgen von schmerzfreiem Bewegen sind in den Rückentriathlon integriert worden. Die Patienten sollen so früh wie möglich aktiv sein, sofern die Umstände es zulassen. Diese Vorgehensweise ist unter der Bezeichnung Matrix Building bekannt geworden. Die wissenschaftliche Begründung des Matrix Building ist auf das Continuous Passive Motion (CMP) zurückzuführen. Matrix Building beruht auf den gleichen Prinzipien wie CPM (s. unten), der einzige Unterschied ist, dass die Übungen nicht durch ein Gerät, sondern selbst aktiv ausgeführt werden. Die Vorteile von Matrix Building gegenüber CPM sind:

- Matrix Building führt der Patient aktiv aus.
- Matrix Building ist kostengünstig im Vergleich zu Bewegungsschienen.
- Matrix Building erfordert eine aktive Beteiligung, passives Coping ist daher ausgeschlossen.
- Matrix Building steht direkt zur Verfügung und benötigt keinerlei Organisation.

Matrix Building besteht im Wesentlichen aus schmerzfreien und aktiven Bewegungen. Es wird in der subakuten Phase bei Traumen, nach Operationen oder bei Beschwerden ausgeführt. Matrix Building wird, sobald möglich, durch gewohnte Bewegungsformen wie Gehen, Radfahren oder Langlauf ersetzt. Das Modell des Matrix Buildings strebt eine 100%ige Verträglichkeit an, so dass diese Methode eventuell bei allen Patienten, mit den unterschiedlichsten Arten von Rückenbeschwerden, zur Anwendung kommen kann.

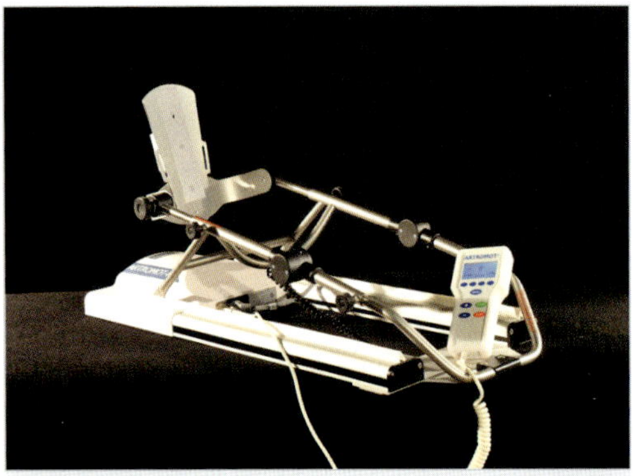

Abb. 18.1 Beispiel für ein CPM-Gerät (Quelle: http://www.acbio.com/biorepair.htm).

Diese Methode bietet dem Patienten ausschließlich Vorteile, Nachteile gibt es so gut wie gar nicht, da bei richtiger Durchführung Fehlreaktionen vernachlässigend gering sind. Hierdurch kann der Patient in der akuten Phase aktives Coping realisieren, was in einer messbaren und teils sogar sichtbaren Besserung des Befindens resultiert. Diese Erfahrung in der Schmerzphase ist für alle folgenden Stufen prägend. Der Patient macht die Erfahrung, dass Bewegung, trotz Beschwerden, möglich ist und sogar zu einer Besserung führt. Diese Erkenntnis ist wissenschaftlich bestätigt worden: Patienten mit nicht spezifischen Rückenbeschwerden sollten keine Ruhephase einhalten, sondern aktiv bleiben (Waddell 2004).

18.2 Continuous Passiv Motion

Die Continuous Passiv Motion (CPM, ▸ Abb. 18.1) hat sich seit geraumer Zeit in Krankenhäusern und Rehabilitationszentren zur Behandlung von akuten und subakuten Beschwerden durchgesetzt. Dies ist eine Behandlungsmethode zur Wiederherstellung der Gelenkfunktionen nach einem Trauma oder einer Operation, bei der die Gelenke mithilfe eines Gerätes ständig bewegt werden. Ziel dieser Therapie ist die Vermeidung von Gelenksteife, der Aufbau von Knorpelmasse, die Heilung (Neubildung) und Festigung von Bändern und Sehnen, die Verbesserung der Durchblutung und des Stoffwechsels sowie die Minimierung des Thromboserisikos. Geräte zur Bewegung sind bereits für alle möglichen Gelenke, wie z. B. die der oberen und unteren Extremitäten, aber auch für die Hüftgelenke und die LWS entwickelt worden.

18.3 Was versteht man unter einer Matrix?

Die Matrix ist die Grundsubstanz des Gewebes und besteht aus Proteoglykanen (▸ Abb. 18.2).

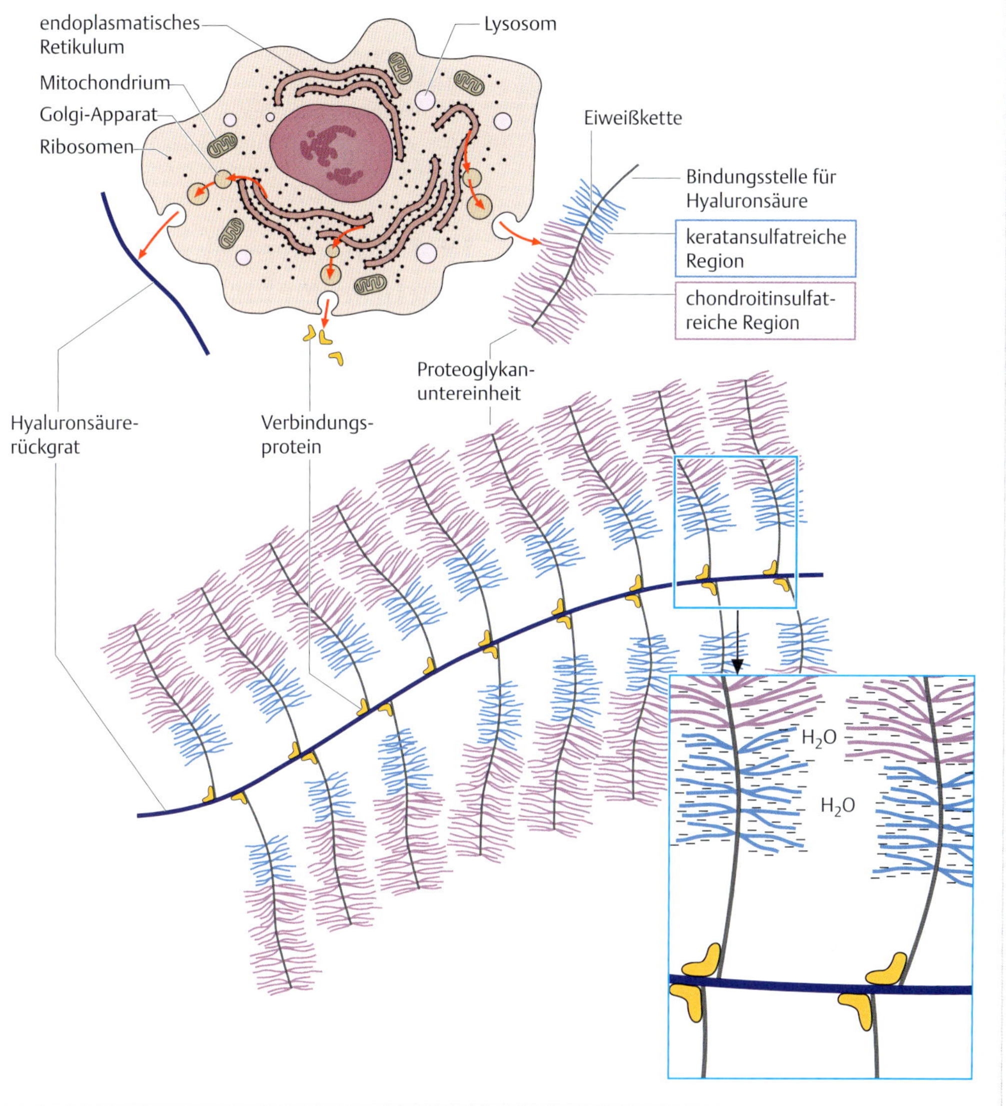

Abb. 18.2 Schematische Darstellung des Matrixgewebes (Quelle: Van den Berg 2007).

Diese Grundsubstanz spielt eine wichtige Rolle bei Belastung beugt pathologischen Crosslinks (Querverklebungen) vor. Wenn Schmerzen zu einer Immobilisierung führen, folgt ein sehr schneller quantitativer Verlust dieser Grundsubstanz. Die Turnover-Rate der Grundsubstanz wird auf 2–9 Tage geschätzt (van Wingerden 1996). Ein Rückgang der Matrix wird mit pathologischen Crosslinks in Verbindung gebracht. Diese pathologischen Crosslinks, die dadurch entstehen, dass Wasserstoffbrücken gebildet werden, führen zu einer eingeschränkten Mobilität. Dieser Prozess ist reversibel, da bei einer Zunahme von Grundsubstanz die Anzahl der Wasserstoffbrücken wieder reduziert wird, was wiederum die Mobilität verbessert.

Ein weiterer Vorteil ist, dass Bewegung dicke Nervenfasern stimuliert. Mit einer Reizung dieser dicken Fasern wird eine Schmerzlinderung in Verbindung gebracht (Gate-Control-Theorie). Schon länger wird diskutiert, ob leichte Aktivitäten wie Gehen, Schwimmen oder Inline-Skating zu einer

Tab. 18.1 Effekte von Matrix Building im Vergleich zur Immobilisation

Matrix Building	Immobilisation, Entlastung, Schmerzen
• gute Versorgung der Strukturen • Optimierung der Grundsubstanz • Reduzierung von Crosslinks • Mobilitätszunahme • Schmerzabnahme • aktives Coping • Stärkung der Selbstheilungsgefühls	• schlechte Versorgung der Strukturen • Reduzierung der Grundsubstanz • Förderung pathologischer Crosslinks • Bewegungseinschränkung

Aktivierung der lokalen Muskulatur beitragen. Bei Ausdauersportlern sind in der Regel ausgeprägte Mm. multifidii zu beobachten. Die Effektivität des Gehens gegenüber gezieltem lokalem Muskeltraining wurde bereits untersucht (Smeets 2009).

▶ Tab. 18.1 stellt die positiven Eigenschaften des Matrix Buildings den Folgen von Immobilisation gegenüber.

Matrix Building ist ein populärer Name für die optimale Versorgung und den optimalen Aufbau des Gewebes. Der wissenschaftliche Hintergrund des Matrix Buildings ist jedoch bisher nicht oder nur wenig gesichert. Unterstützendes Fachwissen findet man in der Literatur über CPM. Die Veröffentlichung von Salter war der Beginn der CPM-Anwendung (Salter 1989). Mittlerweile gibt es viele wissenschaftliche Untersuchungen auf diesem Gebiet, wobei CPM am häufigsten im Kniebereich angewendet wird. Gerade bei kompletten Knieplastiken scheint sie eine willkommene Ergänzung zur üblichen Krankengymnastik zu sein (Bruun-Olsen et al. 2009). Aber auch bei Schulterpatienten wurde nachgewiesen, dass sich CPM schmerzlindernd auswirkt. Im Laufe der Zeit wurden für verschiedene Körperteile unterschiedliche CPM-Geräte entwickelt. Für fast alle Gelenke, Handgelenk (Syrko und Jabłecki 2008), Ellbogengelenk (Lindenhovius et al. 2009), Fingergelenke (Massy-Westropp et al. 2008), Schultergelenk (Dundar et al. 2009), Rücken (Acosta-Rua et al. 2008) und Sprunggelenk (Farsetti et al. 2009) sind bereits Geräte entwickelt worden. Erstaunlich ist nur, dass für die HWS kein Gerät bekannt ist. Die meisten CPM-Geräte können durch einfache Übungen ersetzt werden. Die wissenschaftliche Evaluierung scheint daher bei der Entwicklung der Geräte eher von kommerziellem Interesse zu sein. Die Praxis hat gezeigt, dass Continuous Passive Motion sehr gut durch Continuous Active Motion zu ersetzen ist: das Matrix Building.

Therapeuten, die Matrix Building gewissenhaft und motiviert anwenden, sehen diese Therapieform als beste Methode gegen Bewegungseinschränkung und Schmerzen an.

18.4 Effektives Matrix Building – Richtlinien für Übungen

Ein effektives Matrix Building ist nur dann umsetzbar, wenn die Patienten die entsprechenden Übungen auch akzeptieren.

Folgende Trainingsmerkmale tragen zu einer optimalen Akzeptanz bei:

18.4.1 Die Übungen sollten sehr angenehm sein und keinerlei Beschwerden hervorrufen.

Eine minimale Bewegung reicht aus, um den gewünschten Effekt zu erzielen. Eine Untersuchung bewies, dass sich eine Rotation von 1 Grad bereits positiv auf den Diskus auswirkt. Dazu wurde eine neue Generation Stühle untersucht, die den Körper zur Bewegung zwingen und zwar zur Drehung um die vertikale Achse. Die axiale Rotation ist bei einem kleinen Bewegungsausmaß am wirkungsvollsten, außerdem wird sie kaum beeinflusst durch eine Degeneration der Wirbelsäule. Schließlich ist es eine natürliche Bewegung.

Die minimale Torsionsbewegung von 1 Grad sorgt bereits für eine gewisse Schmerzlinderung bei 25 % der Patienten. Die Drehung erfolgt über die Sitzfläche und beträgt nur 1 Grad mit einer Frequenz von 3–5 Wechseln pro Minute. Rückenlehne und Armstützen bewegen sich nicht.

Diese Bewegung konnte zwischen dem 5. bis 3. Lendenwirbel gemessen werden. Erstaunlich war, dass die Bandscheiben nicht dehydrieren und schrumpfen. Im Durchschnitt schrumpft der Mensch 2 cm während des Tages, abhängig von der Belastung auf die Wirbelsäule.

Während des Sitzens auf dem experimentellen Drehstuhl wachsen die Bandscheiben: die Bandscheiben hydrieren unter der Sitzbelastung, d. h. sie nehmen Flüssigkeit auf.

Die kontinuierliche Bewegung sorgt für eine bessere Ernährung und eine Stoffwechselsteigerung der Bandscheiben. Es ist richtungsweisend, dass die Bandscheibe sich regenerieren (hydrieren) kann bei dieser neuen Form des Sitzens (van Deursen et al. 2000).

In der Praxis ist es ratsam, zunächst eine kleine ROM (Range of Motion) zu wählen, da größere ROMs in der Anfangsphase keine Vorteile aufweisen.

18.4.2 Die Übungen sollten den intraartikulären Druck nicht oder nur sehr gering ansteigen lassen.

Übungen, die irgendeine Form von Abwehrspannung hervorrufen, sind ungeeignet. Aus diesem Grund werden die Übungen durch ein Hilfsmittel limitiert, so dass die Bewegung nicht im schmerzhaften Bereich durchgeführt werden kann. Die Bewegung kann beispielsweise durch ein elastisches Band begrenzt werden, das bei der Ausführung der Übung einen Widerstand gibt, oder aber durch ein unterstützendes Tape, das auf die Haut aufgeklebt wurde und dem Patienten gegen Ende der Bewegung ein Signal (sensorischer Reiz) gibt.

Gerade in der akuten Phase ist die subjektive Empfindung des Patienten mit einer gesicherten ROM unterschiedlich. Durch den Einsatz von Hilfsmitteln kann sich der Patient auf die Bewegung selbst konzentrieren, er ist dann nicht mehr darauf fokussiert, den schmerzhaften Bereich zu meiden.

18.4.3 Ein Re-Test sollte Besserung zeigen

Kann der Patient das gestreckte Bein nach einem Matrix-Training besser anheben, merkt er, dass das Matrix-Training eine Wirkung zeigt. Gerade diese sichtbare Besserung motiviert den Patienten, das Training auch zu Hause weiterzuführen. Allerdings sollte er nicht übertreiben.

18.4.4 Matrix-Training sollte systematisch und langsam aufgebaut werden

Üblicherweise dauert eine Trainingseinheit des Matrix-Trainings zu Beginn 5 Minuten und steigert sich täglich bis zu 45 Minuten pro Tag. Dieses Vorgehen ist sinnvoll, da schmerzfrei wiederholte Bewegungen in der subakuten Phase verzögert Beschwerden auslösen können, vor allem bei Schmerzen, Traumen und nach Operationen – selbst dann, wenn diese Bewegung nur eine minimale Intensität besitzt. Dieses Phänomen, die Irritabilität der Beschwerden, beschrieb bereits Maitland folgerichtig (van den Berg 2007). Minimale Reize können Beschwerden auslösen, wenn diese nur häufig genug wiederholt werden. Das Matrix-Training wird erst dann gesteigert, wenn Entzündungszeichen nicht zunehmen.

18.5 Zwischenbilanz Matrix-Training

Die Zwischenbilanz für Matrix Building kann wie folgt formuliert werden (Quelle: physio-netzwerk.de)

- schmerzfreies Bewegen mit einer minimalen Belastung zur Optimierung der lokalen Versorgung zur Prävention und Behebung von pathologischen Crosslinks
- Die Ausführung ist moderat.
- Für eine optimale Regeneration sollten schmerzfreie Bewegungen mit möglichst geringer Belastung und bis zu 10.000 Belastungswechseln gesucht werden.
- Geeignet Übungsformen sind Skateboard, Pezziball, Fahrrad, Oberkörperergometer

In der Praxis haben sich Übungen mit einem Pezziball bewährt (▸ Abb. 18.3). Der Patient befindet sich in Rückenlage, beide Unterschenkel ruhen auf dem Pezziball. Während der Übung bewegt der Patient beide Knie nach oben und unten. Mithilfe von Keilen kann der Bewegungsspielraum begrenzt werden. Die generierte muskuläre Spannung ist am niedrigsten, wenn die Oberschenkel senkrecht zum Boden zeigen. Je größer die ROM, desto größer ist die generierte Muskelspannung und der intraartikuläre Druck.

Eine zweite Übung wird mit einem Medizinball ausgeführt (▸ Abb. 18.4). Der Patient befindet sich in Rückenlage, der Medizinball liegt in der Kniekehle, die Unterschenkel sind übereinander geschlagen. Hierbei bewegt der Patient beide Knie von links nach rechts.

Auch hier können Keile die Bewegung begrenzen. Die generierte muskuläre Spannung ist in der mittleren Position am niedrigsten. Je größer die ROM, desto größer ist die generierte Muskelspannung und der intraartikuläre Druck.

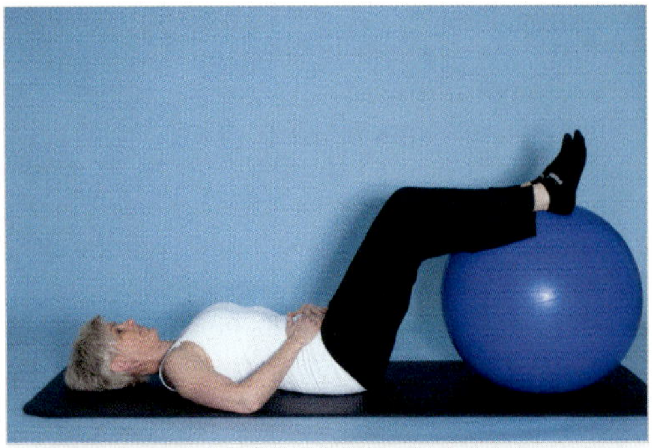

Abb. 18.3 Matrix-Training mit einem Pezziball in Rückenlage.

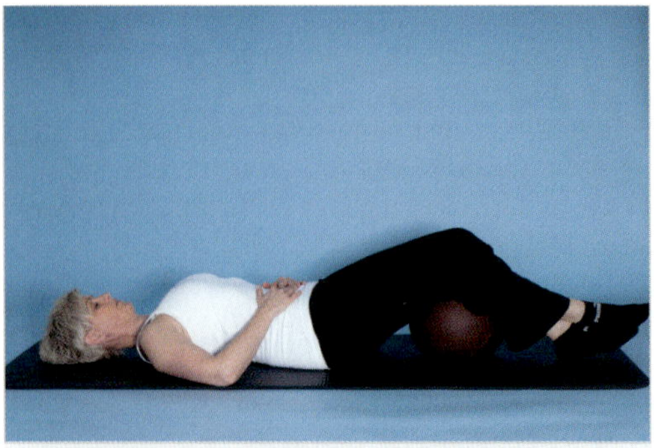

Abb. 18.4 Matrix Building mit einem Medizinball in Rückenlage und Rotationsrichtung.

18.6 Vom Matrix Building zur funktionellen Belastung

Einige Strukturen des Körpers, wie Knorpel und Diskus sind nur schlecht durchblutet. In diesen sogenannten bradytrophen Strukturen herrschen Druck und Zugkräfte vor, welche in der Wirbelsäule generiert werden. Voraussetzung für belastbares Gewebe und eine positive Adaptation ist eine gute Versorgung während der kollagenen Aufbauphase. Aus diesem Grund kann man ein Gehprogramm zur Behandlung von Rückenbeschwerden verschreiben.

18.6.1 Gehen – Überwachung der Aktivität mit einem Pedometer

Das Cooper Institut in Amerika empfiehlt, pro Tag 7.000 bis 10.000 Schritte zu absolvieren, bei Jugendlichen sogar 15.000 Schritte. Bei einem Schritttempo von 60 Schritten pro Minute sind dies ungefähr 3 Stunden Bewegung pro Tag, bei jugendlichen 5 Stunden.

Gehen, Walken und Schwimmen sind prinzipiell zur Versorgung bradytropher Strukturen geeignet. Optimal sind 10.000 Belastungswechsel pro Tag. Die Untergrenze beim Rückentriathlon sind 3 × 45 Minuten mit abwechselnden Bewegungen.

Ein gutes Gerät zur Überprüfung der Aktivitätsebene ist das Pedometer, ein kleines Gerät, das am Hosenbund befestigt wird und die Zahl der Schritte pro Tag misst. Da die subjektive Belastungsebene in der Regel von der objektiv gemessenen Belastungsebene abweicht, ist das Pedometer ein gutes Hilfsmittel, mit dem die Patienten ihre tägliche Aktivität feststellen können. Für die physiotherapeutische Praxis ist das Pedometer ein genaues und zweckvolles Instrument sowie eine wissenschaftlich anerkannte Methode zur Messung der täglichen Aktivität. Zudem ist es relativ kostengünstig (ca. 30 Euro).

Die objektive Darstellung der Aktivitätsebene weist durchaus interessante Ansätze auf:

- Relativeren der subjektiven Aktivitätsebene und objektiven Belastungsebene
- postoperativ: Regulierung der Alltagsbelastung
- Einschätzung der täglichen Aktivität bei Patienten mit Arthrose und Wirbelsäulenbeschwerden
- Feststellung der täglichen Aktivität bei Adipositas-Patienten
- Messung der Aktivität bei Inaktivitätsosteoporose

Pedometer werden in der Praxis häufig eingesetzt. Sie ermitteln eher die Schrittzahl, als die zurückgelegte Strecke oder den Energieverbrauch.

Problematisch wird die Erfassung der Alltagsaktivität durch Schrittzähler bei Aktivitäten wie Fahrradfahren, Schwimmen, Rudern oder Gerätetraining. Solche Aktivitäten müssen zusätzlich in einem Tagebuch erfasst werden.

Die Schrittzähler arbeiten mit unterschiedlichen Messmethoden. Für Übergewichtige sind piezoelektrische Schrittzähler (z. B. New Lifestyles) geeignet. Pedometer mit Hebelarmtechnik (z. B. Yamax) sind weniger geeignet, weil je nach Pendelausschlag Schritte gezählt oder weggelassen werden. Das Tragen eines Pedometers bei Übergewichtigen führt zu einem anderen Messwinkel und die Fettschicht zu einer Dämpfung der Beschleunigung. Dadurch kann es zu Messfehlern kommen.

Zu bedenken ist auch, dass es bei Senioren aufgrund der geringen Gangdynamik zu einer Unterbewertung der Aktivität kommen kann.

Vorsicht ist bei billigen Pedometern geboten, da sie sehr ungenau sind. Wissenschaftlich evaluiert ist der Yamax, Modell SW-200, mit einer angeblichen Fehlerquote von nur 1 % (Tudor-Locke et al. 2004).

Einige interessante Ergebnisse einer Studie rund ums Gehen sind:

- 44 % laufen weniger als 5.000 pro Tag, 19,6 % absolvieren 9.000 Schritte pro Tag und nur 13,9 % erreichen 10.000 Schritte pro Tag.
- Gesunde Personen bewegen sich zwischen 7.000 und 13.000 Schritten pro Tag.
- Es besteht eine starke Korrelation zwischen Übergewicht und wenigen Schritte pro Tag.
- Eine dramatische Schrittabnahme findet im Alter statt: von 6.000 Schritten bei Jüngeren bis zu 3.800 Schritten bei 65-Jährigen und älteren.

18.6.2 Alternative: Überwachung der Aktivität mit einem Akzelerometer

Die Akzelerometrie kann mehrere Werte ermitteln. Das Akzelerometer misst und unterteilt die Aktivitäten ganztägig in leicht, mittel und schwer und hält dabei die entsprechende Zeit fest.

Messungen mit einem Akzelerometer geben entweder Schrittzahlen/Gangzyklen und/oder einen „Activity-Counts"-Wert wieder. Ein direkter Vergleich von verschiedenen Akzelerometern ist aufgrund der unterschiedlichen internen Berechnungsmethoden nicht möglich. „Activity Counts" sind eher abstrakte Werte, die keinen direkten Bezug zur Alltagsaktivität haben. Demzufolge sind generelle Empfehlungen nur sehr schwer zu formulieren.

ADL-Monitore können aufgrund mehrerer Beschleunigungssensoren zwischen sitzenden, liegenden und stehenden Aktivitäten unterscheiden. Aber je aufwendiger die Technik ist, desto teurer (ca. 450 Euro) wird die Messung.

Merke **M!**

Zusammenfassung

- Continuous Passiv Motion und Matrix Building basieren auf den gleichen Grundsätzen.
- Matrix Building ist die aktivere, kostengünstigere und mit geringerem Aufwand verbundene Trainingsvariante.
- Die Übungen sollten beschwerdefrei sein, wenig intraartikulären Druck erzeugen und langsam und systematisch aufgebaut sein.
- Gehen kann den Gewebeaufbau in der Therapie durch eine verbesserte Versorgung der Strukturen unterstützen. Eine Überwachung der Aktivitätsebene ist dabei von Bedeutung.

Literatur

Acosta-Rua AJ, Scuderi GJ, Levine SM, Benz TM, Campbell DR. Treatment of subacute low back pain with a novel device for continuous passive motion of the spine: a report of three cases. Am J Ther. 2008; 15(2): 176–9.

Bruun-Olsen V, Heiberg KE, Mengshoel AM. Continuous passive motion as an adjunct to active exercises in early rehabilitation following total knee arthroplasty – a randomized controlled trial. Disabil Rehabil. 2009; 31(4): 277–83.

Dundar U, Toktas H, Cakir T, Evcik D, Kavuncu V. Continuous passive motion provides good pain control in patients with adhesive capsulitis. Int J Rehabil Res. 2009; 32(3): 193–8.

Farsetti P, Caterini R, Potenza V, De Luna V, De Maio F, Ippolito E. Immediate continuous passive motion after internal fixation of an ankle fracture. J Orthop Traumatol. 2009; 10(2): 63–9.

Lindenhovius AL, van de Luijtgaarden K, Ring D, Jupiter J. Open elbow contracture release: postoperative management with and without continuous passive motion. J Hand Surg Am. 2009; 34(5): 858–65.

Massy-Westropp N, Johnston RV, Hill C. Post-operative therapy for metacarpophalangeal arthroplasty. Cochrane Database Syst Rev. 2008; (1): CD003522. Review.

Salter R. The biologic concept of continuous passive motion of synovial joints. The first 18 years of basic research and its clinical application. Clin Orthop Relat Res. 1989; (242): 12–25.

Smeets R. Do lumbar stabilising exercises reduce pain and disability in patients with recurrent low back pain? Aust J Physiother. 2009; 55(2): 138.

Syrko M, Jabłecki J. [New possibilities of hand rehabilitation based on CPM protocol by means of a device Artromot-F]. Chir Narzadow Ruchu Ortop Pol. 2008; 73(4): 257–8.

Tudor-Locke C, Ham SA, Macera CA, Ainsworth BE, Kirtland KA, Reis JP, Kimsey CD Jr. Descriptive epidemiology of pedometer-determined physical activity. Med Sci Sports Exerc. 2004; 36(9): 1567–73.

van den Berg F. Angewandte Physiologie – Therapie, Training, Tests. Bd. 3. Stuttgart: Thieme; 2007: 518.

van Deursen D, van Deursen L, Snijders C, Goossens R. Rugklachten en zitten: de evaluatie van een nieuw zitconcept met een nieuwe ergonomische en biomechanische filosofie. Versus Tijdschrift voor Fysiotherapie. 2000;18e(2): 63–68.

van Wingerden BAM. Bindegewebe in der Rehabilitation. Schaan, Lichtenstein: Scipro; 1996.

Waddell G. The Backpain Revolution. Edinburgh: Churchill Livingstone; 2004.

Kapitel 19

Lokale Stabilisatoren

19

19 Lokale Stabilisatoren

Frederik Deemter

19.1 Was sind lokale Stabilisatoren?

Zwischen den einzelnen Segmenten der Wirbelsäule verlaufen kurze, tiefliegende Muskeln, die der Stabilisierung und dem Gelenkschutz dienen (▶ Abb. 19.1). Diese lokalen Stabilisatoren sind aber weder für die Bewegungskontrolle noch für die mechanische Gleichgewichtskontrolle zuständig.

Sie werden unterteilt in ein Gerad- und Schrägsystem. Muskeln des Geradsystems verlaufen in vertikaler Richtung zwischen den Quer- oder Dornfortsätzen und sind als Seitwärtsbeuger und Strecker innerviert. Dazu zählen der M. spinalis, die Mm. interspinales und die Mm. intertransversarii.

Das Schrägsystem besteht aus kurzen, transversospinal (schräg zur Hauptrichtung) verlaufenden Muskeln. Zu ihnen zählen der M. semispinalis, die Mm. rotatores longi et breves und die Mm. multifidi (Innervation als Dreher und Strecker) (Wottke 2004, Platzer 1999).

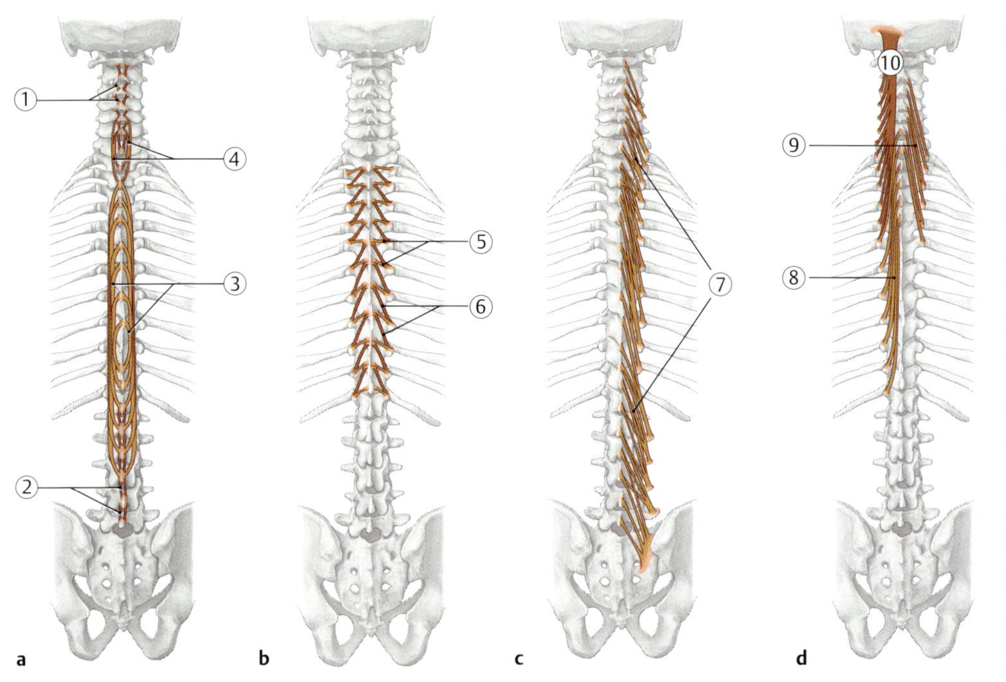

Abb. 19.1 Lage der lokalen Stabilisatoren.
① Mm. interspinales cervicis
② Mm. interspinales lumborum
③ M. spinalis thoracis
④ M. spinalis cervicis
⑤ Mm. rotatores breves
⑥ Mm. rotatores longi
⑦ M. multifidus
⑧ M. semispinalis thoracis
⑨ M. semispinalis cervicis
⑩ M. semispinalis capitis

Auch das Zwerchfell und der Beckenboden gehören zu den lokalen Stabilisatoren.

19.2 Gedanken zur lokalen Muskulatur

Mitte der 1990er Jahre wurde das lokale Muskeltraining populär und hat zu wahrer Begeisterung geführt. Einige Jahre später setzte sich diese Neuerung auch in der aktiven Rehabilitation durch (Mc Gill 2007).

Mittlerweile gibt es viele Experten, die sich besonders gut mit dieser Therapieform auskennen. Viele Fortbildungen und Studieninhalte beschäftigen sich mit diesem Thema. Außerdem haben sich einige Dogmen zum lokalen Muskeltraining weiterentwickelt, so dass sich eigene Schulen geformt haben. Es gibt etliche Parallelen zu anderen Themen in der Physiotherapie. Gerade wenn neue Konzepte entstehen, ist folgender Ablauf immer wieder zu beobachten: Erkenntnis – wissenschaftliche Hinweise – Euphorie – Allheilmittel – theoretische Komplikationen – Fortbildungsmanie – klinische Enttäuschung – Ernüchterung – Ablehnung – Relativierung.

Diese Entwicklung konnte man bereits bei anderen verschiedenen Themenbereichen sehen, so u. a. beim Dehnen (www.nostretch.de). Die Relativierung verschiedener Therapiemethoden zeigt ein eingeschränkt effektives Indikationsgebiet – möglicherweise ergeht es dem Thema „lokale Muskulatur" bald ebenso.

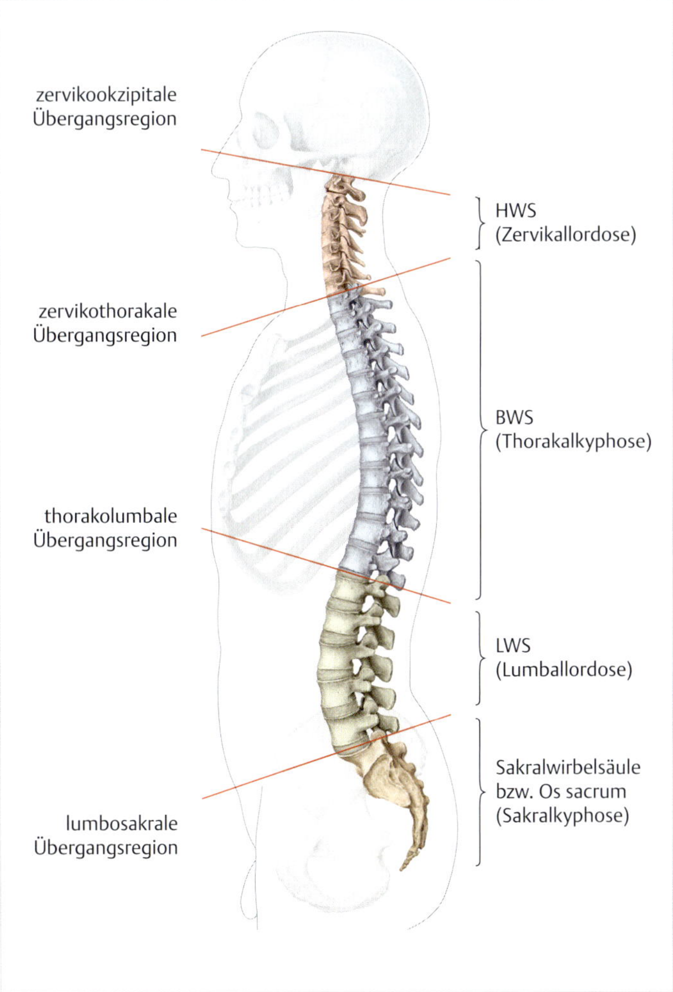

Abb. 19.2 Schematische Darstellung der WS.

19.3 Segmentale Instabilität der Wirbelsäule

Biomechanisch gesehen ist die lumbale Wirbelsäule aus Bewegungssegmenten aufgebaut. Jedes Segment besteht aus zwei angrenzenden Wirbelkörpern und den verbindenden Ligamenten (▶ Abb. 19.2). Stabilität sollte in der lumbalen Wirbelsäule in allen Bewegungssegmenten vorhanden sein, es kann aber prinzipiell in jedem willkürlichen Segment, bei translatorischen, rotatorischen oder auch daraus kombinierten Bewegungen zu einer mangelnden Stabilität kommen.

Segmentale Instabilität bedeutet, dass eine Kraft *mehr* als eine normale Verlagerung innerhalb eines Bewegungssegmentes wirkt. Die meisten allgemein bestimmten Grenzen für die Norm, die anhand einer In-vitro-Studie festgesetzt wurden, sind:

a) eine Translation in der sagittalen Ebene von mindestens 3 mm oder 9% des Wirbelkörperdurchschnitts
b) eine Rotation in der sagittalen Ebene von mehr als 9° vor den lumbalen Bewegungssegmenten zwischen L1 und L5 (Fritz et al. 1998).

Die röntgenologische Diagnose von segmentalen Instabilitäten ist schwer darzustellen: Gesunde Personen ohne Beschwerden verzeichnen häufig größere Bewegungen als unter a und b beschrieben. Anscheinend sind sie in der Lage, diese Hypermobilität durch einen neuromuskulären Ausgleich zu kompensieren.

Die rotatorischen und translatorischen Bewegungskriterien zur Diagnostizierung

der klinischen Instabilität sind aufgestellt worden, um Patienten zu identifizieren, bei denen eine operative Fixation notwendig wäre. Es ist aber die Frage, ob diese Kriterien geeignet sind, subtilere Formen der segmentalen Instabilität, welche Schmerzen und Bewegungseinschränkungen verursachen, aufzuspüren.

19.3.1 Definition segmentale Instabilität

Es gibt viele Definitionen für die segmentale Instabilität, die ausschließlich anhand von klinischen Erfahrungen begründet werden. Segmentale Instabilität wird dabei wie folgt definiert:

- Eine Instabilität tritt bei Patienten auf, deren klinischer Status instabil ist, und ist mit einer milden bis gravierend fluktuierenden Symptomatik als Reaktion auf minimale Provokationen verbunden (Paris 1985).
- Segmentale Instabilität ist ein Zustand, in dem die Verringerung der spinalen Steife, bei äußerlich einwirkenden Belastungen, Schmerz oder Deviation oder beides auslöst, was in einem normalen Zustand ohne Auswirkung bliebe (Frymoyer et al. 1989).
- Instabilität ist ein funktionelles, mechanisches Problem aufgrund eines strukturellen Schadens, das vom stabilisierenden System nicht kompensiert werden kann (Lindel 2007, Schöttger-Königer 2001).

1992 ist von Panjabi ein theoretisches Konzept aufgestellt worden, wobei von der sogenannten *neutralen Zone* gesprochen wird (Panjabi 1992). Dieses beruht auf der Beobachtung, dass ein gewisser Bewegungsraum zwischen zwei Wirbeln existiert, ohne dass die Spannung innerhalb der passiven Strukturen zunimmt. Wie auch in den großen peripheren Gelenken, die große Bewegungen ausführen, gibt es in dem neuralen Bereich einen minimalen Widerstand, der von den passiven Strukturen ausgeht.

Je näher die Grenze der segmentalen Bewegung erreicht wird, desto mehr nimmt der passive Widerstand zu und verringert das Bewegungsausmaß.

Der totale Bewegungsbereich eines spinalen Bewegungssegments kann deshalb in 2 Zonen aufgeteilt werden:

1. eine neutrale Zone (minimaler Widerstand, der gegen Verlagerung auftritt)
2. eine elastische Zone (große Widerstandszunahme mit wenig Bewegung)

Eine Zunahme der Größe der neutralen Zone in Bezug auf den totalen Bewegungsbereich deutet auch

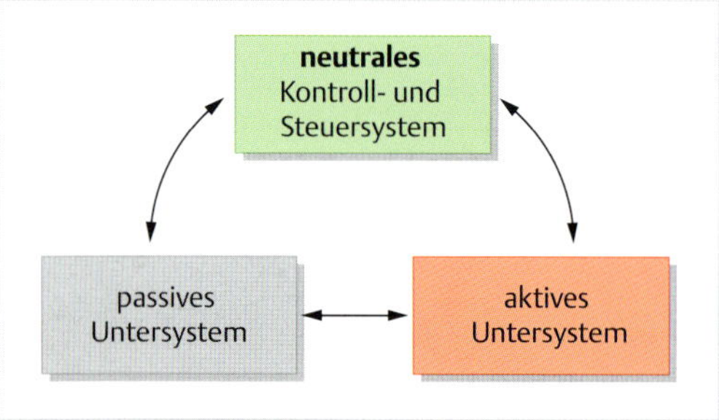

Abb. 19.3 Modell des stabilisierenden Systems nach Panjabi (1992) (Quelle: Lindel 2007, S. 22).

auf eine Zunahme der Laxität hin und verschlechtert die Bedingungen für die stabilisierenden Systeme der Wirbelsäule. Studien lassen vermuten, dass eine Umfangszunahme der neutralen Zone ein größerer Indikator für segmentale Instabilität ist, als für eine Zunahme des totalen Bewegungsbereichs.

19.3.2 Aufbau des stabilisierenden Systems

Das stabilisierende System (▶ Abb. 19.3) besteht nach Panjabi aus 3 Untersystemen, die das Bewegungsausmaß des Segments limitieren:

Passives System

Das passive Subsystem besteht primär aus den Wirbelkörpern, Facettengelenken und Gelenkkapseln, spinalen Ligamenten und der passiven Spannung von Muskeln und Sehnen. In der neutralen Zone versorgen sie den propriozeptiven Input des Kontrollsystems. Eine Beschädigung des passiven Subsystems kann beachtliche Konsequenzen für die spinale Stabilität haben. Die Degeneration der Bandscheibe oder eine Ruptur der dorsalen Ligamente der Wirbelsäule können den Umfang der neutralen Zone vergrößern und dadurch die an das aktive neutrale Kontrollsubsystem gestellten Bedingungen erschweren.

Aktives System

Das aktive Subsystem besteht unter anderem aus spinalen Muskeln. Es ist primär für die Stabilität in der neutralen Zone verantwortlich, in welcher der passive Widerstand gegen die Bewegung minimal ist.

Neurales Kontroll- und Steuerungssystem

Das neurale Kontrollsubsystem bekommt seine Informationen aus Strukturen im passiven sowie im aktiven Subsystem, um damit die Bedingungen zur Handhabung der spinalen Stabilität zu schaffen und um danach mittels der spinalen Muskulatur eine Reaktion zur Stabilisierung der Wirbelsäule zu erreichen.

Mehrere Studien haben bewiesen, dass Patienten mit lumbalen Rückenschmerzen häufig bleibende Defizite in der neuromuskulären Kontrolle haben, was wiederum bedeutet, dass nach einer primären Beschädigung die richtige Funktion nicht automatisch wieder einsetzt. Sowohl im Rehaprozess als auch in der Prophylaxe ist die Verbesserung der neuralen Kontrolle ein ausgesprochen wichtiger Punkt.

Ein Ausfall in einem der Unterbereiche ist nicht zwangsläufig mit einem kompletten Stabilitätsverlust verbunden. Entscheidend ist, inwieweit die anderen zwei Bereiche das Defizit ausgleichen können.

19.3.3 Diagnosestellung einer segmentalen Instabilität

Bislang wurde zur Diagnose der segmentalen Instabilität standardmäßig eine laterale Röntgenaufnahme, einmal bei maximaler Extension im Stehen und einmal in der Flexion im Sitzen, durchgeführt. Unterschiedliche Techniken, die verschiedensten Bewegungscharakteristiken bei gesunden Personen und vermehrt fehlerhafte Ergebnisse durch falsche Anwendung der Kriterien haben viele Autoren dazu gebracht, die Brauchbarkeit solcher Flexions- und Extensionsaufnahmen infrage zu stellen. Auch der Wert anderer röntgenologischer Untersuchungsmethoden, u. a. nach Friberg, wird mittlerweile angezweifelt (Friberg 1987).

Für Physiotherapeuten ist die Diagnose, basierend auf Befund und Anamnese, von großem Interesse (Delitto et al. 1995) (siehe dazu auch ▶ **S. 45**).

Einen diagnostischen „Goldstandard" gibt es also nach wie vor noch nicht. In Bezug auf die motorische Kontrolle bei spinaler Stabilität haben manche Autoren ihre Hoffnung auf die Elektromyografie gesetzt, aber auch hier sind bis dato keine klinisch brauchbaren Techniken beschrieben worden.

Für die Praxis gilt es, durch die Anamnese ein Instabilitätsmuster zu erkennen.

19.3.4 Behandlung der segmentalen Instabilität

Die Behandlung einer segmentalen Instabilität kann in den meisten Fällen konservativ erfolgen. Eine operative Fusion der Wirbel als Behandlungsform der segmentalen Instabilität wird nur bei Patienten mit schwerer Symptomatik und Röntgen-Indikationen bei exzessiver Beweglichkeit (mehr als 4 mm Translation oder 10° Rotation) sowie bei ausbleibendem Therapieerfolg nach konservativen Therapien durchgeführt (Fritz et al. 1998).

Zu bedenken ist, dass manche konservativen Trajekte in Studien nicht ausführlich und gut beschrieben werden. Häufig weisen sie Defizite bezüglich Umfang und Ausführlichkeit auf, sind zu unspezifisch, wenig intensiv und haben eine mangelnde Partizipation.

19.3.5 Stabilität – gewährleistet durch passive und aktive Strukturen

Die Beeinträchtigung des passiven Systems erfolgt durch die sekundäre Instabilität bei Degeneration oder nach einem Bandscheibenvorfall, wobei es in beiden Fällen zu einem Matrixverlust kommt. Durch die schnelle Abnahme des Bandscheibenvolumens werden beide Wirbelkörper gegeneinander bewegt, mit der Folge, dass die Bänder, die dieses Segment überbrücken, jetzt relativ lang geworden sind.

Merke **M!**

Stabilität = Leistung der passiven Strukturen + Leistung der aktiven Strukturen

Eine zweite Möglichkeit ist, dass sich die neuromuskuläre Kontrolle verringert, was häufig nach Schmerzperioden zu beobachten ist. Ähnliche Prozesse, wie z. B. eine Inhibition der M. vastus medialis bei Knieschmerzen, werden innerhalb der Wirbelsäule beobachtet. Die Muskeln, die nur ein Segment überbrücken, atrophieren und reagieren zu langsam, was besonders an der von Beschwerden betroffenen Seite geschieht (Hides et al. 1994). Bei jeder willkürlichen Bewegung findet immer eine Tonisierung in festgelegter Reihenfolge statt, z. B. beim Heben eines Arms:

1. Beckenboden
2. lokale Muskulatur
3. M. deltoideus

Bei einer Beeinträchtigung der neuromuskulären Kontrolle findet bei der Tonisierung der Armmuskulatur eine verspätete segmentale Stabilisierung statt (Hodges und Richardson 1999). Spätere Untersuchungen konnten diesen Befund jedoch nicht bestätigen (Allison und Henry 2002, Newcomer et al. 2002). Die Bedingungen bei klinischen Beobachtungen verändern sich, da bereits bei kleinen Belastungen Schmerzen auftreten können und eine Hypermobilität nozizeptive Strukturen reizen kann. Schmerzen führen zu einer weiteren Abnahme der aktiven Stabilität.

Weitere klinische Beobachtungen belegen, dass ein Training der lokalen Muskulatur zwar die Symptome verbessern kann, aber die Frage nach der Ursache nicht eindeutig beantwortet.

Die segmentale Stabilität kann biomechanisch am besten durch Muskulatur, die direkt am Wirbel monosegmental ansetzt, kontrolliert werden. Diese, als *lokales System* bekannte Muskeln und jene, die mehrere Segmente überbrücken, werden als das *globale System* definiert. Sie dienen weniger der Stabilisierung, sondern besitzen eher eine Bewegungsfunktion. Es gibt viele Muskeln, die dem lokalen stabilisierenden System zugeordnet sind:

- M. multifidus
- M. transversus abdominis
- M. iliacus
- M. quadratus lumborum
- Diaphragma
- Mm. iliocostales

Vor allem der M. multifidus und der M. transversus abdominis sind in den Mittelpunkt der therapeutischen Bemühungen gerückt, möglicherweise, weil sie gut zu behandeln sind.

19.3.6 Ursachen der Inhibition

Klinische Beobachtungen zeigen, dass die lokale Muskulatur häufig inhibiert ist. Gründe hierfür können sein:

- *Inaktivität:* Sportler haben deutlich ausgeprägtere Mm. multifidi als Inaktive. Die Unterschiede, von rudimentär bei Inaktiven bis hypertroph bei Geübten, sind erheblich. Inaktive weisen natürliche Kennzeichen der Inaktivität, sowohl im lokalen als auch im globalen System, auf.
- *Schonverhalten:* Neigen und Bücken führt zu einer Aktivierung der Mm. multifidi. Das Meiden dieser Aktivitäten führt zu einer Atrophie.
- *Schmerzprobleme:* Es wurde bewiesen, dass Schmerzen auf lokaler Ebene eine Inhibition hervorrufen können. Dies ist innerhalb des Rückentriathlonkonzepts als *periphere Inhibition* bekannt.
- *Ohne jegliche Ursache:* Hier treffen der lokale physiotherapeutische Gedanke und das biopsychosoziale Modell aufeinander. Faktoren wie Angst, Depression, Labelling, Beliefs und Konditionierungsprozesse werden hiermit in Verbindung gebracht, was als *zentrale Inhibition* gekennzeichnet ist.

19.3.7 Apparative Diagnostik

Röntgenologisch kann zwar auf verschiedene Art und Weise eine segmentale Überbeweglichkeit nachgewiesen werden, was jedoch ohne große klinische Relevanz ist. Es gibt Patienten mit einer erheblichen lumbalen segmentalen Rotationsüberbeweglichkeit von 20 °, die klinisch keine Symptome auslöst. Analog zu Patienten mit einer Ruptur des vorderen Kreuzbandes (ACL), die aber über eine gute Funktionalität verfügen, kann auch hier keine direkte Verbindung zwischen einer bestehenden Instabilität und auftretenden Beschwerden beobachtet werden.

19.3.8 Verschiedene Übungstherapien bei einer lumbalen Instabilität

Verschiedene Methoden haben sich in der Praxis bewährt oder sind in der Literatur beschrieben worden. Festgehalten werden kann, dass die Inhibition der lokalen Muskulatur nach einer Episode von Rückenschmerzen nicht spontan normalisieren. Therapie und/oder Einsatz der Patienten ist gefragt (Hides et al. 1996).

Nonverbale Methode

Die nonverbale Methode besteht aus vorgeführten Bewegungsformen, welche unbewusst zur Aktivierung der lokalen Muskulatur führen. Diese Methode eignet sich besonders gut für Patienten, die Schwierigkeiten haben, Instruktionen in Bewegungen umzusetzen.

Gehen

Die einfachste Methode ist das Gehen, denn dadurch findet eine Aktivierung der Mm. multifidi statt. Neuere Untersuchungen konnten keinen Unterschied zwischen einem bewussten Training der lokalen Muskulatur und einem Gehprogramm feststellen (Smeets 2009).

„Boxen“

Schnelle Bewegungen der Oberarme führen zu einer Aktivierung der tiefen Fasern, der Mm. multifidi (Moseley et al. 2002). Diese Übung wurde in der Praxis als Boxen (▸ Abb. 19.4) umgesetzt.

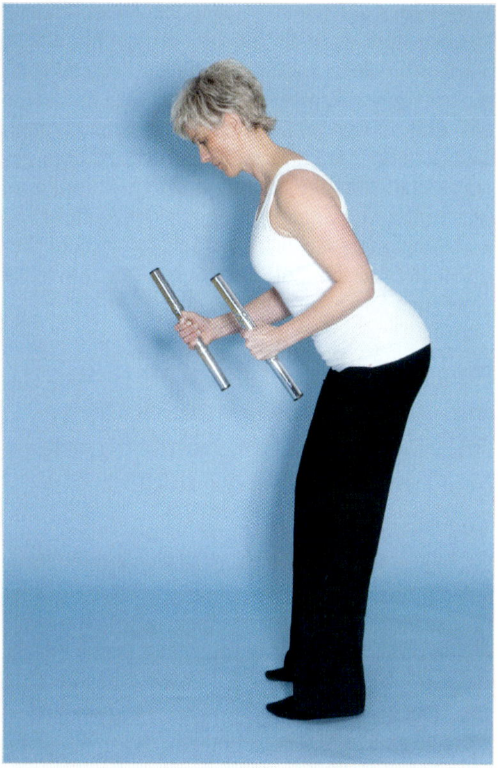

Abb. 19.4 Boxen: Diese Übung wird mit zwei kleinen Kurzhanteln ausgeführt. Das Tempo wird von einem Metronom vorgegeben.

Der Patient steht mit dem Oberkörper leicht nach vorne geneigt. Er hält zwei Kurzhanteln mit dem Ellbogen im 90 °-Winkel. Jetzt macht er eine kleine Boxbewegung, ohne dass eine Rotation im Oberkörper stattfindet. Der Patient bewegt seinen Arm schnell nach vorne, wobei der Ellbogen eine kleine Streckbewegung und die Schulter eine kleine Flexionsbewegung ausführen. Prinzipiell führt dies zu einem Rotationsimpuls auf den Rumpf. Ziel ist es, den Rumpf vollständig in der neutralen Position zu fixieren. Ein Metronom gibt das Tempo vor. Frequenzen von 50 Schlägen pro Minute sind gut zu bewältigen, das Tempo wird langsam erhöht. Anspruchsvolles Training kann auf 200 Schläge pro Minute gesteigert werden und eine zusätzliche Trainingssteigerung kann dadurch erfolgen, dass der Patient auf einem Bein oder auf einem beweglichen Untergrund steht. Diese Übung hat sich bereits vor den ersten Veröffentlichungen zum Thema der lokalen Muskulatur bei Instabilitätsbeschwerden bewährt (Hides et al. 1994).

Ein häufig auftretender Fehler bei Patienten und Therapeuten ist, dass die Bewegung ausgeführt wird, ohne einen Rotationsimpuls auf die Wirbelsäule zu geben. Es werden lediglich die Unterarme auf- und abbewegt. Diese Flexions- und Extensionsbewegung im Ellbogen führt nicht zu dem gewünschten Rotationsimpuls auf den Rumpf und ist deshalb ungeeignet. Diese Art der Ausführung wird umgangssprachlich auch als „Kuhmelken" bezeichnet, was sinnbildlich gut verdeutlicht, wie die Bewegung falsch ausgeführt wird.

Pressure Biofeedback Unit (PBU) und Vibration Biofeedback Unit (VBU) – einfache Anwendung mit großem Effekt für die lokalen Stabilisatoren

Übungen mit diesen beiden Geräten sind fast für jeden Patienten geeignet. Sie sind einfach auszuführen und setzen geringe Ansprüche an Koordination und Umsetzung voraus.

Pressure Biofeedback Unit (PBU)

Die PBU funktioniert ähnlich wie ein Blutdruckmessgerät. Es gibt dafür spezielle Geräte, aber auch ein Blutdruckmesser mit verlängertem Schlauch kann für diese Übung verwendet werden. Diese Methode ist wissenschaftlich evaluiert und motiviert die Patienten zum Üben (Von Garnier et al. 2009). Die PBU wird z.B. im Liegen an der Lordose platziert (▸ Abb. 19.5). Die PBU misst den Druck zwischen der Wirbelsäule und der Liege, wobei der Patient den aktuellen Druck und eventuelle Druckveränderungen fortlaufend ablesen kann. Zusätzlich erfolgt durch einen Mechanismus ein Feedback zu Druckveränderungen.

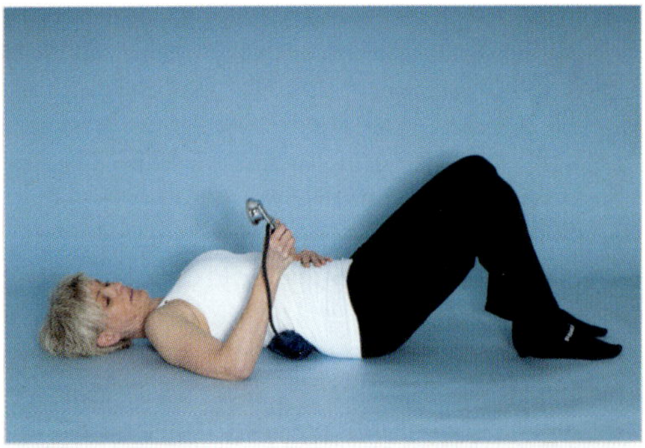

Abb. 19.5 Anwendungsbeispiel: Übung mit Kontrolle durch eine PBU. In der Rückenlage wird die PBU unter den Rücken gelegt. Unterbauch einziehen und normal weiteratmen. Ein Bein etwa 5 cm vom Boden anheben oder ganz/teilweise ausstrecken. Diese Position 10 Sekunden halten und 5x beidseits wiederholen. Die PBU informiert den Patienten über Positionsänderungen der LWS. Druckabnahme deutet auf eine vermehrte Lordose, Druckzunahme auf eine Abnahme der Lordose hin.

Hierdurch kann der Patient in verschiedenen Ausgangspositionen lernen, seine Extremitäten zu bewegen, ohne dass er gleichzeitig seine LWS bewegt. Üblicherweise wird die PBU bis 60 oder 70 mmHg aufgepumpt. Die Übungen finden in einer besonderen Reihenfolge statt:

- *Rückenlage:* gestrecktes Beinheben bis 30 °, Hüftflexion oder Beinheben mit angewinkeltem Knie bis 90 ° Hüftbeugung.
- *Bauchlage:* Den Arm heben oder das Bein minimal anheben. Am besten liegt der Patient dabei auf einer Liege mit einem Gesichtsausschnitt. Er kann die PBU ohne extreme HWS-Rotation beobachten. Bevor die Übung beginnt, sollte er den Bauchnabel zur Aktivierung des M. transversus abdominis ein wenig einziehen. Hierdurch reduziert sich der Druck der PBU um 10 mmHg. Diese Übung ist als Abdominal Hollowing bekannt (Chanthapetch et al. 2009). Beim Abdominal Hollowing ist es nicht möglich, eine selektive Kontraktion des M. transversus abdominis zu realisieren (Vezina und Hubley-Kozey 2000).
- *Stand auf einem Bein:* Aus Gleichgewichtsgründen wird das Standbein ein wenig nach vorne gestellt, der Rücken lehnt gegen eine Wand. Dann führt der Patient Arm- und Beinbewegungen aus.
- *MTT-Geräte:* Der Patient kann z.B. mit einem oder beiden Beinen mit leichter Belastung an der Beinbeuge arbeiten (▸ Abb. 19.6). Weitere MTT-Geräte, die sich gut für ein Training mit einer PBU eignen, sind: Beinpresse, Bankdrücken, Pull Over und Butterfly. Auf diese Art und Weise können die Kraftgeräte als Koordinationsgeräte eingesetzt werden.

Eine geeignete Instruktion für Übungen mit der PBU ist: *„Versuchen Sie diese Bewegung so zu machen, dass sich der Druck so wenig wie möglich verändert."*

Hierdurch sind Patienten mit schlechter muskulärer Kontrolle nicht so schnell frustriert. Vorerst findet die Leistung mit vermehrter Körperspan-

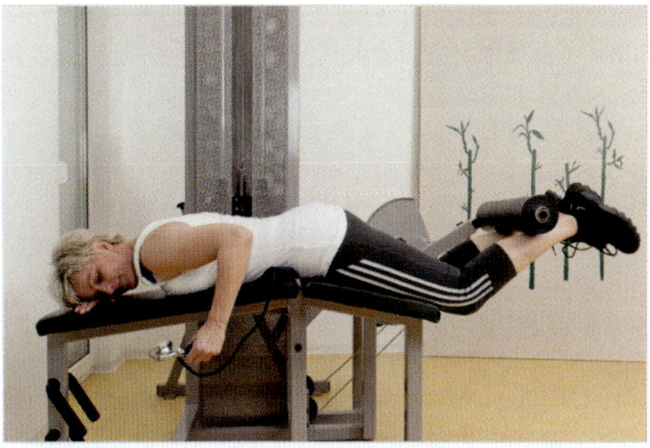

Abb. 19.6 Die PBU verwandelt normales Training mit der Beinbeuge in ein Koordinationstraining. Ziel der Übung ist es, während der einbeinigen Übung, mit niedriger Dosierung, den PBU-Druck so konstant wie möglich zu halten.

nung statt, mit der Zeit sollte der Patient aber lernen, die Bewegungen lockerer auszuführen.

Die Übungen mit einer PBU sind so aufgebaut, dass der Patient zunächst erlernt, ein Gefühl für das Gerät und seine Körperspannung zu entwickeln. Die Übungen werden dann im Laufe der Zeit modifiziert und stufenweise gesteigert:

- *Stufe 1:* Der Patient erhält durch eine PBU eine visuelle Kontrollmöglichkeit, bis er eine akzeptable Leistung erbringt.
- *Stufe 2:* Der Patient erhält keine visuelle Kontrollmöglichkeit. Nur der Trainer bekommt einen Eindruck über den Stabilisierungsgrad mithilfe der PBU.
- *Stufe 3:* Training ohne visuelle Kontrolle mit zusätzlichen Nebenaufgaben wie Kopfrechnen, als Zeichen der Automatisierung. Der Therapeut überprüft mithilfe der PBU die Übungen.

Vibration Biofeedback Unit (VBU)

Die VBU besteht aus einer Bandage, an der ein Signalgeber angebracht ist und die mit einem Zugmessgerät verbunden wird (▸ Abb. 19.7).

Bei einer bestimmten Zugkraft wird ein Vibrationssignal gegeben. Diese Geräte dienen der fortlaufenden minimalen Tonisierung der Bauchmuskulatur, insbesondere des M. transversus abdominis. Leider sind diese Geräte im Handel schwer erhältlich.

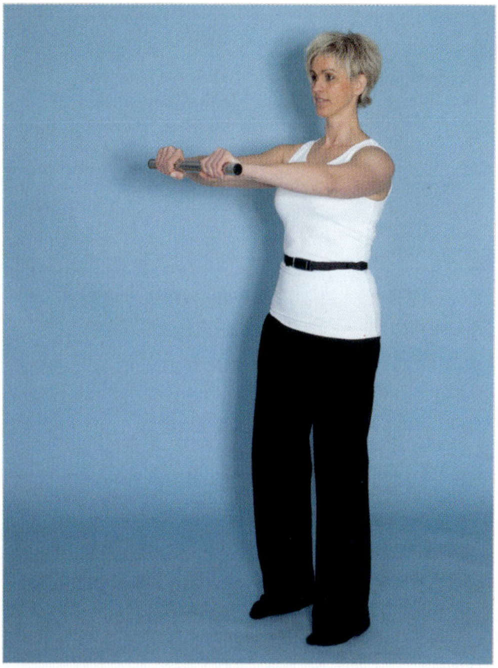

Abb. 19.7 Training mit einer VBU.

Palpation und taktile Methode

Die taktile Methode setzt gute Umsetzungsmöglichkeiten von Seiten des Patienten voraus. Mittels Palpation kann der Trainer die Mm. multifidi palpieren. Der M. multifidus kontrolliert die Flexionsbewegung und spannt sich bei jeglicher aktiver Extensionsbewegung der Wirbelsäule an.

Der M. multifidus wird tief lumbal, leicht paravertebral der Procc. spinosi palpiert. Im Gegensatz zu weiter oben liegenden Wirbelsäulenabschnitte wird hier der Muskel *nicht* durch den Muskelbauch des M. erector trunci überlagert (▸ Abb. 19.8).

Übungen

Durch Übungen wie das Rumpfheben wird der Patient für die Kontraktion des M. multifidus sensibilisiert. Der Therapeut zeigt dem Patienten, auf welche Art und Weise und in welchem Bereich dieser den M. multifidus selbst palpieren kann. Das Ziel der Übung ist es, dass der Patient ohne große Nebenbewegungen und Anspannungen der globalen Muskulatur zur isometrischen selektiven Kontraktion der Mm. multifidi kommt.

Die gleiche Übung kann auch im Stand ausgeführt werden. Zur Sensibilisierung neigt sich der

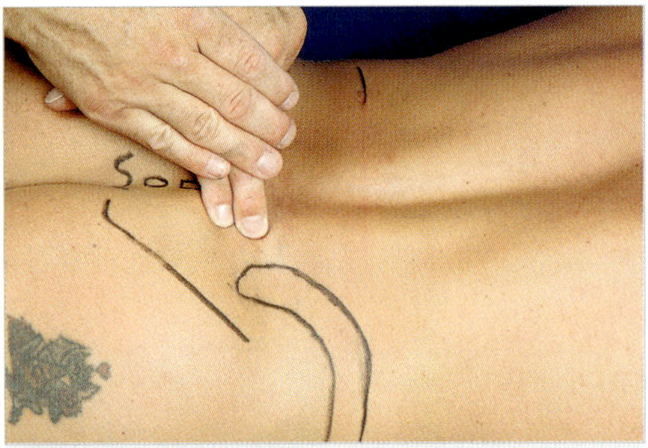

Abb. 19.8 Palpation des M. multifidus unter Aktivität (Reichert 2007).

Patient nach vorne, wobei der M. multifidus angespannt wird. Neigt sich der Patient nach hinten, entspannt sich der M. multifidus. Das Ziel dieser Übung ist es, dass der Patient ohne große Nebenbewegungen und Anspannungen der globalen Muskulatur zur isometrischen selektiven Kontraktion der Mm. multifidi in stehender Position kommt.

Anwendungsmöglichkeiten

Die taktile Methode kann beim M. transversus abdominis angewendet werden. Dieser ist mit der Fascia thoracolumbalis verbunden und dadurch in der Lage, Einfluss auf die Rotation zu nehmen. An der Fascia werden bei horizontalen Sehnen ähnliche wie an den Procc. spinosi inserierende Strukturen vorgefunden. Bei gut trainierten, sehr hageren Bodybuildern sind manchmal diese parallel verlaufenden Sehnenstrukturen sichtbar. Der M. transversus abdominis wird 1cm medial der Spina iliaca anterior superior (SIAS) palpiert. Zunächst ist es erforderlich, die Bauchmuskulatur vollständig zu entspannen. Gerade junge Leute meinen manchmal, dass die Muskulatur entspannt ist, obwohl unwissend noch eine deutliche Spannung geleistet wird. Diese unbewusste Anspannung hat einen kosmetischen Hintergrund: Mit freiem Oberkörper zeigt man lieber einen flachen Bauch, was umgangssprachlich als *„Bikini-Effekt“* gedeutet wird. Der etwas ältere Patient neigt manchmal dazu „sich hängenzulassen“, was sich an der Bauchmuskulatur widerspiegelt. Das Fehlen der Basisspannung wird bildlich als *„Hängebauchschwein-Effekt“* umschrieben. Beim entspannten Bauch muss der Patient über eine Kontraktion der Bauchmuskulatur, insbesondere des M. transversus abdominis, zu einer Reduzierung der Taille kommen. Eine selektive Kontraktion des M. transversus abdominis ist nur bei sehr geringer Kontraktion, mit etwa 2% der Maximalkraft, möglich. Bei intensiverer Kontraktion werden automatisch weitere Bauchmuskeln aktiviert (Richardson et al. 2002).

Die gängigen Instruktionen der Therapeuten für diese Übung sind sehr unterschiedlich. Die gängigste und angeblich „beste“ Instruktion lautet: *„Stellen Sie sich vor, Ihre Hose ist etwas zu eng. Beim Schließen des Reißverschluss müssen Sie Ihren Bauch etwas einziehen, so dass keine Haut verletzt wird.“*

Andere Instruktionen, die zum gewünschten Erfolg führen, sind durchaus legitim. Weiß der Patient gar nicht, was er tun soll, kann er aufgefordert werden, ähnlich wie beim Toilettengang zu pressen. Der M. transversus abdominis ist der wichtigste Synergist des Toilettengangs. Durch eine Abnahme des Taillenumfangs resultiert dies in einer Erhöhung des intraabdominalen Drucks. Diese Instruktion führt auch zur Kontraktion anderer Bauchmuskeln, weitere Instruktionen können die Ausführung weiter optimieren. Bei der korrekten Kontraktion spürt man den Muskel unter dem palpierenden Finger. Wenige Kontraktionen können bereits einen intensiven Muskelkater auslösen, wahrscheinlich ein Zeichen längerer Inhibition.

Anschließend kann die *Kokontraktion* trainiert werden. Eine Kontraktion von nur 1–3% der Maximalkraft der lokalen Muskulatur reicht aus, um die segmentale Stabilität zu gewährleisten (Cholewicki und McGill 1996). Gerade eine Kokontraktion der lokalen Muskulatur kann eine Stabilität in der neutralen Zone bewirken. Hierdurch entsteht eine stabile Basis, womit die globale Muskulatur gut arbeiten kann.

Merke **M!**

Zum Training der Kokontraktion palpiert der Patient oder der Trainer gleichzeitig die Mm. multifidi und die Mm. transversus abdominis in verschiedenen Ausgangsstellungen, wodurch eine Kokontraktion erreicht werden soll.

Während der Kokontraktion können eine Abduktion und Adduktion, eine Flexion und Extension mit gebeugtem oder gestrecktem Bein ausgeführt werden.

Mittlerweile wurde gezeigt, dass auch der M. iliacus die gleichen Reaktionen wie der M. multifi-

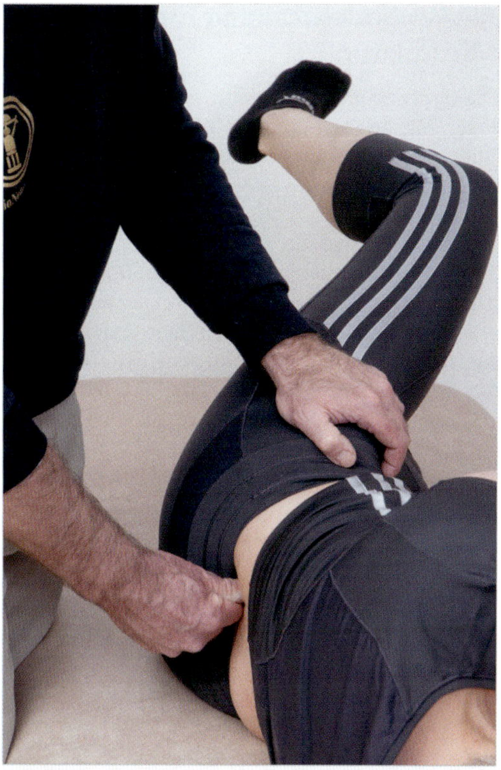

Abb. 19.9 Kokontraktion in Seitenlage, währenddessen macht der Patient eine Flexions- und Extensionbewegung in der Hüfte mit gebeugtem Knie.

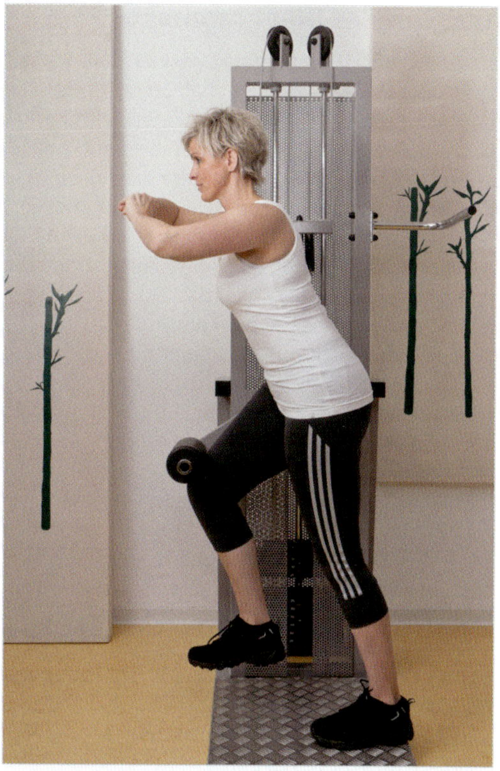

Abb. 19.10 Tonisierung des M. iliacus im Stand am Pendelgerät.

dus zeigt: eine Inhibition auf segmentaler Ebene (Gibbons 2007). Nur mangelt es noch an der praktischen Umsetzung, da sich die taktil-verbale Methode in der Praxis oft als schwierig erweist. Aufgrund seines fast parallelen Verlaufs zur Wirbelsäule hat der M. iliacus kaum eine Bewegungsfunktion. Er wird trainiert, nachdem der Therapeut das Femur mittels einer Traktion nach kaudal transloziert hat, indem er das Femur nach kranial transloziert. Dies ist eine Übung, die auch für sehr hochbegabte Sportler schwer umzusetzen ist. Dieses interessante Ereignis bedarf aber noch einer optimierten praktischen Umsetzung.

Bei fehlendem wissenschaftlichem Hinweis wird in der Praxis die Übung – nonverbal – am Pendelgerät geübt, zur eventuell möglichen Aktivierung des M. iliacus. Der Patient bewegt seinen Oberschenkel aufwärts mit einem Flexionswinkel von 70–90°. Hauptaufgabe ist es, die LWS in der neutralen Position zu fixieren. In der Anfangsphase kann der Patient die Flexion der Hüfte gegen einen Widerstand, mit Stabilisation der Lordose durch Einsatz einer PBU oder durch Kokontraktionskontrolle, üben (▶ Abb. 19.10).

Apparative Hilfsmittel

Eine Ultraschalldiagnositk und ein Oberflächen-EMG können professionell unterstützen. Die Praxis zeigt aber, dass nicht jeder Patient positiv auf diese Methoden reagiert. Die Methoden verunsichern manche Patienten, andere wiederum sind begeistert. Ein sehr befriedigendes Outcome kann auch ohne diese Geräte erreicht werden. Die Kosten für eine Ultraschallgerät betragen mehrere Tausend Euro, ein Oberflächen-EMG-Gerät ist wesentlich günstiger.

Training des Diaphragmas

Das Zwerchfell (Diaphragma) trägt zu einer Stabilisation der LWS bei (Hodges et al. 2003). Praktische Übungen für die Tonisierung des Diaphragmas sind aus der Lungenrehabilitation bekannt.

Eine Übung kann beispielsweise die Tonisierung der Bauchmuskulatur sein. Der Patient tonisiert diese z. B. durch Crunch, wie sie in ▶ Abb. 19.11 zu sehen sind. Während der Tonisierung atmet der Patient tief ein, so dass sich das Zwerchfell gegen einen erhöhten Widerstand kontrahieren muss.

Es gibt aber auch Hilfsmittel und Geräte, die sich für ein solches Training der Einatmungsmuskulatur eignen. Das Prinzip ist dabei immer ähnlich, da diese Geräte in der Regel auf der Erhöhung des Einatmungswiderstandes basieren.

Eine weitere Möglichkeit ist der Einsatz eines elastischen Bandes, das um den Bauch gebunden wird. Das Ziel bei dieser Übung ist es, durch eine tiefe Einatmung in den Bauch hinein, das Band auf Spannung zu bringen und kurz zu halten.

Auch ein Gewicht, das auf den Bauch gelegt wird, kann zur Tonisierung der Bauchmuskulatur eingesetzt werden. Dabei liegt der Patient auf dem Rücken mit einem Gewicht auf dem Bauch. Nun soll das Gewicht durch eine tiefe Einatmung nach oben bewegt und dort kurz gehalten werden.

Bei gewissen Sportarten ist es üblich, dass der Partner auf dem Bauch des Patienten sitzt oder im Härtefall sogar steht, während der Patient durch seine Atmung den Bauch hoch und runter bewegt. Diese Maßnahme scheint aber über den Einsatz bei Rückenpatienten hinauszugehen.

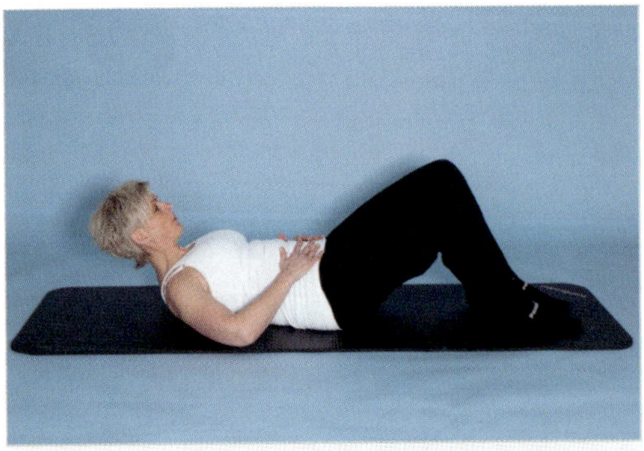

Abb. 19.11 Übungen zur Tonisierung des Diaphragmas.

Beckenbodentraining für die lokale Muskulatur

Die Beckenbodenmuskulatur ist kein direkter lokaler Muskel. Der bindegewebsartige-muskulöse Boden besteht unter anderem aus dem M. levator ani.

Die Beckenbodenmuskulatur ist jedoch ein wichtiger Muskel zur Gewährleistung eines passenden intraabdominalen Drucks (IAP) (s. Kap. 16.13). Sie sollte entsprechend trainiert werden.

Frauen mit Rückenbeschwerden leiden in den meisten Fällen gleichzeitig auch unter einer Harninkontinenz (Eliasson et al. 2008). Entgegen der Erwartung handelt es sich dabei auch um junge Probandinnen (Alter: 17–45 Jahre). Dabei verteilten sich die verschiedenen Inkontinenzformen wie folgt:

- 72 % Stressinkontinenz
- 1 % Dranginkontinenz
- 27 % Mischformen

Merke **M!**

Stressinkontinenz

Stressinkontinenz wird auch als Belastungsinkontinenz bezeichnet. Es kommt dabei durch die passive Erhöhung des intraabdominalen Drucks zu einem (meist geringem) Harnverlust, z. B. beim Husten, Lachen, Niesen, Laufen, Treppensteigen etc. Der Urinverlust kann bewusst aufgehalten werden.

Dranginkontinenz

Dranginkontinenz ist durch einen nicht zu unterdrückenden Harndrang gekennzeichnet, der im Stehen, Liegen oder auch Sitzen auftreten kann. Der Urinverlust kann nicht bewusst aufgehalten werden.

Es ist daher wichtig, bei Frauen mit Rückenbeschwerden auch auf Inkontinenzbeschwerden zu achten, zumal beide Formen der Inkontinenz sehr gut konservativ zu therapieren sind.

Das Problem der Harninkontinenz beschränkt sich nicht auf eine bestimmte Altersgruppe, sondern betrifft ältere Frauen und jüngere/sportliche Frauen im gleichen Maße.

19.4 Lokales Muskeltraining im Rückentriathlon

Eine der effektivsten Möglichkeiten der aktiven Rehabilitation ist die Rezidivprophylaxe.

Das lokale Muskeltraining bildet einen festen Bestandteil des Rückentriathlons.

Es wird versucht, die lokale Muskulatur so schnell wie möglich zu aktiveren, wobei individuell bei jedem Patienten nach der geeigneten Methode gesucht wird, da ein funktionierendes lokales System die Voraussetzung für die 9 Rückenbasics ist. Hierbei wird geschaut, welche Methode am besten geeignet ist: einfaches Walking und/ oder eine nonverbale und/oder eine verbale und/ oder eine apperative Methode.

Jede Übung der Rückenbasics startet mit einer bewussten Kokontraktion der stabilisierenden Muskeln.

Lokales Muskeltraining wird mit einer Reduzierung der Rezidivquote (Zahl der Patienten, die innerhalb eines Jahres erneut an Rückenbeschwerden leidet) in Verbindung gebracht.

Nach einer Phase mit Rückenbeschwerden liegt die Wahrscheinlichkeit für ein Rezidiv im ersten Jahr statistisch gesehen bei 80 %. Das Training der lokalen Muskulatur kann diese Quote auf ca. 30 % reduzieren (Richardson 1999).

Rezidivprophylaxe in der Physiotherapie ist gerade auch für Betriebe besonders wichtig, da diese möglichst wenige Krankheitsfälle ihrer Mitarbeiter anstreben.

Der Therapeut sollte zudem immer die Faktoren, die bei der Rezidivprophylaxe eine Rolle spielen, kennen, denn nur dann kann er auch entsprechend darauf eingehen.

Die Prophylaxe von Rückenbeschwerden ist ein allgemein weitreichender Themenbereich, der nicht unterschätzt werden sollte. So liegt die Wahrscheinlichkeit, dass Personen ohne Rückenbeschwerden zukünftig an welchen leiden werden, bei schätzungsweise ca. 35 %.

Besonders gefährdet sind:

- übergewichtige Frauen und Personen mit einer allgemein schlechten körperlichen Verfassung (Croft et al. 1999).
- Frauen mit permanenter Überbelastung, die schwere Lasten bewegen, lange stehen oder gehen müssen (Macfarlane et al. 1997)

Solche Risikogruppen konnten bisher oftmals präventiv zur Teilnahme an Übungsprogrammen wie dem Rückentriathlon motiviert werden.

Merke **M!**

Zusammenfassung

- Das lokale Muskeltraining besitzt derzeit einen hohen Stellenwert bei der Therapie von Instabilitäten, ist aber genau wie andere Therapien nicht vor einer Relativierung gefeit.
- Schmerzhafte Instabilität kann an jedem Bewegungssegment auftreten, ist aber röntgenologisch schwer nachweisbar.
- Instabilität wird unterschiedlich definiert, ist aber im Prinzip häufig auf ein Defizit im muskulären Bereich zurückzuführen.
- Ursachen können Inaktivität, Schonverhalten und Schmerzen sein, aber auch viele andere Gründe kommen in Betracht.
- Die konservative Therapie ist meist erfolgreich.
- Vorgestellt wurden verschiedene Übungen und Behandlungskonzepte – mit und ohne apparative Hilfsmittel.

Literatur

Allison GT, Henry SM. The influence of fatigue on trunk muscle responses to sudden arm movements, a pilot study. Clin Biomech (Bristol, Avon). 2002; 17(5): 414–7.

Chanthapetch P, Kanlayanaphotporn R, Gaogasigam C, Chiradejnant A. Abdominal muscle activity during abdominal hollowing in four starting positions. Man Ther. 2009; 14(6): 642–6.

Cholewicki J, McGill SM.Mechanical stability of the in vivo lumbar spine: implications for injury and chronic low back pain. Clin Biomech (Bristol, Avon). 1996; 11(1): 1–15.

Croft PR, Papageorgiou AC, Thomas E, Macfarlane GJ, Silman AJ. Short-term physical risk factors for new episodes of low back pain. Prospective evidence from the South Manchester Back Pain Study. Spine (Phila Pa 1976). 1999; 24(15): 1556–61.

Delitto A, Erhard RE, Bowling RW. A treatment-based classification approach to low back syndrome: identifying and staging patients for conservative treatment. Phys Ther. 1995; 75(6): 470–85; discussion 485–9.

Eliasson K, Elfving B, Nordgren B, Mattsson E. Urinary incontinence in women with low back pain. Man Ther. 2008; 13(3): 206–12.

Friberg O. Lumbar instability: a dynamic approach by traction-compression radiography. Spine (Phila Pa 1976). 1987; 12(2): 119–29.

Fritz JM, Erhard RE, Hagen BF. Segmental instability of the lumbar spine. Phys Ther. 1998; 78(8): 889–96..

Frymoyer JM, Akeson M, Brandt K, et al. Clinical perspectives. In: Frvmoyer JW, Gordon SL (eds.). New Perspectives on Low Back Pain. Rosemont, IL: American Academy of Orthopaedic Surgeons. 1989: 217–248.

Gibbons SGT. Assessment und Rehabilitation der stabilisierenden Funktion des M. psoas major. manuelletherapie. 2007; 11(4): 177–187.

Hides JA, Richardson CA, Jull GA. Multifidus muscle recovery is not automatic after resolution of acute, first-episode low back pain. Spine Spine (Phila Pa 1976). 1996; 21(23): 2763–9.

Hides JA, Stokes MJ, Saide M, Jull GA, Cooper DH. Evidence of lumbar multifidus muscle wasting ipsilateral to symptoms in patients with acute/subacute low back pain. Spine (Phila Pa 1976). 1994; 19(2): 165–72.

Hodges PW, Richardson CA. Altered trunk muscle recruitment in people with low back pain with upper limb movement at different speeds. Arch Phys Med Rehabil. 1999; 80(9): 1005–12.

Hodges P, Kaigle Holm A, Holm S, Ekström L, Cresswell A, Hansson T, Thorstensson A. Intervertebral stiffness of the spine is increased by evoked contraction of transversus abdominis and the diaphragm: in vivo porcine studies. Spine (Phila Pa 1976). 2003; 28(23): 2594–601.

Lindel K. Muskeldehnung. Berlin: Springer; 2007.

Macfarlane GJ, Thomas E, Papageorgiou AC, Croft PR, Jayson MI, Silman AJ. Employment and physical work activities as predictors of future low back pain. Spine (Phila Pa 1976). 1997; 22(10): 1143–9.

McGill S. Low back disorders. Champaign: Human Kinetics; 2007.

Moseley GL, Hodges PW, Gandevia SC. Deep and superficial fibers of the lumbar multifidus muscle are differentially active during voluntary arm movements. Spine (Phila Pa 1976). 2002; 27(2): E29–36.

Newcomer KL, Jacobson TD, Gabriel DA, Larson DR, Brey RH, An KN. Muscle activation patterns in subjects with and without low back pain Arch Phys Med Rehabil. 2002; 83(6): 816–21.

Panjabi M. The stabilizing system of the spine. Part II. Neutral zone and instability hypothesis. J Spinal Disord. 1992; 5(4): 390–6; discussion 397.

Paris SV. Physical signs of instability. Spine. 1985; 10: 277–279.

Platzer W. Taschenatlas Anatomie. Stuttgart: Thieme; 1999.

Reichert B. Anatomie in vivo. Band 2: Palpieren und Verstehen im Bereich Rumpf und Kopf. Stuttgart: Thieme; 2007

Richardson C. Therapeutic exercise for spinal segmental stabilisation in low back pain. Edinburgh: Churchill Livingstone; 1999.

Richardson CA, Snijders CJ, Hides JA, Damen L, Pas MS, Storm J. The relation between the transversus abdominis muscles, sacroiliac joint mechanics, and low back pain. Spine (Phila Pa 1976). 2002; 27(4): 399–405.

Schöttger-Königer T. Stabilisation. In: van den Berg F. Angewandte Physiologie – Therapie, Training, Tests. Bd. 3. Stuttgart: Thieme; 2007.

Smeets R. Do lumbar stabilising exercises reduce pain and disability in patients with recurrent low back pain? Aust J Physiother. 2009; 55(2): 138.

Vezina MJ, Hubley-Kozey CL. Muscle activation in therapeutic exercises to improve trunk stability. Arch Phys Med Rehabil. 2000; 81(10): 1370–9.

von Garnier K, Köveker K, Rackwitz B, Kober U, Wilke S, Ewert T, Stucki G. Reliability of a test measuring transversus abdominis muscle recruitment with a pressure biofeedback unit. Physiotherapy. 2009; 95(1): 8–14.

Wottke D. Die große orthopädische Rückenschule. Berlin: Springer; 2004.

Kapitel 20

Globales Muskeltraining

20

20 Globales Muskeltraining

Frederik Deemter

20.1 Was sind globale Stabilisatoren und Mobilisatoren?

Globale Stabilisatoren sind für statische und dynamische Funktionen zuständig und überwachen die ROM.

Diese oberflächlich zwischen dem Brustkorb und dem Beckenbereich liegenden Muskeln überbrücken gleich mehrere Bewegungssegmente und sind für die Bewegungs- und Gleichgewichtsregulation wichtig. Die Stabilisationsfähigkeit dieser Muskeln hat für die einzelnen Segmente eine geringere Bedeutung. Zu den globalen Stabilisatoren zählen der M. splenius capitis/cervicis, der M. iliocostalis und der M. longissimus (▶ Abb. 20.1). Die lokalen Muskeln sind dagegen nur monosegmental.

Merke **M!**

Globale Mobilisatoren erzeugen die ROM.

Folgende Muskeln der LWS gehören zu den globalen Muskeln (Diemer und Sutor 2007):

- M. rectus abdominus
- M. obliquus abdominus externus
- M. iliocostalis lumborum pars thoracis
- M. longissimus thoracis pars lumborum

Sie liegen weiter von der von der Drehachse der Bewegung entfernt.

Manche Autoren unterscheiden noch eine dritte Gruppe: die globalen Stabilisatoren. Diese spannen nicht kontinuierlich an, sondern werden bewegungsabhängig aktiviert. Sie versuchen mittels einer exzentrischen Kontraktion die Bewegung zu limitieren (Comerford und Mottram 2000). Die Autoren rechnen zu dieser Gruppe die schrägen Bauchmuskeln und den M. gluteus medius.

Zu den Mobilisatoren zählen der M. latissimus dorsi und die Mm. deltoideus.

Eine Übersicht zur Einteilung der lokalen und globalen Stabilisatoren hat Comerford entwickelt (▶ Abb. 20.2).

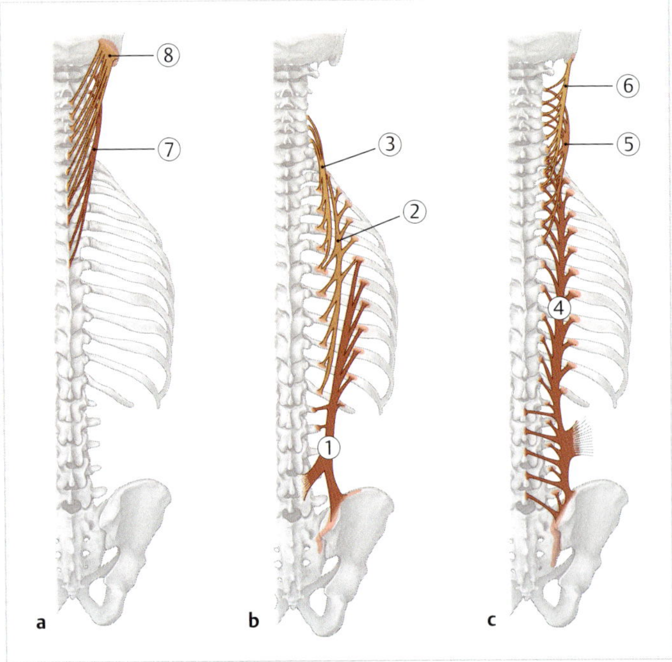

Abb. 20.1 Lage der globalen Stabilisatoren.

① M. iliocostalis lumborum
② M. iliocostalis thoracis
③ M. iliocostalis cervicis
④ M. longissimus thoracis
⑤ M. longissimus cervicis
⑥ M. longissimus capitis
⑦ M. splenius cervicis
⑧ M. splenius capitis

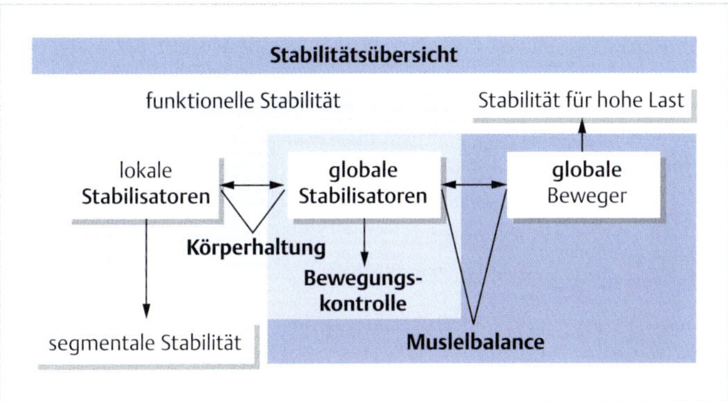

Abb. 20.2 Schema zur Stabilität nach Comerford und Mottram 2001 (Quelle: Albrecht 2006).

20.2 Zusammenspiel der lokalen und globalen Stabilisatoren

Die mechanische Stabilität der Wirbelsäule wird u. a. durch die Limitierung der Bewegung gewährleistet:
- das lokale und/oder
- das globale System;
- Muskeln, die den IAP erhöhen;
- die präzise Koordination dieser Muskeln

20.3 Aufbau und Training der globalen Muskulatur – Übungen, Zeitpunkt und Hintergrundwissen

20.3.1 Bracing – Anspannung der globalen Muskeln

Untersuchungen zeigen, dass eine reine Aktivierung des lokalen Systems kaum möglich ist, sondern auch das globale System immer mit einzubeziehen ist. Patienten mit Rückenbeschwerden zeigen Schwächen in der Kraft der gesamten lumbalen Extensoren (Ebenbichler et al. 2001). Eine Technik, die angewendet wird, wobei sich auch bewusst die globalen Muskeln anspannen, ist das *Bracing* (McGill 2007). Mittels Bracing werden alle Bauchmuskeln zur Koaktivierung der Rückenmuskulatur angespannt. Eine Übung hierfür ist das „ballistic torso-stiffening maneuver" (▸ Abb. 20.3), was im Allgemeinen eine Vorbereitung auf einen imaginären Schlag auf den Bauch ist. Diese Übung ist als allgemeines Training für alle Muskeln, die zu einer Tonisierung beitragen, geeignet (McGill et al. 2009).

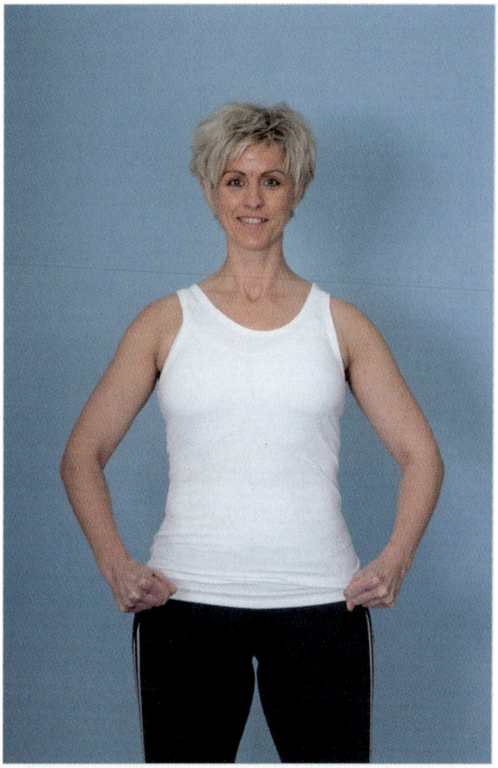

Abb. 20.3 Ballistic torso-stiffening maneuver.

Bei dieser Übung wird eine Kompression generiert, die sich auf die Bewegungssegmente ausübt. Daher ist es ratsam, am Anfang der Rehabilitation die Wirkung dieses Trainings zu berücksichtigen, zumal einige Patienten anfangs keine Kompressionsbelastung wünschen.

Die primäre Stabilität kann durch das lokale System besser erzielt werden, später ist aber die Kompressionsstabilisierung ein unbedingtes Muss, da ein reines lokales Muskeltraining die Funktion des globalen Systems beeinträchtigen kann.

20.3.2 Abdominal Hollowing – Reduzierung der Kompressionskraft

Abdominal Hollowing reduziert die Hebelwirkung auf den M. rectus abdominis (▶ Abb. 20.4) und verringert die Kompressionskraft (▶ Abb. 20.4).

Für die Praxis bedeutet dies, dass Abdominal Hollowing eher in der Anfangsphase des Trainings zur Akzentuierung des M. transversus abdominis geeignet ist. In der späteren Reha-Phase, bei der Tonisierung der gesamten Bauchmuskulatur, verliert es an Bedeutung.

Mit zunehmender Intensität des Trainings reguliert sich die Aktivität der verschiedenen Bauchmuskeln von selbst. Bei sehr intensiven Übungen sieht man eine konstante Aktivität aller Bauchmuskeln (Davidson und Hubley-Kozey 2005).

Eine Tonisierung kann auch durch nicht spezifische Übungen in der Endphase der Reha stattfinden (Koumantakis et al. 2005). Die Wirksamkeit dieser Strategie zeigt sich darin, dass der Schmerz reduziert und die Funktionalität wiederhergestellt wird (Grenier und McGill 2007). Trotz dieser positiven Aspekte sollten Crunches nur mit Vorsicht angeboten werden, denn besonders für untrainierte Personen und Anfänger ist diese Übung sehr belastend.

20.3.3 Vertikalisiertes Training

Das Training der globalen Muskulatur sollte, sofern möglich, im Stehen durchgeführt werden, weil dies die Übertragung auf die ADLs erleichtert. Übungen in Rückenlage auf Trainingsmatten werden innerhalb der aktiven Rehabilitation zunehmend kritisiert, da diese nur sehr schlecht in den Alltag übertragen werden können und zudem die Übungsbelastung zu hoch ist. Obwohl solche Übungen als vermeintlich sicher gelten, entsteht gerade durch das Anheben des Rumpfes in Rückenlage ein erheblicher intraartikulärer/intradiskaler

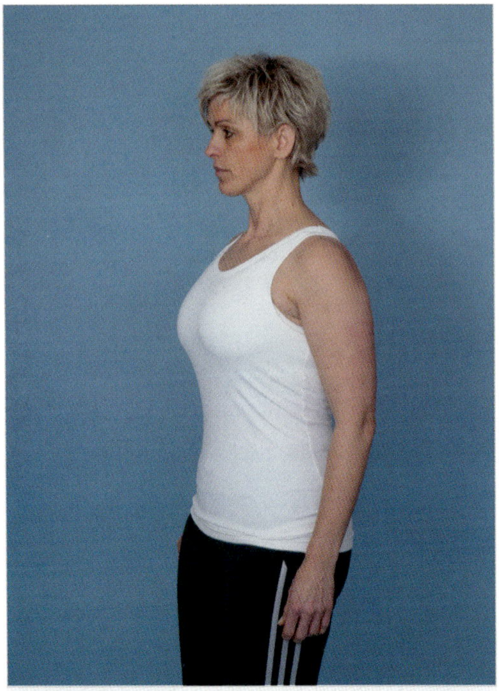

Abb. 20.4 Abdominal Hollowing reduziert die Hebelwirkung des M. rectus abdominis und verringert die Kompressionsbelastung.

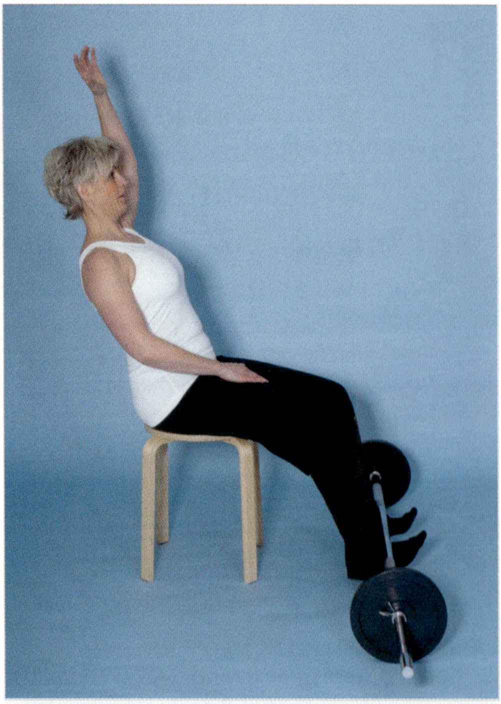

Abb. 20.5 Reachback im Sitzen und bei Rumpfneigen als funktioneller Ersatz für Übungen in Rückenlage.

Druck. Messungen mit telemetrisch versorgten Implantaten bestätigen erhöhte Kräfte durch die Kontraktion der Bauchmuskeln (Rohlmann et al. 1998).

Diverse herkömmliche Übungen, z. B. Crunches, sind aus folgenden Gründen *nicht* empfehlenswert:

- Die Übungsbelastung (das halbe Rumpfgewicht + Kopf + Arme) ist für viele Patienten zu schwer (Gardner-Morse und Stokes 1998).
- Die Art der Übung entspricht nicht der Alltagsbelastung.
- Die Bauchmuskeln spannen sich im Alltag fast immer synergistisch mit den Hüftflexoren an. Die Hüfte befindet sich in der Regel in einer gestreckten Position, wie z. B. beim Werfen oder Holzhacken.
- Die Bauchmuskeln spannen sich normalerweise bei einer gestreckten Position der Wirbelsäule an.

Alternativen zu Crunches sind Reachbacks (▶ Abb. 20.6). Die Bauchmuskulatur spannt sich im Alltag fast immer in einer vertikalen Position der extendierten LWS an; diese Übung kann im Stehen, bei Bedarf auch im Sitzen, ausgeführt werden.

Ähnliches gilt für Übungen der Rückenmuskulatur in Bauchlage:

- Die Übung ist sehr schwierig, wenn der Rumpf und/oder beide Beine angehoben werden. Rohmann führte In-vivo-Messungen mit telemetrisch versorgten Wirbelkörperimplantaten durch. Dabei wurde die größte Kompressionsbelastung in der Bauchlage, beim zeitgleichen Anheben beider Beine, gemessen (Rohlmann et al. 1995)
- Die Rückenmuskeln spannen sich meistens in einer flektierten Position an.
- Die Rückenmuskeln arbeiten synergistisch mit Hüftextensoren bei flektierter Hüfte.

20.3.4 Training der Lateralflexoren

Die Lateralflexoren können im Stehen trainiert werden. Anfangs findet das Training ohne Gewichte statt, später mit einer einseitigen Last (▶ Abb. 20.7).

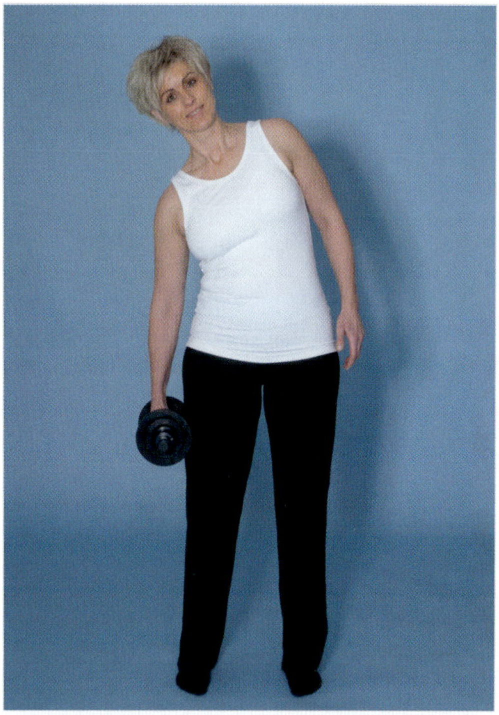

Abb. 20.6 Training der Lateralflexoren im Stehen. Bei dieser Übung wird die Hand in Bodenrichtung bewegt, der Rücke bleibt gerade. Zur Steigerung der Übung kann der Patient eine Last in die Hand nehmen.

20.3.5 Rotationstraining

Ein reines Rotationstraining in der vertikalen Position ist ohne den Einsatz von Geräten schwer zu organisieren. Alternativ kann die Muskulatur aus der Seitenlage heraus, mit zunehmendem intraartikulären Druck während der Rotationsbelastung aufgebaut werden. Zunächst wird mit gestrecktem Körper und gestreckten Beinen trainiert. Dabei wird das Becken nach vorne und hinten bewegt.

Anschließend werden die Knie leicht angewinkelt; Schulter, Hüfte und Fersen bleiben in einer geraden Linie. Nun versucht der Patient, die Knie leicht anzuheben. Der Winkel der Knie wird bei jedem Training progressiv gesteigert; ab einem Winkel von 90° kann ein Zusatzgewicht zwischen die Knie gelegt werden (▶ Abb. 20.7).

Dies ist eine Rotationsübung des Rückentriathlons. Weitere Steigerungsmöglichkeiten werden in Kapitel 21 „Die Rückenbasics – Basic Nr. 9 Rotation" beschrieben.

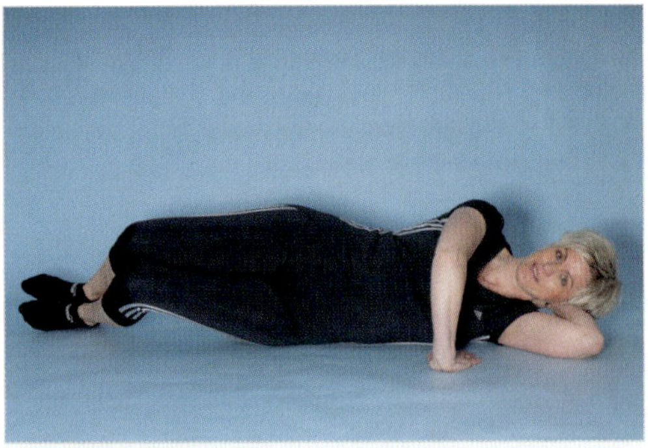

Abb. 20.7 Rotationstraining – Grundübung, die im Rückentriathlon-Basic Nr. 9 in verschiedenen Steigerungsformen integriert ist.

20.3.6 Alibi-Training

Alibi-Training ist weit verbreitet und wird in der MTT häufig eingesetzt. „Alibi" bedeutet „anderswo". Auf das Training übertragen, heißt dies, dass andere Muskeln trainiert werden als diejenigen, die eigentlich trainiert werden sollten. Alibi-Training hat somit keinen direkten Nutzen hinsichtlich der Beschwerden. Ein Beispiel ist das Latziehen als Standardübung bei allen Rückenpatienten. Während nur ein kleiner Teil der Rückenpatienten davon profitiert, wird diese Übung fast immer verschrieben. Das Training ist jedoch bislang nicht wissenschaftlich evaluiert. Bewusst oder unbewusst weist der Therapeut darauf hin, dass man bei dieser Übung grundsätzlich nichts „falsch" umsetzen kann. Für gut trainierte, verletzte Sportler können diese Übungen noch gezielt dosiert werden.

- Alibi ist ein Training, welches viele Muskelbereiche trainiert und den intraartikulären Druck innerhalb der Wirbelsäule nicht wesentlich erhöht.
- Es wird eingesetzt, um das aktive Coping des Patienten zu fördern.
- Alibi-Übungen haben sich auch bei einer ernsten Pathologie bewährt, welche vorerst noch keine Erhöhung des intraartikulären Drucks der Zielstruktur verarbeiten kann.
- Alibi-Übungen sind immer schmerzfrei und benötigen viele Instruktionen. In der Anfangsphase des Rückentrainings sind folgende Übungen als Alibi-Training geeignet:
  - Trizepstraining im Liegen
  - Bizepstraining im Liegen
  - Drücken
  - Ziehen
  - Dipping
  - Latpully
  - Beinstrecken im Sitzen
  - Soleus-Training im Sitzen

Die Übungen „Drücken" und „Ziehen" wurden in das Rückentriathlonkonzept aufgenommen und gelten als Übungen, die Patienten mit LWS-Problemen am wenigsten belasten.

Die Progressionsstufen des Trainings in der LWS-Rehabilitation sind in ▸ Tab. 20.1 dargestellt.

Für Personen, die unbedingt aus sportlichen Gründen wieder Crunches ausführen wollen, gilt das gleiche Prinzip. Der Rumpf ist oft zu schwer, um einen normalen Crunch auszuüben, hier bietet die schräge Ebene eine Alternative.

Der Crunch wird mit einem Neigungswinkel der schrägen Ebene zum Beispiel von 60° geübt. Allmählich wird der Neigungswinkel gesenkt, bis er die Horizontalebene erreicht hat. Bei Bedarf kann sogar mit einem negativen Winkel gearbeitet werden.

20.4 Schnelle Bewegungen – wie trainieren?

Patienten mit Rückenbeschwerden zeigen oft verzögerte Reaktionen von verschiedenen Rumpfmuskeln, wenn der Rumpf schnell bewegt wird (Radebold et al. 2000).

Der Patient klagt in der Anamnese häufig über Beschwerden bei schnelleren Bewegungen, außerdem sorgen schnelle Bewegungen für höhere Muskelspannungen (McGill et al. 2009, Thomas et al. 1998) und bedingen Kompressionsmomente auf passive Strukturen. Die Stabilität bei schnellen Bewegungen wird durch das globale und lokale System gewährleistet. Die schnellen Bewegungen selbst werden vorwiegend durch das globale System generiert und der hohe Anteil an FT-Fasern ist für diese Aufgaben prädestiniert. Innerhalb des Rückentriathlonkonzepts werden schnelle Bewegungen erst ab dem 3. Jahr systematisch ausgeführt. Der Grund hierfür ist das ehrgeizige Ziel einer 100%igen Verträglichkeit der Übungen.

Üblicherweise wird mit einer Trainingsfrequenz von 60 bpm (beats per minute) begonnen. Ein konzentrisch-exzentrischer Bewegungszyklus besteht pro Minute aus 30 Bewegungszyklen mit 2 bpm,

Tab. 20.1 Progressionsstufen des Gewebetrainings bei einer allgemeinen LWS-Rehabilitation

Phase	Beschreibung	Therapeutische Relevanz
unbelastet	entspricht einer Bettruhebelastung bei ernsten Operationen oder instabilen Frakturen, eine axiale Kompression ist noch nicht erwünscht	• intensive Isometrie ist kontraindiziert • Training der Alibi-Muskeln ist teilweise geeignet
Teilbelastung	entspricht einer Belastung direkt nach der Bettruhephase, Ziel der Phase ist eine schmerzfreie Geh- und ADL-Belastung	Um Teilbelastung zu erreichen, sind unterstützende Maßnahmenkurzfristig erlaubt. Ein Rollator oder Unterarmgehhilfen reduzieren eine axiale Kompression
Vollbelastung	entspricht den ersten Schritten ohne Unterstützung bis zur adäquaten Gehbelastung	• Der Patient kann die Kompressionsbelastungen des Rumpfes tragen und sie progressiv durch eine systematische Verlängerung des Gehabstands üben. Schmerzen bis VAS 5 sind in der Regel erlaubt. • Kokontraktion der lokalen Rumpfmuskulatur in Rückenlage ist erlaubt • Training der Alibi-Muskulatur mit Drücken und Ziehen, anfangs koordinativ und später mit Gewicht, ist erlaubt
axiale Belastung	entspricht den ersten Schritten mit erhöhter axialer Kompression wie beim Joggen, Tragen oder Gewichtestemmen in der aufrechten Position mit physiologischer Lordose	• Walking/Jogging und Rückentriathlon sind möglich • Übungen mit Kompressionskräften wie Squat, Vorwärtsheben, Step Up und Sägen sind koordinativ erlaubt
Neigungsbelastung	entspricht den ersten Übungen in geneigter Position, mit physiologischer Lordose	Übungen wie Good Morning und Kniebeugen sind erlaubt. Erst jetzt entspricht dies der ersten Progressionsstufe der Rückenmuskelübungen. Die Progression wird durch den Neigungswinkel und die Belastung gewählt.
Flexionsbelastung	entspricht dem Nach-vorne-Beugen des Oberkörpers, vorerst ohne, später mit Zusatzgewicht	progressive Übung der Beugung im Stand vorerst koordinativ, später mit Gewichten
Rotationsbelastung	entspricht Rotationsübungen mit Belastung	Rotationsübungen mit Gewicht aus der Seitenlage, vorerst koordinativ, später mit Gewichten
plyometrische Belastung	entspricht Übungen, die absichtlich mit Geschwindigkeit ausgeübt werden, um die Belastung zu erhöhen, hierbei gilt es, die kollagene Belastung und neuromuskuläre Kontrolle zu provozieren	Übungen werden mit geringer Belastung progressiv ausgeführt. Dabei werden das Tempo und die Frequenz erhöht. Geeignete Übungen sind die Rotation und das Fahrradpumpen.
max. Belastung	keine Einschränkung	Kombinationsbewegungen (z. B. Rotation/Flexion) mit Zusatzgewicht und hohe Bewegungsgeschwindigkeit

die Signale können dabei akustisch oder visuell (Bildschirm) gegeben werden.

Aufgrund der hohen koordinativen Anforderungen und energetischen Beanspruchungen wird maximal 10 Sekunden geübt. Die schnellen Bewegungen des Rumpfes können später koordinativ mit bis zu 200 bpm ausgeführt werden, die der Extremitäten mit bis zu 300 bpm.

Für die sehr schnellen Bewegungen sollte ein Bewegungszyklus pro Beat gewählt werden.

Beim Rückentriathlon werden für junge Patienten deutlich schnellere Bewegungen ausgewählt als für ältere Personen.

Die Zahl der Übungen ist unendlich. Vor allem sollte die Bewegung, die die Probleme verursacht, trainiert werden.

Beim Rückentriathlon werden oft folgende Übungen durchgeführt:

- Rotation
- Sägen
- Squat
- Beugen

Einige übliche, ergänzende Übungen mit funktioneller Bedeutung sind:

1. **Standing bent-over row:** Schon bei niedriger Geschwindigkeit werden hohe Kräfte generiert (Fenwick et al. 2009). Bei dieser Übung steht der Patient um 30° nach vorne geneigt und die lumbale Wirbelsäule in der neutralen Zone fixiert. Ein Gewicht wird nach oben in Richtung Schulter und wieder nach unten bewegt, die Ellenbogen werden dabei vom ausgestreckten Zustand bis zu einem Winkel von 90° bewegt. Das Metronom gibt das Tempo vor und die Belastung beträgt in etwa 5–15% des Körpergewichts.
2. **Oberkörperrotation:** Bei der Oberkörperrotation benutzt der Patient im Stehen eine Langhantel, die Wirbelsäule wird in der neutralen Zone fixiert. Mit dem Oberkörper führt er eine Rotation von 15° nach rechts und anschließend 15° nach links aus, wobei sich das Becken nicht bewegt. Die Übung kann mit und ohne (einseitiges) Zusatzgewicht ausgeführt werden. Wird mit einem Zusatzgewicht gearbeitet, sollte der Therapeut auf eine gute Fixierung achten.
3. **Beckenrotation:** Bei der Beckenrotation steht der Patient auf einem Twister, einer Drehscheibe oder einem Kreisel. Der Oberkörper ist fixiert, während das Becken eine Rotation von rechts nach links ausführt.
4. **Armbewegung „werfen“:** Bei der Wurfbewegung steht der Patient und hebt seinen Arm bis in die Wurfposition an. Er bewegt eine Kurzhantel (3–5% des Körpergewichts) in Wurfrichtung und zurück.
5. **Armbewegung „seitwärts boxen“:** Der Patient steht mit gestrecktem Arm in 90° Abduktion. Er bewegt eine Kurzhantel in Richtung Körper und wieder zurück.
6. **Beinbewegung:** Bei der Beinbewegung steht der Patient auf einem Bein, der Rumpf ist um 20° nach vorne geneigt, die Wirbelsäule in der neutralen Zone fixiert. Das freie Bein wird in der Hüfte 30° flektiert und wieder gestreckt.

20.4.1 Zeitpunkt des Trainings

Das Training der globalen Muskulatur kann beginnen, sobald der Patient schmerzfrei sitzen und gehen kann. Die Kräfte, die beim Rumpfmuskeltraining auftreten, sind stärker als die normalen Belastungen beim Sitzen oder Gehen. Während beim Sitzen und Gehen nur das Eigengewicht des Rumpfes getragen wird, kommt bei Übungen in der vertikalen Position noch eine Rumpfspannungskraft hinzu. Je nach externer Stärke der Zusatzbelastung und Grad der Rumpfneigung wird diese Kraft erhöht.

Diese Angaben werden durch die intradiskalen Druckmessungen von Wilke bestätigt (Wilke et al. 1999), welche tendenziell die gleichen Druckbelastungen anzeigen (► Tab. 20.2).

Belastendes Training der Rumpfmuskel findet statt bei:

- positivem 10-x-beugen-10-x-strecken-Test
- positivem BOB-Test
- 4 Wochen nach Beginn des Rückentriathlons

Tab. 20.2 Intradiskale Druckmessungen (nach Wilke et al. 1999)

Aktivität	Gemessener Druck (in MPa; 0,1 MPa = 1 Bar)
Rückenlage	0,10
Seitenlage	0,12
Bauchlage	0,11
sich im Bett umdrehen (max.)	0,70–0,80
entspannt stehen	0,50
stehen; vorwärts gebeugt	1,10
entspannt frei sitzen	0,46
aktiv gestreckt sitzen	0,55
gehen (barfuß)	0,53–0,65
20 kg heben; nach vorne gebeugt mit rundem Rücken („falsch“)	2,30
20 Kilo heben; analog der Rückenschule („richtig“)	1,70

Zusammenfassung ✓

- Globale Stabilisatoren sind für statische und dynamische Funktionen zuständig und überwachen die ROM – globale Mobilisatoren erzeugen die ROM.
- Die Stabilität wird nur durch ein Zusammenspiel der lokalen und globalen Stabilisatoren sowie der globalen Mobilisatoren erreicht.
- Aufbau und Training des lokalen Systems erfordert die Einbeziehung des globalen Systems.
- Es wurden verschiedene Trainingsmöglichkeiten vorgestellt.

Literatur

Albrecht K. Körperhaltung – Gesunder Rücken durch richtiges Training. 2. Aufl., überarb. 2006. Stuttgart: Thieme; 2006.

Comerford M, Mottram S. Movement Dysfunction: Focus on Dynamic Stability and Muscle Balance. Kinetic Control Movement Dysfunction Course Publication. Southampton: Kinetic Control; 2000.

Davidson K, Hubley-Kozey C. Trunk muscle responses to demands of an exercise progression to improve dynamic spinal stability. Arch Phys Med Rehabil. 2005; 86(2): 216–23.

Diemer F, Sutor V. Praxis der medizinische Trainingstherapie: Thieme; 2007: 164.

Ebenbichler GR, Oddsson LI, Kollmitzer J, Erim Z. Sensory-motor control of the lower back: implications for rehabilitation. Med Sci Sports Exerc. 2001; 33(11): 1889–98.

Fenwick CM, Brown SH, McGill SM. Comparison of different rowing exercises: trunk muscle activation and lumbar spine motion, load, and stiffness. J Strength Cond Res. 2009; 23(2): 350–8.

Gardner-Morse MG, Stokes IA.The effects of abdominal muscle coactivation on lumbar spine stability. Spine (Phila Pa 1976). 1998; 23(1): 86–91; discussion 91–2.

Grenier S, McGill S. Quantification of lumbar stability by using 2 different abdominal activation strategies. Arch Phys Med Rehabil. 2007; 88(1): 54–62.

Koumantakis G, Watson P, Oldham J. Trunk muscle stabilization training plus general exercise versus general exercise only: randomized controlled trial of patients with recurrent low back pain. Phys Ther. 2005; 85(3): 209–25.

Mc Gill S. Low back disorders. Champaign: Human Kinetics; 2007.

McGill S, Karpowicz A, Fenwick C. Ballistic abdominal exercises: muscle activation patterns during three activities along the stability/mobility continuum. J Strength Cond Res. 2009; 23(3): 898–905.

Radebold A, Cholewicki J, Panjabi M, Patel T. Muscle response pattern to sudden trunk loading in healthy individuals and in patients with chronic low back pain. Spine (Phila Pa 1976). 2000; 25(8): 347–54.

Rohlmann A, Bergmann G, Graichen F, Mayer H. Influence of muscle forces on loads in internal spinal fixation devices. Spine (Phila Pa 1976). 1998; 23(5): 537–42.

Rohlmann A, Bergmann G, Graichen F, Weber U. In vivo measurement of implant loads in a patient with a fractured vertebral body. Eur Spine J. 1995; 4(6): 347–53.

Thomas J, Lavender S, Corcos D, Andersson G. Trunk kinematics and trunk muscle activity during a rapidly applied load. J Electromyogr Kinesiol. 1998; 8(4): 215–25.

Wilke HJ, Neef P, Caimi M, Hoogland T, Claes LE. New in vivo measurements of pressures in the intervertebral disc in daily life. Spine (Phila Pa 1976). 1999; 24(8): 755–62.

Kapitel 21

Die Rückenbasics

21

21 Die Rückenbasics

Frederik Deemter

21.1 Entwicklung des Rückentriathlons

Die Ansprüche an ein wirksames Konzept für die Wirbelsäule sind vielseitig, vor allem, wenn sich die Methode langfristig am Markt etablieren soll. Die unterschiedlichen Interessen der Patienten, Ärzte, physiotherapeutischen Trainer und Kostenträger sollten dabei berücksichtigt werden. Bei der Entwicklung des Rückentriathlons haben viele strategische Überlegungen, medizinische Tatsachen, wissenschaftliche Fakten und nicht zuletzt Realismus eine Rolle gespielt.

Die Mehrheit der modernen Menschen geht einer geregelten Tätigkeit nach und ist den größten Teil des alltäglichen Lebens inaktiv. Gelegentlich wird dieser inaktive Lebensstil von Aktivitäten, die eine koordinative Höchstleistung und einen durchtrainierten Körper voraussetzen, durchbrochen.

Das Ziel der Entwickler des Rückentriathlons war es, eine Übungssequenz zu entwickeln, die bei minimalem Zeitaufwand ideale Bedingungen schafft, um die vielseitigen, körperlichen Ansprüche des Alltags zu bewältigen, und gleichzeitig langfristigen Unter- und Überbelastungsbeschwerden vorbeugt.

Bei der Entwicklung des Rückentriathlons wurden folgende Prioritäten formuliert:

1. **Langfristige Akzeptanz bei den Patienten:** Aus diesem Grund wurde eine Trainingsfrequenz von 1 × pro Woche mit einer Dauer von 60–90 Minuten in einem Zentrum gewählt.
2. **Änderungen der Lebensgewohnheiten:** Das Heimtraining sollte 3 × pro Woche alleine zu Hause stattfinden.
3. **Wirtschaftlichkeit:** Ein Gruppentraining 1 × pro Woche im Trainingszentrum minimiert die Behandlungskosten.
4. **Gute Praktikabilität:** Langhanteltraining kann auch privat durchgeführt werden. Die Anschaffungskosten sind relativ niedrig und man ist von Geräteherstellern unabhängig. Langhanteltraining ist flexibel, weil es bei Bedarf auch in mehreren Trainingszentren angeboten werden kann.
5. **Gutes Outcome:** Dieses ist in einem nahezu gesättigten Gesundheitsmarkt entscheidend und für die langfristige Akzeptanz der Versicherungen eine absolute Voraussetzung.
6. **Hohe Patientenzufriedenheit:** Die Patientenzufriedenheit gewinnt auf dem heutigen Gesundheitsmarkt immer mehr an Bedeutung.

Aufgrund der Zeitplanung des Gesamtkonzeptes ist die Zahl der Übungen limitiert: Bei einer Trainingsdauer von 1 Stunde und einem Training der Kraft- und Ausdauer mit 3 Sätzen, 20 Wiederholungen und 3 Pausen von je 1 Minute kann nur eine beschränkte Zahl von Übungen durchgeführt werden.

Eine Übungsserie von maximal 9 Übungen ist somit vorgegeben. Bei der Auswahl der Übungen sollte eine optimale Kombination ausgewählt werden, damit das Training möglichst effektiv ist. Ziel des Gruppentrainings ist es, eine Basis für die Belastungen des alltäglichen Lebens zu schaffen: *die Rückenbasics*.

Die Rückenbasics werden durch einige Hausübungen, die der Therapeut auswählt, ergänzt. Bevor der Patient diese Übungen zu Hause ausführt, übt er sie zunächst gemeinsam mit dem Trainer in der Trainingsstunde. Diese Basics sind für alle Patienten gleich, da sie den Belastungen des Alltags ähneln. Es wird jedoch für jeden einzelnen Patienten eine *individuelle Trainingsbelastung* ermittelt. Diese kann man sich über das Internet mittels einer Datenbank errechnen lassen.

Gleichzeitig sollten die Übungen die verschiedenen Regionen der Wirbelsäule (BWS, LWS und ISG) ausreichend *stabilisieren* und *koordinativ schulen* sowie funktionell sein; sie sollten den Zielsetzungen des Rückentriathlons entsprechen.

21.2 Auswahl der Übungen

Bei der Auswahl der Übungen wurden folgende Prioritäten berücksichtigt:

- Der Patient sollte die häufigsten Wirbelsäulenbelastungen der ADLs üben: Heben, Bücken, Tragen, Drehen, Drücken und Ziehen. Hierbei soll die Koordination und die Belastbarkeit optimiert werden.
- Das Training sollte die gängigen, nicht spezifischen Beschwerden der LWS, BWS und des ISG lindern.

- Die Kräftigung sollte in einer Körperposition stattfinden, die der ADL-Belastung am ähnlichsten ist (Kumar et al. 1995).
- Die Übungen sollten keine nennenswerten ERIs auslösen.
- Langfristiges Training sollte keine Dysbalancen hervorrufen.

Grundlage für die Auswahl der Übungen war:
- die Meinung der Physiotherapeuten auf den PAT-Schulungen (PAT = Progressives Aggressionstraining)
- Expert Opinions innerhalb des Physionetzwerkes
- Umfragen zur Auswahl der üblichen Übungen, mit bewährter und gefühlter Effektivität sowie guter Akzeptanz bei den Patienten
- zur Best Practice gehörende Übungen: Übungen, die Physiotherapeuten oft als Erfolgsrezept benutzen
- die Grundlagen der Betriebsphysiotherapie. The *National Institute for Occupational Safety and Health (Niosh) hat viele Belastungen der Wirbelsäule am Arbeitsplatz umschrieben (Heben, Stemmen, Tragen, Drücken und Ziehen) (Voskamp et al. 2008).*
- sichere und praktikable Langhantelübungen

Folgende Übungen wurden auf der Basis von Auswahlkriterien selektiert, wobei die Nomenklatur der Übungen stark wechselt. Im folgenden Teil des Kapitels werden die Übungen detailliert beschrieben.

1. **Kniebeuge oder Squat:** zur Schulung und zum Training des Hebevorgangs mittels Squat
2. **Vorwärtsheben:** Diese Übung ist belastend, tritt im Alltag und Beruf jedoch häufig auf. Sie ist jahrelang von vielen Patienten gemieden worden und zählte zu den „schlechten Bewegungen".
3. **Step Up:** eines der Risikomomente bei ISG-Instabilitäten. Eine verbesserte Koordination und höhere Belastbarkeit sollte zu weniger Rezidiven führen.
4. **Drücken:** das funktionelle Gegenteil zum Ziehen. Es simuliert die Druckbelastung der Schulterregion bei Druckbelastungen im Alltag oder Beruf.
5. **Ziehen oder Rowing:** Übung zur Tonisierung der thorakalen Muskulatur, u. a. zur Stabilisierung von BWS-Instabilitäten
6. **Rhombo:** Übung zur Tonisierung der Fascia thoracolumbalis
7. **Sägen:** Training der Rotationsbelastung von kranial nach kaudal
8. **Beugen:** Diese Übung ist belastend, tritt im Alltag und Beruf jedoch häufig auf. Sie ist jahrelang von vielen Patienten gemieden worden und zählte zu den „schlechten Bewegungen".
9. **Rotation:** Koordinatives Training der Rotationsbelastung von kaudal nach kranial.

Die Belastungen, die während des Trainings am häufigsten vermisst werden, sind die reinen *Flexions- und Seitwärtsbelastungen.* Das Training der Flexoren und Lateralflexoren kann bei Bedarf als ergänzende Hausübung mitgegeben werden.

21.3 Berücksichtigung des Zeitrasters

Das Programm wird zeitlich in 3 Phasen unterteilt (Zimmerman 2002):

1. Gewöhnungsphase: 4 bis 6 Wochen
2. Aufbauphase: 6 Wochen bis 6 Monate
3. Festigungsphase: ab 6 Wochen

Diese Einteilung ist größtenteils deckungsgleich mit den Phasen des Rückentriathlons.

Die ersten 3 Monate dienen der Schulung subjektiver Empfindungen wie Schmerzen, Trainingsempfinden, Optimierung der Koordination und Erhöhung der Aktivitätsebene. Ab dem 6. Monat wird eine tatsächliche muskuläre Erschöpfung beim Training erreicht. Eine signifikant höhere Belastbarkeit wird wahrscheinlich erst zwischen dem 9. und 36. Monat zu beobachten sein.

Prinzipiell dauert der Rückentriathlon bei normaler Indikationsstellung ein Jahr. Bei Erweiterung der Indikationsstellung kann das Rückentraining auch für kürzere (oder längere) Zeiträume eingesetzt werden – mit entsprechend anderen Zeitfenstern:

- **3 Monate:** belastbare Patienten mit Matrixmuster und/oder Instabilitäten
- **6 Monate:** Inaktive Patienten mit muskulären Defiziten, mit oder ohne Rückenbeschwerden, können in 6 Monaten mithilfe des Rückentriathlon-Protokolls an verantwortliches Langhanteltraining herangeführt werden.
- **Bis zu einem Jahr:** Ein Work Hardening mit Erhöhung der kollagenen Belastbarkeit kann nicht durch ein kurzfristiges Programm erreicht werden. Patienten mit lokaler (Bandscheibenopera-

tion) oder genereller Beeinträchtigung der kollagenen Kapazität (Inaktivität) sollten über einen längeren Zeitraum (z.B. mindestens ein Jahr) trainieren.

- **Ab einem Jahr:** Es gibt physiologische Gründe für ein langfristiges Training. Deshalb wurde der Triathlon im Vorfeld so geplant, dass er über 4 Jahre hinweg ausgeführt werden kann – mit steigender Belastung: Startjahr, Bronze, Silber, Gold – eine realistische Zeitspanne für den „Kollagenreifungsprozess".

21.4 Von der Inaktivität zur Belastbarkeit – die Leistungsphasen des Rückentriathlons

Aufgrund des Turnovers des kollagenen Gewebes ist ein Reifungsprozess von bis zu 4 Jahren realistisch. Der Teilnehmer ist in den ersten 3–6 Monaten als Patient zu sehen. Sobald die Schmerzen und das Schmerzverhalten kontrollierbar sind, kann er eher als ein gesundheitsorientierter Sportler angesehen werden.

Das Training besteht aus 4 Phasen:

- **Start:** Belastungstraining
- **Bronze:** asymmetrische Belastungen
- **Silber:** Kombinationsbewegungen
- **Gold:** schnelle Bewegungen

21.4.1 Dosierung der Trainingsbelastung

Folgende Kriterien sind bei der Ermittlung der optimalen Trainingsbelastung wichtig: Die Dosierung sollte

- individuell sein,
- bei unterschiedlichen Trainern/Betreuern gleich sein,
- das Geschlecht berücksichtigen: Frauen besitzen im Vergleich zu Männern eine geringere Muskelkraft (Buchanan und Vardaxis 2009). Im Rumpfbereich beträgt sie nur ca. 60–70% derjenigen von Männern (Kumar et al. 1995), im Bereich der Arme nur ca. 60% und für die Beinmuskulatur liegt der Wert bei ca. 80%. Diese Ergebnisse zeigten verschiedene Veröffentlichungen, wie z.B. Untersuchungen zu Handkraftmessungen (Massy-Westropp et al. 2011),
- das Alter berücksichtigen: Untersuchungen zeigen, dass die Kraft mit zunehmendem Alter abnimmt. Dies trifft insbesondere auf die Muskulatur von Frauen zu (Humphries et al. 1999). Frauen verlieren zwischen dem 45. und 56. Lebensjahr im Armbereich 18% ihrer Muskelkraft und bis zu 37% in anderen Bereichen. 70-jährige haben um die 20% weniger Kraft als 60-Jährige (Massy-Westropp et al. 2011),
- das Körpergewicht berücksichtigen. Die Trainingsdaten der Leistungsfähigkeit werden in 1 RM/BW (Repetition Maximum/Body Weight = maximale Wiederholungszahl/Kilogramm Körpergewicht) ausgedrückt,
- die Fettmasse berücksichtigen (Johnsson et al. 2009),
- die Trainingserfahrung berücksichtigen,
- die Chronifizierung berücksichtigen,
- durch den Therapeuten (in Ausnahmefällen) eingeschätzt werden können. Als Beispiel sei hier die Diabeteserkrankung genannt. Patienten mit Diabetes sind weniger kräftig als gesunde Menschen gleichen Alters. Zudem verlieren Diabetiker im Alter schneller an Kraft (Park et al. 2007) und weisen eine verzögerte Wundheilung sowie ein verzögertes Adaptationsvermögen auf. Auch andere Erkrankungen und Lebensumstände können zu einer verminderten Adaptation des Trainings führen. In diesem Fall sollten eine reduzierte Trainingsprogression und -belastung gewählt werden.

21.4.2 Progression

Die Progression sollte für die verschiedenen Übungen unterschiedlich gewählt werden:

- ohne hohe intradiskale lumbale Kompressionsbelastungen (Ziehen, Drücken)
- mit geringen Kompressionsbelastungen (Step Up, Rhombo, Sägen)
- mit mittleren Kompressionsbelastungen (Squat, Vorwärtsheben)
- mit hohen Kompressionsbelastungen und emotionalen Aspekten (Beugen, Rotation)

21.5 Die 9 Rückenbasics

Alle Übungen im Stehen werden prinzipiell auf einem stabilen Boden stehend, barfuß oder mit Schuhen, die eine feste Sohle besitzen, ausgeführt. Verschiedene Untergründe bedingen unterschiedliche koordinative Leistungen und exzentrische Kräfte (Drinkwater et al. 2007).

21.5.1 Rückenbasic Nr. 1 – Squat

Die erste der 9 Rückenbasics ist der Squat, auch als Kniebeuge bekannt. Dies ist eine Übung, deren korrekte Ausführung viel diskutiert wird. Die meisten Therapeuten vertreten die Ansicht, dass sie selbst Squats korrekt ausführen. Bewegungen und Übungen sind jedoch nicht patentiert, weshalb sich über die richtige Ausführung streiten lässt. Letztlich hängt diese von den Zielen ab, die man erreichen will, und nicht von der Beschreibung der Übung.

Ziele

- Heben mit gestrecktem Rücken üben, so wie im Alltag geläufig
- progressives Adaptionstraining (PAT-Training) mit systematischer Erhöhung des intradiskalen Drucks
- Automatisierung der Funktion der lokalen Muskulatur

Ausführung

Ausgangsposition

- Auf einem stabilen Boden stehend, barfuß oder mit Schuhen, die eine feste Sohle besitzen. Verschiedene Untergründe bedingen unterschiedliche koordinative Leistungen und exzentrische Kräfte (Drinkwater et al. 2007).
- Wirbelsäule im 3-Punkt-System, gestreckt mit physiologisch lumbaler und zervikaler Lordose. Hierbei befindet sich die Wirbelsäule in der neutralen Zone. Um diese Position zu erlernen, kann der Patient einen Stab hinter den Rücken halten, wobei sich sein Kopf, die Brustwirbelkörper und das Sakrum in einer Linie befinden sollten, während die Lordose beibehalten wird (▸ Abb. 21.1). Diese Kontrolle der neutralen Zone ist effektiv zur Wahrnehmung bzw. Bewertung von Rückenbeschwerden und zur persönlichen Einschätzung der Arbeitsfähigkeit (Suni et al. 2006).
- Der Patient stellt die Füße auf Schulterbreite auseinander.
- Die Füße sind leicht nach außen gestellt („Fünf-vor-eins"-Position).
- Die Knie sind gerade, aber nicht überstreckt.

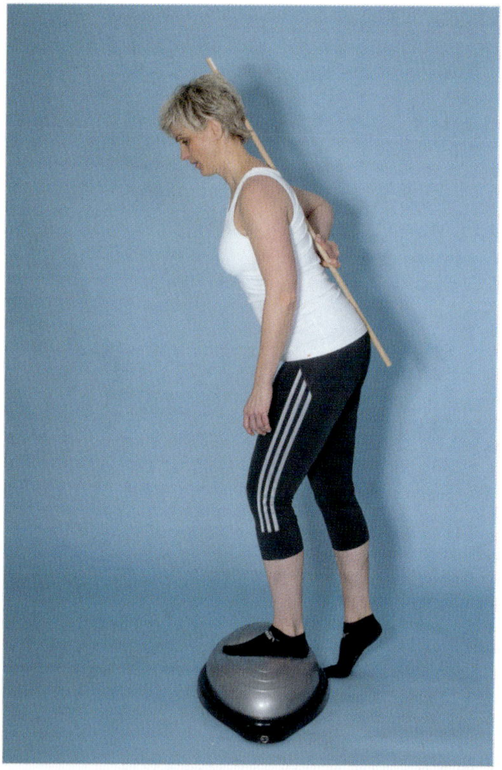

Abb. 21.1 Verwendung eines Stabs zum Erlernen der Kontrolle der neutralen Zone (nach Suni et al. 2006).

Endposition

- Der gestreckte Rumpf wird in einem Winkel von 30° gegenüber der Horizontalen nach vorne bewegt.
- Das Gesäß wird nach hinten bewegt, bis eine Kniebeugung von 45° erreicht ist.
- Hierbei werden die Knie nicht nach vorne bewegt. Die senkrechte Projektion der Kniescheiben darf in der sagittalen Ebene die Fußspitzen nicht überschreiten.
- Während der Übung richtet der Patient seinen Blick nach vorne und oben.
- Bei der Aufrichtung wird der Rumpf etwas weiter als in der normalen Position nach hinten geneigt, so dass sich die Mm. multifidi spürbar entspannen.
- Beim Nachvornebeugen findet eine sichtbare Tonisierung des M. transversus abdominis statt. Eine verbale Instruktion führt zu einer höheren EMG-Aktivität.
- Die Ausführung erfolgt langsam, ein Bewegungszyklus dauert 2 Sekunden (▸ Abb. 21.2).

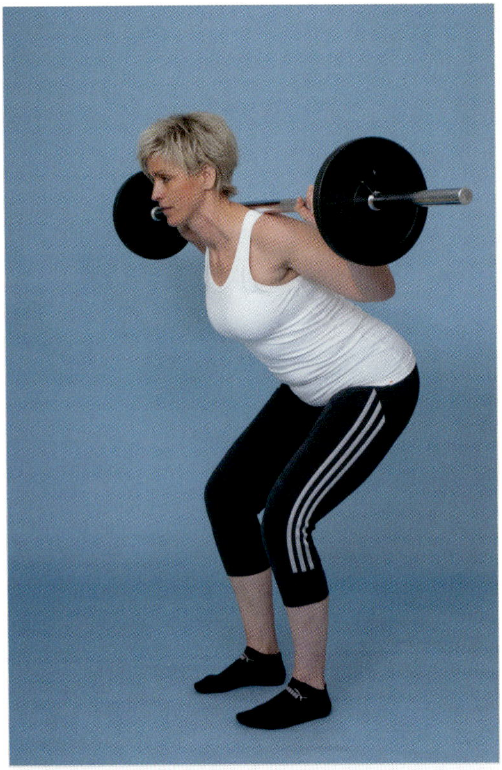

Abb. 21.2 Rückenbasic Nr. 1: Squat (Kniebeuge) in der Endposition.

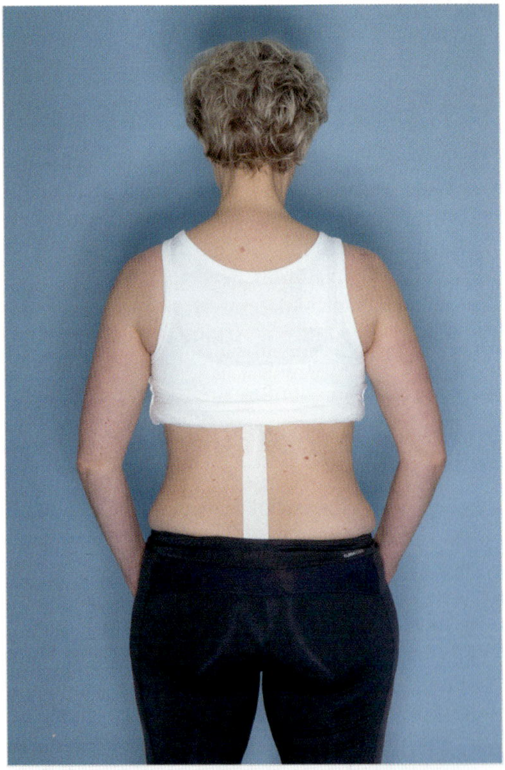

Abb. 21.3 Ein weiteres Belief in der Physiotherapie ist, dass während des Trainings die Muskulatur immer angespannt bleiben sollte. Bislang fehlt hierfür jedoch jeder wissenschaftliche Beweis. Möglicherweise beruht dies auf der Tatsache, dass Patienten gern die einfachere Ausführung wählen und bei einem langsamen Bewegungszyklus sich relativ schnell bewegen, um sich eine Pause zu erarbeiten. Wenn der M. multifidus jedoch jedes Mal bewusst an- und entspannt wird, hat der Muskel viel eher die Möglichkeit, dazuzulernen, als wenn der Muskulatur die ganze Zeit in angespanntem Zustand arbeitet.

Eventuell auftretende Probleme

- Einige Personen haben koordinative Schwierigkeiten, beim Neigen die Wirbelsäule gestreckt zu halten. Ein koordinatives Tape kann eine Hilfestellung geben (▶ Abb. 21.3).
- Manche Personen haben Angst vor der Übung. Diese kann dadurch ausgelöst worden sein, dass der Patient in der Vergangenheit dem Rat aus Medien und Therapie „Heben mit einem vertikalen Rücken" gefolgt ist und versucht hat, die Übung genau so umzusetzen. Diese Patienten benötigen Zuversicht und trainieren am besten die erste Zeit mit dem Tape. Eventuell können vorbereitende Übungen ausgeführt werden.
- Manche Patienten empfinden den Druck der Langhantel im Nacken als unangenehm. Ein Kopfkissen als Polster kann hier Abhilfe schaffen.

Vorübungen

Bei Patienten, die Angst oder eine ernste Pathologie haben, kann vor der Neigebelastung, die beim Squat verlangt wird, eine vorbereitende Übung gewählt werden. Gerade bei der Neigung macht das eigene Rumpfgewicht einen großen Anteil der Übungsbelastung aus.

Diese Vorübung ist in Japan eine alltägliche Bewegung, denn die Japaner begrüßen sich mit einer Verneigung, die je nach Hierarchie einen größeren oder kleineren Neigungswinkel aufweist.

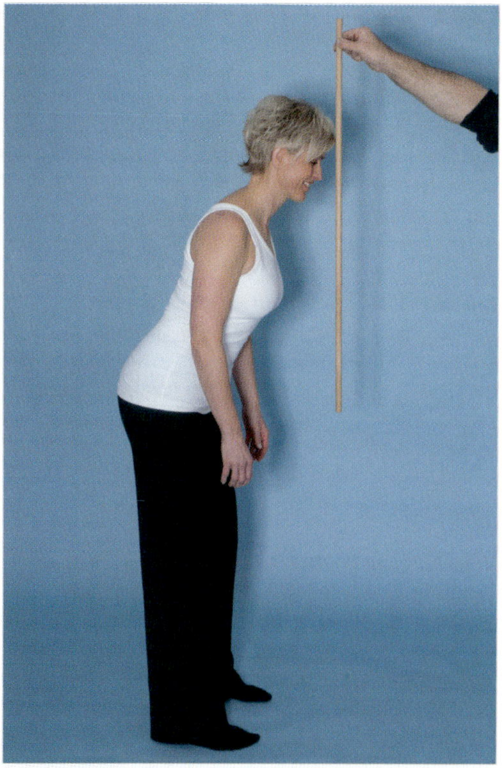

Abb. 21.4 Vorübung mit reduziertem Neigungswinkel.

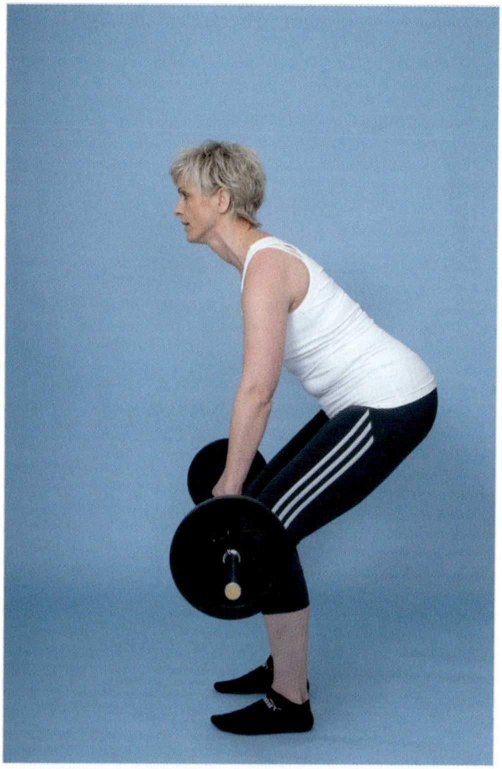

Abb. 21.5 Eine Alternative zum Squat ist das Kreuzheben oder auch Deadlift genannt.

Die vorbereitende Übung wird zunächst mit einem Neigungswinkel von 10°, später von 20° ausgeführt (▶ Abb. 21.4). Zuerst zeigt der Trainer dem Patienten, wie er seine Wirbelsäule in der neutralen Zone stabilisiert und anschließend mithilfe eines Stabs neigt.

Der Neigungswinkel wird z.B. durch einen Gegenstand, wie z.B. ein Seil, angedeutet. Die Belastung kann durch den Neigungswinkel und die Wiederholungszahl definiert und systematisch gesteigert werden. Dies wird in der Regel vor Beginn der Kniebeuge „koordinativ" geübt.

ERI-Aspekte

Eine starke Kniebeugung führt aufgrund erhöhter intraartikulärer Kompressionen als Folge der Muskelspannung vermehrt zu Kniebeschwerden. Bei Kniebeugungen bis 45° treten kaum Beschwerden auf. Durch die Rumpfneigung nach vorne wird die Kraft vom M. quadriceps auf die ischiokrurale Muskulatur verlagert. Hierdurch entstehen geringere retropatellare Beschwerden (Bizzini 2000).

Hierbei ist zu bedenken, dass viele ältere Personen Kniebeuen über 45° nur noch selten ausführen und weniger funktionell sind als halbe Kniebeugen.

Eine tiefere Rumpfneigung wird durch die ischiokrurale Muskulatur eingeschränkt und durch neurodynamische Dehnbarkeit limitiert.

Alternative Ausführung

Manche Personen mit sehr eingeschränkter Schulterbeweglichkeit können die Abduktions-/Außenrotationsposition im Schultergelenk nicht halten. Die Alternative besteht darin, ein ruhendes Gewicht aus einer nach vornüber gebeugten Position zu heben. Diese Übung ist unter „Deadlift" oder „Kreuzheben" bekannt. Die Langhantel wird statt im Nacken durch die herabreichenden Armen getragen (▶ Abb. 21.5). Die Trainingsbelastung entspricht der normalen Ausführung.

Benötigte Materialien

- Langhantel
- Gewichtsscheiben
- Ablagemöglichkeit für Langhantel

Start

- 3 Sätze à 20 Wiederholungen
- Satzdauer: 40 Sekunden
- 1 Minute Satzpause

Bronze

- 1 Satz wird normal ausgeführt.
- 1 Satz mit einbeiniger Ausführung, Gewicht auf dem linken Bein. Das rechte Bein berührt leicht den Boden.
- 1 Satz mit Gewicht auf dem rechten Bein. Das linke Bein berührt leicht den Boden.
- Die Übungsbelastung entspricht dabei der Hälfte des Übungsgewichts der normalen Ausführung.

Silber

- 1 Satz wird normal ausgeführt.
- 2 Sätze mit Rotation bei 45° geneigter und gestreckter Wirbelsäule.
- Die Rotationsbewegung beträgt 30° nach rechts und 30° nach links.
- Die Übungsbelastung entspricht dabei der Hälfte des Übungsgewichts der normalen Ausführung.

Gold

- 1 Satz wird normal ausgeführt.
- 2 Sätze mit Rotation bei 45° geneigter und gestreckter Wirbelsäule.
- Die Rotationsbewegung beträgt 30° nach rechts und 30° nach links.
- Bei langsam steigender Frequenz nimmt das Gewicht allmählich ab.
- Das Tempo wird mittels eines Metronoms angegeben.
- Das Gewicht wird bis auf ca. 30% reduziert, wenn die Bewegung doppelt so schnell ausgeführt wird (1 × hin- und zurückrotieren in 1 Sekunde).

Squat, Lower Back oder Back Extension

Der Squat dient der Kräftigung und zur koordinativen Kontrolle des Hebens, ist aber nicht mit Übungen wie dem Lower Back zu vergleichen. Im Alltag ist in gestreckter Position, also im Stehen, der Tonus des M. erector spinae vernachlässigend gering. Beim Lower Back ist der Tonus in der gestreckten Position dagegen hoch (▶ Abb. 21.6). Messungen mit einer Zugfeder können die Belastung in der gestreckten Position ermitteln. Gute modernere Geräte sind mit Mechanismen ausgestattet, die die Belastung in der gestreckten Position minimieren. Damit wird deutlich, dass die Übungen unterschiedliche Transfers in den Alltag zum Ziel haben.

Trainingsbelastung

Verschiedene Daten geben Auskünfte über die Leistungsfähigkeit von Hochleistungssportlern beim Squat. Hochleistungssportler sind leistungsfähiger als Freizeitsportler oder Inaktive. Hochleistungssportler sind leistungsfähiger als Freizeitsportler oder Inaktive. Beim Squat werden durchaus Werte von 1 RM/BM = 1,94 ± 0,33 berücksichtigt (Mcbride et al. 2009).

Dies bedeutet, dass ein sportlicher Mann mit einem Körpergewicht von 80 kg ein Trainingsgewicht von 80 kg x 1,94 = 155,20 kg – also fast 160 kg – einmal korrekt bewegen kann. Solche Untersuchungen zeigen, dass die Beurteilung der Leistungsfähigkeit in den Sportwissenschaften im-

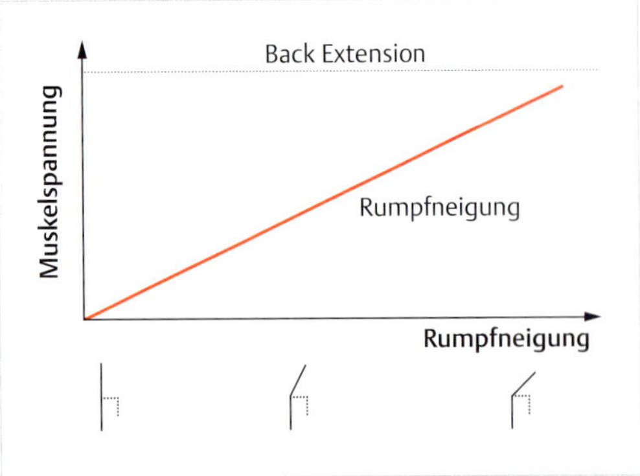

Abb. 21.6 Die unterschiedliche Kraftentwicklung bei der Rumpfneigung. Im Stehen ist beim Squat (gerade Linie) die Kraft minimal. Bei vielen Back-Extension-Geräten ist die Kraft bei vertikalisiertem Rumpf noch hoch (unterbrochene Linie).

mer im Zusammenhang mit dem Körpergewicht gesehen werden muss. Zudem geben solche Untersuchungen einen Überblick darüber, welche Ziele ein junger Mensch nach einem jahrelangen Training erreichen kann. Diese Ergebnisse dienen als Grundlage zur Berechnung verantwortungsvoller Trainingsdaten für das Training von normal sportlichen oder auch inaktiven Patienten.

21.5.2 Rückenbasic Nr. 2 – Vorwärtsheben

Rückenbasic Nr. 2 ist das Vorwärtsheben einer weit vom Körper entfernten Last, auch „Front Barbell Deltoid Raises" genannt. Was jahrelang als für den Rücken ungesunde Bewegung angesehen wurde, wird im Alltag und Beruf jedoch sehr oft ausgeführt. Die Rückenschule vermittelt normalerweise ein sicheres Heben, dicht am Körper. Untersuchungen bestätigen jedoch, dass sich der Druck auf den Diskus erheblich erhöht, wenn ein 20 kg schweres Gewicht 60 cm vom Körper entfernt gehalten wird, anstatt nah am Körper (Wilke et al. 1999). Das Heben eines Gewichts weit weg vom Körper ist lediglich belastender als das Heben von Lasten dicht am Körper. Patienten sollten erlernen, diese alltäglichen Anforderungen koordinativ zu kontrollieren und zu bewältigen. Eine positive Gewebeadaptation ermöglicht die Gewöhnung an die Belastung.

Die Übung ist im Gewichtheben auch als Frontheben bekannt.

Ziele

Koordinative Schulung der ADL-Belastung „weit vom Körper heben".

Ausführung

Ausgangsposition

- Im Stand, der Patient stellt seine Füße auf Schulterbreite auseinander.
- Die Füße sind leicht nach außenrotiert („Fünf-vor-eins"-Position).
- Wirbelsäule im 3-Punkt-System, gestreckt mit physiologisch lumbaler und zervikaler Lordose.
- Die Knie sind gerade, aber nicht überstreckt.
- Die Hände befinden sich an der Langhantel im Übergriff.

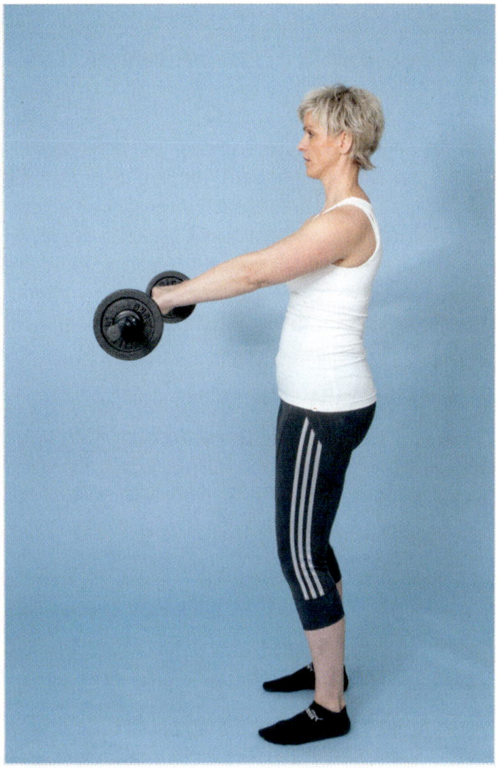

Abb. 21.7 Vorwärtsheben im Stand.

Endposition

- Das Gewicht wird bis zu einer Schulterflexion von 70° gehoben.
- Rumpf und Kopf dürfen sich nicht mitbewegen.
- Beim Heben wird eine sichtbare Tonisierung des M. transversus abdominis geleistet.
- Die Ausführung erfolgt langsam, eine Wiederholung dauert 2 Sekunden (▶ Abb. 21.7).

Eventuell auftretende Probleme

- Manche Personen empfinden diese Art der Ausführung beschwerlich. Auf der Basis von Ellenbogen-, Hand- oder Schulterbeschwerden finden sie es angenehmer, einen Arm im Über- und einen im Untergriff zu halten.
- Bewegt der Patient seinen Kopf, ist es hilfreich, eine Wand als Hilfsmittel zur Stabilisierung zu nehmen. Der Hinterkopf kann während der gesamten Ausführung der Übung an die Wand angelehnt bleiben.

21

ERI-Aspekte

- Schulterbeschwerden bei einer höheren Elevation als 70 ° (siehe dazu auch *Painful Arc* in diesem Kapitel).
- In seltenen Fällen werden Beschwerden, die einer Epikondylitis ähneln, beobachtet. Abhilfe bietet die Ausführung im Untergriff. Aus diesem Grund ist es von Vorteil, anstelle von zwei Kurzhanteln, eine Langhantel zu verwenden. Die Langhantel hebt eine eventuelle Supinationskraft, die die Kurzhantel ausüben kann, auf.

Alternative Ausführung

Bei Beschwerden ist die Durchführung mit einem Arm im Über- und einem im Untergriff erlaubt.

Benötigte Materialien

- Lang- und/oder Kurzhantel
- Gewichtsscheiben

Start

- 3 Sätze à 20 Wiederholungen
- Satzdauer: 40 Sekunden
- 1 Minute Satzpause

Bronze

- Ein Satz wird normal ausgeführt.
- Einarmige Ausführung: Diese Übung ist als „One Arm Front Deltoid Dumbbell Raises" bekannt (▶ Abb. 21.8). Ein Satz wird rechts, ein Satz links ausgeführt.
- Die Übungsbelastung entspricht dabei der Hälfte des Übungsgewichts der normalen Ausführung.

Silber

- Ein Satz wird normal ausgeführt.
- Zwei Sätze einbeinig bzw. einarmig: stehend auf einem Bein, der jeweils gegenüberliegende Arm bewegt die Kurzhantel.
- Die Übungsbelastung entspricht dabei einem Viertel des Übungsgewichts der normalen Ausführung.

Gold

siehe Silber

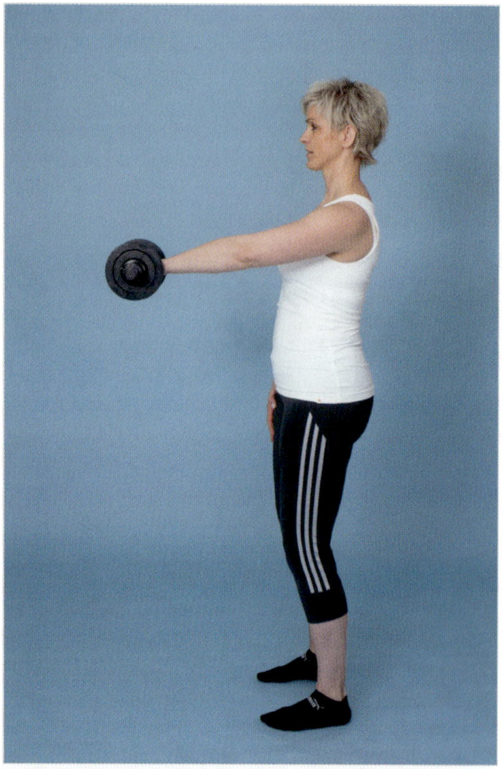

Abb. 21.8 „One Arm Front Deltoid Dumbbell Raises".

Hintergrundwissen Painful Arc und Epikondylitis

Painful Arc

Cyriax hat den Painful Arc näher beschrieben (Winkel 1991). Beim Painful Arc ist der subakromiale Raum in einem Abduktionswinkel von 70–120 ° kleiner als üblich. Dadurch ist es in der Trainingstherapie ratsam, zwischen Übungen unter 70 ° Elevation und Übungen im Painful-Arc-Bereich zu differenzieren. Folglich wird diese Übung im Rückentriathlon in einem Winkel durchgeführt, der weniger als 70 ° beträgt.

Neuere In-vivo-Untersuchungen zeigen eine fast lineare Abnahme des subakromialen Raums, der sich bis 70 ° stetig verkleinert (▶ Abb. 21.9).

Bei gewissen Schulterproblemen kann der schmerzfreie Elevationswinkel sogar noch weniger als 70 ° betragen.

Ein weiterer Grund für geringere Beschwerden beim Vorwärtsheben (Flexion) in einem reduzierten Winkel, kann die Muskelspannung sein, die mit einem zunehmenden Elevationswinkel an-

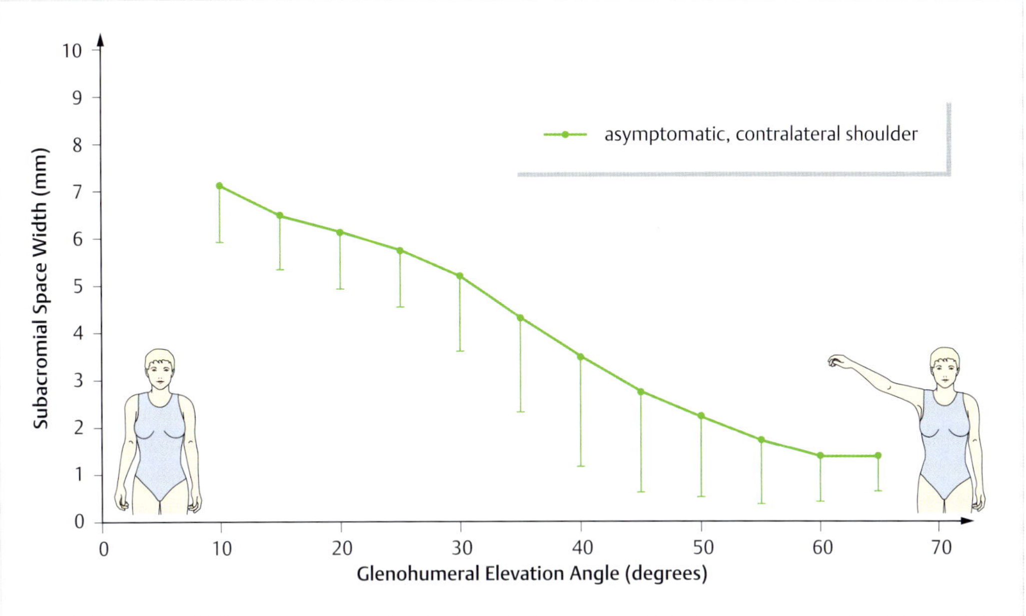

Abb. 21.9 Abnahme des subakromialen Raums.

steigt. Die Belastung auf den aktiven Strukturen nimmt zu und aufgrund der generierten Kompressionskräfte steigt auch die Belastung der passiven Strukturen.

Weitere Untersuchungen an telemetrisch versorgten Schulterimplantaten zeigten, dass beim Heben einer Kaffeekanne, mit einem Gewicht von 1,5 kg, mit dem gestreckten Arm das 0,9- bis 1,24-Fache des Körpergewichts, in der exzentrischen Phase sogar noch höhere Kräfte, generiert wurden (Westerhoff et al. 2009). Zum Vergleich generiert das *passive* Tragen, bei dem ein Arm am Körper herabhängt, eines Gewichts von 10 kg nur Kräfte von 12 % des Körpergewichts.

Epikondylitis

Der Rückentriathlon wird im ersten Jahr prinzipiell mit einer leichten Langhantel ausgeführt, da sich das Langhanteltraining vom Kurzhanteltraining unterscheidet. Mittels der Langhantel wird eine eventuelle Supinationskraft durch die andere Hand neutralisiert – vor allem wenn die Kurzhantel nicht mittig gegriffen wird oder die Gewichtsscheiben nicht symmetrisch verteilt sind. Bekanntlich lösen Supinations- und Pronationskräfte als Folge von schwerem Heben Tennisellenbogenbeschwerden aus (Fan et al. 2009).

Dies ist ein Beispiel dafür, dass kleine Abwandlungen der Übungen erhebliche biomechanische Auswirkungen haben können.

21.5.3 Rückenbasic Nr. 3 – Step Up

Die dritte der 9 Rückenbasics ist der Step Up, der bei Ungeübten einen deutlichen koordinativen Mangel erkennen lässt. Dies wird oft bei der Selbstbetrachtung im Spiegel im Vergleich zu einem korrekt ausgeführten Step Up des Trainers visualisiert.

Ziele

- Koordinative Schulung der Knie, Hüfte und der Wirbelsäulenführung; insbesondere soll ein medialer Kollaps des Knies verhindert werden
- Koordinative Schulung der ISG-Führung. Bei asymmetrischen, dynamischen Belastungen ist die koordinative Anforderung an die Stabilisierung und die Anfälligkeit am größten (Vleeming 1997).
- Koordinative Schulung der ADL-Belastungen des Hochsteigens mit Gewicht und das Bewahren des Gleichgewichts beim Stehen auf einem Bein.
- Wirbelsäule im 3-Punkte-System. Gestreckt, mit physiologisch lumbaler und zervikaler Lordose.

Vorerst eventuell mit einem Stock zur Kontrolle der neutralen Zone (Suni et al. 2006).

Ausführung

Ausgangsposition

- Wirbelsäule im 3-Punkt-System, gestreckt, mit physiologisch lumbaler und zervikaler Lordose.
- Der Patient stellt seine Füße auf Schulterbreite auseinander.
- Der Patient stellt einen Fuß so auf eine etwa 20 cm hohe Stufe (bei Kniebeschwerden 15 cm oder geringer), dass zwei Drittel des Fußes aufstehen und ein Drittel frei in der Luft bleibt.
- Mit dem anderen Bein führt der Patient eine Aufwärtsbewegung aus, die dem Treppensteigen ähnelt (▶ Abb. 21.10). Der Fuß wird dabei aber nicht abgesetzt, sondern er berührt abwechselnd nur leicht den Boden und die Stufe.
- Die Kniescheiben zeigen nach vorne.
- Die Hüften sollten sich bei der Aufwärtsbewegung nicht seitwärts drehen und/oder abhängen.
- In der oberen Position befindet sich der Rumpf wieder im 3-Punkt-System.
- Bei der Aufrichtung wird der Rumpf etwas weiter als normal nach hinten geneigt, so dass sich die Mm. multifidi merkbar entspannen.
- Beim Nach-vorne-Beugen entsteht eine sichtbare Tonisierung des M. transversus abdominis.
- Die Ausführung erfolgt langsam, eine Wiederholung dauert 2 Sekunden.

Eventuell auftretende Probleme

- Einige Personen haben koordinative Schwierigkeiten, vorerst kann mit Nordic-Walking-Stöcken zur Stabilisierung trainiert werden.
- Einige Teilnehmer bekommen Kniebeschwerden (anterior knee pain), die Stephöhe kann bis auf eine normale Stufenhöhe reduziert werden.
- Auch der mediale Kollaps ist manchmal schwierig zu kontrollieren. Hilfreich ist dabei ein Laserpointer, der zur visuellen Kontrolle außerhalb des Knies platziert wird (▶ Abb. 21.11).

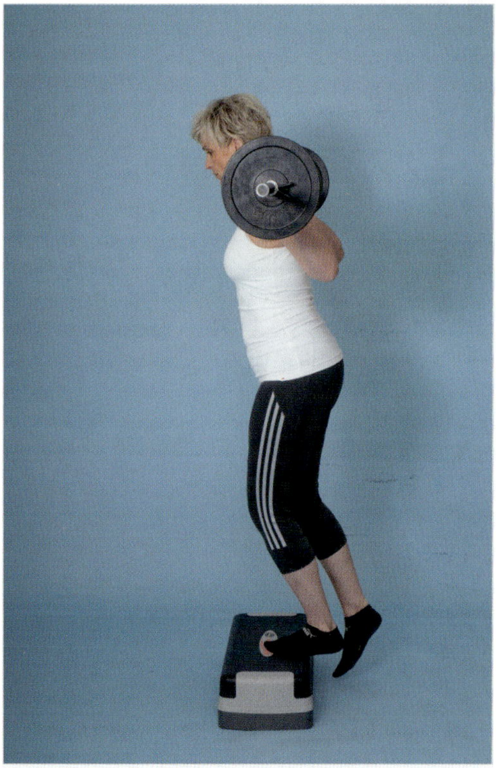

Abb. 21.10 Step Up in der Mittelposition.

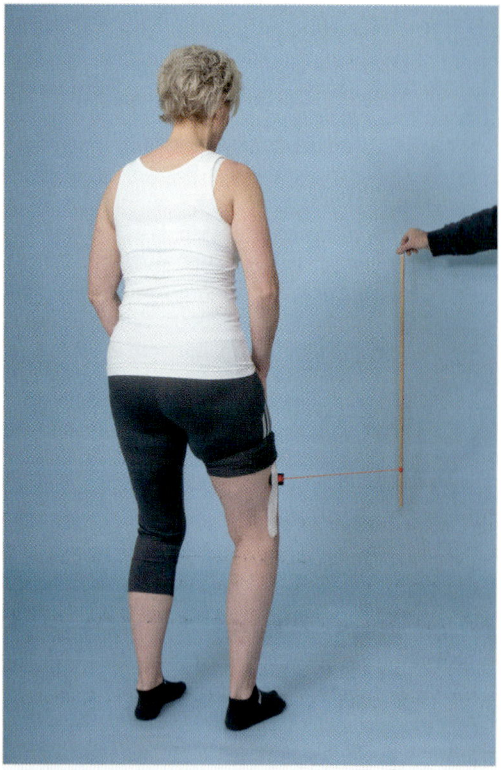

Abb. 21.11 Laserpointer mit visueller Kontrolle der Knieführung.

ERI-Aspekte

Ein hoher Step Up kann zu Kniebeschwerden führen. Ein anamnestisches Indiz für diese Probleme sind Schmerzen beim Treppensteigen.

Alternative Ausführung

Eine Reduzierung der Stufenhöhe schafft Linderung. Bei persistierenden Problemen wird auf ein Training der schmerzhaften Seite ganz verzichtet.

Benötigte Materialien

- Stepbank mit einer Höhe von 15–20 cm oder alternativ eine normale Treppenstufe
- Langhantel
- Gewichtsscheiben
- Ablagemöglichkeit für Langhantel
- Spiegel und evtl. Laserpointer

Start

- 3 Sätze à 20 Wiederholungen
- Satzdauer: 40 Sekunden
- Während der Satzpause wird das andere Bein trainiert.

Bronze

- 1 Satz wird normal ausgeführt.
- 1 Satz mit Side Step rechts
- 1 Satz mit Side Step links
- Die Übungsbelastung entspricht dabei der Hälfte des Übungsgewichts der normalen Ausführung.

Silber

- 1 Satz wird auch hier normal ausgeführt.
- 1 Satz mit Kurzhantel in der linken Hand, beim Training des rechten Beins
- 1 Satz mit Kurzhantel in der rechten Hand, beim Training des linken Beins
- Die Übungsbelastung entspricht dabei der Hälfte des Übungsgewichts der normalen Ausführung.

Gold

siehe Silber

Hintergrundwissen zu Step Up und ISG

Kontrolle mit einem Laserpointer

Der mit einem Tape am Knie befestigte Laserpointer gibt ein hervorragendes Feedback über die Knieführung. Mit dem Laserpointer wird ein Punkt auf die Wand projiziert, der sich nur innerhalb einer bestimmten Markierung bewegen darf bzw. stabil gehalten werden sollte.

Der mediale Kollaps tritt häufiger bei leptosomen Frauen auf und wird auf eine koordinative Schwäche und/oder auf ein Kraftproblem zurückgeführt und mit einigen Knie-, Fuß- und Unterschenkelproblemen in Verbindung gebracht.

Step Up und das ISG

Das Hochsteigen ist ein Risiko für Patienten mit instabilem ISG. Neben einer Tonisierung der hinteren Stabilisierungskette und des M. transversus abdominis sollte der Patient die Stepbewegung nicht meiden, sondern üben. Das ISG lebt von einem Form- und Kraftschluss. In diesem Sinne ist das ISG mit einem Nussknacker zu vergleichen: Das Os ilium ist der Nussknacker, das Os sacrum die Nuss und die Kraft des M. transversus abdominis entspricht der Kneifkraft der Hände (s. Kap. ▸ Abb. 21.12).

Step Up für Extrembelastungen des ISG

Beim Gehen beträgt die maximale vertikale Bodenreaktionskraft ca. 1,2 BW, beim normalen Laufen 2,5 BW, beim Sprint 3,4 BW, beim Weitsprung 10 BW und beim Dreisprung 14 BW (BGI 717 1998).

Die Kraft, die das ISG zu tragen hat, verdeutlicht. Das Os ilium des Standbeins wird nach oben getrieben, die dabei wirkende Kraft ist die Bodenreaktionskraft. Im Sport werden beim Dreisprung Kräfte gemessen, die über das 10-Fache des Körpergewichts hinausgehen. Der Oberkörper liefert eine gegensätzliche Kraft auf das ISG. Diese Kraft ist umso größer, je höher die Last ist, die auf den Schultern getragen wird.

Beim freien Bein besteht das umgekehrte Verhältnis: Es löst eine Kraft in kaudaler Richtung auf das Os ilium gegenüber dem Os sacrum aus (weißer Pfeil). Diese Kraft kann noch durch eine zusätzliche Belastung des Beins, z.B. durch eine

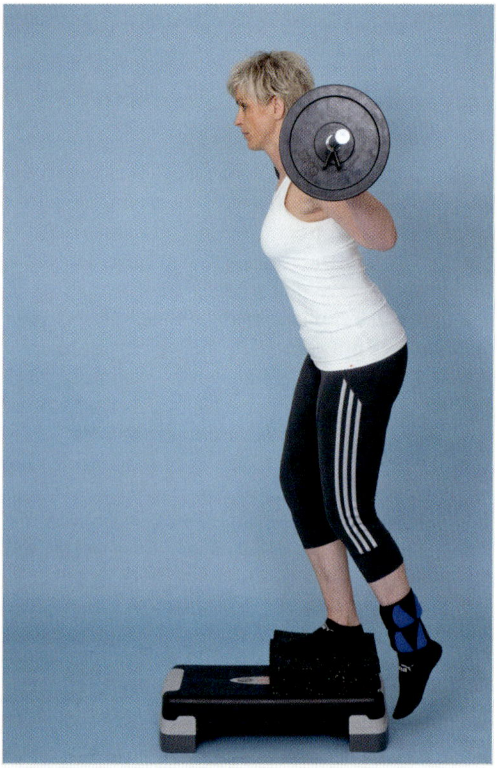

Abb. 21.12 Bei einbeinigen, dynamischen Belastungen wirken große Kräfte auf das ISG ein. Diese können durch (schnelle) Step-Up-Bewegungen mit besonderem Widerstand am Spielbein, z. B. mittels einer Gewichtsmanschette, simuliert werden.

Gewichtsmanschette oder einem elastischen Band als Widerstand, akzentuiert werden. Je schneller die Bewegungen ausgeführt werden, desto höher sind die Kräfte.

Unilateral Forefoot Balance Test

Bei Patienten mit ernsten Gleichgewichtsproblemen bei dieser Übung kann ein Einbeinstand-Test durchgeführt werden, bei dem der Patient nur auf dem Vorfuß steht. Dieser Test entspricht verschiedenen Anforderungen im Alltag und im Sport.

Durchführung

- Der Patient steht barfuß auf einem rutschfesten Untergrund.
- Das Standbein wird belastet, die Ferse leicht vom Boden abgehoben.
- Das freie Bein wird leicht angehoben, es sollte aber keinen Kontakt zum Standbein haben.
- Eine Bewegung der Arme ist erlaubt.
- Sobald die Ferse angehoben wird, beginnt die Zeitmessung.
- Der Test wird beendet, wenn die Ferse wieder Kontakt mit dem Boden bekommt oder das Gleichgewicht ganz verloren ist.
- Der Test dauert maximal 30 Sekunden mit je 3 Versuchen pro Bein.
- Wegen der Ermüdung der Wade wird nach jedem Versuch eine Ruhepause von 2 Minuten eingelegt.

Prinzipiell wurde dieser Test für Frauen zwischen 58–69 Jahren entwickelt, kann aber problemlos auch für andere Zielgruppen angewendet werden. Das Durchschnittsergebnis dieses Tests liegt bei 6 Sekunden. Dieser Test ist bei eingeschränkter Leistung als Hausübung geeignet (Clark 2007).

21.5.4 Rückenbasic Nr. 4 – Drücken

Drücken ist eine Übung, die nicht direkt Rückenbeschwerden lindert. Sie wurde trotzdem in den Rückentriathlon aufgenommen, da sie muskulär betrachtet einer der Hauptbelastungen der ADL entspricht.

Drücken beeinflusst den intradiskalen Druck nur minimal und kann bereits in einem subakuten Stadium trainiert werden.

Ziele

- Üben der muskulären Beanspruchung wie sie bei der funktionellen Belastung des Drückens auftritt.
- Drücken ist die gegensätzliche Bewegung von Ziehen (siehe Rowing). Würde man langfristig nur das Ziehen trainieren, würde sich die Balance im Schultergürtelbereich verändern. Deshalb ist es wichtig, auch zusätzlich Drücken zu üben.

Ausführung

Ausgangsposition

- Rückenlage
- Wirbelsäule im 3-Punkt-System, gestreckt mit physiologisch lumbaler und zervikaler Lordose.
- Die Knie sind leicht angewinkelt.

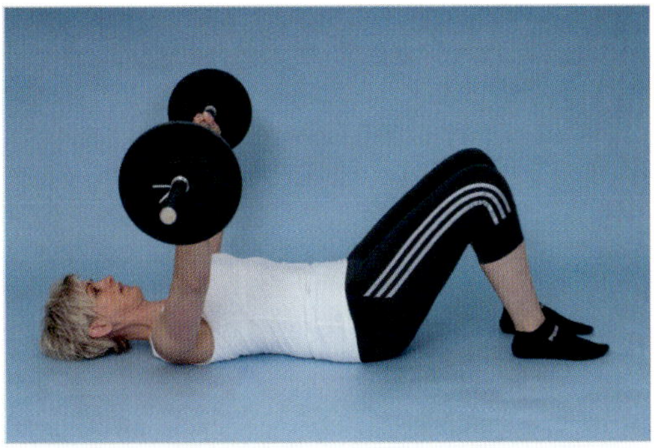

Abb. 21.13 Drücken – die 4. Übung der Rückenbasics.

- Die Langhantel wird auf Schulterbreite angefasst.
- Die Arme sind um 90° abduziert.
- Die Ellenbogen werden gestreckt, aber nicht überstreckt.
- Beide Arme stehen senkrecht zum Boden.

Endposition

- Beim Herunterführen der Arme berühren die Ellenbogen leicht den Boden, werden aber nicht abgelegt.
- Die Hände befinden sich in der Endposition genau über der Schulter.
- Die Ausführung erfolgt langsam, eine Wiederholung dauert 2 Sekunden.

Eventuell auftretende Probleme

- Manche Personen verfügen nicht über eine ausreichende Schulterbeweglichkeit, bei diesen kann das Bewegungsausmaß angepasst werden.
- Bei der Ausführung auf einer geneigten Trainingsbank werden die Muskeln anders belastet als auf einer horizontal stehenden: Statt der horizontalen Adduktoren werden die Flexoren vermehrt belastet. Außerdem wird die Schulterbewegung nicht limitiert und es kann zu Problemen, wie z.B. der Bench-Press-Schulter, kommen. Aus diesem Grund sollte die Übung auf dem Boden ausgeführt werden.

ERI-Aspekte

Bei korrekter Ausführung treten bei dieser Übung in der Regel keine Probleme auf.

Alternative Ausführung

Bei Personen mit sehr eingeschränkter Schulterbeweglichkeit kann der Abduktionswinkel reduziert werden, bis eine verträgliche Ausführung möglich ist.

Benötigte Materialien

- Langhantel
- Gewichtsscheiben
- Ablagemöglichkeit für Langhantel

Start

- 3 Sätze à 20 Wiederholungen
- Satzdauer: 40 Sekunden
- 1 Minute Satzpause

Bronze

wie Startbelastung

Silber

- Sätze, Wiederholungen und Satzdauer wie bei der Startausführung
- 1 Satz rechts mit einer Kurzhantel
- 1 Satz links mit einer Kurzhantel
- Die Übungsbelastung entspricht dabei 0,4 des Übungsgewichts der normalen Ausführung.

Gold

wie Silber

Hintergrundwissen Bench Press Shoulder

Eine Verletzung, die häufig beim Bankdrücken entsteht, ist eine Tendopathie des M. pectoralis minor, welche oft als Ursache von Schulterbeschwerden als Folge von Überbelastung, u.a. beim Fitnesstraining, beschrieben wird. Der Ursprung des M. pectoralis minor ist die dritte bis fünfte Rippe, von der er aufwärts zum Proc. coracoideus zieht. Seine Aufgabe ist es, den Proc. coracoideus nach ventral (Anterior Tilt) und kaudal zu bewegen.

Beschwerden in Bezug auf den M. pectoralis minor entstehen im Sport vor allem beim Bankdrücken, beim Schwimmen und bei Liegestützen. Der Verdacht auf eine Läsion der Insertion besteht bei:

- schmerzhaftem Bankdrücken in der Anamnese

- schmerzhafter Palpation mediale/kaudal des Proc. coracoideus
- Schmerzangabe in der gleichen Region
- positivem manuellem Widerstandstest des Schultergürtels in Protraktionsrichtung
- positivem manuellem Widerstandstest, bei dem das Bankdrücken (Bench Press) simuliert wird

Die Diagnose wird durch Infiltration eines Analgetikums auf die Insertion mit anschließender Schmerzabstinenz bestätigt.

Die Behandlung besteht aus einer Wundheilungsphase von ca. 6 Wochen mit relativer Ruhe und Stretching der Muskeln. Daran schließt sich eine Belastungssteigerungsphase von ca. 6 Wochen mit einem langsamen progressiven Belastungsaufbau an.

Nach 12 Wochen Therapie sind die Patienten in der Regel wieder maximal belastbar (Bhatia et al. 2007).

21.5.5 Rückenbasic Nr. 5 – Rowing

Eine weitere Übung der Rückenbasics ist das Rowing, auch „Ziehen" genannt, bei der der intradiskale lumbale Druck niedrig ist. Die Übung kann schon bei subakuten Beschwerden, bei richtiger Ausführung auch mit höherer Intensität durchgeführt werden. Rowing hat nur geringe Auswirkungen auf die LWS. Patienten mit BWS-Beschwerden, vor allem diejenigen, die regelmäßig manipuliert werden, profitieren von der Tonisierung der Muskeln, die bei dieser Übung beansprucht werden.

Merke **M!**

Beim Rowing erhöht sich der Druck in den thorakalen Bandscheiben. Deshalb ist ein akuter, klinischer, thorakaler Bandscheibenvorfall vorerst ein Exklusionskriterium für den Rückentriathlon.

Die klinische Prävalenz von thorakalen Bandscheibenproblemen ist äußerst gering, auch ein MRT liefert selten Hinweise darauf (Niemeläinen et al. 2008). Die meisten BWS-Beschwerden weisen auf eine vorhandene Instabilität hin, wie bereits aus der Anamnese hervorgeht. Diese Patienten werden häufig manipuliert und reagieren in der Regel hervorragend auf das Rowing.

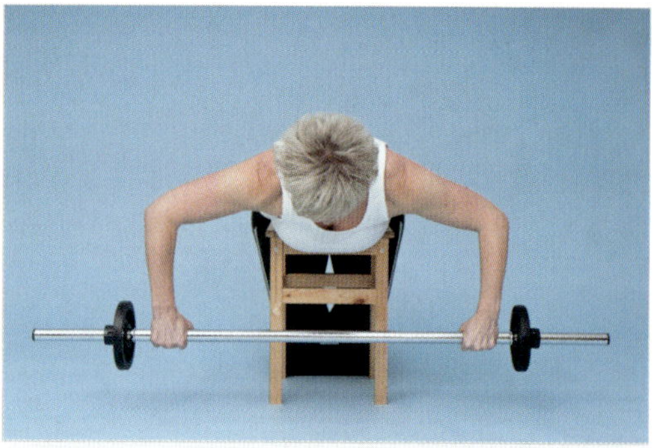

Abb. 21.14 Rowing oder Ziehen in der Mittelposition.

Ziele

- Das Rowing ist eine funktionelle Übung, die das Ziehen von Gegenständen in der oberen Wirbelsäule simuliert.
- Progressives Rowing erhöht systematisch den intradiskalen Druck der BWS-Segmente.
- Rowing korrigiert die Haltung bei einer verstärkten Kyphose.
- Die Übung tonisiert die Muskulatur, welche die BWS stabilisiert..

Ausführung

Ausgangsposition

- Der Patient nimmt eine kniende Position ein, der Rumpf ist nach vorne übergebeugt. Eine Bank stützt den Bauchbereich ab, die BWS ist aktiv gestreckt.
- Wirbelsäule im 3-Punkt-System, gestreckt mit physiologisch lumbaler und zervikaler Lordose.
- Der Patient hält die Hände etwas breiter als Schulterbreite auseinander.

Endposition

- Der Patient bringt seine Schultern aus der horizontalen Adduktion in die horizontale Abduktion (▸ Abb. 21.15).
- Er hebt seine Ellenbogen bis Schulterhöhe ab, wobei die Unterarme senkrecht zum Boden hängen.
- Die Oberarme stehen senkrecht zum Körper.
- Die Übung wird langsam ausgeführt, eine Wiederholung dauert 2 Sekunden.

Eventuell auftretende Probleme

- Manche Personen haben koordinative Schwierigkeiten und können die Arme nicht in einer senkrechten Position zum Rumpf bewegen. Die Übung kann dann vorerst mit einem geringeren Abduktionswinkel ausgeführt werden, welcher dann später vergrößert wird.
- Einige Patienten verspüren einen starken Druck auf den Bauch. Dies wird in der Regel mit zunehmender Tonisierung der Bauchmuskulatur besser. Alternativ kann die Übung zunächst auf einer Behandlungsbank erfolgen.
- Die Teilnehmer neigen die Ellenbogen zu weit, nämlich über die Horizontale hinaus.

ERI-Aspekte

Ein größeres Bewegungsausmaß (ROM = Range of Motion) der horizontalen Adduktion als empfohlen, kann zu Schulterproblemen führen.

Alternative Ausführung

Eventuell kann die Übung im Liegen auf einer Behandlungsbank ausgeführt werden.

Benötigte Materialien

- Langhantel
- Gewichtsscheiben
- Hocker oder Bank

Start

- 3 Sätze à 20 Wiederholungen
- Satzdauer: 40 Sekunden
- 1 Minute Satzpause

Bronze

- Sätze, Wiederholungen und Satzdauer wie bei der Startausführung
- Das Gewicht wird langsam gesteigert.

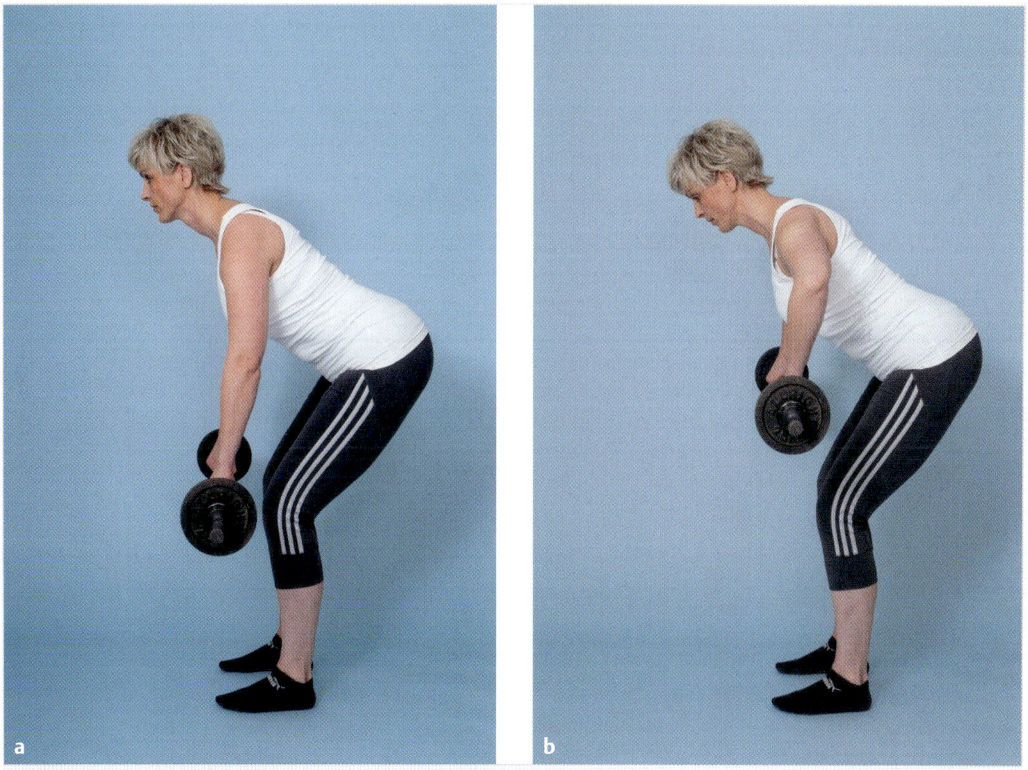

Abb. 21.15 „Standing bent-over row". Die Übung kann langsam (Silber) oder schnell (Gold) ausgeführt werden.
a Ausgangsposition.
b Endposition.

Silber

- 1 Satz wird normal ausgeführt.
- 2 Sätze stehend mit um 45 ° geneigter und gestreckter Wirbelsäule. Diese Übung ist als „standing bent-over row“ (▸ Abb. 21.15) bekannt.
- Die Übungsbelastung entspricht dabei der Hälfte des Übungsgewichts der normalen Ausführung.

Gold

- 1 Satz wird normal ausgeführt.
- 2 Sätze führt der Patient stehend mit um 45 ° geneigter und gestreckter Wirbelsäule aus.
- Bei langsam steigender Frequenz nimmt das Gewicht im Laufe der Zeit ab. Diese Übung ist als „Fahrradpumpen“ bekannt.
- Das Tempo wird mittels eines Metronoms angegeben.
- Das Gewicht wird bis auf ca. 30 % reduziert, wenn die Bewegung doppelt so schnell ausgeführt wird (1 × hin- und zurückrotieren in 1 Sekunde).

Rowing im Sitzen oder in der Bauchlage...

... sind zwei verschiedene Übungen. Im Sitzen am Zuggerät oder an der Kraftmaschine wird der M. trapezius pars descendens deutlich aktiviert, in der Bauchlage viel geringer. Kurzfristig macht sich dies zwar nicht bemerkbar, langfristig gesehen hat dies jedoch Folgen für die skapulaführende Muskulatur, was gerade bei einer vorliegenden skapulären Dyskinesie von Bedeutung ist.

Wenn eine Übung im Sitzen gewählt wird, ist es entscheidend, ob der Patient frei oder mit einem über der Brust gestützten Oberkörper sitzt: In der gestützten Position entstehen geringere intradiskale Beschwerden als beim aktiven, gestreckten Sitzen.

21.5.6 Rückenbasic Nr. 6 – Rhombo

Der Rhombo dient der Tonisierung der Fascia thoracolumbalis. Er scheint auf den ersten Blick keine funktionelle Übung zu sein, kann aber als eine der wenigen oder sogar als einzige Übung die Faszie in der vertikalen Position dynamisieren.

Ziele

- Dynamisierung der Fascia thoracolumbalis
- Tonisierung des M. latissimus dorsi in Kombination mit dem M. gluteus maximus in stehender Position

Ausführung

Ausgangsposition

- Wirbelsäule im 3-Punkt-System, gestreckt mit physiologisch lumbaler und zervikaler Lordose.
- Die Wirbelsäule ist um 45 ° nach vorne geneigt.
- Die Arme sind nach innen rotiert, Hantel im Untergriff.
- Die Füße befinden sich schulterbreit auseinander.
- Die Füße sind leicht nach außen gestellt („Fünf-vor-eins“-Position).
- Die Knie sind 45 ° gebeugt.
- Die Z-Hantel ruht in der Kniekehle (▸ Abb. 21.16).

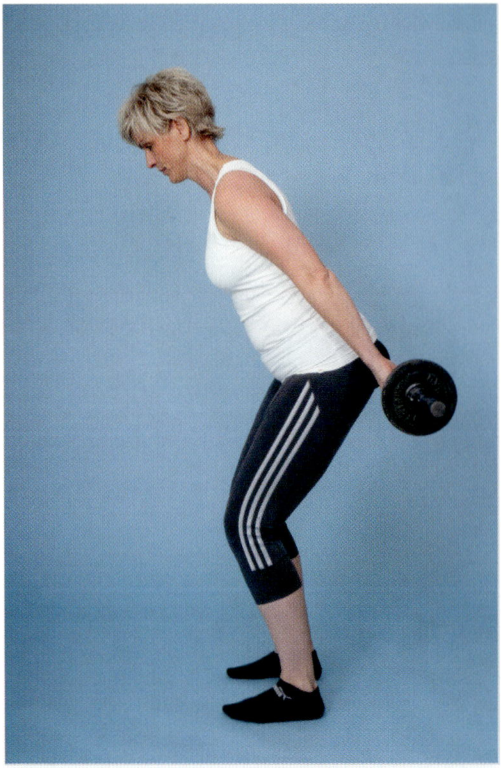

Abb. 21.16 Rhombo in der Ausgangsposition.

Endposition

- Die Arme werden bis zu einem Winkel von 20° extendiert.
- Bei der Ausführung entsteht eine sichtbare Tonisierung des M. transversus abdominis.
- Die Übung wird langsam ausgeführt, eine Wiederholung dauert 2 Sekunden.

Eventuell auftretende Probleme

Manche Personen haben einen Körperbau, bei dem die Arme „zu kurz" sind, so dass sie das Gewicht nicht während der gesamten Übung bewegen können. In diesem Fall steht eine alternative Ausführung mit 2 Kurzhanteln zur Verfügung. Eine andere Möglichkeit dieser Einschränkung zu begegnen ist es, die Langhantel nicht von der Kniekehle, sondern von der Gesäßhöhe aus hoch zu bewegen.

ERI-Aspekte

Die Extensionsbewegung verträgt der Patient meist besser mit einer Innenrotation und führt zu weniger Schulterproblemen als die Ausführung in Außenrotation. Deshalb sollten die Arme beim Rückentriathlon in einer Endorotation bewegt werden.

Alternative Ausführung

Personen, bei denen die Armlänge nicht ausreichend ist, führen die Übung entweder mit 2 Kurzhanteln oder nur in einem neutralen Winkel bis zu einer maximalen Extension von 20° aus.

Benötigte Materialien

- Hantel
- Gewichtsscheiben
- Ablagemöglichkeit für Langhantel

Start

- 3 Sätze à 20 Wiederholungen
- Satzdauer: 40 Sekunden
- 1 Minute Satzpause

Bronze

- 1 Satz wird normal ausgeführt.
- 1 Satz wird einbeinig ausgeführt, mit dem Gewicht auf dem linken Bein. Das rechte Bein berührt dabei leicht den Boden.
- 1 Satz wird einbeinig ausgeführt, mit dem Gewicht auf dem rechten Bein. Das linke Bein berührt dabei leicht den Boden.
- Die Übungsbelastung entspricht dabei der Hälfte des Übungsgewichts der normalen Ausführung.

Silber

wie Bronze

Gold

wie Bronze

Hintergrundwissen Fascia thoracolumbalis und Haltungsturnen

Fascia thoracolumbalis

Die komplexe Struktur der Fascia thoracolumbalis gilt mittlerweile als eine der wichtigsten Strukturen bezüglich der LWS-Biomechanik. Ihre viskoelastische Eigenschaft ist für die Verteilung der verschiedenen Kräfte, die auf den Körper einwirken und im Körper vorherrschen, verantwortlich. Sie ist bei einigen Verletzungen die Zielstruktur (Gracovetsky 2008). Die Fascia thoracolumbalis enthält horizontale und vertikale Fasern, ist durchschnittlich 38 cm lang, 24 cm breit, 3 mm dick und kann eine Kraft von ungefähr 38 N auf die vertebrale Aponeurose verarbeiten (Loukas et al. 2008). Sie ermöglicht die Zusammenarbeit von Rumpf-, Arm- und Beinmuskeln.

Während der Rhombo-Übung werden fast alle Muskeln angesprochen, die direkt oder indirekt auf die Fascia thoracolumbalis einwirken. Dazu zählen:

- M. gluteus maximus
- M. latissimus dorsi
- M. trapezius pars ascendens
- M. rhomboideus
- M. biceps femoris

Haltungsturnen

Viele Handlungen in der Physiotherapie sind nicht immer medizinisch begründet: So wird oft aus ästhetischen Gründen das Oberkörperstrecken mit nach außen rotierten, extendierten Schultern angestrebt, obwohl die menschliche Schulter aus biomechanischer Sicht keinesfalls dafür prädestiniert ist.

Bei entspannten Bändern zentriert die Rotatorenmanschette den Humeruskopf im Glenoid. Wenn die vordere Kapsel angespannt ist, z. B. bei extendierter und außenrotierter Schulter, limitieren die Ligg. glenohumeralia inferior die Bewegung.

Gleichzeitig findet eine Translation des Humeruskopfes nach dorsal statt (Bigliani et al. 1996). Die Dehnung der ventralen Kapsel und/oder die posteriore Migration kann Beschwerden, vor allem in Schultern mit reduzierter Kongruenz verursachen, weshalb der Rhombo mit endorotierter Schulter ausgeführt wird.

Gibt man den Patienten die Anweisung, die Hantel nach hinten zu bewegen, so führen die meisten dies intuitiv mit einer endorotierten Schulter aus, was viele Therapeuten als falsch ansehen, was wissenschaftlich aber nicht eindeutig belegt werden kann. In diesem Sinne könnte man den Begriff der evidenzbasierten Medizin (EBM) abwandeln: das „E" steht hier nicht für Evidenz, sondern für „Eminenz". Der Lehrer hat es so in seiner Ausbildung gelernt, genau wie sein Lehrer vor ihm, der es wiederum von seinem Lehrer vermittelt bekommen hat. Diese Auffassungen stammen aus Zeiten, in denen angenommen wurde, dass eine gerade Wirbelsäule keine Beschwerden verursachen kann – Zeiten, in denen die Ästhetik vorrangig vor der Medizin hatte. „Brust raus und die Schultern nach hinten!" ist eine Empfehlung, die viele ältere Personen noch verinnerlicht haben und auch heute noch an viele Kinder weitergegeben wird.

21.5.7 Rückenbasic Nr. 7 – Sägen

Sägen ist eine Übung, die der funktionellen Belastung der Rotation von kranial nach kaudal entspricht, welche beim Werfen oder bei einseitigen Belastungen der Arme erforderlich ist, wie z. B. bei der Gartenarbeit oder auch bei einigen Alltagsbelastungen. Durch die Bewegung der oberen Extremitäten wird eine Rotation der Wirbelsäule eingeleitet.

Beim Training tritt die koordinative Überlegenheit der dominanten Seite (Stichwort: Rechtshänder – Linkshänder) eindeutig in Erscheinung. An der nichtdominanten Seite empfindet der Patient zu Beginn des Trainings oftmals erhebliche koordinative Schwierigkeiten.

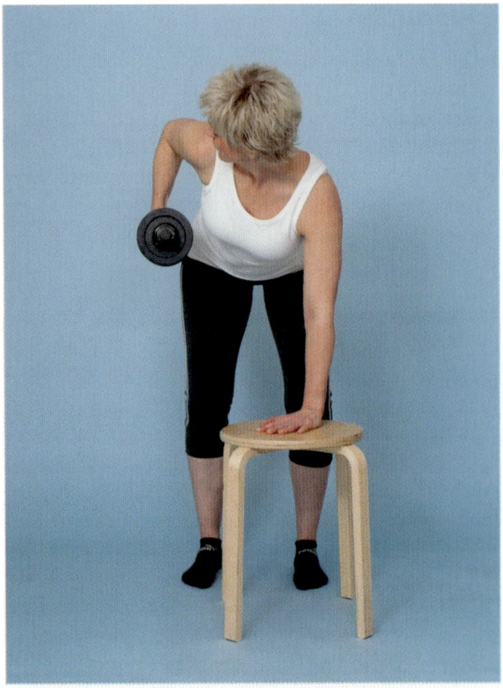

Abb. 21.17 Sägen – die 7. Übung der Rückentriathlonbasics.

Ziele

- Training der thorakalen Rotation
- Training der funktionellen Rotation der dominanten und der nicht dominanten Seite
- Tonisierung der thorakalen Rotatoren zur Reduzierung eventueller Instabilitäten
- systematische Erhöhung des thorakalen intradiskalen Drucks

Ausführung

Ausgangsposition

- Aus dem Stand nach vorne geneigt; eine Hand stützt sich auf einem Hocker oder einer Trainingsbank ab.
- Der Rumpf ist horizontal um 15° geneigt und 15° heterolateral rotiert.
- Wirbelsäule im 3-Punkt-System, gestreckt mit physiologisch lumbaler und zervikaler Lordose.
- Die Füße stehen schulterbreit auseinander.
- Der Ellenbogen der stützenden Hand ist gerade, aber nicht überstreckt.
- Der zu trainierende Arm hält eine Kurzhantel senkrecht nach unten.

Endposition

- Der Ellenbogen wird gehoben und dabei dicht am Körper geführt (▶ Abb. 21.17).
- Der Unterarm wird senkrecht zum Boden geführt.
- Während der Rumpf bis zu 15° homolateral rotiert, folgt der Blick des Patienten dem Ellenbogen.
- Beim Trainieren erfolgt eine sichtbare Tonisierung des M. transversus.
- Die Übung wird langsam ausgeführt, eine Wiederholung dauert 2 Sekunden.

Eventuell auftretende Probleme

- Durch eine zu starke Abspreizung des Arms ermüdet der M. deltoideus bei geringer Beanspruchung der Rotatoren zu schnell.
- Der Patient streckt seine Ellenbogen zu stark, wodurch die Beanspruchung des M. triceps die Belastung limitiert.
- Die Ellenbogen werden zu stark gebeugt, wodurch der M. biceps zu stark beansprucht wird.
- Bei der Ausführung folgt der Blick nicht dem Ellenbogen, wodurch eine nicht beabsichtigte Rotation im zervikothorakalen Übergang entsteht.

ERI-Aspekte

Bei korrekter Ausführung treten nur selten Probleme auf.

Alternative Ausführung

Manche Personen bevorzugen das Sägen, wenn die Knie auf einer Trainingsbank abgestützt werden. Die Belastung auf die thorakale Wirbelsäule und Zielmuskulatur ändert sich dabei kaum.

Benötigte Materialien

- Kurzhantel
- Gewichtsscheiben
- Hocker

Start

- 3 Sätze à 20 Wiederholungen
- Satzdauer: 40 Sekunden
- Während der Satzpause wird die andere Seite trainiert.

Bronze

- Sätze, Wiederholungen und Satzdauer wie bei der Startausführung.

Silber

- 1 Satz wird normal ausgeführt.
- 2 Sätze freistehend, 1 × linksseitig und 1 × rechtsseitig; der Rumpf ist um 45° gestreckt geneigt; die Rumpfdrehung beträgt einmal 15° heterolateral und einmal 15° homolateral. Diese Übung ist auch als Barbell-Rotation bekannt.
- Die Übungsbelastung entspricht dabei einem Drittel des Übungsgewichts der normalen Ausführung (▶ Abb. 21.18).

Gold

- 1 Satz wird normal ausgeführt.
- 2 Sätze freistehend, 1 × linksseitig und 1 × rechtsseitig; der Rumpf ist um 45° gestreckt geneigt; die Rumpfdrehung erfolgt abwechselnd einmal 15° heterolateral und einmal 15° homolateral.
- Die Hantel wird zum heterolateralen Knie bewegt.

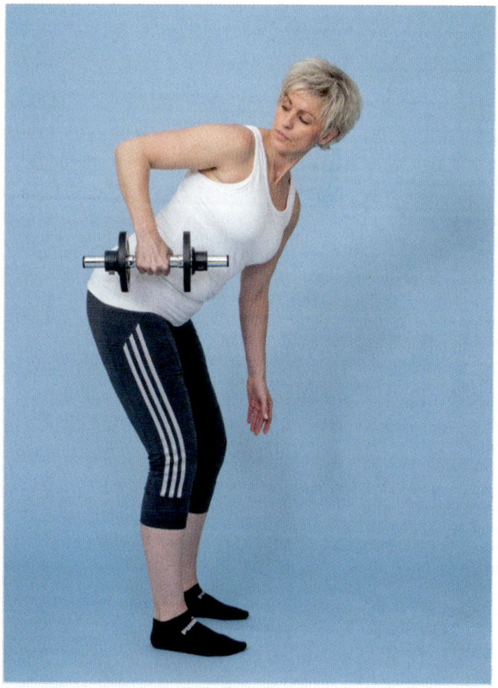

Abb. 21.18 Sägen in der Silberausführung.

- Die Übungsbelastung entspricht dabei einem Drittel des Übungsgewichts der normalen Ausführung.
- Bei langsam steigender Frequenz wird das Gewicht langsam reduziert.
- Ein Metronom gibt das Tempo an.

Hintergrundwissen Skoliose und Kraftdifferenzen

Eine anfänglich gefühlte Kraftasymmetrie kann manchmal auf eine idiopathische Skoliose zurückgeführt werden. Während gesunde Probanden in der Regel eine symmetrische Kraft aufweisen, zeigen Patienten mit Skolioseerkrankungen eine (isometrische) Schwäche, vor allem wenn in Richtung Konkavität rotiert wird (McIntire et al. 2006). Rotationstraining scheint Erfolg versprechend zu sein, denn kleinere Studien zeigen, dass die Rotationskraft in beide Richtungen, zur Konkavität und zur Konvexität, gekräftigt werden kann.

Anhand einer kleineren Gruppe von Probanden konnten verschiedene Autoren beweisen, dass kurzfristige, ernste Probleme bei Patienten mit Skoliosen von 20–40 ° stabilisiert werden können (McIntire et al. 2006, Mooney und Brigham 2003).

21.5.8 Rückenbasic Nr. 8 – Beugen

Das Beugen ist eine Übung, die in den ersten Jahren sowohl bei Kursteilnehmern als auch bei Patienten sehr umstritten war, heutzutage aber akzeptiert wird. Der Rückentriathlon hat eine sichere Belastung und Progression ermittelt, wobei Belastbarkeit in beschwerdefreien Phasen oder in Perioden, die frei von Überbelastung sind, hergestellt wird.

Eine gebeugte Wirbelsäule ist deutlich weniger belastbar als eine gestreckte (Adams 2002).

Normalerweise tritt am Ende einer (Rumpf-)beuge ein Phänomen in Erscheinung, das als Flexions-Relaxations-Phänomen bekannt ist: Das Gewicht tragen ausschließlich passive Strukturen. Aus diesem Grund wird die Beugung submaximal ausgeführt: Das Bewegungsausmaß (ROM) begrenzt sich auf 80 % des sogenannten Schober-Wertes.

Ziele

- Angst vor Beugebelastungen reduzieren. Die Beugeübung repräsentiert das Heben mit gebeugtem Rücken im Alltag.
- systematische Erhöhung der Belastbarkeit bei Beugebelastungen.
- Regulierung der aktiven Kontrolle der Beugung
- Progressives Adaptationstraining (PAT). Ein spezielles Training zur Vermeidung und Verminderung von Schmerzen nach der Belastung durch einen gezielten Trainingsaufbau, das auf verschiedenen Parametern wie Widerstand, Belastung, Dauer, Wiederholungszahl und Geschwindigkeit basiert.

Ausführung

Ausgangsposition

- Stand
- Wirbelsäule im 3-Punkt-System, gestreckt mit physiologisch lumbaler und zervikaler Lordose.
- Die Füße stehen schulterbreit auseinander.
- Die Füße sind leicht nach außen gestellt („Fünf-vor-eins"-Position).
- Die Knie sind gerade, aber nicht überstreckt.
- Der Patient fasst die Langhantel auf Schulterbreite mit einer Hand im Übergriff und der anderen Hand im Untergriff an. Das heißt, eine Hand wird nach innen und eine nach außen gedreht (siehe Flexions-Relaxations-Phänomen), ähnlich wie beim Graben mit einem Spaten.
- Bei der Aufrichtung wird der Rumpf etwas weiter als normal nach hinten geneigt, so dass sich die Mm. multifidi merkbar entspannen.

Endposition

- Der Rumpf beugt sich nach vorne, wobei die Bewegung durch die HWS eingeleitet wird (▶ Abb. 21.19).
- Die LWS wird bis zu 80 % des Schober-Wertes gebeugt. Beträgt der Schober-Wert, z. B. 5 cm, wird die LWS nur bis zu 4 cm gebeugt.
- Die Knie bleiben gerade, werden aber nicht überstreckt.
- Das Gewicht wird über die Ober- und Unterschenkel „geschleift".
- Bei der Vorwärtsbeugung entsteht eine sichtbare Tonisierung des M. transversus abdominis.
- Die Übung wird langsam ausgeführt, eine Wiederholung dauert 2 Sekunden.

Eventuell auftretende Probleme

- Einige Personen haben koordinative Schwierigkeiten beim Beugen der Wirbelsäule und trauen sich nicht, endgradig zu bewegen: Ein koordinatives Tape, welches in der maximal erlaubten flektierten Position (80 % des Schober-Wertes) angebracht wird, kann eine Hilfestellung leisten. Ziel ist es, bei der Beugeübung eine merkbare Dehnung des Tapes als Feedback der erreichten Position zu spüren.
- Manche Patienten meinen, den Rücken physisch nicht beugen zu können. In der Regel sind dies Patienten mit Ängsten oder solche, die die Instruktionen der alten Rückenschule sehr ernst genommen haben. Hilfreich für diese Patienten ist es dann, bei der Übung im Stehen lumbal eine Hautfalte zu nehmen und zu merken, wie sie sich beim Beugen spannt und den Fingern entgleitet.
- Den Rat aus Medien und Therapie „Heben mit einem vertikalen und gestreckten Rücken" nahmen viele Teilnehmer stets ernst und haben nun Angst vor dieser Übung. Diese Patienten benötigen Zuversicht und trainieren anfangs mit dem Tape. Sehr ängstliche Patienten können sich auf der Rudermaschine oder dem Zuggerät an die Beugebelastung gewöhnen.

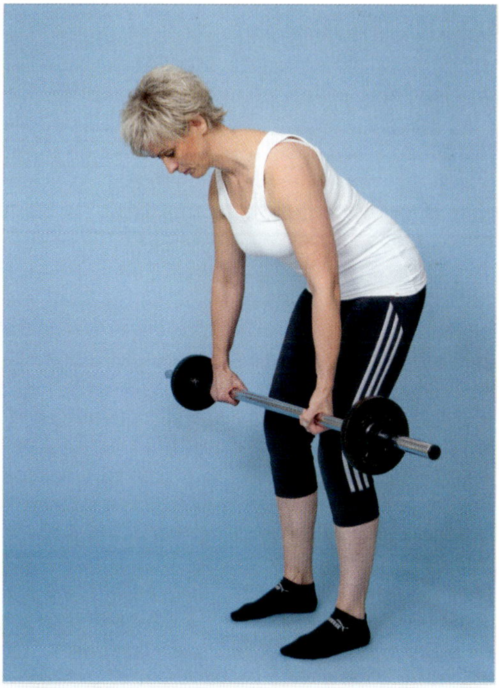

Abb. 21.19 Beugen – die 8. Übung der Rückentriathlonbasics.

Vorübung

Patienten mit Angstzuständen oder einer ernsten Pathologie können mit einer vorbereitenden Übung beginnen.

Gerade bei der Beugebelastung, bei der hohe Belastungen generiert werden, ist dies von Vorteil, denn schließlich stellt das eigene Rumpfgewicht einen sehr großen Teil der Übungsbelastung dar. Das Rudergerät ähnelt der Beugebelastung mit reduziertem Rumpfgewicht (▶ Abb. 21.20). Eine bewährte Struktur des Belastungsaufbaus ist in ▶ Tab. 21.1 zu sehen.

ERI-Aspekte

- Eine maximale Beugung führt zu einer hohen Belastung der passiven Strukturen.

Tab. 21.1 Aufbau der Belastung bei einem unspezifischen Flexionsproblem

Training	Belastung	Sätze	Übungsform
	Zusatzbelastung	**Wiederholungen**	**Gerät**
Training 1	10 % Körpergewicht	2 × 10	Rudergerät
Training 2	10 % Körpergewicht	2 × 20	Rudergerät
Training 3	20 % Körpergewicht	2 × 20	Rudergerät
Training 4	20 % Körpergewicht	2 × 25	Rudergerät
Training 5	30 % Körpergewicht	2 × 20	Rudergerät
Training 6	30 % Körpergewicht	2 × 25	Rudergerät
Training 7	30 % Körpergewicht	2 × 25	Rudergerät
Training 8	30 % Körpergewicht	2 × 30	Rudergerät
Training 9	–	2 × 10	Beugen im Stand
Training 10	–	2 × 15	Beugen im Stand

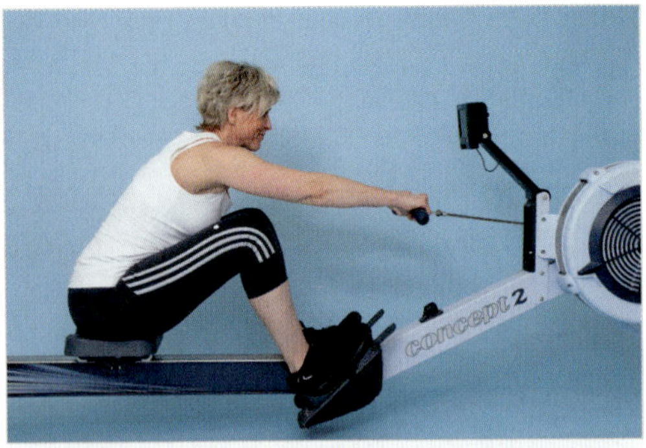

Abb. 21.20 Das Rudergerät eignet sich, um Beugebelastungen mit geringer Belastung zu ermöglichen.

- Die Beugungsübung beginnt erst 3 Monate nach dem Start des Rückentriathlons, u. a. aus psychologischen und biomechanischen Gründen.
- Eine erhebliche Zahl von Patienten leidet unter einer Sprung-Back-Ruptur der interspinalen Ligamente mit erheblich geänderter Biomechanik (siehe Hintergrundwissen: Sprung Back).

Benötigte Materialien

- Langhantel
- Gewichtsscheiben
- Ablagemöglichkeit für Langhantel
- evtl. Tape

Start

- 3 Sätze à 20 Wiederholungen
- Satzdauer: 40 Sekunden
- 1 Minute Satzpause

Bronze

- Sätze, Wiederholungen und Satzdauer wie bei der Startausführung.
- 1 Satz wird einbeinig ausgeführt, mit dem Gewicht auf dem linken Bein. Das rechte Bein berührt dabei leicht den Boden.
- 1 Satz wird einbeinig ausgeführt, mit dem Gewicht auf dem rechten Bein. Das linke Bein berührt dabei leicht den Boden.
- Die Übungsbelastung entspricht dabei der Hälfte des Übungsgewichts der normalen Ausführung.

Silber

- 1 Satz wird normal ausgeführt.
- 2 Sätze mit Rotation: Die Person nimmt eine Kurzhantel als Gewicht und bewegt sie jeweils zum gegenüberliegenden Knie. 1 Satz abwechselnd in Richtung rechtes und 1 Satz in Richtung linkes Knie.
- Die Übungsbelastung entspricht dabei einem Drittel des Übungsgewichts der normalen Ausführung.

Gold

- 1 Satz wird normal ausgeführt.
- 2 Sätze mit Rotation wie bei Silber
- Die Rotationsbewegung besteht aus 30° Rotation nach rechts und 30° Rotation nach links.
- Bei langsam steigender Frequenz wird das Gewicht langsam reduziert.
- Ein Metronom gibt das Tempo an.
- Das Gewicht wird reduziert, die Bewegungsgeschwindigkeit verdoppelt (1 × hin- und zurückrotieren in 1 Sekunde).

Hintergrundwissen Flexion-Relaxations-Phänomen

Die ersten Aufzeichnungen über das Flexion-Relaxations-Phänomen stammen aus dem Jahr 1948: Bei maximaler Flexion in der aufrechten Position ist die Streckeraktivität bei elektromyografischer Untersuchung nicht vorhanden, was auch für die HWS gilt (Pialasse et al. 2009). Wie die maximale Flexion zu einer stabilen passiven Position führt, erklärt sich möglicherweise durch das Erreichen einer Close-Packed-Position. In dieser Position entsteht eine maximale Kongruenz der Gelenkflächen. So ist es möglich, dass die stabile Position in der maximalen Flexion nicht durch die Kraft der Ligamente und Muskulatur geleistet wird, sondern durch die Kompressionskräfte der Facettengelenke.

Wie erreicht die LWS diese Position? Eine gewisse Rotation in der Wirbelsäule (1–3° Rotation pro Segment) ist hierfür notwendig. Eine erzwungene ungünstige Hebeaufgabe könnte demnach bewirken, dass die stabile Position verlassen werden muss, um diese Aufgbe erledigen zu können. Dadurch wird die Wirbelsäule aber auch anfälliger. Es wurde bewiesen, dass die Flexions-Relaxation auch bei wiederholten Flexionsbewegungen mit Belastung eine Rolle spielt (Dickey et al. 2003). Daher wird beim Rückentriathlon eine Vorzugsrotation gewählt und das Gewicht wie ein Spaten festgehalten. Diese geringe Rotation dient zur Absicherung einer physiologischen Ausführung mit gleichmäßiger Verteilung der Kräfte auf die passiven Strukturen.

Manche Patienten mit nicht spezifischen Rückenschmerzen zeigen keine Flexions-Relaxation. Ein Grund dafür könnte eine gestörte Rotationsfähigkeit sein, was möglicherweise eine Erklärung für die Wirksamkeit der Rotationsmanipulation ist. Bei Patienten kann man durch eine Manipulation die EMG-Aktivität in der maximalen Flexion reduzieren (Lalanne et al. 2009).

Bei Patienten nach einer Disektomie konnte gezeigt werden, dass sich die EMG-Spannung trotz einer Schmerzreduktion nach der Operation nicht änderte. Die These, dass paraspinale Spasmen durch Schmerzen initiiert werden, ist hiermit infrage gestellt (Wallbomet al. 2009).

Hintergrundwissen Sprung Back

Sprung Back ist ein Zustand der Wirbelsäule, bei dem die interspinalen Ligamente, manchmal auch das Lig. longitudinale posterius und die Bandscheibe, geschädigt sind. Dies wurde erstmals 1952 durch Newman beschrieben (Newman 1952). Bei der maximalen Beugung mit entspannten Muskeln sollte die Bewegung durch die interspinalen Ligamente gehemmt werden. Diese Hemmung nimmt mit zunehmender Degeneration der Bandscheibe zu.

Die Achse der Beugung verlagert sich nach dorsal (Ombrecht et al. 2002). Hierdurch wird die Bandscheibe entlastet und die Anforderungen an die dorsalen Ligamente vergrößert. Die Muskulatur kann kaum Hilfeleistung bieten, da sie in einem Winkel arbeiten muss, in dem sie passiv insuffizient ist. Gerade bei einer schnellen Degeneration sind die Ligamente nicht auf diese Aufgabe vorbereitet. Über 20% der Autopsien weisen einen Riss in einem oder mehreren supraspinalen Ligamenten auf. Der Sprung Back tritt besonders häufig in Begleitung von Bandscheibendegenerationen auf.

Für den Rückentriathlon bedeutet dies, dass bis zu 20% der Teilnehmer eine eingeschränkte passive Belastbarkeit aufweisen. Deshalb wird die Flexion beim Rückentriathlon nur submaximal ausgeführt.

21.5.9 Rückenbasic Nr. 9 – Rotation

Die Rotation ist eine Übung zur Tonisierung der Rotatoren ohne teuren apparativen Aufwand. Diese Übung ist von Bedeutung, da die Rumpfrotationskraft bei rund 60% aller Rückenverletzungen eingeschränkt ist (Kumar et al. 2003). Bei der Übung sollte beachtet werden, dass Frauen eine geringere Kraft als Männer haben: Sie beträgt nur ca. 60–70% der Kraft der Männer (Kumar et al. 1995).

Ziele

- Tonisierung der Rotatoren
- Optimierung des intraabdominalen Drucks
- Übung entspricht der funktionellen Rotationsbelastung von kaudal nach kranial

Ausführung

Ausgangsposition

- Seitenlage
- Wirbelsäule im 3-Punkt-System, gestreckt mit physiologisch lumbaler und zervikaler Lordose.
- Die Knie sind 90° angewinkelt.
- Die Füße befinden sich in einer Linie mit der Wirbelsäule.
- Eine in ein Handtuch eingeschlagene Gewichtscheibe wird zwischen den Knien gehalten.
- Der oben liegende Arm fixiert den Oberkörper, indem die Hand auf Schulterhöhe, mit dem um 90° gebeugten Ellenbogen, auf dem Boden gestützt wird.
- Der Unterarm ist so weit wie möglich proniert, die Finger zeigen in Kopfrichtung (▶ Abb. 21.21).

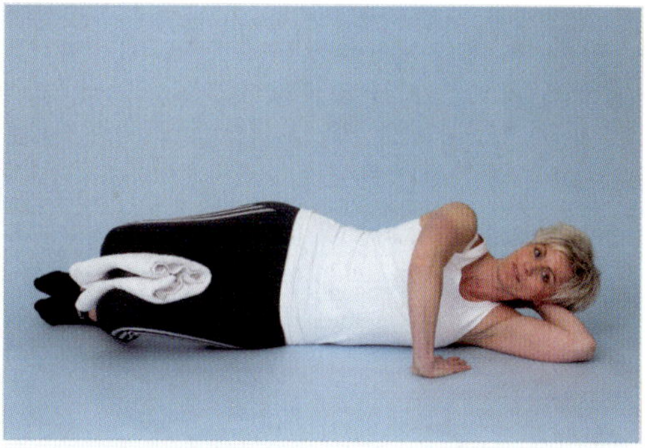

Abb. 21.21 Rotation – die 8. Übung der Rückenbasics.

Endposition

- Die Knie werden bis auf 20° Rumpfrotation angehoben. Hierbei sollte sich die obere Beckenhälfte nach dorsal bewegen.
- Während der Bewegung sollten die Füße einen gleichbleibenden Druck auf den Boden ausüben.
- Die Übung wird langsam ausgeführt, eine Wiederholung dauert 2 Sekunden.

Eventuell auftretende Probleme

- Manche Personen empfinden die Übung zunächst als sehr schwierig. Eine Vorübung kann mit etwas stärker gestreckten Beinen erfolgen. So ist der Hebel viel geringer und die Übung leichter und angenehmer. Langsam können die Beine wieder angewinkelt werden, bis sie sich im richtigen Winkel befinden.
- Die Gewichtsscheiben können verrutschen. Dem kann man vorbeugen, indem diese, wie oben bereits erwähnt, in ein Handtuch eingewickelt werden.

ERI-Aspekte

Probleme sind momentan keine bekannt.

Alternative Ausführung

Vorübung mit stärker gestreckten Beinen

Benötigte Materialien

- Gewichtsscheiben
- Handtuch zum Einwickeln der Gewichtsscheiben

Start

- 3 Sätze à 20 Wiederholungen
- Satzdauer: 40 Sekunden
- abwechselnd auf der linken oder der rechten Seite üben

Bronze, Silber, Gold

Keine Änderungen zur Startbelastung

Hintergrundwissen Rotationstraining

Rotationstraining hat aufgrund der allgemeinen Tonisierung eine besondere Bedeutung und ist deswegen sehr populär, es ist jedoch auch teilweise mit Problemen behaftet. In der Praxis wird über eine direkte oder zeitverzögerte Zunahme der Schmerzen nach einem Rotationstraining am Gerät berichtet. Der Grund ist möglicherweise, dass das Gerät zu früh eingesetzt wird. In der Pathologie, also wenn eine Erhöhung der intradiskalen und/oder axialen Drucks noch unerwünscht ist, sollte einige Zeit (häufig sogar ca. 6 Wochen) gewartet werden, bis mit dem Rotationstraining begonnen wird. Neuere Untersuchungen deuten darauf hin, dass die Erholungszeit bei Rauchern sogar noch länger ist (Albert et al. 2008).

Beim Rückentriathlon wird erst nach 3 Monaten mit dem Rotationstraining begonnen, um diesen Problemen vorzubeugen. Da es sich hierbei um eine sehr spezielle Übung handelt, die einer genauen und professionellen Überwachung und Beurteilung bedarf, entfallen die Steigerungen als Bronze-, Silber- und Goldvarianten.

Merke **M!**

Wird diese Übung nicht korrekt und richtig dosiert ausgeführt, kann es zu schwerwiegenden übungsbedingten Verletzungen kommen.

EMG-Untersuchungen während isokinetischer Tests der axialen Rotation zeigen eine zunehmende EMG-Aktivität bei sinkender Leistung (Watt) und höheren Geschwindigkeiten. Dies deutet auf eine disproportionale Belastung der passiven Strukturen und damit verbundende Verletzungsgefahr hin. Daher sollten Belastung und Rotationsgeschwindigkeit gering gehalten werden (Kumar et al. 2003). Auch die in Kapitel 20 beschriebene Übung für die globale Muskulatur ist mit Vorsicht zu genießen.

Ein weiterer Aspekt ist, dass manche Rotationstrainingsgeräte nicht das leisten, was man von ihnen erwartet. Ein einfacher Test ist, die Übung auszuführen und zu prüfen, wo die Ermüdung der Muskeln auftritt. Im günstigsten Fall ist dies der Bereich der (schrägen) Bauchmuskeln, häufig findet die Ermüdung aber in anderen Muskelgruppen statt. Obwohl viele Geräte einen vielversprechenden Eindruck erwecken, bleibt bei einem Training an diesen eine lokale Ermüdung der Rotatoren aus.

Deshalb sollte vor einer Anschaffung solcher Geräte eine sorgfältige und kritische Analyse erfolgen.

Bei Beschwerden ist eine Rotation oft inhibiert, in der Regel normalisiert sich dies wieder, wenn die Beschwerden nachlassen.

In der Praxis beklagen einige Patienten, dass sich eine Körperseite im Training besser verhält als die andere. Die Aussage des Therapeuten, dass sich dies durch ein fleißiges Training ausgleichen lässt, führt seltsamerweise oftmals zu einem gleichzeitigen Verschwinden der Rückenbeschwerden.

Zusammenfassung ✓

- Gründe für die Entwicklung des Rückentriathlons waren eine langfristige Akzeptanz, die Lebensgewohnheiten, die Wirtschaftlichkeit, die Praktikabilität, ein sehr gutes Outcome und eine hohe Patientenzufriedenheit.
- Die Übungen orientieren sich an den alltäglichen Belastungen und sollen mögliche ERI-Risiken minimieren.
- Die Übungen wurden auf der Basis von Praxiserfahrungen von Physiotherapeuten, etlichen wissenschaftlichen Veröffentlichungen und den Forschungsergebnissen vieler Wissenschaftler ausgewählt.
- Die Anzahl der Übungen wurde auf 9 Basics limitiert, die aber durch ein Heimprogramm ergänzt werden können.
- Die Trainingszeit im Trainingszentrum ist auf 60–90 Minuten limitiert, kann aber zu Hause erweitert werden.
- Die Trainingsbelastung wird individuell ermittelt.
- Der Rückentriathlon bietet für unterschiedliche Indikationen verschiedene Zeitfenster.
- Innerhalb des Rückentriathlons gibt es zur Steigerung der Aktivitäts- und Belastungsebene die Trainingsstufen Bronze, Silber und Gold.

Literatur

Adams M, Bogduk N, Burton K. The Biomechanics of Back Pain. London, UK: Churchill Livignstone; 2002.

Albert HB, Manniche C, Sorensen JS, Deleuran BW. Antibiotic treatment in patients with low-back pain associated with Modic changes Type 1 (bone oedema): a pilot study. Br J Sports Med. 2008; 42(12): 969–73.

BGI 717. Sicher Gehen und Stehen, eine Fallstudie. Steinbruch Genossenschaft; 1998.

Bhatia DN, de Beer JF, van Rooyen KS, Lam F, du Toit DF. The „benchpresser's shoulder": an overuse insertional tendinopathy of the pectoralis minor muscle. Br J Sports Med. 2007; 41(8): e11.

Bigliani LU, Kelkar R, Flatow EL, Pollock RG, Mow VC. Glenohumeral stability. Biomechanical properties of passive and active stabilizers. Clin Orthop Relat Res. 1996; (330): 13–30.

Bizzini M. Sensomotorische Rehabilitation nach Beinverletzungen. Stuttgart: Thieme; 2000.

Buchanan P, Vardaxis P. Lower-extremity strength profiles and gender-based classification of basketball players ages 9-22 years. J Strength Cond Res. 2009; 23(2): 406–19.

Clark MS. The Unilateral Forefoot Balance Test: Reliability and validity for measuring balance in late midlife women. NZ J Physiotherapie. 2007; 35(3): 110–118.

Dickey JP, McNorton S, Potvin JR. Repeated spinal flexion modulates the flexion-relaxation phenomenon. Clin Biomech (Bristol, Avon). 2003; 18(9): 783–9.

Drinkwater EJ, Pritchett EJ, Behm DG. Effect of instability and resistance on unintentional squat-lifting kinetics. Int J Sports Physiol Perform. 2007; 2(4): 400–13.

Fan ZJ, Silverstein BA, Bao S, Bonauto DK, Howard NL, Spielholz PO, Smith CK, Polissar NL, Viikari-Juntura E. Quantitative exposure-response relations between physical workload and prevalence of lateral epicondylitis in a working population. Am J Ind Med. 2009; 52(6): 479–90.

Gracovetsky S. Is the lumbodorsal fascia necessary? J Bodyw Mov Ther. 2008; 12(3): 194–7.

Humphries B, Triplett-McBride T, Newton RU, Marshall S, Bronks R, McBride J, Häkkinen K, Kraemer WJ. The relationship between dynamic, isokinetic and isometric strength and bone mineral density in a population of 45 to 65 year old women. J Sci Med Sport. 1999; 2(4): 364–74.

Johnson D, Lynch J, Nash K, Cygan J, Mayhew JL. Relationship of lat-pull repetitions and pull-ups to maximal lat-pull and pull-up strength in men and women. J Strength Cond Res. 2009; 23(3): 1022–8.

Zimmerman K. Gesundheitsorientiertes Muskelkrafttraining. Schorndorf: Hofmann: 2002.

Kumar S, Dufresne RM, Van Schoor T. Human trunk strength profile in flexion and extension. Spine (Phila Pa 1976). 1995; 20(2): 160–8.

Kumar S, Dufresne RM, Van Schoor T. Human trunk strength profile in lateral flexion and axial rotation. Spine (Phila Pa 1976). 1995; 20(2): 169–77.

Kumar S, Narayan Y, Garand D. An electromyographic study of isokinetic axial rotation in young adults. Spine J. 2003; 3(1): 46–54.

Lalanne K, Lafond D, Descarreaux M. Modulation of the flexion-relaxation response by spinal manipulative therapy: a control group study. J Manipulative Physiol Ther. 2009; 32(3): 203–9.

Loukas M, Shoja MM, Thurston T, Jones VL, Linganna S, Tubbs RS. Anatomy and biomechanics of the vertebral aponeurosis part of the posterior layer of the thoracolumbar fascia. Surg Radiol Anat. 2008; 30(2): 125–9.

Massy-Westropp NM, Gill TK, Taylor AW, Bohannon RW, Hill CL. Hand Grip Strength: age and gender stratified normative data in a population-based study. BMC Res Notes. 2011; 4: 127.

McBride JM, Blow D, Kirby TJ, Haines TL, Dayne AM, Triplett NT. Relationship between maximal squat strength and five, ten, and forty yard sprint times. J Strength Cond Res. 2009; 23(6): 1633–6.

McIntire K, Asher M, Burton D, Liu W. Comparison of isometric trunk rotational strength of adolescents with idiopathic scoliosis to healthy adolescents. Stud Health Technol Inform. 2006; 123: 509–12.

McIntire K, Asher M, Burton D, Liu W.Trunk rotational strength training for the management of adolescent idiopathic scoliosis (AIS). Stud Health Technol Inform. 2006; 123: 273–80.

Mooney V, Brigham A. The role of measured resistance exercises in adolescent scoliosis. Orthopedics. 2003; 26(2): 167–71; discussion 171.

Newman PH. Sprung back. J Bone Joint Surg Br. 1952; 34-B(1): 30–7.

Niemeläinen R, Battié MC, Gill K, Videman T. The prevalence and characteristics of thoracic magnetic resonance imaging findings in men. Spine (Phila Pa 1976). 2008; 33(23): 2552–9.

Ombrecht L, Bisschop P, Ter Veer H. System of orthopaedic medicine. London, UK: Churchill Livingstone; 2002.

Park SW, Goodpaster BH, Strotmeyer ES, Kuller LH, Broudeau R, Kammerer C, de Rekeneire N, Harris TB, Schwartz AV, Tylavsky FA, Cho YW, Newman AB; Health, Aging, and Body Composition Study. Accelerated loss of skeletal muscle strength in older adults with type 2 diabetes: the health, aging, and body composition study. Diabetes Care. 2007; 30(6): 1507–12.

Pialasse JP, Dubois JD, Choquette MH, Lafond D, Descarreaux M. Kinematic and electromyographic parameters of the cervical flexion-relaxation phenomenon: the effect of trunk positioning. Ann Phys Rehabil Med. 2009; 52(1): 49–58.

Vleeming A. Movement, Stability and Low Back Pain. The Essential Role of the Pelvis. Oxford: Elsevier; 1997.

Voskamp P, van Scheijndel PAM, Peerebom KJ. Handboek Ergonomie. Deventer, Antwerpen : Kluwer; 2008: 49–66.

Suni J, Rinne M, Natri A, Statistisian MP, Parkkari J, Alaranta H. Control of the lumbar neutral zone decreases low back pain and improves self-evaluated work ability: a 12-month randomized controlled study; Spine (Phila Pa 1976). 2006; 31(18): E611–20.

Wallbom AS, Geisser ME, Koch J, Haig AJ, Guido C, Hoff JT. Lumbar flexion and dynamic EMG among persons with single level disk herniation pre- and postsurgery with radicular low-back pain. Am J Phys Med Rehabil. 2009; 88(4): 302–7.

Westerhoff P, Graichen F, Bender A, Halder A, Beier A, Rohlmann A, Bergmann G. In vivo measurement of shoulder joint loads during activities of daily living. J Biomech. 2009; 42(12): 1840–9.

Wilke HJ, Neef P, Caimi M, Hoogland T, Claes LE. New in vivo measurements of pressures in the intervertebral disc in daily life. Spine (Phila Pa 1976). 1999; 24(8): 755–62.

Winkel D. Weke delen aandoeningen van het bewegingsapparaat, Diagnostiek. Utrecht: Bohn, Scheltema & Holkema; 1991.

Zimmerman K. Gesundheitsorientiertes Muskelkrafttraining: Theorie – Empirie – Praxisorientierung. Schorndorf: Hofmann: 210.

Kapitel 22

Rückenbeschwerden beeinflussende Faktoren

22 Rückenbeschwerden beeinflussende Faktoren

Frederik Deemter

Das Spektrum der möglichen Faktoren, die Einfluss auf Rückenbeschwerden haben oder mit ihnen in Verbindung gebracht werden, ist mannigfaltig. Zu den wichtigsten Faktoren gehören eine ungesunde Ernährungsweise und Übergewicht, aber auch spezielle Lifestyle-Aspekte, Rauchen, Alkohol, Medikamente, Stress, soziale Kontakte und Bewegung bzw. Bewegungsmangel sind Einflussfaktoren, die nicht außer Acht gelassen werden sollten.

Diese Aufzählung ist beliebig erweiterbar, vor allem weil durch den Wandel der Zeit immer neue Aspekte in Erscheinung treten.

Das vorliegende Kapitel legt den Schwerpunkt auf diejenigen Faktoren, die bei den Überlegungen zur Entwicklung des Rückentriathlons eine Rolle gespielt haben. Es sind solche Faktoren, von denen bekannt ist, dass sie Rückenbeschwerden beeinflussen, der Physiotherapeut oder Trainer einen positiven Einfluss darauf nehmen kann bzw. die durch das physiotherapeutische Training gesteuert werden können. Zu diesen Faktoren zählen:

- Körpergewicht
- Ernährung/Lebensmittel
- Medikamente
- Alkohol
- Rauchen
- Stress
- soziale Kontakte
- Bewegung
- Equipment (Möbel, Kleidung etc.)

Besonders bei langfristigen Programmen entwickelt sich der Trainer zu einer Vertrauensperson, weshalb viele Patienten diesen auch bei allen weiteren Fragen zum Gesundheitswesen zu Rate ziehen.

Speziell in Bezug auf Ernährung, Gewichtsreduktion und Lifestyle existieren viele Mythen und falsche Vorstellungen (Beliefs). In diesem Kapitel werden heutige wissenschaftliche Standards objektiv dargestellt, damit der Therapeut den Patienten während der Therapie optimal beraten kann.

Ein Themenschwerpunkt sind Lifestyle-Aspekte, die in der heutigen Zeit einen immer größeren Stellenwert einnehmen. Der physiotherapeutische Trainer ist meist der erste Ansprechpartner bei Fragen zu diesem Thema, da Ärzte aufgrund ihres eingeschränkten Zeitkontingents während der Sprechstunde meist zu wenig Zeit für ausführliche Fragen und Antworten haben. Gerade Veränderungen des persönlichen Lifestyles eines Patienten benötigen aber eine professionelle und kontinuierliche Betreuung, die der Trainer geben kann.

Einige Faktoren werden speziell der Gewichtsreduktion und Ernährung zugeordnet, sie können jedoch gleichzeitig auch Lifestyle-Aspekte darstellen, wie z. B. gesunde Lebensmittel.

22.1 Körpergewicht

22.1.1 Gewichtsreduktion bei Übergewicht

Gewichtsreduktion ist eine sehr spezielle „Wissenschaft“. Es gibt Berater mit unterschiedlichster Ausbildung. Jeder medizinische Fitnesstrainer sollte ebenfalls über Basiskenntnisse der Gewichtsreduktion verfügen, um Patienten erfolgreich betreuen zu können. Denn Übergewicht ist eine Volkskrankheit und daher ein allgegenwärtiges Thema, bei dem sachliche Empfehlungen gefragt sind. Die vielen Facetten des Themas Ernährung und Übergewicht machen es schwer, den Überblick zu behalten – auch wegen der zahlreichen Trends und unterschiedlichen Modediäten, auf eine „Low-Fat-Diät“ mit wenig Fett folgt z. B. eine „Low-Carb-Diät“ mit wenig Kohlenhydraten.

Studien zum Thema Übergewicht

Es gibt etliche Studien zum Thema „Übergewicht“. Einige davon befassen sich gezielt mit dem Zusammenhang von Übergewicht und Rückenschmerzen.

So wiesen ältere Untersuchungen an eineiigen Zwillingen keinen eindeutigen Zusammenhang zwischen Übergewicht und Rückenbeschwerden nach. Jedoch besteht die Möglichkeit, dass Fettleibigkeit zu einer Chronifizierung von Rückenproblemen führen kann (Leboeuf-Ydeet al. 1999). Eine neuere Metaanalyse kommt zu einer anderen Schlussfolgerung und sieht einen Zusammenhang zwischen Übergewicht und Schmerzen im unteren Rückenbereich. Übergewichtige Menschen besitzen eine höhere Prävalenz für Rückenbeschwerden als Normalgewichtige, verglichen mit adipösen Personen, aber eine bedeutend geringere. Insgesamt zeigen die Ergebnisse, dass sowohl Übergewicht als auch Adipositas das Risiko für Rückenbeschwerden erhöhen (Shiri et al. 2010).

Ob Übergewicht auch zu einer verzögerten Rehabilitation führt, konnte in einer anderen Studie nicht bestätigt werden. Bei dieser Kohortenstudie wurden die Patienten anhand des MRT-Befundes in 3 Gruppen eingeteilt. Alle erhielten eine 6 und 12 Wochen andauernde, rückenspezifische Physiotherapie. Die Vergleichsparameter waren Schmerzintensität, körperliche Beeinträchtigungen und Beweglichkeit der Lendenwirbelsäule, die jeweils vor und nach Abschluss der Behandlung gemessen wurden. Die Behandlung verbesserte alle Vergleichsparameter beträchtlich. Die Auswertung zeigte aber keine signifikanten Zusammenhänge oder Unterschiede zwischen dem Body-Mass-Index (BMI) und der prozentualen Veränderung der Vergleichsparameter zwischen den einzelnen Gruppen (Mangwani et al. 2010).

Interessant ist aber die Frage, ob bestehende Rückenschmerzen durch eine Gewichtsreduktion verringert werden können. Eine Untersuchung an krankhaft adipösen Patienten mit einer VBG (vertikale bandverstärkte Gastroplastik) zeigte im Verlauf von 2 Jahren, dass eine operativ in die Wege geleitete Gewichtsreduktion zu einer erheblichen Verbesserung oder gar zum Verschwinden von Rückenbeschwerden führt (Melissas et al. 2003).

Der Themenbereich „Gewichtsreduktion" wurde in den Rückentriathlon aufgenommen. Übergewichtige Rückenpatienten sollten die Möglichkeit erhalten, während des Rückentriathlons auch ihr Gewicht zu kontrollieren. Jeder zweite Bundesbürger ist übergewichtig und jeder fünfte sogar adipös veranlagt. Für Übergewicht gibt es sowohl medizinische als auch trainingswissenschaftliche Gründe, sehr häufig ist es jedoch auf mangelnde Leistungsfähigkeit und Inaktivität zurückzuführen.

Beurteilung des Körpergewichts

Beim Rückentriathlon wird das Körpergewicht über die Bestimmung des Körperfettanteils ermittelt und bewertet. Geeignete Methoden hierfür sind die Bio-Impedanz-Analyse (BIA) und die Fettfaltenmethode. Bei Letzterer kann aus einer Tabelle (s. Kap. 16.12.2, Tab. 16.4 und Tab. 16.5) die Körperfettmasse in Prozent ermittelt werden. Der BMI ist für eine exakte Beurteilung des Körpergewichts ungeeignet (s. Kap. 16.12.1).

Die Angaben der Normwerte variieren zwischen den einzelnen Instituten und Wissenschaftlern.

Untergewicht

Untergewicht wird bei diesen Methoden definiert als

- prozentualer Fettanteil bei Männern je nach Alter unter 8–13 % des Körpergewichts (▸ Tab. 22.1),
- prozentualer Fettanteil bei Frauen je nach Alter unter 14–25 % des Körpergewichts (▸ Tab. 22.2).

Es sollte evaluiert werden, ob das zu geringe Gewicht durch (Ausdauer-)Sport oder durch Essstörungen bedingt ist, da bei sportbedingtem Untergewicht die Versorgung mit Mineralien und Spurenelementen eher gesichert ist, als bei Personen mit Essstörungen. Extrem niedrige Fettwerte treten sowohl bei Sportlern als auch geschlechtsübergreifend bei Personen mit Essstörungen auf.

Normalgewicht

Ältere schätzen die meisten normalgewichtigen Personen als zu mager ein. Dies kann u. a. daran liegen, dass die Mehrheit der Bevölkerung übergewichtig ist und Normalgewichtige relativ betrachtet zu dünn wirken. Mit zunehmendem Alter erhöhen sich die Fettwerte.

Übergewicht

Übergewicht mit erhöhten Fettwerten sieht man häufiger bei Kindern kurz vor der Pubertät. Diese Werte normalisieren sich nach der Wachstumsphase wieder. Ein Grund dafür könnte sein, dass der Körper viel Energie für die Wachstumsphase benötigt und deshalb in dieser Zeit vermehrt Fett speichert. Ähnliches vermutet man hinsichtlich der Unterschiede zwischen Männern und Frauen. Die höheren Fettwerte von Frauen könnten eine Strategie des Körpers sein, Energiespeicher für den Nachwuchs anzulegen. Bei zu geringen Fettwerten bleibt bei Frauen beispielsweise manchmal die Menstruation aus.

Adipositas

Wiederum sehen wir, dass die Fettwerte mit zunehmendem Alter zunehmen. Normalerweise wird der Körperfettanteil adipöser Personen nur mit der BIA-Methode gemessen, da die Fettfalten-

Tab. 22.1 Beurteilung des Körpergewichts durch Ermittlung des Körperfettanteils in verschiedenen Alterskategorien bei Jungen und Männern (Hetland et al. 1995, Jebb et al. 2004)

Alter (Jahre)	Körperfettanteil (in % des Körpergewichts)			
	Untergewicht	Normalgewicht	Übergewicht	Adipositas
7	12	13–20	21–24	25
8	12	13–21	22–24	25
9	13	14–22	23–26	27
10	13	14–23	24–26	27
11	13	14–23	24–27	28
12	12	13–22	23–27	28
13	12	13–22	23–27	28
14	11	12–22	23–27	28
15	11	12–21	22–26	27
16	10	11–20	21–25	26
17	9	10–20	21–24	25
18	9	10–20	21–24	25
20–39	8	9–20	21–24	25
40–59	11	12–22	23–27	28
60–79	13	14–25	26–30	30

Tab. 22.2 Beurteilung des Körpergewichts durch Ermittlung des Körperfettanteils in verschiedenen Alterskategorien bei Mädchen und Frauen (Hetland et al. 1995, Jebb et al. 2004)

Alter (Jahre)	Körperfettanteil (in % des Körpergewichts)			
	Untergewicht	Normalgewicht	Übergewicht	Adipositas
7	14	15–20	21–27	28
8	14	15–21	22–28	29
9	14	15–22	23–30	31
10	15	16–23	24–31	32
11	15	16–23	24–32	33
12	15	16–22	23–33	34
13	15	16–22	23–33	34
14	16	17–22	23–33	34
15	16	17–21	22–33	34
16	15	16–20	21–33	34
17	15	16–20	21–33	34
18	15	16–30	31–35	34
20–39	20	21–32	33–37	38
40–59	23	24–33	34–39	40
60–79	25	26–35	36–41	42

methode hier eher konfrontierend ist, als dass sie Erkenntnisse liefert. Prinzipiell ist Adipositas eine Indikation, die eine multidisziplinäre Therapie erfordert. Deshalb sollte bei adipösen Patienten eine Rücksprache mit dem Arzt oder Ernährungsberater erfolgen.

Die in den ▸ Tab. 22.1 und ▸ Tab. 22.2 angegebenen Werte sind *unabhängig von der Messmethode*. Wichtig ist, dass die Messungen qualitativ gut sind. Jede Messmethode kann durch Unerfahrenheit zu Messfehlern führen. Die in den Tabellen angegebenen Werte sind daher als Richtwerte für Messungen von guter Qualität anzusehen.

22.1.2 Einflussfaktoren auf das Körpergewicht

Medikamente und Pathologien

Bestimmte Arzneimittel führen zu einer positiven Energiebilanz. Dazu gehören:
- Insulin
- Glukokortikoide
- Östrogene
- Antidepressiva
- Sulfonylharnstoffe

Auch verschiedene Pathologien fördern Adipositas, wie z. B.:
- Morbus Cushing (Cushing-Syndrom)
- Hypothyreose
- polyzystisches Ovarsyndrom (PCOS)
- hypothalamischer Symptomenkomplex
- Formen von pathologisch lokaler Fettansammlung (u. a. Morbus Dercum)

Alkohol

Alkohol enthält viele Kalorien (pro Gramm 7 kcal) und hemmt den Fettstoffwechsel. Jedoch scheint Alkohol allein nicht zu Übergewicht zu führen: Zwar nimmt der Körper mehr Kalorien auf, gleichzeitig erhöht der Alkohol jedoch auch den Grundumsatz (Rigaud 2009). Da Alkohol den Fettstoffwechsel hemmt, sollte möglichst auf Alkoholkonsum verzichtet werden (Shelmet et al. 1988). Giftstoffe, zu denen auch Alkohol zählt, baut der Organismus mit Priorität ab. Während dieser Phase werden Fette (und Kohlehydrate) nur vermindert zur Energiebedarfsdeckung benötigt, es kommt zur Fetteinlagerung im Gewebe.

Eine Untersuchung der Auswirkung von Nikotin und Alkohol auf unspezifische Rücken- und Nackenbeschwerden in Schweden ergab, dass Rauchen mit einem erhöhten Risiko für langfristige Arbeitsausfälle aufgrund unspezifischer Rücken- und Nackenbeschwerden verbunden war. Moderater Alkoholkonsum war dagegen mit einem tendenziell geringeren Risiko verbunden und wies eine schützende Wirkung bezüglich der Rückenbeschwerden auf, wobei die Ergebnisse statistisch nicht signifikant waren (Skillgate et al. 2009).

Nikotin

Raucher weisen in internationalen Statistiken ein niedrigeres Gewicht auf als Nichtraucher, denn der Nikotinkonsum steigert den Grundumsatz und hemmt den Appetit (Molarius et al. 1997). Da Rückenpatienten animiert werden sollen, mit dem Rauchen aufzuhören, sollte gleichzeitig auch eine Diätberatung erfolgen. Durch Nikotinabstinenz nimmt das Körpergewicht im Durchschnitt in 10 Jahren um 5 kg zu (Flegal et al. 1995).

22.1.3 Begleiterkrankungen durch Übergewicht

Es gibt viele Gründe, ein gesundes Gewicht anzustreben, da Übergewicht und speziell Adipositas zu einer Vielzahl von Begleiterkrankungen führt. Dies können sein:
- Diabetes
- Hypertonie: 10 kg Gewichtsreduktion verringert den systolischen (15 mmHg) und diastolischen (10 mmHg) Blutdruck
- Arteriosklerose
- Gallensteine
- Pankreatitis
- Fettleber: mitverantwortlich ist Alkoholkonsum
- Erhöhung des Karzinomrisikos
- Infertilität
- Gonarthrose

Die Auswirkungen von Adipositas auf Rückenbeschwerden sind etwas schwieriger zu beurteilen. Übergewicht führt sicher zu einer erhöhten Belastung im Diskus und anderen bradytrophen Strukturen. Der Risikofaktor Übergewicht lässt sich nicht ohne Weiteres ermitteln. Nur aufwendige Studien können darüber aufklären, ob die Rückenbeschwerden durch Übergewicht ausgelöst wurden oder ob eine umgekehrte Wechselbeziehung besteht. In einigen Studien konnte ein Zusammenhang zwischen Übergewicht (nach BMI) und Bandscheibendegeneration gezeigt werden. So stellte man fest, dass bei Übergewichtigen die Rate der Bandscheibenvorfälle fast doppelt so hoch ist wie bei Normalgewichtigen (Böstman 1994).

Ein BMI > 27,5 erhöht das Risiko einer stationären Bandscheibenbehandlung um 50 % (Kaila-Kangas et al. 2003).

Untersuchungen bei eineiigen Zwillingen relativieren diese Daten wiederum. Osteochondrotische Änderungen scheinen vor allem von genetischen Faktoren abhängig zu sein (Sambrook et al. 1999).

22.1.4 Trainingswissenschaftliche Aspekte zum Übergewicht

Trainingswissenschaftlich wird die Leistungsfähigkeit in Nm/kg Körpergewicht (s. Kap. 2.21) angegeben. Oft wird die Leistung von Übergewichtigen relativiert, wenn sie in Nm/kg fettfreies Körpergewicht ausgedrückt wird.

Die eingeschränkte Leistung wird jedoch nicht durch eine Muskelschwäche, sondern durch die Zusatzlast des Fettgewebes verursacht.

Zur objektiven Evaluierung der Kraftdefizite ist in der Isokinetik die Methode, die das fettfreie Körpergewicht zugrunde legt, bereits etabliert. Sogar bei Übungen, bei denen das Körpergewicht weniger im Mittelpunkt steht (z. B. Rotationstraining im Sitzen), hat sich diese Methode durchgesetzt (McIntire et al. 2007).

Die Leistungsfähigkeit sollte also immer in Leistung/kg fettfreies Körpergewicht und nicht in Leistung/kg Körpergewicht ausgedrückt werden. Wie die fettfreie Körpermasse bestimmt wird, ist dabei unwichtig, wichtig ist nur, dass die Messmethode valide Daten ergibt.

Bei Übungen oder Belastungen mit Einsatz des Körpergewichts ist die Berücksichtigung dieses Aspekts unumgänglich. Die energetische Leistung des PILE-Tests (s. Kap. 16.21.3) ist dafür bezeichnend, denn hier wird nur das Übungsgewicht berechnet, das Körpergewicht sowie eine Relativierung der Fettmasse bleiben unberücksichtigt.

Eine realistische Einschätzung der Leistungsfähigkeit, gerade bei adipösen Menschen mit vermeintlicher Muskelschwäche, bekommt man erst dann, wenn der Kraft- oder Ausdauertest im Zusammenhang mit dem fettfreien Körpergewicht betrachtet wird (Aucouturier et al. 2007). Deshalb wird beim Rückentriathlon das Übergewicht als „relatives Übungsgewicht" berücksichtigt.

22.1.5 Abnehmen – aber wie?

Die Zahl der Wunderdiäten und Nahrungsergänzungsmittel ist nahezu unendlich. Die Stiftung Warentest hat bestehende Programme zum Abnehmen und Diäten evaluiert. Das Ergebnis war, dass fast alle Programme Mängel aufzeigten, da sie die erforderlichen Kriterien nicht zur Genüge erfüllen.

Medizinische Trainingszentren, die übergewichtige und adipöse Patienten betreuen, sollten folgende Aspekte in ihre Programme aufnehmen und empfehlen:

Ernährungsumstellung

- **Mindestens 1200 kcal pro Tag.** Fasten ist im Vergleich zu einer Ernährung mit hypokalorischer Kost ineffektiv. Beim Fasten lernt der Betroffene nicht, sein Essverhalten dauerhaft umzustellen, weshalb Langzeiterfolge nicht erzielt werden können.
- **Fettanteil der Kalorienaufnahme unter 30 %.** Adipöse bevorzugen Nahrungsmittel mit einer hohen Energiedichte (Kalorienmenge pro Gramm Lebensmittel). Solche Produkte enthalten viel Energie, sättigen aber kaum. Durch die Umstellung ihrer Ernährung auf Lebensmittel mit niedriger Energiedichte könnten Adipöse eine Gewichtsabnahme von 20 % erreichen (Blundell et al. 1993). Da Fett ein Geschmacksträger ist, sind fetthaltige Speisen geschmackvoller. Die Aufnahme von gehaltvollen Mahlzeiten bedeutet aber nicht, dass ein langanhaltendes Sättigungsgefühl eintritt oder der Appetit eingeschränkt wird. Fettreiche Nahrung führt zu einer höheren Energieaufnahme. Man spricht von einer passiven fettbedingten Überkompensation (Cottonet al. 2007). Die Sättigung erfolgt in erster Linie durch eiweißreiche Nahrungsmittel, gefolgt von Kohlenhydraten.

Merke **M!**

Fett sollte man so wenig wie möglich zu sich nehmen.

- **Kohlenhydratanteil 50 % oder weniger.** Bislang wurde empfohlen, dass der Anteil der Kohlehydrate an der täglich benötigten Kalorienmenge ca.

50 % oder mehr betragen sollte. Neuere Untersuchungen gehen aber davon aus, dass eine reduzierte Kohlehydratzufuhr zu einer Gewichtsabnahme führt (Corbalán et al. 2009). Diese neue These basiert auf der Annahme, dass eine kohlehydratreiche Ernährung den Blutzuckerspiegel auf einem konstant hohen Niveau hält, wodurch der Körper die vorhandenen Fettreserven nicht abbauen kann. Deshalb wird eine geringe Kohlenhydratzufuhr angestrebt, um die Insulinausschüttung niedrig zu halten und die Fettverbrennung zu stimulieren (Hession et al. 2009). Ein Übersichtsstudie zum Thema „Low-Carb" besagt, dass für Personen unter 50 Jahren keine Risiken bestehen, solange sie mindestens 20 Gramm Kohlehydrate pro Tag aufnehmen und diese Diät nicht länger als 90 Tage andauert (Bravata et al. 2003).

Merke **M!**

Sowohl eine fettarme als auch eine kohlehydratarme Diät führen zu einer negativen Energiebalance und somit zu einer Gewichtsabnahme.

- **Eiweißmenge zwischen 10 und 20 % bei der täglichen Nahrungsaufnahme.** Die höchste Fettreduktion wird nicht durch Fasten, sondern durch eine Zufuhr von 30–50 g hochwertigen Eiweißen, 20–40 g Kohlenhydraten und wenig Fett erreicht. Eine Vergleichsstudie untersuchte den Anteil an Fett, Wasser und Körperproteinen, der bei einer Diät verlorengeht (Wechsler et al. 1984). Gesucht wurden Methoden zum Abnehmen, die mit einer sehr hohen Fettverbrennung und einem geringen Proteinverlust einhergehen. Der Verlust in Bezug auf das Fett-Wasser-Protein-Verhältnis beträgt beim Fasten 43:20:37. Die beste Methode war eine Formeldiät mit einem Fett-Wasser-Protein-Verhältnis von 79:18:3). Dies bedeutet, dass insgesamt 79 % Fett, 18 % Wasser und lediglich nur 3 % Proteine abgebaut wurden. Durch striktes Fasten entsteht durch Eiweißmangel ein Eiweißverlust, der zu einem Abbau der Muskelmasse führt. Ein Eiweißverlust von rund 1000 g entspricht einem Muskelschwund von ca. 5 kg. Bereits die Aufnahme einer geringen Menge Kohlehydrate und Eiweiße kann diesen Prozess des Proteinabbaus einschränken.

▶ Abb. 22.1 vergleicht Fasten mit Methoden, die eine ausgewogene Eiweiß- und Kohlehydratzufuhr anstreben.

Merke **M!**

- Eine optimale Diät zeichnet sich durch eine hohe Fettreduktion bei minimalem Proteinverlust aus!

- **Ausreichend Ballaststoffe.** Ballaststoffe sorgen durch ihre Quelleigenschaft im Magen für ein längerfristiges Sättigungsgefühl. Durch eine langsamere Aufnahme der Kohlehydrate im

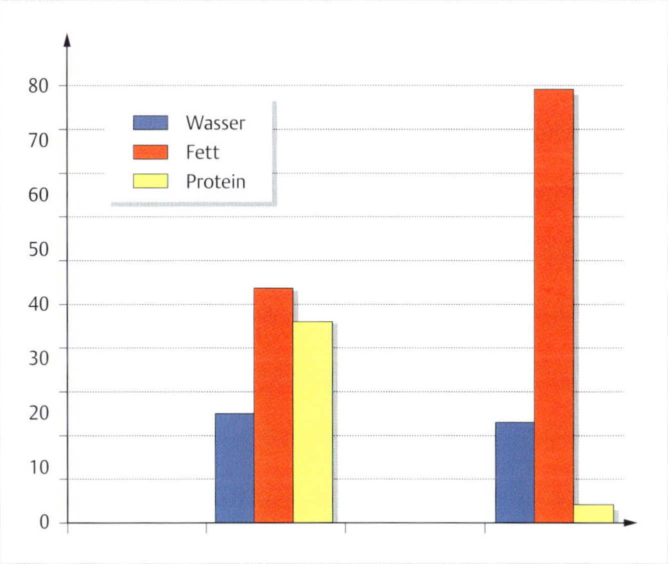

Abb. 22.1 Geringer Fettverlust am Gewichtsanteil bei gleichzeitig hohem Proteinverlust durch Fasten (rechts) im Vergleich zu Methoden mit ausgewogener Eiweiß- und Kohlehydratzufuhr (links).

Darm ist der Blutzuckeranstieg nach einer ballaststoffreichen Mahlzeit geringer. Zusätzlich regen Ballaststoffe die Verdauung an.

- **Cholesterin unter 300 mg.** Diäten sollten auch die Blutfettwerte berücksichtigen. Einige Diäten, die dies nicht tun, können deshalb Risikofaktoren darstellen. Daher wird z. B. die Atkins-Diät (extrem kohlhydratarm; Fett, Eier und Speck sind aber ohne Einschränkungen erlaubt) negativ beurteilt.
- **Kein bis moderater Alkoholkonsum.** Alkohol vermindert die Fettoxidation (Suter et al. 1992). Vor allem während der Mahlzeiten wird der Alkohol zuerst oxidiert, vorwiegend auf Kosten des Fetts. Man spricht von „carbohydrate oxidizer" und „fatoxidizer". Eine verminderte Fettoxidation kann zu Fetteinlagerungen und Gewichtszunahme führen. Eine Sherry-Diät mag lustig sein, ist aber kein ernsthafte Lösung.
- **Mangelernährung vermeiden.** Der Begriff Mangelernährung umfasst eine ungenügende oder, im Unterschied zu einer ärztlich verordneten Diät, eine falsch zusammengesetzte Ernährung. Man unterscheidet zwischen quantitativer und qualitativer Mangelernährung. Beide Formen sind für den Organismus schädlich und können Langzeitschäden hervorrufen.

Gewichtsreduktion durch Training

Entscheidend für den Erfolg eines Programms zur Gewichtsreduktion ist ein verantwortungsvolles Sportprogramm, da sich der Grundumsatz mit jedem Kilogramm Körpergewicht, das man verliert, verringert. Bei einer Gewichtsabnahme von 10 kg reduziert sich der Grundumsatz um ca. 130 kcal pro Tag. Der verminderte Energiebedarf kann nur ausgeglichen werden, indem man seine Gewohnheiten ändert, z. B. durch Erhöhung der Aktivitätsebene.

Trainierte Personen haben Inaktiven gegenüber einen Vorteil, dass sie eine geringere Fettmasse besitzen, weil die Lipolyse bei jeder Aktivität einsetzt. Die beste Methode, die Lipolyse zu optimieren, sind Aktivitäten mit niedriger Intensität. Aus diesem Grund sind Laufen und Schwimmen für die meisten Übergewichtigen nicht geeignet, da sie die Belastung aufgrund der hohen Intensität nicht lange durchhalten. Alternative Bewegungsformen sind Wandern und Fahrrad fahren.

Bei höheren Belastungen verbraucht man zwar mehr Energie, dennoch ist die Lipolyserate hier geringer als bei niedrigen Belastungen (Robijn 1993).

Krafttraining

Das Ziel von Krafttraining ist es, die Muskelmasse aufrechtzuerhalten bzw. aufzubauen. Dies ist von Bedeutung, da Muskeln einen hohen Energieumsatz im Ruhezustand haben (s. Kap. 16).

Verhaltensänderungen zur langfristigen Gewichtsabnahme

Die Verhaltenstherapie ist eine etablierte Methode, um die Gewichtsreduktion zu erleichtern. Deshalb sollten Verhaltensänderungen immer Teil des Konzeptes und die Tipps dazu möglichst praktikabel sein. Die Prinzipien der Verhaltenstherapie sollte der Trainer kennen und während seiner Betreuung anwenden.

Selbstbeobachtung – Selbstbewertung – Selbstkontrolle

Nachdem der Patient über Lebensmittel mit einer hohen Nahrungsdichte aufgeklärt wurde, evaluiert er selbst, was dies für ihn im Einzelnen bedeutet:

- Welche Nahrungsmittel mit hoher Nahrungsdichte nehme ich häufig zu mir?
- Wie viel davon ist übermäßig?
- Wie werde ich in Zukunft damit umgehen?
- Wie gut ist mir das bereits gelungen?
- Was sind die Resultate?

Eine „Alles-oder-Nichts-Strategie" bringt in der Regel keine Erfolge. Anstatt z. B. jeden Tag viel Schokolade zu essen oder gänzlich darauf zu verzichten, ist eine angemessene Ration einmal pro Woche ein durchaus vernünftiger Mittelweg. Dies ist eine flexible und keine rigide (nie mehr!) Esskontrolle. Ähnliches gilt für die Bewegungsebene, bei der ein Pedometer zum Einsatz kommen kann. Erst hiermit kann der Patient beurteilen, wie seine Aktivität einzuschätzen ist.

Änderung von dysfunktionalem Verhalten

Dysfunktionales Verhalten kann man ändern, indem man Selbstkontrolltechniken für die Bereiche Einkaufen, Essen in Gesellschaft und Essen bei Feierlichkeiten usw. erarbeitet.

Motivation

Das Erreichen von Teilzielen ist ein wesentlicher Faktor für die Motivation. Erscheinen die Teilziele ineffizient oder nicht erreichbar, wirkt sich dies negativ auf die Motivation aus. Ein Motivationsziel von einem Gewichtsverlust von 1 kg pro Monat kann motivierender sein, als von 10 kg in einem Jahr.

Auch die Leiden, die Übergewicht auslöst, können zur Motivation eingesetzt werden (Margraf 1988).

Stärkung der Verhaltensänderung

Durch positive Bekräftigung des Patienten selbst, seines Umfelds und seines Trainers kann die Verhaltensänderungen gestärkt werden. „Daumen hoch“, wenn der Patient mit dem Fahrrad zum Training gekommen ist und beim Training Wasser statt Limonade trinkt.

Kenntnisse zum Stellenwert von Ernährung und Bewegung

Der Patient sollte in der Lage sein, fettreiche Speisen zu erkennen. Das Gleiche gilt für den Stellenwert der Aktivität. Die beruflichen Aspekte werden in der Regel überbewertet und die Notwendigkeit von zusätzlichem Sport unterschätzt. Üblich ist auch die Überbewertung von Aktivitäten gegenüber Nahrung: „Muss ich so lange trainieren, um einen gegessenen Hamburger wieder auszugleichen?“

Einfluss der Familie

Die Rolle des persönlichen Umfelds sollte nicht unterschätzt werden. Übergewicht wird oft familiär beeinflusst. In einer Studie wurde gezeigt, dass sich in Ehen (oder bei eheähnlichen Verhältnissen) das Gewicht der Partner im Laufe der Zeit angleicht, wofür wahrscheinlich das kollektive Umfeld und die gemeinsamen Tätigkeiten verantwortlich sind (Katzmarzyk et al. 1999). So können aber andersherum die Programme zur Gewichtsreduktion eines Partners dazu führen, das der andere Partner ebenfalls abnimmt (Gorin et al. 2008).

Essgeschwindigkeit

Übergewichtige essen meist schneller als Normalgewichtige (Blass 2008). Dies ruft eine geringere und langsamere Sättigung hervor, so dass sich die Personen überessen, wodurch Übergewicht resultiert (Ioakimidis et al. 2009). Man sollte sich daher immer Zeit fürs Essen nehmen und die Sorge, als letzter das Essen zu beenden, außer Acht lassen.

Mittlerweile gibt es auch hierfür eine IT-Lösung: das Mandometer®. Es besteht aus einer Waage, die mit einem kleinen Computer verbunden ist. Auf diese Waage stellt man bei jeder Mahlzeit den Teller und füllt ihn dann. Während man isst, registriert der Computer, wie das Gewicht des gefüllten Tellers abnimmt und stellt dies grafisch in Echtzeit dar. In regelmäßigen Zeitabständen wird eine Sättigungsskala angezeigt, die der Benutzer während des Essens durch Berühren des Bildschirms bestätigen und bewerten soll. Der Computer speichert diese Bewertungen, wertet sie aus, erstellt eine Vergleichskurve zu normalem Essverhalten und gibt beide Kurven grafisch wieder. Der Patient soll nun versuchen, sein Essverhalten so zu ändern, dass Essgeschwindigkeit und Sättigungsgefühl sich einem normalen Essverhalten angleichen. Dies ist der Fall, wenn beide dargestellten grafischen Kurven deckungsgleich werden.

Dieses Gerät unterstreicht die Notwendigkeit eines ruhigen Esstempos.

Rückfallprophylaxe

Gewichtsabnahme ist häufig mit einem Rückfall, dem berühmten Jojo-Effekt, verbunden – vor allem in Schwächephasen mit einer inkonsequenten „Jetzt-ist-alles-egal!“-Haltung. Auf diesen Moment sollte der Patient, der bereits Erfolge hinsichtlich einer Gewichtsreduktion erzielt hat, vorbereitet werden. Ein Ausrutscher bedeutet noch lange keinen Misserfolg. Erst langfristig betrachtet, kann man Erfolge oder auch Misserfolge erzielen. Viele Übergewichtige reagieren nach einem Ausrutscher häufig mit einer Überreaktion in die verkehrte Richtung und hungern. Daher soll der Patient ein konstantes Verhalten erlernen und begreifen, dass beide Extreme nicht geeignet sind, um langfristige Erfolge zu erzielen.

Interessant sind Strategien, deren dauerhafte Erfolge auf Verhaltensänderungen beruhen. Es bedarf jedoch ca. 5 Jahre – inklusive der Rückfälle – um das geänderte Verhalten zu festigen.

Langsame Progression für ein stabiles Gewichtsniveau

Die Gewichtsabnahme sollte maximal 0,5–1 kg pro Woche betragen. Diese Begrenzung hat sowohl physische als auch psychische Gründe: Sie beugt Crash-Diäten vor und sorgt für konstante Erfolgserlebnisse.

22.1.6 Rückentriathlon bei Übergewicht und Rückenbeschwerden

Der Rückentriathlon hat sich die Aufgabe gestellt, die Behandlung der Zivilisationskrankheit „Übergewicht" nicht *nur* auf das Rückenleiden zu reduzieren, sondern eine komplette Verhaltensänderung der Patienten anzustreben, wobei sowohl das Rückenleiden als auch andere psychologische, soziale und biomedizinische Aspekte optimiert werden.

Der direkte Einfluss des Übergewichts auf Rückenbeschwerden ist ein Aspekt – die Auswirkungen auf andere Erkrankungen ein anderer. Deswegen sollte das Outcome des Rückentriathlons nicht nur auf die Merkmale der Rückenbeschwerden reduziert werden, sondern den medizinischen Konsum im Allgemeinen betrachten.

Bewegung ist ein wichtiger Aspekt bei der Versorgung bradytropher Strukturen. Adipositas und Bewegungsmangel korrelieren miteinander (Tudor-Locke und Basset 2004). So führt Bewegungsmangel zu Übergewicht und Übergewicht zu Bewegungsmangel, da Übergewichtige möglicherweise weniger Freude an Bewegung empfinden, es wird also ein Teufelskreis ausgelöst. Es gilt diesen Kreislauf zu durchbrechen, was in Bezug auf Rückenbeschwerden bedeuten kann, dass die Beschwerden abklingen.

Übergewicht wirkt sich auch negativ auf die Koordination aus. So trauen sich adipöse Personen weniger, ihren Körperschwerpunkt freiwillig nach vorne zu verlagern als Normalgewichtige (Blaszczyket al. 2009).

Übergewichtige haben auch häufiger Angst, dass sie fallen (Austin et al. 2009, 2007), was zu einer erhöhten Zahl von Frakturen führt (Corbeil et al. 2009, 2001).

Gewichtsabnahme beim Rückentriathlon

Motivation

Voraussetzung für eine Gewichtsabnahme ist, dass der Teilnehmer ausreichend motiviert ist.

Zunächst wird der Fettwert gemessen, anhand dessen ein Ist-Soll-Vergleich stattfindet. Hiernach entscheidet der Patient, ob er am Programm teilnehmen möchte oder nicht.

Ziele

Beim Rückentriathlon gibt es drei Ziele:

1. *Gewichtsstabilisierung:* Der Patient sollte darüber informiert werden, dass ein Erwachsener in der Regel pro Jahr ein halbes Kilogramm zunimmt. Daher ist prinzipiell eine Gewichtsstabilisierung mit einem gleichbleibenden prozentualen Körperfettanteil ein Erfolg.
2. *Reduktion von Übergewicht:* Übergewichtige sollten 2,5–5 % ihres Körperfettanteils pro Jahr reduzieren.
3. *Reduktion von Adipositas:* Adipöse sollten 5–10 % oder mehr ihres Körperfettanteils pro Jahr reduzieren.

Bei der optimalen Gewichtsabnahme beträgt der *Fettanteil* am Gewichtsverlust bis zu 80 %, beim Fasten 40 %. Der Rückentriathlon strebt einen Fettanteil von 60 % oder mehr am Gewichtsverlust an. Die Tabelle 24.3 zeigt die Reduzierung des Körpergewichts bei einer Änderung des Fettanteils.

Bei ungeeigneten Maßnahmen verliert man zwar Gewicht, der Körperfettanteil bleibt aber gleich. Deshalb sollte man optimale Bedingungen schaffen, damit der Körper auch Körperfett verliert. Ein Ernährungs- und Bewegungsplan kann entscheidend dazu beitragen, dass hauptsächlich Fett abgebaut wird.

Diese Methode wird noch durch eine erhöhte Aktivitätsebene im Fettverbrennungsbereich unterstützt. Inwiefern alleine Aktivitäten ohne Diät bzw. Ernährungsumstellung den Körperfettanteil beeinflussen, ist bisher nur sporadisch untersucht worden. Eine Untersuchung zeigte, dass Aktivitäten an sich Fettmasse verringern können: Ein alleiniges intensives Laufbandtraining über 16 Wo-

Tab. 22.3 Der Fettanteil bei der Gewichtabnahme entscheidet über ein befriedigendes oder ein unbefriedigendes Ergebnis trotz Gewichtsabnahme. Dies bedeutet, dass bei einer „falschen" Gewichtsabnahme prozentual keine Fettabnahme oder sogar eine Zunahme zu beobachten ist.

Gewichtsabnahme, jeweils 10 kg, davon			Körpergewicht (kg)	Fettanteil (kg)	Körpertfettanteil (%)
Fett (%)	**Fett (kg)**	**Sonstige (kg)**	**80**	**32**	**40**
10	1	9	70	31 (32–1)	44
20	2	8	70	30 (32–2)	42
30	3	7	70	29	41
40	4	6	70	28	40
50	5	5	70	27	38
60	6	4	70	26	37
70	7	3	70	25	35
80	8	2	70	24	34

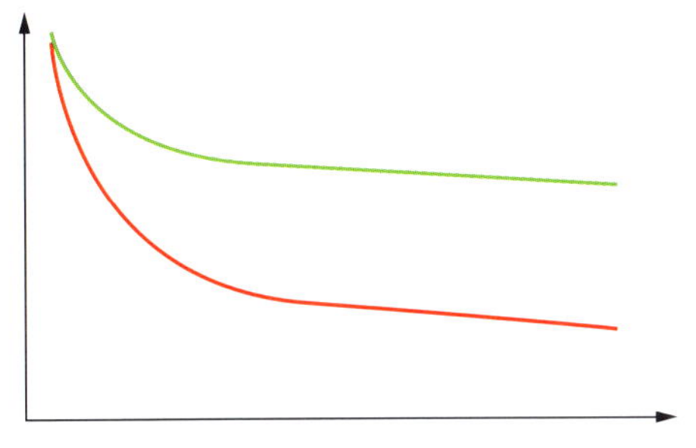

Abb. 22.2 Reduzierung des Grundmetabolismus durch Gewichtsabnahme. Rote Linie: Bei einer Gewichtsabnahme mit relativ geringem Verlust an Fettmasse; grüne Linie: bei einer Gewichtsabnahme mit hohem Verlust an Fettmasse.

chen (90 Minuten, 5 x pro Woche, 5 km/h mit 10 % Neigung) ließ die Fettmasse um fast 6 %, von 23,3 % auf 17,4 %, schmelzen (Leon et al. 1979). Eine andere Untersuchung zeigte jedoch keine signifikanten Unterschiede zwischen schnellem und sehr schnellem Gehen in Bezug auf die Reduzierung des Körperfetts (Duncan et al. 1991).

Durch die Gewichtsabnahme läuft der Grundmetabolismus langsamer ab (▶ Abb. 22.2), besonders dann, wenn relativ viel Muskelmasse abgebaut wird. Der dadurch verminderte Kalorienverbrauch muss bei unveränderten Essgewohnheiten durch Aktivität ausgeglichen werden. Es sollte aber beachtet werden, dass ein genetisch bedingter verminderter Grundumsatz ebenfalls zu einer Adipositas führt. Eine Messung des Grundumsatzes gibt hierüber Aufschluss. Das Ziel der Gewichtsabnahme ist es, einen hohen Grundumsatz aufrechtzuhalten. Den größten Anteil am Grundmetabolismus hat die Muskulatur, der Beitrag des Fettgewebes ist eher unbedeutend (Hallgern et al. 1989). Man nimmt an, dass der Grundumsatz im Alter zurückgeht, weil dann auch die Muskulatur abnimmt.

Bevor der Patient mit dem Rückentriathlon beginnt, wird das Trainingsziel definiert, wie z. B. Reduzierung des Körperfettanteils um 5 % über einen Zeitraum von einem Jahr. Dieses Ziel wird in ein Diagramm eingetragen. Alle 4 Wochen wird das Körperfett gemessen, protokolliert und mit der Erwartungskurve verglichen (▶ Abb. 22.3). Die Ergebnisse werden ebenfalls in das Diagramm eingetragen.

Exklusionskriterium

Patienten mit einer Fettmasse von über 40 % müssen multidisziplinär von Ernährungsberatern und/oder Internisten und/oder Psychologen beraten werden. Eine Teilnahme am Rückentriathlon ist erst dann zu empfehlen, wenn diese Patienten ihr Gewicht erheblich reduziert und Fettmasse abgebaut haben.

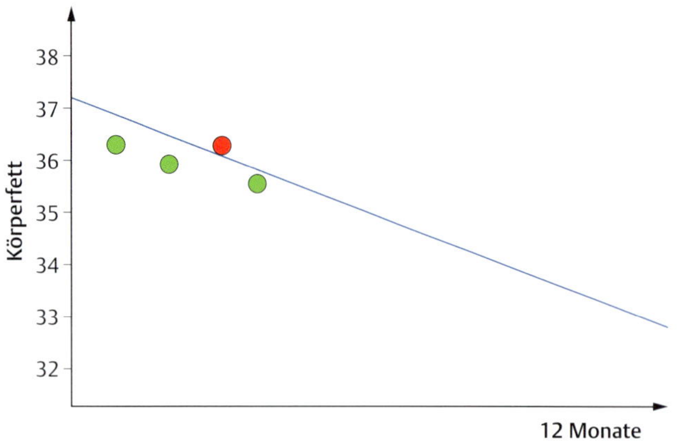

Abb. 22.3 Soll-Ist-Kurve des Fettanteils. Der rote Punkt markiert den Zielwert, die grünen Markierungen die Zwischenwerte. Die Messungen zeigen, ob das Teilziel erreicht wurde.

22.2 Ernährung

22.2.1 Inhaltsstoffe von Lebensmitteln

Verschiedene Lebensmittel bzw. deren Inhaltsstoffe können Schmerzen oder Beschwerden lindern. Andere wiederum verstärken Beschwerden und einige können sogar direkt mit Rückenbeschwerden in Verbindung gebracht werden.

Arachidonsäure

Fasten reduziert Arthroseschmerzen und entlastet die Gelenke. Hintergrund dieses Effekts ist der Zusammenhang zwischen Ernährung und degenerativen Vorgängen: Besonders der Konsum von tierischen Produkten begünstigt durch die Zufuhr von Arachidonsäure aus tierischen Fetten die Entstehung und Verstärkung von Entzündungen, wie diese bei Rheuma und Arthrose in den Gelenken auftreten. Der Kaskadeneffekt, der auch bei anderen entzündlichen Prozessen stattfindet, sollte nicht zusätzlich gefördert werden. Die Erfahrungen bei Erkrankungen an peripheren Gelenken sind so positiv, dass motivierte Patienten mit wiederholten, akuten, entzündlichen oder ähnlichen Rückenbeschwerden auch einen Versuch unternehmen können, diese Beschwerden durch eine entsprechende Ernährung zu lindern. Schließlich finden ähnliche Entzündungsprozesse auch bei manchen Rückenbeschwerden statt. Die sogenannte „arachidonic acid cascade“ wird im Zusammenhang mit Nervenwurzelschmerzen leider nur in japanischer Sprache näher beschrieben (Kawakami 2005). Untersuchungen der Universität Jena konnten die positiven Erfolge einer Arachidonsäurereduktion durch Saftfasten bei degenerativen Beschwerden bestätigen (http://www.uniklinikum-jena.de/Fasten_beeinflusst_Arthroseschmerzen_und_entlastet_die_Gelenke.html).

Arachidonsäure kommt in verschiedenen Produkten vor (▸ Tab. 22.4).

Omega-3-Fettsäuren

So wie manche Substanzen Entzündungen fördern, gibt es auch Stoffe, die diese hemmen. Dazu zählen u. a. die sogenannten Omega-3-Fettsäuren.

Mehrere Untersuchungen haben gezeigt, dass Fischöl, das reich an Omega-3-Fettsäuren ist, einer der hochpotentesten natürlichen Entzündungshemmer darstellt (Curtis et al. 2004, 2000, 2002).

In Ländern mit dem höchsten Fischkonsum liegt die niedrigste Rate an degenerativen neurologischen Erkrankungen und Depressionen vor (Hedner und Everts 1998, Maroon et al. 2006).

Der positive Effekt von Fischöl bei Arthrose ist in mehreren Studien belegt worden. Omega-3-Fettsäuren können durch regelmäßigen Fischkonsum aufgenommen oder durch Nahrungsergänzungsmittel supplementiert werden. Eine tägliche Dosis von 1,5–5 g wird empfohlen. Ausgenommen davon sind Personen, die Antikoagulanzien einnehmen, da bei gleichzeitiger Verabreichung die verlängerte Blutungszeit berücksichtigt werden muss. Es sind keine Kontraindikationen bekannt. Neuere Studien deuten auch auf spezifische Wirkungen bei Rückenbeschwerden hin. Omega-3-Fettsäuren werden als Alternative zu NSAIDs (non steroidal anti

Tab. 22.4 Gehalt von Arachidonsäure (AA) in verschiedenen Lebensmitteln

Lebensmittelgruppe	Lebensmittel	AA (mg/100g)
Milch und Milchprodukte	Kuhmilch (3,5 % Fett)	4
	Kuhmilch (1,5 % Fett)	2
	Molke	0
	Speisequark (mager)	0
	Speisequark (20 % Fett)	5
	Camembert	34
Hühnerei		70
	Eigelb	297
Fette und Öle	Schweineschmalz	1700
	Diätmargarine	0
	hochwertige Öle	0
Fleisch und Fleischprodukte	Schweineleber	870
	Leberwurst	230
	Schweinefleisch (Muskel)	120
	Rindfleisch (Muskel)	70
	Huhn	42
	Kalbsfleisch	62
Fisch	Thunfisch	280
Sojaprodukte		0
Gemüse, Kartoffeln, Nüsse		0
Obst		0

inflammatory drugs) bei diskogenen Schmerzen vorgeschlagen, wobei beide Mittel gleich effektiv sind (Maroon und Bost 2006).

Capsaicin

Capsaicin ist ein Inhaltsstoff der roten Chili (*Capsicum annuum*), das spezifisch freie Nervenenden durch Überstimulation degeneriert. Es wird neuerdings bei peripheren Neuropathien und chronischen Beschwerden des Bewegungsapparates eingesetzt.

Capsaicin wird selten als alleiniger Wirkstoff benutzt, sondern ist meist Bestandteil natürlicher Mixpräparate.

Möglicherweise hat allein der regelmäßige Konsum roter Chilis schon eine schmerzlindernde Wirkung, vor allem bei folgenden Erkrankungen:
- Rückenbeschwerden (Keitel et al. 2001)
- diabetischer Neuropathie
- Arthrose (Altman et al. 1994)
- rheumatoider Arthritis (RA)
- Post-Mastektomie-Schmerzsyndrom
- Psoriasis

Weitere Alternativen zu NSAIDs sind eventuell:
- Grüner Tee
- Weiße Weidenrinde (Gagnier et al. 2007)
- Gelbwurz oder Kurkuma
- *Harpagophytum procumbens* (Afrikanische Teufelskralle) (Gagnier et al. 2007)
- *Uncaria tomentosa* (Cat's Claw/Katzenkralle)
- *Boswellia serrata* (Weihrauch-Harz); zeigt eine nur geringe Effektivität (Chrubasiket al. 2007)
- Pycnogenol® (Extrakt aus der europäischen Küstenkiefer [*Pinus maritima*])

22.2.2 Ernährungsbedingte Erkrankungen und Rückenbeschwerden

Gicht

Gicht ist zwar auf die Ernährung zurückzuführen, wird aber nur in seltenen Fällen mit (akuten) Rückenbeschwerden in Verbindung gebracht. Diese Beschwerden werden als akute Schmerzen mit Fieber und Schüttelfrost beschrieben, wobei alle Teile der Wirbelsäule betroffen sein können. In der Regel haben Patienten eine Vorgeschichte mit Gicht in den peripheren Gelenken (El Sandid und Ta 2004).

Es gibt die These, dass nichtmechanische Rückenbeschwerden eine Vorstufe zur Gichterkrankung darstellen können, die wiederum auf Alkoholgenuss (vor allem Bier) und Fleischkonsum zurückgeführt werden kann. Wiederholt spontane, nichtmechanische akute Beschwerden können durch eine entsprechende Ernährung eingeschränkt werden. Eine Blutprobe kann Aufschluss über den Harnsäurespiegel geben.

Zöliakie

Rückenbeschwerden werden mit einer Glutenunverträglichkeit, auch Zöliakie genannt, in Verbindung gebracht. Patienten mit einer Zöliakie und Rückenbeschwerden sollten hin und wieder nach rheumatologischen Gesichtspunkten untersucht werden (Vereckei et al. 2010).

Salmonelleninfektion

Eine Ausnahmesituation, die einen Zusammenhang zwischen einer Salmonelleninfektion und Rückenbeschwerden zeigte, wurde in der Fachzeitschrift „The Lancet" beschrieben. Ein junger Mann wurde mit akuten Schmerzen im unteren Rückenbereich in der Notfallaufnahme eines Krankenhauses behandelt. Er bekam Schmerzmittel verordnet und wurde entlassen. Nach 3 Tagen kehrte er mit verstärkten Schmerzen im rechten Gesäß und Ausstrahlung in den Oberschenkel wieder zurück in das Krankenhaus. Gleichzeitig hatte er Atemnot und die Körpertemperatur stieg auf 39 °C an. Bei näherer Betrachtung stellte sich heraus, dass er nach dem Verzehr eines nicht ausreichend erhitzten Hamburgers an einer Salmonelleninfektion litt. Diese äußerte sich in einem Abszess am M. iliopsoas (Dresher et al. 2008).

22.3 Medikamente

22.3.1 NSAIDs

Das Ziel der aktiven Rehabilitation sollte ebenfalls eine Reduktion des Medikamentenkonsums sein. Gerade NSAIDs werden viel zu häufig und zu schnell eingenommen, obwohl dies z. T. nicht unbedingt nötig ist. NSAIDs sind keine Standardmedikamente für Rückenbeschwerden. Innerhalb der Gruppe der Patienten mit nicht spezifischen Rückenbeschwerden reagieren nur die Personen mit einem „Reizmuster" gut auf NSAIDs. Blockierungen, posturales Syndrom und chronifizierte Beschwerden sind eher Indikationen, die einer anderen Therapie bedürfen.

Es existieren zwar moderate Nachweise, dass NSAIDs generell bei Rückenbeschwerden helfen (van Tulder et al. 2000). Jedoch erscheint eine routinemäßige Verordnung dieser Präparate nicht sinnvoll, da zwischen mechanischen und entzündlichen Rückenbeschwerden differenziert werden muss (Walker und Williamson 2009). Wie das Schema in Kapitel 9 zeigt, wirken NSAIDs nur direkt auf die Matrixverletzungen.

Bei Blockierungen, Instabilitäten, kollagene Läsionen und zentralen Schmerzen wirken diese Medikamente hingegen nur geringfügig. Besonders muss auch auf die Nebenwirkungen hingewiesen werden, die bereits seit längerem kritisch beschrieben werden (Dieppe et al. 2004). Die häufig angewendeten Antirheumatika zeigen bei manchen Rückenbeschwerden nur eine sehr geringe Wirksamkeit und sind zudem mit starken Nebenwirkungen verbunden, wie z. B. mit Magengeschwüren und einem erhöhten Herzinfarktrisiko. Es wird geschätzt, dass in Großbritannien jedes Jahr rund 2200 Menschen an den Nebenwirkungen der NSAIDs (Magen-/Darmblutungen) sterben und ca. 12000 Patienten aufgrund der Nebenwirkungen in den Notfallaufnahmen der Krankenhäuser eingeliefert werden.

Deshalb sollte man immer das Pro und Kontra einer Gabe von NSAIDs bei der Indikation Rückenbeschwerden abwägen.

22.3.2 Opioide

Die Verschreibung von Opioiden nimmt immer mehr zu, was von den Polikliniken bestätigt wird, die einen Anstieg der Einlieferungen aufgrund einer Überdosis an Opioiden beobachten.

Die Zahl der Todesopfer aufgrund einer Überdosis von rezeptierten Opioiden übersteigt in den USA mittlerweile die Zahl der Drogenabhängigen (Paulozzi et al. 2006).

Dabei darf nicht außer Acht lassen, dass 50 % der Patienten, die Opioide verschrieben bekommen, an Rückenbeschwerden leiden (Sullivan et al. 2005). Die wissenschaftliche Evidenz bei langfristigen Verschreibungen von Opioiden ist jedoch mangelhaft.

Oftmals haben depressive Menschen ein verstärktes Verlangen nach Opioiden und neigen häufiger zum Missbrauch. Die Prävention beim Gebrauch von Opioiden ist deswegen wichtig: Patienten sollten im Vorfeld über die Risiken von Opioiden informiert werden. In der akuten Phase können Opioide paradoxerweise sogar zu einer Hyperalgesie führen (Chu et al. 2006). Weitere Komplikationen können unter anderem durch die Senkung des Testosteronspiegels ausgelöst werden, so z. B. die Hemmung des Muskelaufbaus.

22.4 Lifestyle

Lifestyle-Aspekte werden häufig mit Rückenbeschwerden in Verbindung gebracht. Auch Patienten fragen oft, wie sie sich bezüglich ihres Lifestyles verhalten sollen und was sie zusätzlich dafür tun können.

22.4.1 Alkohol

Wie bereits weiter oben erwähnt, scheint ein moderater Alkoholkonsum nicht zu Rückenbeschwerden zu führen. Einer schwedischen Studie zufolge hat Alkohol sogar eine präventive Wirkung in Bezug auf Rückenbeschwerden (Skillgate et al. 2009). Daher kann man den Patienten durchaus ein moderates *„Zum Wohl"* aussprechen.

22.4.2 Rauchen

Rauchen führt zu vermehrtem Husten, frühzeitiger Osteoporose und Vasokonstriktion. Daher wird Rauchen auch als ein Risikofaktor für die Bandscheibe angesehen. In einigen Studien konnte dieser Zusammenhang nachgewiesen, bei Forschungen an eineiigen Zwillingen jedoch nicht bestätigt werden (Leboeuf-Yde et al. 1998).

Ein weiterer negativer Aspekt ist die verzögerte Wundheilung bei Rauchern, die möglicherweise bei peripherer Pathologie zu einer längeren Wundheilungsphase führt. Neuere Untersuchungen beschäftigen sich mit der Erforschung des Zusammenhangs von Rauchen oder Übergewicht mit schwerer körperlicher Arbeit (Eriksen et al. 1999).

Ausgangslage für die Untersuchungen war die Vermutung, dass Rauchen in Verbindung mit wiederholten Mikro- oder Makrotraumen verstärkt zu einem „vertebral inflammatory process" (VIP) führt. Das Ergebnis war, dass Rauchen in Kombination mit schwerer körperlicher Arbeit vermehrt zu VIP und Rückenbeschwerden führt. Ein ähnlicher Effekt, jedoch in geringerem Ausmaß, konnte für die Kombination Übergewicht und schwere körperliche Arbeit gezeigt werden, allerdings war der Effekt nicht erkennbar in der Kombination Rauchen und Übergewicht.

Eine Vielzahl von Rückenbeschwerden wird mit Rauchen in Verbindung gebracht.

Im Jahre 1988 beschrieb T. Modic eine vermehrte Vaskularisation der lädierten Endplatte bis ins Knochenmark des Wirbelkörpers (Modic Changes). Hierbei werden 3 Typen unterschieden:

1. Hypervaskularisation von Wirbelkörpern und Endplatte
2. Verfettung des Knochenmarks
3. Endplattensklerose

Diese Veränderungen werden als Entzündung der Wirbel oder VIP gedeutet.

VIP tritt häufig, aber nicht zwangsläufig bei Rückenbeschwerden auf und entsteht vermehrt in der lumbalen Wirbelsäule, vor allem bei Personen mit einem degenerierten Diskus. Es wird vermutet, dass mechanische oder chemische Faktoren bei der Entstehung der Entzündungsreaktion eine Rolle spielen. Ähnlich wie bei anderen Überbelastungen, führt auch die mechanische Überbelastung zu Mikrofrakturen mit entsprechenden Folgen.

Im Gegensatz dazu gibt es aber auch Substanzen, die unter anderem in Lebensmitteln des täglichen Bedarfs vorkommen, die den Entzündungsreaktionen und den damit verbundenen Folge- und Begleiterkrankungen entgegenwirken können. Es ist noch nicht ausreichend bekannt, ob dies Auswirkungen auf alle Formen von Rückenbeschwerden hat und in welchen Ausmaß, aber Patienten und Trainer mit einer Affinität zur Ernährungswissenschaft können von diesem Wissen profitieren (s. auch Kap. 22.2).

22.4.3 Stress

Stress kann eine Vorstufe von Depressionen sein, Rückenbeschwerden fördern und die Wundheilung verzögern. Deshalb sind Maßnahmen, die Stress reduzieren sinnvoll, um solchen Problemen vorzubeugen. Es gibt klinische Beobachtungen und wissenschaftliche Hinweise darauf, dass Sport Stress reduzieren und damit die Wundheilung beschleunigen kann (Emery et al. 2005), obwohl andere Untersuchungen dies wiederum nicht bestätigen können (Altemus et al. 2001).

Entspannungsübungen können ebenfalls effektiv sein:

1. Autogenes Training kann Rückenbeschwerden lindern (Kanji 2000).
2. Meditation ist wirksam bei chronischen Rückenbeschwerden (Morone et al. 2008).
3. Progressive Relaxation nach Jacobson findet dagegen wenig wissenschaftliche Unterstützung.

Entspannungsübungen sind jedoch auch etwas heikel, da viele Patienten – vorrangig männliche – diese völlig ablehnen. Daher sollte der Trainer ein gewisses Taktgefühl mitbringen. Manchmal kann das Ziel auch nur über Umwege erreicht werden.

Leider mangelt es derzeitig noch an geeigneten einfachen und kostengünstigen Methoden zur Messung von Stress. Eine Möglichkeit ist es, den Stress anhand des Kortisolspiegels im Speichel oder im Blut zu messen (Aardal-Eriksson et al. 1998). Die gängige Messmethoden sind dagegen Fragebögen und persönliche Einschätzungen. Aber speziell bei Patienten, die vermehrtem Stress ausgesetzt sind (Feststellung durch den Backsupport oder andere Fragebögen, Kap. 4), sollten unbedingt zusätzliche wissenschaftlich fundierte Messmethoden eingesetzt werden.

22.4.4 Soziale Kontakte

Soziale Kontakte können Stress reduzieren. In Tierversuchen konnte nachgewiesen werden, dass isolierte Tiere deutlich höhere Stresslevel aufwiesen (Cohen 2004).

Auch auf chronischen Rückenbeschwerden wirken sich soziale Kontakte aus: Wenige oder unbefriedigende soziale Kontakte und mangelnde soziale Unterstützung verstärken die Beschwerden (Thorbjörnsson et al. 1998).

Bei sozialer Isolation kann das Training in einer Gruppe mit freundlichen Teilnehmern eine Abhilfe schaffen.

22.4.5 Bewegung

Bewegungsformen

Verschiedene Bewegungsformen haben positive Effekte auf Rückenbeschwerden:

- Yoga hilft, chronische Rückenbeschwerden zu kontrollieren (Groessl et al. 2008).
- Pilates gilt als gute Methode bei Rückenbeschwerden. Neuere Untersuchungen zweifeln die Wirksamkeit von Pilates bei Rückenschmerzen jedoch an (Pereira et al. 2011).
- Thai Chi ist bei chronischen Rückenschmerzen effektiv. Dies konnten neuere Untersuchungen zeigen (Hall et al. 2011).
- Fitnessübungen helfen Rückenbeschwerden zu reduzieren. Damit sind auch vielseitige unspezifische Bewegungen gut bei Rückenschmerzen, wie für Walking und Fahrrad fahren gezeigt werden konnte (Sculco et al. 2001)

Leistungssport jedoch kann zu Rückenschmerzen führen, deshalb wurden für den Rückentriathlon effektive Bewegungsformen als Begleitaktivität gewählt. Besonders geeignete Sportarten sind Wandern, Rad fahren und Inline-Skating.

Obwohl dieses Thema kontrovers diskutiert wird, scheint intensiver Sport während des Rückentriathlons nicht erstrebenswert zu sein, da Leistungssport Rückenbeschwerden verstärken kann, z. B.:

- Fußball und Rugby (Hoskins et al. 2009)
- Golf (Reed und Wadsworth 2010)
- Rudern und Crosscountry (Bahr et al. 2004)

Bewegungsmangel

Die meisten Untersuchungen zeigen, dass sich moderate Bewegungsformen positiv auf Rückenbeschwerden auswirken – im Gegensatz zu Leistungssport oder Inaktivität, die Rückenbeschwerden eher fördern. Diese Tatsache beschreibt die sogenannte U-These (▶ Abb. 22.4), die immer mehr an Bedeutung gewinnt und zunehmend wissenschaftlich untermauert wird (Heneweer et al. 2009).

Merke **M!**

Moderate Bewegung lindert Rückenschmerzen, Leistungssport und Inaktivität verstärken die Beschwerden.

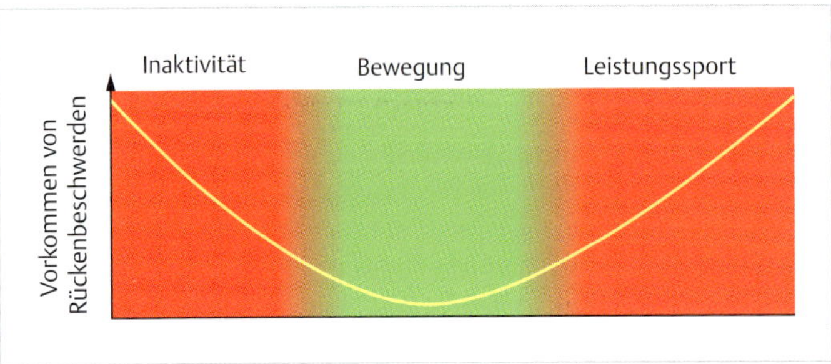

Abb. 22.4 U-These: Sowohl Inaktivität als auch Leistungssport führen zu vermehrten Rückenbeschwerden, moderate Bewegung reduziert dagegen die Rückenbeschwerden.

Deshalb sind moderate Bewegungsformen Teil des Rückentriathlonkonzepts und tragen zum Erfolg des Trainings bei.

Auch bei Kindern wurde nachgewiesen, dass Inaktivität und einige Sportarten mit Rückenbeschwerden korrelieren. Erstaunlich war, dass nur Schwimmen und Fußball zu einer Abnahme der LBP-Beschwerden (LPB = low back pain) führten (Skoffer und Foldspang 2008).

22.4.6 Schlaf

Viele Beliefs bei Rückenbeschwerden beziehen sich auf die Auswirkung von orthopädischen Betten und rückenfreundlichen Matratzen. Diese Beliefs werden von der Industrie entsprechend gefördert, denn schließlich lässt sich mit Mobiliar viel Geld verdienen. In den Köpfen scheint sich der Glaube festgesetzt zu haben, dass eine harte Matratze Rückenschmerzen vorbeugt. Zahlreiche Untersuchungen belegen aber, dass eine Matratze mit mittlerem Härtegrad viel besser geeignet ist, um die Schmerzen und körperlichen Einschränkungen zu reduzieren (Kovacs et al. 2003). Auch Wasserbetten und körperkonforme Schaummatratzen sind empfehlenswerter als harte Matratzen (Bergholdt et al. 2008).

Prinzipiell ist jedoch der Einfluss von Matratzen und Wasserbetten auf Rückenschmerzen so minimal, dass es sinnvoller ist, in ein Trainingsprogramm zu investieren, als sich neu zu betten.

22.5 Weitere Faktoren

22.5.1 Ergonomische Möbel

Die meisten Patienten investieren viel Geld in ergonomische Möbel, deren Erfolg jedoch fraglich bleibt. Eine Schulstudie mit ergonomisch geformten Schreibtischen zeigte keine signifikanten Unterschiede im Vergleich zu herkömmlich geformten Möbeln. Es konnte *keine* Abnahme der vorhandenen Beschwerden im Nacken-, Schulter- oder Rückenbereich nachgewiesen werden (Saarniet al. 2009).

22.5.2 Schuhwerk

Der Einfluss des Schuhwerks auf Rückenbeschwerden ist nicht ganz abgeklärt. Lediglich eine Übersichtsstudie zeigt, dass Einlagen nicht präventiv gegenüber Rückenbeschwerden wirken.

Derzeitig werden besonders Schuhe mit speziell geformten und flexiblen Sohlen als Allheilmittel beworben, das auch Rückenbeschwerden vorbeugen bzw. lindern soll. Dies konnte teilweise in einer Studie, die an Golfern durchgeführt wurde, bestätigt werden (Nigget al. 2009).

22.5.3 Autofahren

Autofahren ist häufig mit Rückenbeschwerden verbunden. Je öfter und je länger gefahren wird, desto schlimmer sind die Schmerzen (Sakakibara et al. 2006). Vibrationen bei schlechten Straßen oder schlechter Federung des Wagens wirken sich negativ auf den Rücken aus. Deshalb sollten die Patienten Autofahren meiden und eine anderes Fortbewegungsmittel wählen. Dies ist jedoch aufgrund von Zeit- und Termindruck oft nicht möglich.

22.5.4 Schulranzen

Für Erwachsene und Jugendliche am Arbeitsplatz existieren Richtlinien zum Schutz der Haltung und des Bewegungsapparates. Die Wirbelsäule des wachsenden Skeletts ist ohne Zweifel durch Überbelastung gefährdet. Daher verbietet das Jugendarbeitsschutzgesetz (§ 21, 1) Arbeiten, die mit Heben, Tragen oder Bewegen schwerer Lasten verbunden sind.

Doch wie gefährdet sind Schulkinder, die einen Schulranzen tragen? Schädigungen der kindlichen Wirbelsäule durch den Schulranzen sind nicht eindeutig bewiesen. Es gibt jedoch wissenschaftliche Hinweise, dass Schultaschen nur maximal 10% des Körpergewichts wiegen sollten (Bauer und Freivalds 2009). In Deutschland sind in der 7. bis 8. Klasse eher Belastungen von 25–30% des Kögergewichts die Regel. Eine Studie bestätigt, dass die Schulranzen bei über einem Drittel der (italienischen) Kinder mehr als 30% des Körpergewichts wiegen (Negrini et al. 1999).

Es sollte darauf hingewiesen werden, dass nicht allein die Schultasche für alle muskuloskeletale Beschwerden verantwortlich ist. Auch psychosomatische Beschwerden spielen eine wichtige Rolle.

Die enorme Diskrepanz zwischen Belastung und Belastbarkeit bei Kindern ist eine Aufforderung an Erwachsene, hier Abhilfe zu schaffen.

Weiterführende Literatur zum Thema Schulranzen

- Health and Safety Executive. Manual Handling Operations Regulations. London: Her Majesty's Stationery Office; 1992.
- Negrini S, Carabalona R. Backpacks on! Schoolchildren's perceptions of load, associations with back pain and factors determining the load. Spine (Phila Pa 1976). 2002; 27(2): 187–95.
- Troussier B, Davoine P, de Gaudemaris R, Fauconnier J, Phelip X. Back pain in schoolchildren: a study among 1178 pupils. Scand J Rehab Med. 1994; 26: 143–46.
- van Gent C, Dols JJ, de Rover CM, Hira Sing RA, de Vet HC. The weight of schoolbags and the occurrence of neck. Spine. 2003; 28(9): 916–21.
- Voll HJ, Klimt F. Die Beanspruchung des Kindes durch die Schultasche. Öff Gesundh Wesen 1977; 39: 369–378.
- Waters TR, Putz-Anderson V, Garg A, Fine LJ. Revised NIOSH equation for the design and evaluation of manual lifting tasks. Ergonomics 1993; 36(7): 749–76.
- Whittfield J, Legg SJ. Schoolbag weight and musculoskeletal symptoms in New Zealand secondary schools. Proceedings of the 9th New Zealand Ergonomics Society Conference, Christchurch, New Zealand, pp 76–79, 25–26 November, 1999.
- Whittfield J, Legg SJ, Hedderley DI. The weight and use of schoolbags in New Zealand secondary schools. Ergonomics 2001; 44(9): 819–824.
- Whittfield J, Legg SJ, Hedderley DI. Schoolbag weight and musculoskeletal symptoms in New Zealand secondary schools. Appl Ergon. 2005; 36(2): 193–8.

Zusammenfassung ✓

- Übergewicht ist eine Volkskrankheit mit vielen Begleiterkrankungen, dem langfristig auf vielen Ebenen entgegengetreten werden sollte.
- Jedes gute Trainingsprogramm basiert auf der Einbeziehung von Gewichts- und Ernährungsaspekten und jeder gute Trainer sollte über ernährungswissenschaftliches Basiswissen verfügen.
- Übergewicht und (daraus resultierende) Rückenbeschwerden werden nicht nur durch die Nahrung beeinflusst, sondern von vielen unterschiedlichen Aspekten begünstigt.
- Eine Gewichtsreduktion und Verbesserung der Beschwerden ist nur durch eine langfristige und dauerhafte Änderung der Lebensumstände zu erreichen.

Literatur

Aardal-Eriksson E, Karlberg BE, Holm AC. Salivary cortisol – an alternative to serum cortisol determinations in dynamic function tests. Clin Chem Lab Med. 1998; 36(4): 215–22.

Altemus M, Rao B, Dhabhar FS, Ding W, Granstein RD. Stress-induced changes in skin barrier function in healthy women. J Invest Dermatol. 2001; 117(2): 309–17.

Altman R, Aven A, Holmburg C, Pfeifer LM, Sack M, Young GT. Capsaicin cream 0.025 % as monotherapy for osteoarthritis: a double-blind study. Semin Arthritis Rheum. 1994; 23(6 Suppl 3): 25–33.

Aucouturier J, Lazaar N, Doré E, Meyer M, Ratel S, Duché P. Cycling peak power in obese and lean 6- to 8-year-old girls and boys. Appl Physiol Nutr Metab. 2007; 32(3): 367–71.

Austin N, Devine A, Dick I, Prince R, Bruce D. Fear of falling in older women: a longitudinal study of incidence, persistence, and predictors. J Am Geriatr Soc. 2007; 55(10): 1598–603.

Bahr R, Andersen SO, Løken S, Fossan B, Hansen T, Holme I. Low back pain among endurance athletes with and without specific back loading – a cross-sectional survey of cross-country skiers, rowers, orienteerers, and nonathletic controls. Spine (Phila Pa 1976). 2004; 29(4): 449–54.

Bauer DH, Freivalds A. Backpack load limit recommendation for middle school students based on physiological and psychophysical measurements. Work. 2009; 32(3): 339–50.

Bergholdt K, Fabricius RN, Bendix T. Better backs by better beds? Spine (Phila Pa 1976). 2008; 33(7): 703–8.

Błaszczyk JW, Cieślinska-Swider J, Plewa M, Zahorska-Markiewicz B, Markiewicz A. Effects of excessive body weight on postural control. J Biomech. 2009; 42(9): 1295–300.

Blundell JE, Burley VJ, Cotton JR, Lawton CL. Dietary fat and the control of energy intake: evaluating the effects of fat on meal size and postmeal satiety. Am J Clin Nutr. 1993; 57(5 Suppl): 772S–777S; discussion 777S–778S.

Böstman O. Prevalence of obesity among patients admitted for elective orthopaedic surgery. Int J Obes Relat Metab Disord. 1994; 18(10): 709–13.

Bravata DM, Sanders L, Huang J, Krumholz HM, Olkin I, Gardner CD, Bravata DM. Efficacy and safety of low-carbohydrate diets: a systematic review. JAMA. 2003; 289(14): 1837–50.

Chrubasik JE, Roufogalis BD, Chrubasik S. Evidence of effectiveness of herbal antiinflammatory drugs in the treatment of painful osteoarthritis and chronic low back pain. Phytother Res. 2007; 21(7): 675–83.

Chu LF, Clark DJ, Angst MS. Opioid tolerance and hyperalgesia in chronic pain patients after one month of oral morphine therapy: a preliminary prospective study. J Pain. 2006; 7(1): 43–8.

Cohen S. Social relationships and health. Am Psychol. 2004; 59: 676–684.

Corbalán MD, Morales EM, Canteras M, Espallardo A, Hernández T, Garaulet M. Effectiveness of cognitive-behavioral therapy based on the Mediterranean diet for the treatment of obesity. Nutrition. 2009; 25(7–8): 861–9.

Corbeil P, Simoneau M, Rancourt D, Tremblay A, Teasdale N. Increased risk for falling associated with obesity: mathematical modeling of postural control. IEEE Trans Neural Syst Rehabil Eng. 2001; 9(2): 126–36.

Cotton JR, Burley VJ, Weststrate JA, Blundell JE. Dietary fat and appetite: similarities and differences in the satiating effect of meals supplemented with either fat or carbohydrate. J Hum Nutr Diet. 2007; 20(3): 186–99.

Curtis CL, Harwood JL, Dent CM, Caterson B. Biological basis for the benefit of nutraceutical supplementation in arthritis. Drug Discov Today. 2004; 9(4): 165–72.

Curtis CL, Hughes CE, Flannery CR, Little CB, Harwood JL, Caterson B. n-3 fatty acids specifically modulate catabolic factors involved in articular cartilage degradation. J Biol Chem. 2000; 275(2): 721–4.

Curtis CL, Rees SG, Little CB, Flannery CR, Hughes CE, Wilson C, Dent CM, Otterness IG, Harwood JL, Caterson B. Pathologic indicators of degradation and inflammation in human osteoarthritic cartilage are abrogated by exposure to n-3 fatty acids. Arthritis Rheum. 2002; 46(6): 1544–53.

Dieppe PA, Ebrahim S, Martin RM, Jüni P. Lessons from the withdrawal of rofecoxib. BMJ. 2004; 329(7471): 867–8.

Drescher T, Potthast S, Laifer G. Back pain from a burger. Lancet. 2008; 371(9609): 358.

Duncan JJ, Gordon NF, Scott CB. Women walking for health and fitness. How much is enough? JAMA. 1991; 266(23): 3295–9.

El Sandid M, Ta H. Another presentation of gout. Ann Intern Med. 2004; 140(8): W32.

Emery CF, Kiecolt-Glaser JK, Glaser R, Malarkey WB, Frid DJ. Exercise accelerates wound healing among healthy older adults: a preliminary investigation. J Gerontol A Biol Sci Med Sci. 2005; 60(11): 1432–6.

Eriksen W, Natvig B, Bruusgaard D. Smoking, heavy physical work and low back pain: a four-year prospective study. Occup Med (Lond). 1999; 49(3): 155–60.

Flegal KM, Troiano RP, Pamuk ER, Kuczmarski RJ, Campbell SM. The influence of smoking cessation on the prevalence of overweight in the United States. N Engl J Med. 1995; 333(18): 1165–70.

Gagnier JJ, van Tulder MW, Berman B, Bombardier C. Herbal medicine for low back pain: a Cochrane review. Spine (Phila Pa 1976). 2007; 32(1): 82–92.

Gorin AA, Wing RR, Fava JL, Jakicic JM, Jeffery R, West DS, Brelje K, Dilillo VG; Look AHEAD Home Environment Research Group. Weight loss treatment influences untreated spouses and the home environment: evidence of a ripple effect. Int J Obes (Lond). 2008; 32(11): 1678–84.

Groessl EJ, Weingart KR, Aschbacher K, Pada L, Baxi S. Yoga for veterans with chronic low-back pain. J Altern Complement Med. 2008; 14(9): 1123–9.

Hall AM, Maher CG, Lam P, Ferreira M, Latimer J. Tai chi exercise for treatment of pain and disability in people with persistent low back pain: a randomized controlled trial. Arthritis Care Res (Hoboken). 2011; 63(11): 1576–83. doi: 10.1002/acr.20594.

Hallgren P, Sjöström L, Hedlund H, Lundell L, Olbe L. Influence of age, fat cell weight, and obesity on O2 consumption of human adipose tissue. Am J Physiol. 1989; 256(4 Pt 1): E467–74. Erratum in Am J Physiol. 1990; 259(4 Pt 1): E599.

Hedner T, Everts B. The early clinical history of salicylates in rheumatology and pain. Clin Rheumatol. 1998; 17(1): 17–25.

Heneweer H, Vanhees L, Picavet HS. Physical activity and low back pain: a U-shaped relation? Pain. 2009; 143(1–2): 21–5.

Hession M, Rolland C, Kulkarni U, Wise A, Broom J. Systematic review of randomized controlled trials of low-carbohydrate vs. low-fat/low-calorie diets in the management of obesity and its comorbidities. Obes Rev. 2009; 10(1): 36–50.

Hetland ML, Haarbo J, Christiansen C. Body composition and serum lipids in female runners: influence of exercise level and menstrual bleeding pattern. Eur J Clin Invest. 1995; 25(8): 553–8.

Hoskins W, Pollard H, Daff C, Odell A, Garbutt P, McHardy A, Hardy K, Dragasevic G. Low back pain status in elite and semi-elite Australian football codes: a cross-sectional survey of football (soccer), Australian rules, rugby league, rugby union and non-athletic controls. BMC Musculoskelet Disord. 2009; 10: 38.

Hetland ML, Haarbo J, Christiansen C. Body composition and serum lipids in female runners: influence of exercise level and menstrual bleeding pattern. Eur J Clin Invest. 1995; 25(8): 553–8.

Jebb S, McCarthy D, Fry T, Prentice AM. Neue Körperfett-Referenzkurven für Kinder. Wissenschaftliche Abhandlungen zu Übergewicht. Obesity Reviews (NAASO Suppl). 2004; A156.

Kaila-Kangas L, Leino-Arjas P, Riihimäki H, Luukkonen R, Kirjonen J. Smoking and overweight as predictors of hospitalization for back disorders. Spine (Phila Pa 1976). 2003; 28(16): 1860–8.

Kanji N. Management of pain through autogenic training. Complement Ther Nurs Midwifery. 2000; 6(3): 143–8.

Katzmarzyk PT, Pérusse L, Rao DC, Bouchard C. Spousal resemblance and risk of 7-year increases in obesity and central adiposity in the Canadian population. Obes Res. 1999; 7(6): 545–51.

Kawakami M. Pathophysiology of radicular pain. Clin Calc. 2005; 15(3): 57–62.

Keitel W, Frerick H, Kuhn U, Schmidt U, Kuhlmann M, Bredehorst A. Capsicum pain plaster in chronic non-specific low back pain. Arzneimittelforschung. 2001; 51(11): 896–903.

Kovacs FM, Abraira V, Peña A, Martín-Rodríguez JG, Sánchez-Vera M, Ferrer E, Ruano D, Guillén P, Gestoso M, Muriel A, Zamora J, Gil del Real MT, Mufraggi N. Effect of firmness of mattress on chronic non-specific low-back pain: randomised, double-blind, controlled, multicentre trial. Lancet. 2003; 362(9396): 1599–604.

Leboeuf-Yde C, Kyvik KO, Bruun NH. Low back pain and lifestyle. Part II – Obesity. Information from a population-based sample of 29,424 twin subjects. Spine (Phila Pa 1976). 1999; 24(8): 779–83; discussion 783–4.

Leboeuf-Yde C, Kyvik KO, Bruun NH. Low back pain and lifestyle. Part I: Smoking. Information from a population-based sample of 29,424 twin subjects. Spine (Phila Pa 1976). 1999; 24(8): 779–83; discussion 783–4.

Ioakimidis I, Zandian M, Bergh C, Södersten P. A method for the control of eating rate: a potential intervention in eating disorders. Behav Res Methods. 2009; 41(3): 755–60.

Mangwani J, Giles C, Mullins M, Salih T, Natali C. Obesity and recovery from low back pain: a prospective study to investigate the effect of body mass index on recovery from low back pain. Ann R Coll Surg Engl. 2010; 92(1): 23–6.

Maroon JC, Bost JW. Omega-3 fatty acids (fish oil) as an anti-inflammatory: an alternative to nonsteroidal anti-inflammatory drugs for discogenic pain. Surg Neurol. 2006; 65(4): 326–31.

Maroon JC, Bost JW, Borden MK, Lorenz KM, Ross NA. Natural anti-inflammatory agents for pain relief in athletes. Neurosurg Focus. 2006 15; 21(4): E11.

McIntire KL, Asher MA, Burton DC, Liu W. Trunk rotational strength asymmetry in adolescents with idiopathic scoliosis: an observational study. Scoliosis. 2007; 2: 9.

McIntire K, Asher M, Burton D, Liu W. Trunk rotational strength training for the management of adolescent idiopathic scoliosis (AIS). Stud Health Technol Inform. 2006; 123: 273–80.

Melissas J, Volakakis E, Hadjipavlou A. Low-back pain in morbidly obese patients and the effect of weight loss following surgery. Obes Surg. 2003; 13(3): 389–93.

Molarius A, Seidell JC, Kuulasmaa K, Dobson AJ, Sans S. Smoking and relative body weight: an international perspective from the WHO MONICA Project J Epidemiol Community Health. 1997; 51(3): 252–60.

Morone NE, Greco CM, Weiner DK. Mindfulness meditation for the treatment of chronic low back pain in older adults: a randomized controlled pilot study. Pain. 2008; 134(3): 310–9.

Negrini S, Carabalona R, Sibilla P. Backpack as a daily load for schoolchildren. Lancet. 1999; 354(9194): 1974.

Nigg BM, Davis E, Lindsay D, Emery C. The effectiveness of an unstable sandal on low back pain and golf performance. Clin J Sport Med. 2009; 19(6): 464–70.

Pereira LM, Obara K, Dias JM, Menacho MO, Guariglia DA, Schiavoni D, Pereira HM, Cardoso JR. Comparing the Pilates method with no exercise or lumbar stabilization for pain and functionality in patients with chronic low back pain: Systematic review and meta-analysis. Clin Rehabil. 2011 Aug 19. [Epub ahead of print].

Paulozzi LJ, Budnitz DS, Xi Y .Increasing deaths from opioid analgesics in the United States. Pharmacoepidemiol Drug Saf. 2006; 15(9): 618–27.

Reed JJ, Wadsworth LT. Lower back pain in golf: a review. Curr Sports Med Rep. 2010; 9(1): 57–9.

Rigaud D. [Alcohol and body weight?]. Rev Prat. 2009; 59(1): 75–8.

Saarni LA, Rimpelä AH, Nummi TH, Kaukiainen A, Salminen JJ, Nygård CH. Do ergonomically designed school workstations decrease musculoskeletal symptoms in children? A 26-month prospective follow-up study. Appl Ergon. 2009; 40(3): 491–9.

Sakakibara T, Kasai Y, Uchida A. Effects of driving on low back pain. Occup Med (Lond). 2006; 56(7): 494–6.

Sambrook PN, MacGregor AJ, Spector TD. Genetic influences on cervical and lumbar disc degeneration: a magnetic resonance imaging study in twins. Arthritis Rheum. 1999; 42(2): 366–72.

Sculco AD, Paup DC, Fernhall B, Sculco MJ. Effects of aerobic exercise on low back pain patients in treatment. Spine J. 2001; 1(2): 95–101.

Shelmet JJ, Reichard GA, Skutches CL, Hoeldtke RD, Owen OE, Boden G. Ethanol causes acute inhibition of carbohydrate, fat, and protein oxidation and insulin resistance. J Clin Invest. 1988; 81(4): 1137–45.

Shiri R, Karppinen J, Leino-Arjas P, Solovieva S, Viikari-Juntura E. The association between obesity and low back pain: a meta-analysis. Am J Epidemiol. 2010; 171(2): 135–54.

Skillgate E, Vingård E, Josephson M, Holm LW, Alfredsson L. Is smoking and alcohol consumption associated with long-term sick leave due to unspecific back or neck pain among employees in the public sector? Results of a three-year follow-up cohort study. J Rehabil Med. 2009; 41(7): 550–6.

Skoffer B, Foldspang A. Physical activity and low-back pain in schoolchildren. Eur Spine J. 2008; 17(3): 373–9.

Sullivan MD, Edlund MJ, Steffick D, Unützer J. Regular use of prescribed opioids: association with common psychiatric disorders. Pain. 2005; 119(1–3): 95–103.

Thorbjörnsson CO, Alfredsson L, Fredriksson K, Köster M, Michélsen H, Vingård E, Torgén M, Kilbom A. Psychosocial and physical risk factors associated with low back pain: a 24 year follow up among women and men in a broad range of occupations. Occup Environ Med. 1998; 55(2): 84–90.

Tudor-Locke C, Bassett DR Jr. How many steps/day are enough? Preliminary pedometer indices for public health. Sports Med. 2004; 34(1): 1–8.

van Tulder MW, Koes BW, Assendelft WJ, Bouter LM, Maljers LD, Driessen AP. Chronic low back pain: exercise therapy, multidisciplinary programs, NSAID's, back schools and behavioral therapy effective; traction not effective; results of systematic reviews. Ned Tijdschr Geneeskd. 2000; 144(31): 1489–94.

Vereckei E, Mester A, Hodinka L, Temesvári P, Kiss E, Poór G. Back pain and sacroiliitis in long-standing adult celiac disease: a cross-sectional and follow-up study. Rheumatol Int. 2010; 30(4): 455–60.

Walker BF, Williamson OD. Mechanical or inflammatory low back pain. What are the potential signs and symptoms? Man Ther. 2009; 14(3): 314–20.

Wechsler JG, Wenzel H, Swobodnik W, Ditschuneit H. Modified fasting in the therapy of obesity. A comparison of total fasting and low-calorie diets of various protein contents. Fortschr Med. 1984; 102(24): 666–8.

Kapitel 23

Eigenverantwortung – Heimübungen, Sport und tägliche Aktivität

23 Eigenverantwortung – Heimübungen, Sport und tägliche Aktivität

Frederik Deemter

Heutige wissenschaftliche Erkenntnisse zeigen, dass strukturierte Übungsprogramme mehr Erfolge erzielen als unstrukturierte (Heimübungs-) Programme. Jedoch lassen sich Heimübungsprogramme besser in den Alltag integrieren. Gerade weil der Rückentriathlon auf eine niedrige Drop-out-Quote abzielt, sollten die zeitlichen Anforderungen an den Patienten möglichst begrenzt gehalten werden.

Metaanalysen zeigen, wie eine langfristige Erhöhung der Aktivitäten am besten erreicht werden kann; Heimtraining scheint hier effektiver zu sein als ein Training unter Aufsicht in einem Trainingszentrum (King et al. 1991).

Der Zeitfaktor ist ein entscheidender Vorteil des Heimtrainings, um Personen langfristig aktiv zu halten. Aber es darf nicht außer Acht gelassen werden, dass solche Freizeitfitnessbemühungen häufig mit Verletzungen verbunden sind. Eine Auswertung in England ergab, dass nach Fußball die Sportarten Joggen, Kraft- und Fitnesstraining die meisten Verletzungen verursachen. So sind jährlich ca. 2 Mio. Verletzungen allein auf die Freizeitfitnessbemühungen zurückzuführen (Nicholl et al. 1995).

Diese Tatsache lässt schlussfolgern, dass die Empfehlung zum Fitwerden mit einer entsprechenden verantwortungsvollen Betreuung einhergehen sollte. Denn nichts ist demotivierender, als eine Verletzung als „Lohn" für die überwundene Inaktivität zu erhalten.

Damit das Training möglichst erfolgreich ist, wurde für den Rückentriathlon ein duales Modell gewählt: Während des Rückentriathlons sollte der Patient einmal wöchentlich im Zentrum trainieren und dieses Training durch Heimübungen ergänzen.

Das Heimtraining besteht aus:

- Erhöhung der täglichen Aktivitätsebene
- 3 × pro Woche 45 Minuten Bewegung
- 1–2 individuell bestimmte Heimübungen, z. B. zur Kräftigung, Mobilisierung, Stabilisierung und Förderung der Koordination

Eigenverantwortung ist ein wichtiger Bestandteil des Rückentriathlons. Das Ziel ist es, eine langfristige Änderung der Lebensgewohnheiten des Teilnehmers zu erreichen. Aber wie hält man Patienten langfristig motiviert? Untersuchungen zeigen, dass sich rund 50 % der Patienten nicht an die Vorschriften zur Medikamenteneinnahme halten, und es wird geschätzt, dass eine ähnliche Non-Compliance auch für Heimübungen gilt (Rejeski et al. 1997).

Aus dem Blickwinkel des Patienten ist die Non-Compliance gegenüber Medikamenten verständlich. Sich nicht an die Regeln zu halten, kann durchaus gute rationelle Gründe haben. Aufgrund von Beliefs, Erfahrungen und Kenntnissen, z. B. wegen der Nebenwirkungen, entscheiden sich Patienten gegen die Einnahme von Medikamenten.

Ein Argument für die Unterbrechung des Heimtrainings kann das Ausbleiben eines Trainingserfolgs sein. Um die Motivation des Patienten für die Durchführung der Übungen zu stärken, kann der Trainer folgende Aspekte berücksichtigen:

- **Integration in den Alltag.** Die benötigten Hilfsmittel sollten überschaubar sein. Gehen ist einfacher als Nordic Walking, für das man bereits wieder spezielle Kleidung und Stöcke benötigt und bei dem eine gewisse Körperspannung und -haltung beachtet werden sollte.
- **Die Anzahl der Übungen sollte begrenzt sein.** Hier gilt nicht „viel hilft viel". Es ist besser eine wichtige Übung auszuwählen, die auch absolviert wird, als mehrere Übungen zu wählen, die dann aus Zeitmangel nicht durchgeführt werden.
- **Die Wünsche des Patienten sollten respektiert werden.** Vorlieben sind für das Durchhaltevermögen wichtiger als therapeutische Überlegungen. Standardempfehlungen, wie z. B. „Schwimmen ist das Beste für Patienten mit Rückenbeschwerden", sollten vermieden werden. Wichtiger ist es, eine Bewegungsform zu wählen, die dem Patienten Spaß macht und die er langfristig ausübt.
- **Direkte Effektivität der Übung.** Wenn ein Patient bemerkt, dass eine Übung die Beschwerden direkt lindert, wird er eher geneigt sein, die Übungen kontinuierlich durchzuführen. Anfangs sollte eine Übung gewählt werden, die direkt einen merkbaren Erfolg erzielt. Hiermit wird die Compliance-Grundlage für zukünftige Übungen

bereitet. Kleine, aber merkliche Fortschritte wirken motivierend, bleiben dem Patienten aber manchmal verborgen. Darum ist es ist wichtig, dem Patienten diese Fortschritte aufzuzeigen.
- **Informationen und Beliefs.** Falsche Vorstellungen führen zu Non-Compliance. Wenn Arthrose für die Beschwerden verantwortlich gemacht wird, haben Übungen allein wenig Zweck. Erst wenn der Patient merkt, dass vermehrte Bewegung und eine damit verbundene höhere Belastung keine negativen Folgen hat, sondern sich positiv auswirkt, erkennt er die Notwendigkeit der Übungen.
- **Langfristige Effektivität.** Test-Retests visualisieren dem Patienten die Erfolge der Behandlung. Gerade patientenspezifische Fragebögen (s. auch Kap. 4 und 5) zeigen den Wandel und die Entwicklung der Bedürfnisse der Patienten auf. Manche Test-Retest-Verfahren spiegeln eher die Bedürfnisse der behandelnden Person wider. Behandlungserfolge sollten für den Patienten möglichst „greifbar und verständlich" sein. Sowohl verbesserte Blutwerte als auch eine Gewichtsabnahme sind therapiebedingte Fortschritte. Die Wirksamkeit auf die Motivation ist jedoch sehr unterschiedlich.
- **Realistische Teilziele setzen.** Ziele, die in einem Monat erreicht werden, sind besser als Ziele, die erst in einem Jahr erlangt werden.

Ausschlaggebend für die Effektivität eines Programms ist die Tatsache, dass die Compliance in der Anfangsphase groß ist, im Trainingsverlauf aber kontinuierlich abnimmt.

Dies bedeutet, dass die Effektivität der Programme in der Regel durch Non-Compliance bestimmt wird. Möchte der Trainer langfristige Erfolge erzielen, sollte ihm bewusst werden, dass die Bereitschaft zu Heimübungen mit der Dauer und dem Erfolg (weniger Leidensdruck) abnimmt. Wenn der Schmerz unter Kontrolle ist, verliert der Patient einen gewissen Antrieb. Dies sollte er dem Patienten von Anfang an verdeutlichen: „Der erste Schritt ist es, die Schmerzen unter Kontrolle zu bringen, der zweite, den zukünftigen Schmerzen vorzubeugen. Schritt drei ist es, Spaß an Bewegung und Belastung zu bekommen".

Während des Rückentriathlons wird mittels einer Checkliste wöchentlich die Erledigung der Hausaufgaben überprüft, also die Eigenverantwortung kontrolliert. Diese Dokumentation ist an die Sports Injury Rehabilitation Adherence Scale (SIRAS) angelehnt. Sie legt die Compliance der Übungen und die Progression fest.

23.1 Steigerung der Aktivitätsebene

Um die Aktivitätsebene optimal steigern zu können, sollte der Trainer Hintergrundwissen zum Wandel der Lebensgewohnheiten besitzen. So lief eine Hausfrau 1960 durchschnittlich noch ca. 16 Kilometer pro Tag, 40 Jahre später nur noch 1,2 Kilometer (Levine und Miller 2007).

Es ist die Aufgabe der Trainer, den Patienten für Möglichkeiten zur Steigerung der Aktivität im Alltag zu sensibilisieren:
- Treppensteigen statt Fahrstuhl fahren
- den Arbeitsweg mit dem Fahrrad absolvieren
- eine Bushaltestelle eher aussteigen und den Rest gehen
- Einkäufe nicht immer mit dem Auto erledigen
- Was lange Zeit belächelt wurde, ist mittlerweile bestätigt worden: „Der Hund als Fitnessgerät". Die Haltung eines Hundes führt zu einer höheren Aktivitätsebene (Cuttet al. 2008). Zwar werden ruckartige Bewegungen, hervorgerufen durch unerwartete Aktionen des Tieres, teilweise zu Recht als problematisch eingeschätzt, aber eine elastische Hundeleine kann hier Abhilfe schaffen.

Obwohl der Einsatz einfacher Möglichkeiten am längsten Bestand hat, werden dennoch immer wieder aufwendige Methoden zur Steigerung der Aktivität vorgeschlagen. So gibt es ernsthafte Überlegungen, übergewichtige Büroarbeiter während der Arbeit am Computer einem Laufbandtraining zu unterziehen (Levine und Miller 2007). Mittlerweile werden solche Trainings schon auf Gesundheitsmessen angeboten.

Einer der Gründe für die zunehmende Fettleibigkeit in Deutschland ist die fast ausschließlich sitzende Bürotätigkeit. Um dieses Problem direkt anzugehen, wurde der Energiebedarf bei 15 übergewichtigen Büroangestellten unter verschiedenen normalen Bürobedingungen (in Ruhe, bei sitzender Tätigkeit, stehend) untersucht und mit einer neuen Arbeitsmöglichkeit, dem Arbeiten am Computer bei gleichzeitigem Gehen auf einem Laufband, verglichen. Es zeigte sich, dass diese körperliche Aktivität am Arbeitsplatz zu einem Energiemehraufwand von mehr als 100 kcal/h führte.

Wenn man diese Methode nur 2–3 Stunden am Tag einsetzt und alle anderen Bedingungen konstant lässt, kann dies zu einem Gewichtsverlust von 20–30 kg/Jahr führen (Levine und Miller 2007). Diese Methode ist vielleicht etwas überzogen, sie zeigt uns jedoch, was man durch eine Aktivitätserhöhung (bzw. erhöhte Aktivitätsebene) erreichen kann.

Auf die ADLs bezogen bedeutet dies, dass eine zusätzliche Bewegung von 1 Stunde pro Tag zu einer Abnahme von 10 kg Körpergewicht/Jahr führt.

Wird die Bewegungsmenge mittels eines Pedometers analysiert, kann daraus folgende Berechnung aufgestellt werden: In 1 Stunde macht eine Person bei einer Schrittfrequenz von 60 Schritten pro Minute ungefähr 3600 Schritte. Geht diese Person nun zum normalen Tagesablauf zusätzlich täglich 3600 Schritte (also z. B. 1 Stunde spazieren), nimmt sie 10 kg Körpergewicht pro Jahr ab.

Solche Hochrechnungen sind ein wenig opportun. In einer Studie sollten die Teilnehmer 5 Tage in der Woche ein Laufbandtraining absolvieren und zusätzlich Treppen steigen. Das Laufbandtraining bestand aus 45 Minuten Laufen bei 5,15 km/h und einer Steigung von 2 % – insgesamt liefen die Probanden in den 5 Tagen 19,3 km. Die Vorgabe beim Treppensteigen war das Ersteigen von 10 Stockwerken ohne Pause bei selbstbestimmten Tempo – folglich 50 Stockwerke in den 5 Tagen. Es zeigte sich, dass der zusätzliche Energieverbrauch von 2000 kcal pro Woche durch die Steigerung der Aktivitätsebene über einen Beobachtungszeitraum von 12 Wochen kaum Einfluss auf das Gewicht und Körperfett hatte (Leon et al. 1996).

Die relativierte Aussage lautet, dass eine zusätzliche Stunde Bewegung pro Tag Gewichtsverlust bedeuten kann, aber nicht zwangsläufig muss.

Um Bewegung in den Alltag zu integrieren, sind auch Ansätze der Verhaltenstherapie gefragt: Selbstbeobachtung – Selbstbewertung – Selbstkontrolle.

23.1.1 3 × 45 Minuten Bewegung

Geeignete Bewegungsformen sind jene, die Spaß machen, die der Patient selbst aussucht und länger praktiziert werden können.

In der Anfangsphase sind für die meisten Rückenpatienten Bewegungsformen mit einem akzeptablen Energieumsatz am besten geeignet:

- Gehen
- Nordic Walking
- Rad fahren
- Langlauf
- Crosstrainer

Traditionelles Joggen ist in der Regel vorerst nicht geeignet, weil es bei ungeübter Muskulatur zu ERIs führen kann. Außerdem besitzen die meisten Patienten nicht ausreichend Kondition, um 45 Minuten lang durchzuhalten.

Es gibt eine angepasste Form des Joggens, mit viel geringerem Energieverbrauch, die in der Herzrehabilitation angewendet wird. Dabei macht der Patient eine Laufbewegung, verzichtet aber auf den Schwebemoment. Das Tempo ist zunächst dem normalen Gehen angepasst, wodurch auch Ungeübte dies in der Regel problemlos ausführen können. Das Tempo kann mit zunehmender Übung langsam dem Tempo beim Joggen angepasst werden.

Schwimmen ist ebenfalls eine problematische Bewegungsform. Viele Ungeübte können zwar 45 Minuten im Wasser verweilen, aber nicht 45 Minuten durchgängig Schwimmen.

Selbst bei korrekt ausgeführtem Freistil- oder Brustschwimmen kommt es manchmal zu ERIs in der Schulter. Im Gegensatz zu Kontaktsportarten ist Schwimmen/Tauchen (die Angaben wurden nicht weiter differenziert) zwar eine sichere Aktivität, aber nicht frei von ERIs (Nicholl et al. 1995).

In späteren Phasen können natürlich auch Joggen und Schwimmen oder andere Sportarten gewählt werden. Dies sollte mit dem Betroffenen abgeklärt werden.

Merke **M!**

Im Vordergrund steht die Art der Bewegung, die Erhöhung der Intensität folgt erst an zweiter Stelle.

Der Nutzen von Bewegung ist unumstritten, nur der Weg dahin ist unterschiedlich. Entweder setzt man auf die Vernunft des Betroffenen oder sucht nach aufwendigeren Lösungen.

23.2 Heimübungen zur Kräftigung und Förderung der Koordination

23.2.1 Welche Aspekte spielen bei der Entwicklung und Auswahl von Heimübungen eine Rolle?

Bei Heimübungen kann der Therapeut gezielt auf die individuellen Bedürfnisse des Patienten eingehen und eine Feinabstimmung vornehmen.

Der Rückentriathlon kann auf ca. 80% der individuellen Bedürfnisse alltäglicher Belastbarkeit Einfluss nehmen.

Selbstverständlich kann der Therapeut zusätzlich noch durch individuelle Hausaufgaben einen Beitrag zum Outcome leisten.

Ausdauer

Stellt sich bei der Überprüfung des Ausdauertests heraus, dass die aerobe Ausdauer eingeschränkt ist oder der PILE-Test durch mangelnde Ausdauer limitiert ist, kann ein entsprechendes Ausdauertraining eingeleitet werden. Zur Bestimmung der Trainingsintensität können die Laktatwerte bestimmt werden.

Es gilt aber zu bedenken, dass viele allgemeingültige Richtwerte in Umlauf sind, die nicht auf alle Sportarten übertragen werden können, so ist z.B. der Puls bei der anaeroben Schwelle bei den verschiedenen Sportarten unterschiedlich. Eine sichere Empfehlung ist es, eine Intensität zu wählen, bei der sich die Atmung leicht vertieft, ein normales Gespräch aber noch möglich ist.

Bei Risikopatienten sollte ein Belastungs-EKG durchgeführt werden, wobei zu bedenken ist, dass ein gutes Ergebnis auf dem Fahrradergometer nicht unbedingt auf den Alltag übertragbar ist. Aus der Herzrehabilitation ist bekannt, dass manche Personen auf dem Trainingsrad ein hervorragendes Ergebnis erzielen, im Alltag, wenn zusätzlich das Körpergewicht eine Rolle spielt, sich die Leistung aber stark verschlechtert. Das Gleiche gilt für die Wahl der Ausdauerform. Will man ADLs oder Arbeitsbelastbarkeit steigern, sind Wandern, Walking und Treppensteigen eher geeignet als Rudern oder Schwimmen. Die Ausdauer ist von der jeweiligen Bewegungsform abhängig.

Für Walking ist bewiesen, dass schnelleres Gehen zu einer besseren aeroben Kapazität führt als langsameres. Das Tempo beeinflusst aber nicht die Abnahme der Fettmasse (Duncan et al. 1991).

Mobilisation

Bei chronischen Bewegungseinschränkungen kann erst langfristig mit einer Mobilitätsverbesserung gerechnet werden. Des Weiteren sollte geklärt werden, ob der Patient durch eine Mobilisation einen positiven Effekt verspürt. Vor einer allgemeinen Empfehlung einer Mobilisationsbehandlung bei bestehenden Einschränkungen sollte allerdings gewarnt werden, da auch negative Auswirkungen auftreten können. Als Beispiel sei die Hüftsteife angeführt.

Bei Patienten mit Hüftarthrose und persistentem Kapselmuster liegen im Allgemeinen auch Osteophyten vor. Darum sollte im Vorfeld abgeklärt werden, ob bei der Mobilisation die Kapsel oder ein bewegungslimitierender Osteophyt die Zielstruktur ist. Sonst kann es sein, dass die Patienten schlecht auf die Mobilisation reagieren.

Auf jeden Fall können Osteophyten zu einem Impingement führen, das bei Hüftbeschwerden meist operativ entfernt werden muss (Dienst et al. 2001). Eine intensive Mobilisation bei Arthrosepatienten mit Kapselmuster kann zu einer TRI (Therapy Related Injury) führen.

Besonders bei älteren Patienten mit Rückenbeschwerden beobachtet man häufig eine Versteifung der Wirbelsäule, die jedoch physiologisch ist. Wirkt der Therapeut dieser physiologischen Entwicklung mit mobilisierenden Übungen entgegen, können auch hier negative Reaktionen die Folge sein.

Dehnung

Es gibt viele unterschiedliche Meinungen zum Thema „Dehnung der Muskulatur", deshalb findet man in der Sport- oder Fachliteratur keine einheitliche Empfehlung dazu. Im Allgemeinen wird behauptet, dass eine statische Ausführung der Muskeldehnung weniger gefährlich sei als eine dynamische oder ballistische aufgrund der exzentrischen Kontraktionen während der Dehnung.

Dehnen kann allerdings auch zu ERIs führen. Der Muskelfaserriss ist z.B. eine extrem langwierige Verletzung, die durch Dehnung entstehen kann. Mittlerweile ist konsens, dass es 2 verschiedene Arten von Muskelfaserrissen gibt. Eine ist die Folge extremer Überdehnung bei den ADLs oder beim Sport (Gymnastik), die andere entsteht bei hohen

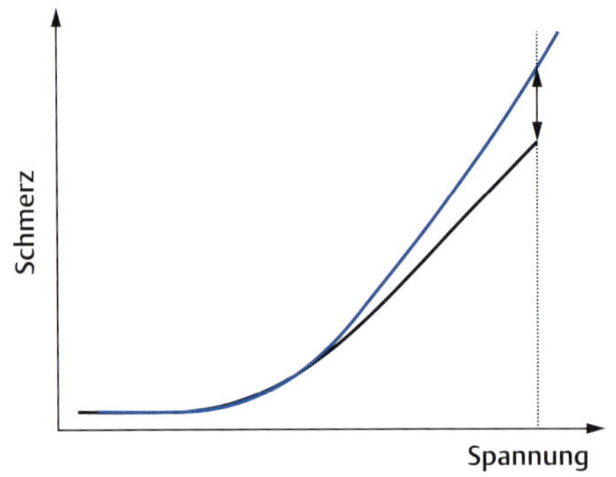

Abb. 23.1 Dehnungstoleranz: Durch den analgetischen Effekt der Dehnungen verträgt eine Person bei gleicher Spannung weniger Schmerz.

Geschwindigkeiten im Sport (Fußball oder Athletik). Es wurde nachgewiesen, dass die Heilungsdauer bei den beiden Arten unterschiedlich ist.

Der Muskelfaserriss, bedingt durch Dehnung, bringt eine längere Rekonvaleszenzzeit mit sich als der durch Geschwindigkeit indizierte.

MRT-Untersuchungen ergaben zudem, dass sich die beiden Arten des Muskelfaserrisses auch hinsichtlich ihrer Lokalisation unterscheiden und andersartige Gewebeverletzungen aufweisen (Askling et al. 2000).

Eine optimale Dehnmethode zu finden, ist schwierig, denn zum einen reagieren verschiedene Muskelgruppen unterschiedlich auf ein und dieselbe Dehnung und zum anderen reagiert jede Person anders auf die Dehnung der gleichen Muskelgruppen.

In Bezug auf den Rückentriathlon sprechen 2 Gründe für die Anwendung der Dehnung:

- der analgetische Effekt und
- bestehende Muskeldysbalancen.

Dehnungen wirken analgetisch

Ein Schlüsselwort der Dehnung ist die *Dehnungstoleranz* (▶ Abb. 23.1). Während des Trainingsverlaufs gewöhnt sich der Patient an die Dehnung. Bei gleichbleibender Dehnungskraft auf den Muskel spürt der Patient zunehmend weniger Spannung oder Schmerz (Häkkinen et al. 2008), woraus eine vermehrte Bewegung resultiert. Dies erklärt sich durch den analgetischen Effekt, welcher direkt nach der Dehnung eintritt.

Stretching führt zu einer Schmerzlinderung. Die subjektive Erfahrung bei vielen Patienten und Sportlern zeigt, dass durch ballistische Dehnungen eine bessere Wirkung erzielt wird als durch statische.

Hierbei kann der Patient oder Sportler selbst bestimmen, ob die Dehnung effektiv war. Bei niedriger Intensität kann er die Wiederholungszahl, Ausführung und Dauer variieren, bis der gewünschte Erfolg eingetreten ist. Der Rückentriathlon baut auf der analgetischen Wirkung des Stretchings auf.

Merke **M!**

Für Patienten mit akuten Beschwerden und einer mangelnden lokalen und segmentalen Instabilität gilt, Dehnungsübungen erst dann in Erwägung zu ziehen, wenn die segmentale Stabilität gewährleistet ist. Dehnungen können sonst eine Zunahme der Beschwerden hervorrufen (Van Dillen et al. 2001).

Wenn der Patient auf die Dehnungen reagiert, sollte deren Wirkungsweise möglichst richtig interpretiert werden. Hold-Relax-Techniken scheinen effektiver zu sein als statische oder dynamische Dehnungen. Dies ist wohl eher auf den analgetischen Effekt als auf eine resultierende Spannungssenkung zurückzuführen.

Eigentlich entsteht während des Hold-Relax-Stretchings beim Dehnen eine exzentrische Kontraktion und ist damit theoretisch belastender als eine statische Dehnung, wodurch die Theorie der reziproken Inhibition widerlegt wäre. Hold-Relax-Stretching steigert eher die Muskelspannung als sie zu senken. Sowohl ballistische Dehnungen als auch Hold-Relax-Dehnungen verursachen eine exzentrische Kontraktion, wodurch die Spannung im Muskel zunimmt. Dies sollte vor allem bei Patienten mit einer eingeschränkten lokalen Belastbarkeit bedacht werden, speziell bei der Nachbehandlung von Sehnenrupturen in der subakuten Phase (Gollhoferet al. 1998).

Merke **M!**

Dehntechniken

- **Statische Dehnung:** Muskel wird in der Endposition gebracht und gehalten.
- **Ballistische Dehnung (oder auch dynamische Dehnung):** Muskel wird in die Endposition gebracht und rhythmisch wippend gedehnt.
- **Hold Relax** (oder auch Contract Relax): Kurz vor der gedehnten Position wird der Muskel angespannt und anschließenden gedehnt.

Merke M!

Dehnungen – Empfehlungen zur Schmerzlinderung
- Schmerzintensität: VAS I und II
- Dauer: 10 Sekunden; mit großen individuellen Unterschieden
- dynamische oder statische Dehnungen
- 4–5 Wiederholungen bis zum Erfolgseintritt
- Indikation: Schmerzlinderung in Sport und Therapie

Merke M!

Kontraindikationen
- Eine dynamische oder statische Dehnung kann die Leistungsfähigkeit (z. B. Schnelligkeit) von Sportlern beeinträchtigen, wenn die Dehnung direkt vor dem Wettkampf erfolgt.
- Diese Dehnungsformen sind für Patienten mit einer mangelnden lokalen Stabilität nicht geeignet.

Dehnungen gleichen Muskeldysbalancen aus

Ob eine Verlängerung der Muskulatur überhaupt möglich ist, wird kontrovers diskutiert. Untersuchungen zeigen, dass die Zunahme der Mobilität vor allem auf einer Erhöhung der Dehnungstoleranz beruht. Der Patient wird gegenüber dem Dehnen unempfindlicher.

Ähnliche Effekte werden beim exzentrischen Training beobachtet, denn diese Form des Krafttrainings zeigt ähnliche Erfolge und erhöht ebenfalls die Dehnungstoleranz. Bei einigen Pathologien ist es wichtig zu wissen, ob eine Dehnung überhaupt möglich ist. So ist bei einer Spinalstenose die Position des Beckens durchaus von therapeutischem Interesse.

Im klinischen Alltag können solche Muskelverlängerungseffekte, bei einer langfristigen Dehnung über Monate, beobachtet werden. So z. B. beim Turnen, wenn Kinder den Spagat erlernen. Diese Beweglichkeit kann bis ins Erwachsenenalter erhalten bleiben. Bei erwachsenen untrainierten Personen kann man aber davon ausgehen, dass ein passiv durchgeführter Spagat muskuläre Verletzungen bewirkt.

Die Dehnungstoleranz ist nicht die einzige Erklärung für Anpassungsmechanismen, wie ein anderes Beispiel, die Adaption der Schulter im Wurfsport, zeigt: Hier muss sich die Rotatorenmanschette, insbesondere der M. subscapularis, an eine erhöhte Mobilität anpassen.

Beim Baseball haben sich die sogenannten Werfer (Pitcher) eine nachweisbar erheblich vergrößerte Außenrotation antrainiert. Dies ist nur durch eine Anpassung und Verlängerung der involvierten Strukturen des Schultergelenks möglich.

Untersuchungen über einen kurzen Zeitraum von 10 Wochen zeigen, dass eine statische Dehnung nicht in der Lage ist, den Muskel tatsächlich zu verlängern. Bei einer theoretischen Verlängerung müsste einerseits das passive Gewebe des Muskels verlängert werden, andererseits müsste die Zahl der aneinandergereihten Sarkomere zunehmen.

Es sollte schon allein aufgrund des Kollagen-Turnovers mit einer Anpassungsdauer von mehreren Monaten gerechnet werden. Viele Untersuchungen scheinen zu kurz zu sein, um einen Effekt über längere Zeiträume beurteilen zu können.

Es gibt klinische Hinweise darauf, dass Muskelgewebe tatsächlich verlängert werden kann, wenn folgende Punkte berücksichtigt werden:
- Training über mehr als 6 Monate
- Training über das vollständige Bewegungsausmaß
- Training mit ca. 50 % der maximalen Kraft

Die Dehnung sollte, in Anlehnung an den Sport, über Monate stattfinden. Statische Dehnungen scheinen wenig effektiv zu sein, da eine Adaptation bei den ADLs eher dynamisch stattfindet. Ein zu intensives Training kann zu Mikrotraumen führen mit anschließender Anpassung durch das Narbengewebe im passiven Gewebe.

Intensität

Die Intensität sollte nicht zu hoch gewählt werden. Es gibt Berichte darüber, dass das Gewebe unter intensiver Dehnung über Wochen hypertrophiert und an Kraft zunimmt; die Dehnung sollte schmerzfrei sein. EMG-Untersuchungen zeigen, dass die Spannung in der Muskulatur in dem Moment zunimmt, in dem der Patient Schmerzen verspürt. Bei weiterem Dehnen würde es zu einer exzentrischen Kontraktion kommen.

Kräftigung des Antagonisten

Unabhängig von der Frage, ob der Muskel verlängert werden kann oder nicht, kann Dehnung die muskuläre Dysbalance beeinflussen.

Mittels Training sollten die Antagonisten der „verkürzten Muskulatur“ gekräftigt werden. Um Muskeldysbalancen optimal zu behandeln, ist Hintergrundwissen zu den Muskelkraftverhältnissen notwendig (s. auch Kap. 15). So führt eine Kräftigung der Hüftextensoren zu einer Positionsveränderung des Beckens und nimmt Einfluss auf die Position der lumbalen Wirbelsäule (▶ Abb. 23.2); eine Art Management der „Muskeldysbalance“.

Maßnahmen zur Tonussenkung

Jede Methode, die den Tonus senkt, ist ebenso wünschenswert wie Maßnahmen zur Muskelverlängerung, da sich beide Effekte gegenseitig unterstützen.

Von vielen passiven Methoden wird behauptet, dass sie den Tonus senken können, was durch EMG-Messungen bestätigt werden kann.

Kräftigung

Zusätzliche Kräftigungsübungen sind manchmal indiziert. Bei bestehenden HWS- oder Knieproblemen kann der Rückentriathlon, bei richtiger Dosierung, ergänzend eingesetzt werden.

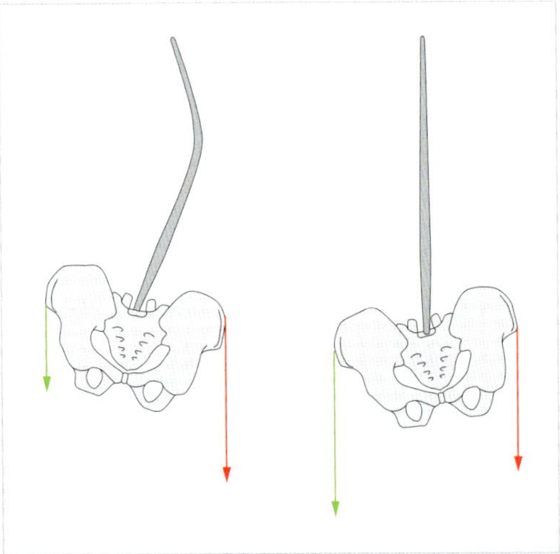

Abb. 23.2 Eine Kräftigung der Hüftmuskeln (grün) führt zu einer Positionsveränderung des Beckens (sowohl auf sagittaler als auch auf frontaler Ebene) und nimmt Einfluss auf die Position der lumbalen Wirbelsäule, was auch für eine Verlängerung und Detonisierung der Antagonisten (rot) gilt.

Übungen, bei denen es zu ähnlichen Belastungen wie beim Rückentriathlon kommt, interferieren mit der Trainingsdosierung.

Der Trainingsplan setzt sich aus der Intensität, Dauer und Anzahl der Übungen zusammen, woraus sich die wöchentliche Nettotrainingsbelastung (WNTB) ergibt. Beim Rückentriathlon erfolgt die Berechnung in *Übungsgewicht pro Woche* (Haber 2001), was als Tonnage pro Woche ausgedrückt wird.

Merke M!

Tonnage pro Woche = Übungsgewicht × Wiederholungen × Sets × Trainingseinheiten pro Woche

Beispiel B

Beispiel: Training an der Beinpresse

- Übungsfrequenz: 3 Sätze à 20 Wiederholungen
- Trainingsgewicht: 50 kg
- 3 Trainingseinheiten
- Die Trainingsbelastung errechnet sich nach: 3 Sätze × 20 Wiederholungen × 50 kg × 3 Trainingtage = 3 × 20 × 50 × 3 = 9000 kg pro Woche
- Folglich ergibt sich eine Trainingsbelastung von 9000 kg, also 9 Tonnagen pro Woche.

Merke M!

Die Steigerung der Belastung bei gleicher Übung kann vorerst mit einer Leistungssteigerung einhergehen, aber auch zu Symptomen von Überbelastung führen (Margonis et al. 2007).

Regelmäßige Kraftübungen über einen längeren Zeitraum im Fitnesszentrum oder als Heimtraining können zu Überbelastungen führen, da die hohe Trainingsbelastung einige Strukturen besonders beansprucht. Vor allem sich ständig wiederholende, monotone Belastungen scheinen problematisch zu sein. Dies ist auch der Grund, warum von einer zweiten Einheit eines Rückentriathlons oder Fitnesstrainings abgeraten wird.

Weniger problematisch sind Belastungen mit wechselndem Charakter wie Renovieren, Gartenarbeit und ein Umzug, weil diese Betätigungen wesentlich abwechslungsreicher sind und Überbelastungen deshalb kaum vorkommen. Diese

Betätigungen kann man schon als eine Form von Bewegung betrachten. Sie sind natürlich nur dann unproblematisch, wenn sie nicht maßlos übertrieben werden.

Beim Rückentriathlon wäre folglich eine Steigerung der Trainingsfrequenz auf zweimal wöchentlich nahezu fatal, weil sich dann die Dosis des Trainings, also die Tonnage pro Woche, verdoppeln würde.

Die ausgewählten Übungen sollten am besten in derjenigen Position trainiert werden, die die schmerzhaften Bewegungen für gewöhnlich auslöst. Zum Beispiel bei Schwimmern in der Bauchlage, beim Büroangestellten im Sitzen und bei Reitern auf einem Pezziball.

Koordination

Koordinationstraining ist eine sichere und wünschenswerte Ergänzung zum Rückentriathlons.

Ebenso wie Ausdauertraining interferieren Koordinationsübungen nicht mit der Trainingssteuerung des Rückentriathlons, solange keine außergewöhnlichen Übungen mit hohen intradiskalen Kräften durchgeführt werden. Koordinationsübungen sind in der Regel Gleichgewichtsübungen auf einem stabilen oder beweglichen Untergrund.

Übungen auf einem festen Untergrund sind funktioneller als auf einem beweglichen, da Letztere aufgrund einer erhöhten Muskelspannung höhere intraartikuläre Spannungen produzieren. Gleiches gilt für ein Training mit instabilen Schuhen. Übungen mit extremen Korrekturen des Rumpfs und einem Zusatzgewicht können den intradiskalen Druck ebenfalls erheblich steigern.

Übungen auf festem Untergrund wirken sich nicht nur positiv auf Rückenbeschwerden aus, sondern bei älteren Personen kann so auch das Sturzrisiko gesenkt werden.

Die 3 Gleichgewichtstests geben Auskunft darüber, welche Übungen, z. B. solche mit Ausschluss der visuellen Kontrolle oder mit HWS-Rotation, besonders infrage kommen. Gerade bei älteren Personen scheint es aufgrund des erhöhten Sturzrisikos angebracht, die Balanceübungen auch im Sitzen und nicht nur im Stehen zu durchzuführen. Untersuchungen haben gezeigt, dass ein Sturzrisiko vor allem dann besteht, wenn sich eine Person auf 2 Aufgaben gleichzeitig konzentrieren muss (Swanenburget al. 2008).

Vor allem ältere Personen profitieren von den Balanceübungen. Ergänzt man das koordinative

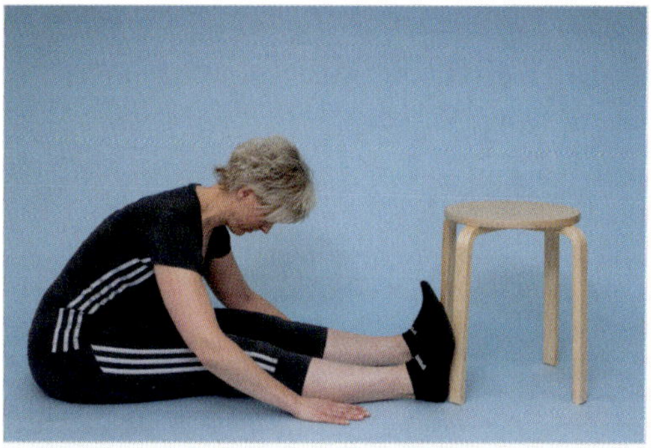

Abb. 23.3 „Slump-Stretch" als Heimübung.

Training mit dualen Aufgaben, kann das Sturzrisiko gesenkt werden, da diese Patienten lernen, sich auf mehr als 2 Aufgaben zu konzentrieren. Folgende zusätzlichen Aufgaben eignen sich für diese Zielgruppe:

- Rechenaufgaben lösen
- rückwärts zählen
- mit einem Ball prellen
- Geschichten erzählen
- Wortspiele

Neurodynamik

Die Neurodynamik ist ein neuer Aspekt der aktiven Rehabilitation. „Slump-Stretching" scheint kurzfristig bei nicht radikulären Rückenschmerzen und Oberschenkelbeschwerden effektiv zu sein (Cleland et al. 2006). Bei Slump-Stretching wird das Nervengewebe maximal gedehnt, z. B. durch Beugen des Rückens im Langsitz mit angehobenen Fußspitzen (▶ Abb. 23.3).

Voraussetzungen für eine gute Erfolgsrate sind:

- Der Slump-Test (s. Kap. 16.11.2) muss die Schmerzen reproduzieren können.
- Die Symptome werden durch den Flexions- und Extensionstest nicht verändert.
- Es liegt keine Nervenwurzelkompression vor.
- Das Ergebnis des Oswestry-Disability-Index ist >10 %.

Das Slump-Stetching sollte 5 × täglich ausgeführt und 30 Sekunden gehalten werden.

23.2.2 Wie wichtig ist die Compliance bei der Durchführung von Heimübungen?

Die Rehabilitation ist eine der wenigen evidenzbasierten Behandlungsformen bei chronischen und unspezifischen Beschwerden im unteren Wirbelsäulenbereich. Der individuelle Erfolg ist offenkundig variabel und unter anderem abhängig von der Einhaltung der vorgegebenen Übungen. Es gibt einen positiven Zusammenhang zwischen Therapietreue und -erfolg (Mannion et al. 2009).

Im Allgemeinen wird ein aktiver Therapieansatz bei chronischen Rückenschmerzen empfohlen, dennoch reagieren nicht alle Patienten zustimmend oder gleichermaßen positiv auf aktive Interventionen. Eine mögliche Ursache dafür könnte die Compliance sein. Diese wurde in dem nachfolgenden Testaufbau untersucht.

37 Patienten mit chronischen Rückenschmerzen (seit 3 Monaten anhaltende Schmerzen, Schmerzintensität zwischen III–VIII auf der visuellen Analogskala [VAS], mit und ohne Ausstrahlung, gewillt physiotherapeutische Maßnahmen durchzuführen, ohne Sprachbarrieren [Deutsch sprechend], Red Flags [Hinweise auf schwerwiegende Pathologien], keine Schwangerschaft innerhalb der letzten 2 Jahre und keine Trainingserfahrung mit segmentaler Stabilisation) wurden zunächst manuell auf Hyper- bzw. Hypomobilität untersucht.

Des Weiteren wurden wiederholte Bewegungen durchgeführt, um eine eventuell vorhandene bevorzugte Bewegungsrichtung zu erkennen. Alle Untersuchten führten anschließend folgendes Trainingsprogramm durch:

- Stufe 1: isolierte Aktivierung des M. transversus abdominis mittels Pressure-Biofeedback und Ultraschall.
- Stufe 2: Kokontraktion mit Beckenboden (nur bei Anzeichen einer Insuffizienz), M. multifidus und M. psoas.
- Stufe 3: Übertragung in den Alltag und progressive Steigerung der Last durch Hebelverlängerung. Umfang: 10 × 10 × 10 Sekunden (ca. 20–25 min) in individueller Ausgangsstellung über 9 Wochen mit wöchentlicher physiotherapeutischer -Kontrolle.

Die Therapietreue wurde überprüft durch:

- Tagebuch, wöchentlich ausgeteilt und eingesammelt, Angabe der Therapietreue in Prozent der maximalen Trainingseinheiten
- Sports Injury Rehabilitation Adherence Scale (SIRAS): misst die Anstrengung und Compliance während der Übungen und der Progression
- Anwesenheit, die wöchentlich kontrolliert wird

Alle genannten Punkte zusammen ergaben den Score, der die Therapietreue beschreibt.

Um eventuell vorhandene Zusammenhänge zwischen der Therapietreue und psychischen Variablen zu prüfen, wurden folgende Fragebögen ausgefüllt:

- Roland and Morris Disability Questionnaire
- Multidimensional Health Locus of Control Scale
- Visuelle Analogskala (VAS)
- Fear Avoidance Beliefs Questionnaire (FABQ)
- Pain Catastrophing Questionnaire – Schmerz (Lokalisation, Frequenz…)
- Fragebogen zu Medikamentengebrauch

Ferner beurteilte der Patient den Therapeuten qualitativ.

Die Auswertung der Fragebögen ergab folgende Ergebnisse:

- 32 von 37 Patienten (86%) beendeten die Therapie.
- Die Patienten wiesen eine gute Therapietreue auf (sowohl objektiv über den Score als auch subjektiv über die Einschätzung des Therapeuten).
- Männer zeigten etwas bessere Werte als Frauen.
- Es bestanden keine Zusammenhänge zwischen der Therapietreue und der psychischen Befindlichkeit.
- Schmerz und Arbeitsunfähigkeit nahmen signifikant ab.
- Therapietreue bei den Heimübungen korrelierte am stärksten mit Schmerzreduktion und geringerer Arbeitsunfähigkeit.
- Der Glaube an die Selbstwirksamkeit (Erwartung aufgrund eigener Kompetenzen Handlungen, effektiv und Gewinnbringend einzusetzen) war die einzige psychologische Variable, die die Therapietreue maßgeblich beeinflusste.

Aus den Ergebnissen lässt sich schlussfolgern:

- Es besteht ein signifikanter Zusammenhang zwischen Therapietreue und -erfolg. Dieser Zusammenhang ist jedoch nicht in jeder Untersuchung gegeben.
- Da bei verbalen Instruktionen des Therapeuten die Therapietreue eher gering ist, kann eine zusätzliche schriftliche Überwachung der Heimübungen durch ein Tagebuch sinnvoll sein. Zu-

sätzlich sollte der Therapeut den Glauben des Patienten an die eigenen Fähigkeiten stärken, nämlich die Beschwerden reduzieren zu können.

Zusammenfassung ✓

- Heimtraining ist ein wichtiger Faktor zur Unterstützung der Therapie.
- Das richtige Heimtraining ist ein Balanceakt zwischen dem Zeitfaktor, der Therapie und dem Verletzungsrisiko.
- Der Rückentriathlon basiert auf einem dualen Modell: Das Training im Zentrum wird durch ein Heimtraining ergänzt, bei gleichzeitig langfristiger Erhöhung der täglichen Aktivitätsebene.
- Viele Aspekte müssen bei der Entwicklung und der Auswahl effektiver Heimübungen berücksichtigt werden.
- Die Compliance (Therapietreue) ist für die Durchführung von Heimübungen und dem daraus resultierenden Therapieerfolg von größter Bedeutung.

Literatur

Askling C, Tengvar M, Saartok T, Thorstensson A. Sports related hamstring strains – two cases with different etiologies and injury sites. Scand J Med Sci Sports. 2000; 10(5): 304–7.

Cleland JA, Childs JD, Palmer JA, Eberhart S.Slump stretching in the management of non-radicular low back pain: a pilot clinical trial. Man Ther. 2006; 11(4): 279–86.

Cutt H, Giles-Corti B, Knuiman M, Timperio A, Bull F. Understanding dog owners' increased levels of physical activity: results from RESIDE. Am J Public Health. 2008; 98(1): 66–9.

Dienst M, Gödde S, Seil R, Hammer D, Kohn D. Hip arthroscopy without traction: In vivo anatomy of the peripheral hip joint cavity. Arthroscopy. 2001; 17(9): 924–31.

Duncan JJ, Gordon NF, Scott CB.Women walking for health and fitness. How much is enough? JAMA. 1991; 266(23): 3295–9.

Gollhofer A, Schöpp A, Rapp W, Stroinik V. Changes in reflex excitability following isometric contraction in humans. Eur J Appl Physiol Occup Physiol. 1998; 77(1–2): 89–97.

Haber P. Leitfaden zur medizinischen Trainingsberatung. Wien: Springer; 2001.

Häkkinen A, Kautiainen H, Hannonen P, Ylinen J. Strength training and stretching versus stretching only in the treatment of patients with chronic neck pain: a randomized one-year follow-up study. Clin Rehabil. 2008; 22(7): 592–600.

King AC, Haskell WL, Taylor CB, Kraemer HC, DeBusk RF.Group- vs home-based exercise training in healthy older men and women. A community-based clinical trial. JAMA. 1991; 266(11): 1535–42.

Leon AS, Casal D, Jacobs D Jr. Effects of 2,000 kcal per week of walking and stair climbing on physical fitness and risk factors for coronary heart disease. J Cardiopulm Rehabil. 1996; 16(3): 183–92.

Levine JA, Miller JM. The energy expenditure of using a "walk-and-work" desk for office workers with obesity. Br J Sports Med. 2007; 41(9): 558–61.

Mannion AF, Helbling D, Pulkovski N, Sprott H. Spinal segmental stabilisation exercises for chronic low back pain: programme adherence and its influence on clinical outcome. Eur Spine J. 2009; 18(12): 1881–91..

Margonis K, Fatouros IG, Jamurtas AZ, Nikolaidis MG, Douroudos I, Chatzinikolaou A, Mitrakou A, Mastorakos G, Papassotiriou I, Taxildaris K, Kouretas D.Oxidative stress biomarkers responses to physical overtraining: implications for diagnosis. Free Radic Biol Med. 2007; 43(6): 901–10.

Nicholl JP, Coleman P, Williams BT. The epidemiology of sports and exercise related injury in the United Kingdom. Br J Sports Med. 1995; 29(4): 232–8.

Rejeski WJ, Brawley LR, Ettinger W, Morgan T, Thompson C. Compliance to exercise therapy in older participants with knee osteoarthritis: implications for treating disability. Med Sci Sports Exerc. 1997; 29(8): 977–85.

Swanenburg J, de Bruin ED, Favero K, Uebelhart D, Mulder T. The reliability of postural balance measures in single and dual tasking in elderly fallers and non-fallers. BMC Musculoskelet Disord. 2008; 9: 162.

Van Dillen LR, Sahrmann SA, Norton BJ, Caldwell CA, Fleming D, McDonnell MK, Bloom NJ. Effect of active limb movements on symptoms in patients with low back pain. J Orthop Sports Phys Ther. 2001; 31(8): 402–13; discussion 414–8.

Kapitel 24

Betreuung und Verlaufsphasen

24 Betreuung und Verlaufsphasen

Frederik Deemter

24.1 Information

Information und Kommunikation sind die Schlüssel zum Erfolg des Rückentriathlons.

Die traditionelle Physiotherapie konzentriert sich auf die Effekte von Training und Therapie auf Gewebe- und segmentaler Ebene. Es wird jedoch immer deutlicher, dass der Therapeut auch Einfluss auf der Kortikalebene nehmen kann. Manche Therapeuten behaupten sogar, dass die Entscheidung über Therapieerfolg oder -misserfolg auf kortikaler Ebene stattfindet.

Mehrere frühere Untersuchungen bestätigen, dass die Erwartungshaltung des Patienten eine wichtige Rolle im Hinblick auf das Endergebnis der Behandlung spielt (Gross et al. 2010, Iles et al. 2009). Auch bei Operationen konnte gezeigt werden, dass die Erwartung des Patienten das Operationsergebnis mitbestimmt (Soroceanu et al. 2011). Der Therapeut hat die Aufgabe, die Erwartungshaltung des Patienten zu korrigieren und zu optimieren.

Interessanterweise ist nicht nur die Erwartungshaltung des Patienten maßgebend, sondern auch die der Mediziner (Georgy et al. 2009). Ein informatives Gespräch mit den überweisenden Ärzten kann manch überraschende Erkenntnis auf den Tisch bringen. Hierbei wird klar, dass Patienten und Therapeuten einiges gemeinsam haben. Ihre Erwartungshaltung bezüglich Rückenschmerzen wird weniger von objektiven Fakten geprägt, als vielmehr von vielen anderen Faktoren wie Ausbildung, Medien, eigene Erfahrungen, Vorlieben, kultureller Hintergrund.

Des Weiteren ist Kommunikation wichtig, um wirtschaftlichen Erfolg zu erzielen. Manche Praxen in ländlicher und strukturarmer Umgebung haben mit dem Rückentriathlon einen Riesenerfolg. Andere Praxen, die städtisch geprägt sind, haben Schwierigkeiten mit der Einführung des Rückentriathlons. Es wird etwas gefordert, was in der Ausbildung zum Physiotherapeuten, Trainingswissenschaftler oder Mediziner kaum geboten wird, nämlich rhetorische Fähigkeiten.

Diese rhetorischen Fähigkeiten wurden früher als „Verkaufsgespräch" abgewertet. Jedoch ist eine gute und patientenorientierte Kommunikation die Basis für die Motivation, die wiederum Grundlage für einen Trainingserfolg ist. Und Trainingserfolge wiederum führen zu Mundpropaganda. Bekanntlich ist eine persönliche Empfehlung eines Freundes viel effektivere Werbung für die eigene Praxis als eine Annonce oder ein Flyer.

Der Trainer sollte sich mit Rhetorik auseinandersetzen. Manchen Therapeuten fällt dies leichter als anderen, da sie ein ausgesprochenes rhetorisches Talent besitzen, doch auch die weniger Begabten können Rhetorik erlernen.

24.2 Hören, sehen, fühlen

NLP – Neurolinguistische Programmierung – ist eine Methode, die sich mit der Optimierung von Kommunikation beschäftigt. Sie hat mittlerweile die Medizin erreicht. So konnte z. B. gezeigt werden, das NLP erfolgreich bei Phobien angewendet werden kann (Karunaratne 2010). Mittlerweile gibt es auch NLP-Fortbildungsangebote für Physiotherapeuten.

NLP geht von der These aus, dass verschiedene Personen unterschiedlich auf die gleiche Information reagieren. Dies wird damit begründet, dass manche Personen eher visuell, andere eher taktil und wieder andere eher auditiv eingestellt sind. Dieses Verhalten kann wiederum genutzt werden, um Informationen gezielt für die verschiedenen Lerntypen aufzubereiten. Auf diese Weise kann man den Patienten optimal über die Ziele und Prinzipien des Rückentriathlons informieren, auch darüber, was er von dem Rückentriathlon erwarten kann. Einige Prinzipien der NLP können für Rückenbeschwerden angewendet werden, um die Kommunikation zu fördern.

24.2.1 Der auditiv eingestellte Patient

Der auditiv eingestellte Patient reagiert auf ein gutes Informationsgespräch. Wichtig hierbei ist, dass der Therapeut seine Information auf der Gesprächsebene des Patienten anbietet. Einfache Handwerker reagieren manchmal „allergisch" auf Fachsprache und lateinische Begriffe, während andere Personen fast geschmeichelt reagieren, weil mit dieser Ansprache ihr Ego bestätigt wird.

Nichts ist für diese Patientengruppe überzeugender als ein Gespräch mit einem Leidensgenossen. Patienten, die ähnliche Beschwerden haben und Erfolge durch das Training verbucht konnten, sind überzeugender als jedes Informationsgespräch. Manchmal ist es deshalb sinnvoller, ein Treffen zwischen diesen beiden Patienten zu organisieren, als Zeit in ein Motivationsgespräch zu investieren.

24.2.2 Der visuell eingestellte Patient

Der visuell eingestellte Patient möchte lieber Informationen lesen, damit er in Ruhe die Situation beurteilen kann. Hierfür kann er sich selbst auf einer Internetseite informieren oder Informationsmaterial mit nach Hause nehmen. Hilfreich ist eine „Hospitation" in einer Rückentriathlonstunde, denn viele Patienten sehen erst dann, dass die unterschiedlichsten Menschen, egal ob jung oder alt, dick oder dünn, Mann oder Frau, sportlich oder nicht sportlich, locker, fröhlich und erfolgreich miteinander trainieren. Der Patienten fühlt sich dann nicht als Außenseiter, sondern sieht, dass der Rückentriathlon für ganz normale Menschen, wie er selbst einer ist, geeignet ist. Alles was er gelesen hat, wird noch einmal bestätigt.

24.2.3 Der taktil eingestellte Patient

Die taktil eingestellte Person erfasst Informationen hauptsächlich durch Fühlen. Der Therapeut kann den Patienten mit einer Zielerfahrung konfrontieren, z. B. wählt der Therapeut eine Übung, die wenig belastend ist für die momentane Pathologie: z. B. Rowing bei einer lumbalen Bandscheibenproblematik.

Nachdem der Patient darüber aufgeklärt wurde, dass diese Übung weder belastend noch gefährlich für seine Pathologie ist, wählt der Therapeut eine Übungsbelastung, die der Patient nach einem Jahr erreichen kann.

Der Trainer berichtet, dass belastbare Personen sowie Absolventen des Rückentriathlons mit einem solchen Gewicht problemlos 3 x hintereinander mit 20 Wiederholungen trainieren können. Versucht der Patient nach einer Aufwärmübung dieses Gewicht zu bewegen, spürt er gleich, wie fit er nach einem Jahr sein könnte. Wenn der Therapeut anschließend noch eine weitere Übung zeigt, die der Patient wegen seiner Schmerzen aber noch nicht ausführen kann, z. B. Kniebeugen mit entsprechender Übungsbelastung, dann „spürt" der Patient förmlich, dass er länger trainieren muss, um das gewünschte Ziel zu erreichen.

So kann der Trainer nach Belieben eine auditive, visuelle oder taktile Strategie einsetzen, je nachdem, welche am besten zu dem Patienten passt. Außerdem kann man aus Erfahrung ein Gefühl dafür entwickeln, wie man den individuellen Patienten am besten erreicht. Je mehr Variationen der Therapeut zu bieten hat, desto besser wird die Kommunikation. Diese ist die Basis für medizinischen und wirtschaftlichen Erfolg. Schließlich fragen sich einige Wissenschaftler nicht umsonst, ob Willenskraft nicht der Schlüsselfaktor schlechthin ist bei Rückenbeschwerden (Broonen et al. 2011). Der Therapeut, der in der Lage ist, die Willenskraft des Patienten zu steigern, aufrechtzuhalten und zu festigen, wird Erfolge verbuchen.

24.3 Analyse der Fitness und des Gesundheitszustandes zur Motivation

Der Therapeut ist in den Augen des Patienten der Spezialist für den Körper. „Wie fühlt sich der Nacken an, ist der Rücken im unteren Bereich verspannt?", sind Fragen, die diese Erwartungshaltung bestätigen. Der Therapeut sollte seine Kompetenzen adäquat, kompetent und glaubwürdig formulieren. Ob Therapeuten den Muskelstatus durch Palpation zuverlässig bewerten können, wird unterschiedlich beurteilt und variiert von Muskelgruppe zu Muskelgruppe (Bron et al. 2007, Stepp et al. 2011). Andere Publikationen sehen nur Tests als zuverlässig an, die Palpation als Grundlage für einen Befund bewerten sie als unzureichende Methode (Seffinger et al. 2004).

Die Therapien haben in den letzten Jahren einen Wandel durchgemacht. Passive Therapien werden immer mehr durch aktive Therapien ersetzt. Auch hier sind mittlerweile andere Kompetenzen gefragt. Als Spezialisten für medizinische Trainingstherapie sollten Physiotherapeuten qualifizierte Aussagen zu Themen rund um Aktivität und Gesundheit treffen können. Dies ist allerdings ein sehr breites Themengebiet. Für das Rückentraining sind u. a. folgende Themen relevant:

- Bewegungsverhalten
- Übergewicht

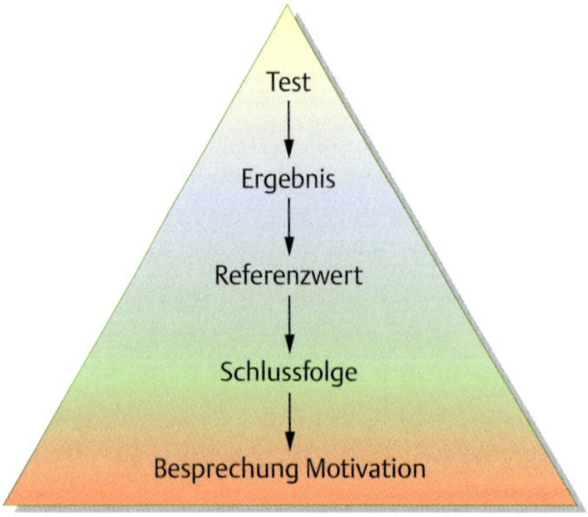

Abb. 24.1 Vom Testergebnis zur Kommunikation zur Motivation.

- Gleichgewicht
- allgemeine Kraft
- allgemeine Ausdauer

Der sollte Patient informiert werden, in welchem Bereich er Defizite aufweist und woran er arbeiten kann. Analog zur Blutdruckmessung sollte der „Ist-Zustand" des Patienten auch anhand von objektiven Messdaten beurteilt werden. Die Messergebnisse müssen mit Referenzwerten verglichen werden, um eine korrekte Schlussfolgerung ziehen zu können. Dies alles sollte mit dem Patienten besprochen werden, damit er über die Vorgehensweise informiert ist.

Die Messergebnisse dienen dazu, das Eigenbild des Patienten zu objektivieren und objektive Argumente in der Hand zu haben, um ihn zu motivieren.

Die Praxis zeigt, dass Patienten häufig ihren Gesundheitszustand und ihre Fitness nicht richtig beurteilen können. Die Anamnese, die auf einer Selbsteinschätzung des Patienten beruht, ist nicht immer ausreichend, um die Fitness und den Gesundheitszustand des Patienten beurteilen zu können.

Nicht wenige Patienten antworten auf der Frage, ob sie fit und gesund sind, mit einem eindeutigen „Ja". Es wurde zwar gezeigt, dass aktive Personen ihre Fitness bezüglich Ausdauer, Kraft und Beweglichkeit gut einschätzen können (Knapik et al. 1992), passive Personen jedoch eher nicht. Aktive Personen wurden mit Übungen konfrontiert und konnten diese besser beurteilen als inaktive Personen. Um dies zu ändern, wäre es hilfreich, eine detailliertere Anamnese durchzuführen, z. B. anhand von standardisierten Fragenlisten. So können z. B. mit Fragen zur täglichen Aktivität zuverlässige Aussagen über die VO_{2max} bei Ausdauertests getroffen werden (Aadahl et al. 2007).

Zu beachten ist jedoch, dass die Befragung zur Selbsteinschätzung der eigenen Gesundheit nicht immer gleiche Ergebnisse hervorbringt. So wurde gezeigt, dass Personen ihren Gesundheitszustand nicht immer gleich beurteilen, sondern unterschiedliche Angaben dazu machen (Zajakowa und Dowd 2011). Hierbei spielt der soziale Hintergrund eine Rolle. Personen mit einem niedrigen Bildungs- und Einkommensniveau tendieren eher zu Fehleinschätzungen. Weiterhin konnte gezeigt werden, dass Übergewichtige ihren Zustand tendenziell negativer einschätzen als Normalgewichtige (Okosun et al. 2001).

Eine gezielte Anamnese und einige Tests können hilfreich sein, Patienten objektiver zu beurteilen und zu informieren. Hierdurch kann der Trainer seine Kompetenzen erweitern. Die Ergebnisse verschiedener körperlicher Tests können eventuell darauf hinweisen, dass in verschiedenen Bereichen ein erheblicher Mangel besteht (▶ Abb. 24.1).

Der Patient wird in seiner Vorstellung durch objektive Tatsachen korrigiert und so überzeugt, dass er aktiv dazu beitragen kann, seine Fitness, Gesundheit und Rückenbeschwerden zu optimieren. Umgekehrt sieht der Therapeut, wo die Schwachstellen tatsächlich liegen und kann gezielt Maßnahmen dagegen einleiten.

In einigen Bereiche fehlen jedoch noch Referenzwerte: Entweder ist der Zahl der Probanden zu gering oder die Probanden sind nicht untereinander vergleichbar oder es gibt überhaupt keine Referenzwerte für etablierte Tests. So konnten kurz vor Veröffentlichung dieses Buches zwar viele Artikel über den Single-Hop-Test gefunden werden, die Suche nach Referenzwerten („normative value" oder „reference value") in der PubMed-Datenbank blieb jedoch erfolglos.

Ein Verdienst des Rückentriathlons ist die Entwicklung von Referenzwerten für Rückenpatienten mittels funktioneller Übungen und funktioneller Tests. Innerhalb des Rückentriathlons werden folgende Tests empfohlen:

24.3.1 Bewegungsverhalten

Das Bewegungsverhalten wird mit einem Schrittzähler gemessen und mit den allgemeingültigen Empfehlungen verglichen (s. ▶ **S. 169**).

24.3.2 Übergewicht

Übergewicht wird mit der Bioimpendanz-Methode (s. Kap. 16.2.3) oder der Fettfaltenmethoden (s. Kap. 16.2.2) gemessen.

24.3.3 Gleichgewicht

Um das Gleichgewicht beurteilen zu können, wird 1 Test in 3 Variationen durchgeführt:

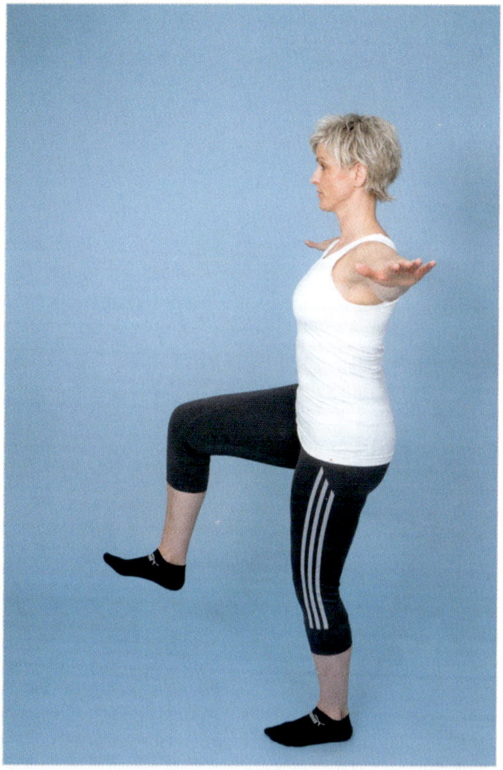

Abb. 24.2 Ausgangsstellung beim Gleichgewichtstest.

- *Ausgangsstellung:* stehend auf einem Bein. Das freie Bein wird 90 Grad in der Hüfte und im Knie gebeugt. Die Arme sind seitwärts abgespreizt. Der Test wird auf dem (schmerzfreie) Vorzugsbein ausgeführt. Es wird jeweils 3 × getestet das beste Ergebnis gezählt.
- *Test 1:* Augen offen
- *Test 2:* Augen geschlossen
- *Test 3:* Augen offen, Kopf dreht ruhig von rechts nach links in einem Tempo von 1 Sekunde pro Zyklus, mit einer submaximalen Rotation
- *Abbruchkriterien:* Test 1 wird nach 30 Sekunden abgebrochen, Tests 2 und 3 nach 15 Sekunden, denn dann hat der Patient bereits das Testergebnis „sehr gut“ erreicht.

Der Test wird abgebrochen, wenn ein Körperteil sich mehr als 5 cm bewegt.

24.3.4 Kraft

Für die Beurteilung der Kraft wird der Liegestütz gewählt (▸ Abb. 24.3 a-b). Zwar ist dies kein spezifischer Test für Rückenbeschwerden, aber ein sicherer Test für Rückenpatienten in der subakuten Phase. Spezifische Tests sind in Kapitel 16 beschrieben. Liegestütz als Test dient ausschließlich als Hinweis auf den Fitnesszustand. Es konnte gezeigt werden, dass einfache Tests richtungsweisend sind für den allgemeinen Leistungszustand des Körpers. Außerdem existieren für diese Übung ausreichend Referenzwerte.

Durchführung

Männer führen einen ganzen Liegestütz aus (▸ Abb. 24.3a). Der Körper wird während der Übung gerade gehalten und die Hände auf Schul-

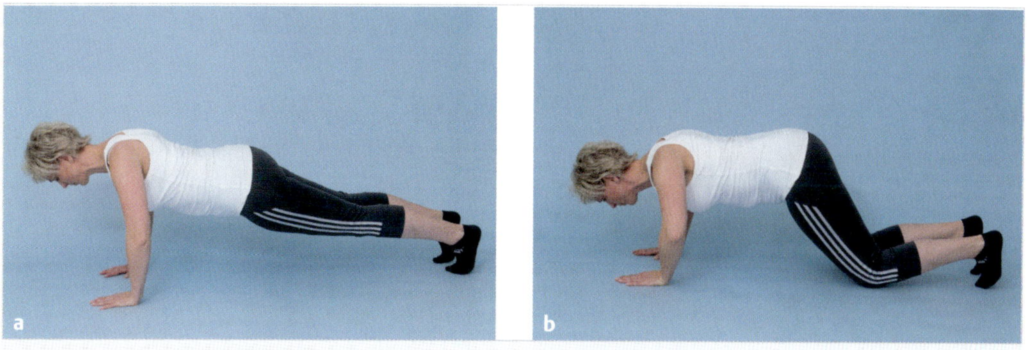

Abb. 24.3 Ausgangsstellung des Krafttests. a Männer. b Frauen.

terbreite platziert. Die Ellbogen werden aus der gestreckten Position bis 90 Grad gebeugt, wobei die Oberarme in einem Winkel von 70 bis 90 Grad abduziert werden.

Frauen führen nur einen halben Liegestütz aus (▸ Abb. 24.3b). Die Knie werden dabei auf dem Boden aufgestützt, der Körper gerade gehalten und die Hände befinden sich schulterbreit auf dem Boden. Die Ellenbogen werden aus gestreckter Position 70–90 Grad gebeugt und die Oberarme 70 Grad abduziert. Die Hüften bewegen sich dabei *nicht* nach vorn.

Abbruchkriterium

Nach mehr als 30 Wiederholungen wird der Test abgebrochen, weil dann das Ergebnis „sehr gut" erreicht wurde.

Abgebrochen werden muss, wenn die Übung mangelhaft ausgeführt wird, obwohl schon mehrfach korrigiert wurde.

24.3.5 Ausdauer

Für die Ausdauer wird ein Test gewählt, bei dem man keine Apparate wie Laufband oder Ergometer benötigt. Geeignet ist z.B. der Step-Test: Er ist funktionell, kostengünstig und es sind genügend Referenzwerte in der Datenbank hinterlegt. Der Test berücksichtigt die Prinzipien des Canadian-Home-Fitness-Tests (Shepard et al. 1976), der sich an dem Modified-Canadian-Aerobic-Fitness-Test orientiert und ein sicheres und zuverlässiges Testsystem darstellt (Weller et al. 1995), da er keine Risiken birgt. Er wird in Kanada von den Patienten in Eigenregie zu Hause ausgeführt. So können sie sich weit abseits von jeglicher medizinischer Versorgung selbst testen. Voraussetzung für die Durchführung des Ausdauertests in diesem Setting ist, dass keinerlei Komplikationen auftreten dürfen. Solche Rahmenbedingen sind auch wünschenswert für die Therapiepraxen.

Der Ausdauertest im Rückentriathlon besteht aus 3 Stufen. In einem vom Metronom vorgegebenen Tempo steigt der Patient auf 2 Treppenstufen. Die Stufenhöhe beträgt ca. 18 cm (herkömmliche Treppenstufe). In einem „6er-Rhythmus" wird wie folgt getestet (▸ Abb. 24.4):

1. rechter Fuß auf die 1. Stufe
2. linker Fuß auf die 2. Stufe
3. rechter Fuß auf die 2. Stufe
4. linker Fuß auf 1. Stufe
5. rechter Fuß auf den Boden
6. linker Fuß auf den Boden

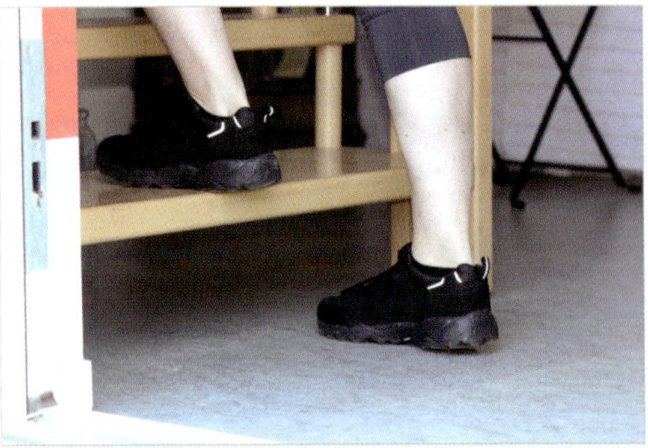

Abb. 24.4 Ausdauertest beim Rückentriathlon.

Die Startfrequenz wird durch Alter und Geschlecht bestimmt.

Teststufe 1: Nach 3 Minuten Belastung wird das Steady State erreicht und die Pulsfrequenz bestimmt. Ist der Puls zu hoch, wird der Test abgebrochen, der Patient liefert ein schlechtes Ergebnis. Ist der Puls akzeptabel, wird die Step-Frequenz erhöht.

Teststufe 2: Nach 3 Minuten Belastung wird das Steady State erreicht und die Pulsfrequenz bestimmt. Ist der Puls zu hoch, wird der Test abgebrochen, der Patient liefert ein akzeptables Ergebnis. Ist der Puls akzeptabel, wird die Step-Frequenz weiter erhöht.

Teststufe 3: Ältere Personen über 65 Jahre nehmen aus Sicherheitsgründen nicht an Test 3 teil. Jüngere Personen müssen bei hohen Frequenzen zu einem „4er-Rhythmus" wechseln, da das Tempo zu hoch ist, um noch eine saubere Ausführung zu gewährleisten.

1. rechter Fuß auf die 2. Stufe
2. linker Fuß auf die 2. Stufe
3. rechter Fuß auf den Boden
4. linker Fuß auf den Boden

Nach Beendigung des Tests gibt der Therapeut je nach Pulsfrequenz ein Urteil ab: „gut" oder „sehr gut".

Die Software analysiert automatisch die Testwerte, indem sie die eingegebenen Daten mit den Referenzwerten vergleicht. So erhält der Patient eine professionelle Aussage zu seiner Ausdauer. Für unsere Testperson beispielsweise liefert die Software die im Beispielkasten angegebenen Ergebnisse:

Beispiel B

Beispiel Testperson: automatische Auswertung und Analyse der Testdaten

Probeperson und Testergebnisse
- Alter: 57 Jahre
- Fettwert: 29 %
- Motivation: 73 (s. ▶ **S. 53**)
- Gleichgewichtstest 1: 15 Sekunden
- Gleichgewichtstest 2: 8 Sekunden
- Gleichgewichtstest 3: 12 Sekunden
- Krafttest: 10
- Steptest 1: Frequenz: 84, Puls: 90
- Steptest 2: Frequenz: 102, Puls: 160
- Steptest 3: aus Sicherheitsgründen abgebrochen

Automatische Auswertung und Analyse

Die Daten werden im Rückentriathlonsystem eingegeben und anschließend erhält man eine persönliche Beurteilung zu Übergewicht, Kraft, Ausdauer und Gleichgewicht.

Diese Ergebnisse werden dem Patienten mitgegeben. Sie stärken seine Motivation, an einem langfristigen Trainingsprogramm teilzunehmen. Der Patient bekommt folgende Aussage bezüglich seiner defizitären Bereiche:
- **Abnehmen:** Ihr Körper ist in fast optimaler Verfassung. Der Körperfettanteil liegt 5 % von dem optimalen Wert entfernt. Dies bedeutet, dass Sie 4,05 kg an Fett (nicht an Muskelmasse!) abnehmen sollten. Dieses Ziel wird in der Regel frühestens nach 5 Monaten erreicht. Dies kann durch eine Diät und durch körperliche Aktivität erreicht werden. Umgerechnet in sportliche Aktivität bedeutet dies einen Dauerlauf von wenigstens 420 km, um das Idealgewicht zu erreichen. Die Gewichtsabnahme durch Verlust an Körperfett sollte jedoch gleichmäßig erfolgen, um einem Jojo-Effekt vorzubeugen. Kontrollen sollten monatlich in der Praxis Ihrer Wahl erfolgen. Häufigere Kontrollen verwirren und verunsichern. Die meisten Abnehmprogramme richten sich in der Regel nach dem Körpergewicht. Beim Erreichen des idealen Gewichtes kann der Körper trotzdem in einer schlechten Verfassung sein. Von besonderem Interesse ist die Körperfettmasse. Falls diese zu groß ist, fühlt man sich nicht gut und man hat auch keine gute Figur. Der Rückentriathlon sorgt für eine verantwortungsbewusste Gewichtsabnahme. Dies darf und kann nur langsam geschehen; maximal um die 1 % pro Monat.
- **Koordination:** Das Gleichgewicht ist ausreichend geschult. Eine weitere Schulung ist jedoch anzuraten. Ein gutes Gleichgewicht und schnelle Reflexe können erneute Rückenbeschwerden erheblich reduzieren. Auch das Risiko für andere Verletzungen verringert sich. Ihr Gleichgewicht wird übermäßig über die Augen/das Gleichgewichtsorgan gesteuert. Übungen mit Ausschluss dieser Kontrolle sind für Sie unbedingt erforderlich.
- **Ausdauer:** Ihre Ausdauer ist mäßig. Betreiben Sie ein regelmäßiges, intensives Ausdauerprogramm. Langfristig sollten Sie ein Ausdauertraining 3–5 x pro Woche, mindestens 45 Minuten lang, anstreben, um die Situation zu verbessern. Die ersten Erfolge werden Sie nach 3 Monaten erzielen. Achten Sie auf einen durchdachten Aufbau in der Anfangsphase. Übereifer nach langer Sportabstinenz wird in der Regel bestraft.
- **Kraft:** Dieser Krafttest beinhaltet eine grobe Einschätzung Ihrer Kraftausdauer. Sie liegt deutlich unter dem Durchschnitt Ihrer Altersgruppe. Der Rückentriathlon wird Ihnen verschiedene Kraftausdauerübungen zu Verfügung stellen. Entscheidend bei Rückenbeschwerden ist noch ein weiterer Aspekt der Kraft. Trotz hervorragender Leistungen in Krafttesten hat sich herausgestellt, dass die kleinen, tiefen Rücken- und Bauchmuskeln, die sog. lokalen Muskeln, bei Rückenpatienten schlecht ausgeprägt sind. Diese Muskeln können nur geschulte Therapeuten erkennen und ein entsprechendes Training planen. Sie erhalten zu Beginn des Rückentriathlons eine Schulung, wie Sie diese Muskeln trainieren können. Diese kleinen stabilisierenden Muskeln entscheiden über den langfristigen Effekt eines Trainingsprogramms. Um diese Muskeln zu aktivieren, sollte Sie vorerst mit leichten Übungen beginnen. Sind diese Muskeln wieder ausreichend geschult, schließt sich ein schwereres Training an.
  Anders als bei anderen Methoden nutzen wir die Kraftübungen in erster Linie als Methode, um die passiven Strukturen (Knochen, Sehnen, Bänder, Bandscheiben, Knorpel) zu kräftigen. Hierdurch können Sie das Training in den ersten Monaten als zu leicht empfinden.
  Intensives Krafttraining führt zu einer Zunahme der Produktion des männlichen Geschlechtshormons. Dieses Hormon ist bekannt

24

für verschiedenste Funktionen im Körper. Ab einem Alter von 30 bis 40 Jahren nimmt die Produktion dieses Hormon ab, es kommt zu einem Kraftverlust, gleichzeitig setzt Fettgewebe rund um die Hüften an und das Konzentrationsvermögen nimmt ab.
Regelmäßiges Krafttraining sorgt für eine sichtbare Verbesserung der Kraft, Verminderung des Fettgewebes und erhöht die Konzentrationsfähigkeit als Folge der Mehrproduktion dieses Hormons.

- **Motivation:** Die Chance, dass Sie beim Rückentriathlon Erfolg haben werden, ist groß.

24.4 Mit Kritik umgehen: Frage als Chance

Menschen, die häufig in der Öffentlichkeit stehen, bekommen Schulungen, wie sie mit Anfeindungen, Hinterfragen und Kritik am besten umgehen sollten. Auch Therapeuten können hiervon lernen. Fragen, Anregungen und vor allem kritische Bemerkungen lösen unterschiedliche Reaktionen beim Trainier aus. Manche reagieren verunsichert, andere wiederum souverän.

Rhetorische begabte Personen sehen jegliche Kritik, Frage oder Zweifel als Chance, noch einmal die Vorteile einer Meinung, eines Produktes – in diesem Fall einer Therapie – näher zu erklären.

Eine weniger geeignete Möglichkeit ist es, die verteidigende Position anzunehmen. Hierbei versucht der Therapeut, seine Information zu rechtfertigen. Dies tut er meistens durch eine Erklärung auf einem Gebiet, von dem er Ahnung hat, meist sind es biomedizinische Fakten. Auf die Frage, ob ein einmaliges Training in der Woche ausreicht, um Erfolge zu erreichen, antworten viele Trainer mit Argumenten wie: „Neue Untersuchungen haben *aber* gezeigt, dass ..."

Eine andere Möglichkeit ist, den Diskussionsgegenstand als Vorteil der Therapiemethode herauszustellen. Man kann z.B. sagen, „dass mit *Absicht* nach einer Methode gesucht wurde, wobei mit möglichst wenig Aufwand für den Patienten ähnliche oder *bessere Erfolge* erreicht werden können. Mehrere tausende Patienten haben bereits gezeigt, dass dies möglich ist.",

Hierbei braucht der Therapeut nicht immer auf biomedizinische Details einzugehen, um den Patienten zu überzeugen. Eigentlich erwartet der Patient dies auch nicht. Durch die Wahl des Therapeuten oder der Praxis hat er eigentlich schon sein Vertrauen in die Fachkompetenz der Praxis ausgesprochen. Genauso wenig erwarten wir selbst, bei der Planung eines Hauses, dass der Architekt erzählt, wie der Mörtel zusammengemischt wird.

Anders ausgedrückt: Die meisten Fragen sind Laienfragen, die keine eingehende professionelle Erklärung verlangen. In den meisten Fällen will der Patient nur eines noch einmal sicher wissen: ob der Therapeut als Experte selbst von dem Programm überzeugt ist. Dies ist auch der Grund, warum viele Verkäufer in Elektronikfachgeschäften zu den Interessenten sagen: „Ich habe das gleiche Modell zu Hause". Nichts ist überzeugender für einen Laien, als die Tatsache, dass der Fachmann das gleiche Produkt, was dieser einem anbietet, selbst verwendet. Deshalb sollte ein Trainer auch immer den Rückentriathlon selbst ausgeführt haben.

Kommunikationsprozesse laufen bei vielen Therapeuten unbewusst ab. Der Trainier sollte sich bewusst sein, dass es auf jede Frage mehrere Antworten gibt. Er kann sich selbst schulen, welche Variante er wählt, um den Patienten optimal zu erreichen.

Eine andere Methode geht davon aus, dass man den Patienten am besten überzeugt, wenn man die eigene Aussage von diesem möglichst oft bestätigen lässt. Auf die Frage, ob 1 x die Woche Training nicht zu wenig ist, kann man wie folgt argumentieren:

- „Um einen schmerzfreien, belastbaren Rücken zu bekommen, schätze ich Sie so ein, dass Sie lieber 1 x als 5 x pro Woche zu mir kommen."
- „So wie Sie erscheinen, glaube ich, dass Sie lieber 1 Stunde trainieren als 4 Stunden."
- „Therapieangebote mit einer großen Erfolgsgarantie sind für Sie glaube ich interessanter als Therapien mit fragwürdiger Wirkung."
- „Genau für Leute wie Sie ist diese Formel entwickelt worden: maximaler Erfolg bei minimalem Aufwand."

Bestätigt der Patient diese Aussagen, stimmt er anschließend meist auch automatisch dem Trainingsplan zu.

24.5 Eigene Erfahrung

Wie gesagt, jeder Therapeut sollte eigentlich den Rückentriathlon selbst einmal durchgeführt haben, um den Patienten optimal betreuen zu können. Wenn ein Patient Probleme beim Laufen hat, ist der Therapeut umso glaubwürdiger, je mehr er seine eigenen Erfahrungen beim Joggen einfließen lassen kann. Außerdem ist nichts überzeugender für einen Patienten, wenn der Therapeut das gleiche Training ausführt wie er und deshalb sagen kann: „Bei mir hat es bei diesen und jenen Beschwerden geholfen." Patienten bemerken intuitiv, ob sie von einem Praktiker oder von einem Theoretiker beraten werden. Spätestens beim Vormachen der Übung sieht der Patient, ob der Therapeut trainiert hat oder nicht. Viele Praxen berichten positiv über eine gemeinsame „Praxisstunde", eine feste Stunde in der Woche, während der man zusammen trainiert. Dieses gemeinsame Training wirkt sich nicht nur auf die eigene Gesundheit positiv aus, sondern auch auf den Informationsfluss in Richtung des Patienten.

Nicht zuletzt stellen wir bei den meisten Schulungen fest, dass der Fitnesszustand vieler Therapeuten verbesserungsfähig ist – schlecht frisierte Frisöre, rauchende Lungenärzte, übergewichtige Diätberater oder untrainierte Therapeuten sind nicht gerade sehr glaubwürdig.

24.6 Verlaufsphasen

24.6.1 Informationsphase

Der Patient sollte wissen, was in auf ihn zukommt. Denn mit guter Information lassen sich ähnliche Erfolge erzielen wie mit dem Training selbst (Sorensons et al. 2010). Vor allem die Erwartungshaltung des Patienten sollte verbessert werden. Ferner sollte der Trainer dem Patienten erklären, was dieser vom Rückentriathlon erwarten kann (▶ Abb. 24.5).

Folgende Stichpunkte sollten im Informationsgespräch erwähnt werden:

- Hauptziel: Schmerz reduzieren und/oder Belastbarkeit erhöhen
- Viele Methoden sind auf Schmerzlinderung ausgerichtet. Der Schmerz ist alles entscheidend und richtungsweisend.
- Beim RT hat die Verbesserung der Belastbarkeit oberste Priorität.
- Aktiver sein mit weniger Medikamenten bei gleichbleibenden Schmerzen sollte bei chronischen Patienten das erste Therapieziel sein und als Therapieerfolg dargestellt werden.
- Selbstverständlich ist bei belastbaren Personen mit rezidivierenden Beschwerden die Schmerzlinderung das Hauptziel der Behandlung.

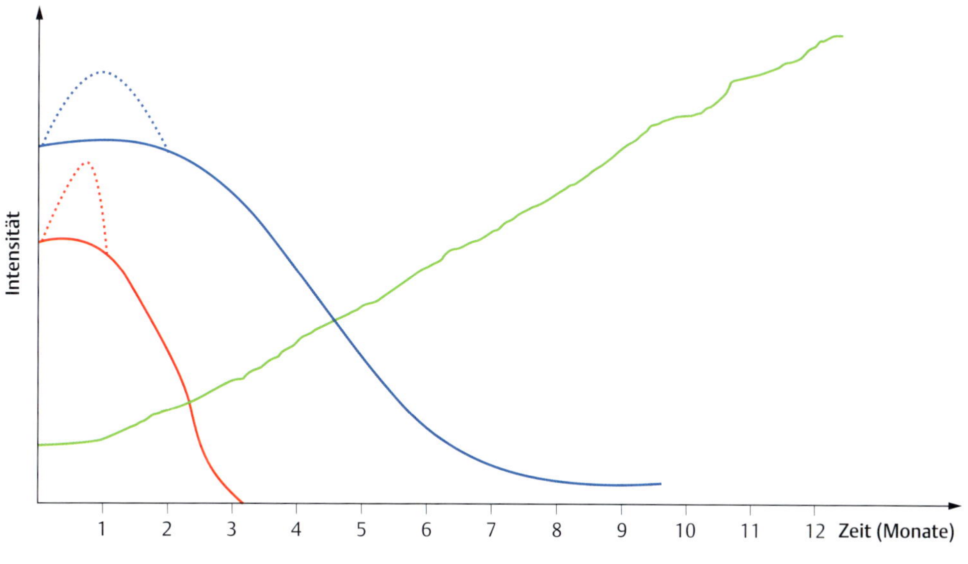

Abb. 24.5 Die rote Kurve symbolisiert die Schmerzabnahme bei peripheren Beschwerden. Die blaue Kurve gibt den Schmerzverlauf bei chronifizierten Beschwerden wieder. Die grüne Kurve zeigt den langsamen, aber stetigen Anstieg der Aktivitätsebene und der Belastbarkeit.

Merke M!

Wesentliche Erfolge erzielt ein Patient erst nach einigen Monaten Training!

- Die Aussage „in den ersten Monate Zähne aufeinanderbeißen" bringt es hinsichtlich der Erwartungshaltung auf den Punkt. Eine verschärfte Variante ist: „Die ersten 3 Monate fragen wir nicht, wie es Ihnen geht".

Merke M!

Die besten Erfolge erzielt man mit langfristigem Training, frühzeitige Erfolge oder Misserfolge sind fast immer Eintagsfliegen.

- Muskel- oder Gewebetraining: Letzteres ist das Alleinstellungsmerkmal des „Rückentriathlons", denn Muskeltraining kann man in jedem Kraftzentrum durchführen, ein durchdachtes Gewebetraining jedoch nicht.
- Bedeutung der lokalen Muskulatur zur Rezidivprophylaxe
- Benigne Schmerzzunahme in der Anfangsphase
- Weitertrainieren, wenn der Schmerz unter Kontrolle gebracht ist
- Warum man wenigstens ein Jahr lang trainieren sollte.
- Wie sieht das Training nach dem ersten Jahr aus?
- Die Bedeutung von Lifestyle-Aspekten: Bewegung, Übergewicht, Rauchen

24.6.2 Vertragsphase

Der konkrete Abschluss eines Vertrags ist der Anfang einer intensiven Zusammenarbeit zwischen Patient und Therapeut. Im Vertrag sind wichtige Aspekte geregelt, so dass von beiden Seiten erst gar keine falschen Erwartungshaltungen aufkommen können. Bei der aktiven Rehabilitation ist es wichtig, dass die Vertragsform professionell geregelt wird. Dass solche Verträge bislang nicht üblich waren, lag vor allem daran, dass die eigentlichen Verträge mit den Kostenträgern abgeschlossen wurden. In diesen Verträgen waren auch die Vergütung, die Leistung und die fachlichen und sachlichen Voraussetzungen geregelt. Bei abnehmender Leistungserbringung durch die Krankenkassen wird der Patient jedoch selbst zum Kostenträger. Demzufolge ist ein Vertrag zwischen Patient und Leistungsbringer mehr als logisch. Erst wenn der Vertrag unterschrieben ist, wird die Leistung erbracht und ein Trainingsplan erstellt. Ein Vertrag führt in der Regel zu zufriedeneren Patienten als die „10er-Karte". Die Ausfallquote ist bedeutend geringer.

24.6.3 Startphase

Beim Anlernen der neuromuskulären Kontrolle und der Rückenbasics sollte der Trainer sich seine Aufgaben noch einmal klar vor Augen führen. Seine Hauptaufgabe besteht darin, ein optimaler Coach zu sein. Er will dem Patienten helfen, selbständig zu einer dauerhaften Belastbarkeit zu kommen. Selbständigkeit ist von Anfang an ein wichtiger Aspekt des Rückentriathlons: Der Patient sollte nach absolviertem Rückentriathlon in der Lage sein, selbständig zu trainieren. Alle benötigten Materialien sollte der Patient dann selbst zusammenstellen können (und nach Gebrauch desinfizieren). Auf Lagerungsmatetrial wird grundsätzlich verzichtet. Es wird nur in Ausnahmefällen, wenn ein wichtiger Grund vorliegt, bereitgestellt.

Dies hat auch einen praktischen Grund: Denn wenn 9 Teilnehmer mit Hanteln und Lagermaterial „versorgt" werden müssen, bleibt dem Trainer kaum noch Zeit für seine Hauptaufgabe: das Coaching.

24.6.4 Subjektive Phase

Die elektronisch ermittelte Trainingsbelastung richtet sich in erster Linie nach rein physiognomischen Gegebenheiten, wie Geschlecht, Körpergewicht, Körpperfettmasse. Interessanterweise nehmen die Patienten diese „objektiv" ermittelte Belastung sehr unterschiedlich wahr: Während ein Teil der Teilnehmer sich nicht subjektiv zur Dosie-

Tab. 24.1 Aufgaben des Trainers: Prioritäten

Erwünscht	Weniger erwünscht
Information	passive Techniken
Kontrolle der Ausführung der Übungen	Gewichte bereitstellen
Kontrolle/Dokumentation des Trainingsfortschritts	Gewichte desinfizieren
Motivation	„Entertaining"
persönliche Ansprache	verwöhnen („pamper")
Gruppendynamik initiieren	

rung äußert, berichten andere Patienten von „viel zu schwer", wieder andere von „viel zu leicht".

In der täglichen Praxis wird die Belastung häufig an die subjektive Empfindung des Patienten angepasst. Diese subjektive Einschätzung des Patienten ist meist der Grund für eine spätere Unter- oder Überbelastung. Entweder führt das Training zu Beschwerden (exercise induced injuries), oder aber zu einem unterschwelligen Training. Letzteres findet relativ häufig statt. Da der Patient dann aber das Gefühl hat, etwas Gutes zu tun, werden Unterbelastungen nicht so häufig bemerkt. Dies wird erst klar, wenn langfristige Studien mit größerer Teilnehmerzahl durchgeführt werden. Die vorgegebene Trainingsbelastung sollte daher möglichst nicht den subjektiven Äußerungen der Patienten angepasst werden. Information und Motivation zur Dürchführung der objektiv ermittelten Trainingsbelastung ist die bessere Lösung.

Patienten, die das Training als zu leicht empfinden, haben in der Vergangenheit häufiger Sport getrieben oder körperlich schwer gearbeitet. Sie kennen noch die Anstrengung des Trainings aus früheren Zeiten. Dieses Gefühl fehlt jedoch bei den ersten Rückentriathlontrainings. In der Vergangenheit korrelierten Anstrengung und Trainingszustand miteinander. Der Therapeut sollte den Patienten darüber aufklären, warum zunächst eine geringe Belastung sinnvoll ist: „Diese geringe Belastung ist keine Belastung für trainierte Personen, wohl aber für untrainierte oder verletzte Personen, die auf dem Weg sind, wieder belastbar zu werden. Das „alte Trainingsgefühl" werden Sie später wieder bekommen, d.h. nach ungefähr 7–10 Monaten, nachdem Sie mit dem Rückentriathlon begonnen haben". Der „unterforderte" Patient ist häufig ein „Risikoteilnehmer" im Fitnesszentrum, denn er überfordert sich leicht aufgrund seiner Fehleinschätzung der eigenen Leistungsfähigkeit.

Patienten, die das Training als zu schwer einschätzen, haben in der Regel keinen Sport getrieben oder körperlich schwer gearbeitet. Vielleicht haben sie auch ein Angstverhalten entwickelt. Hier ist es wichtig, zu betonen, dass sie sich an die Belastung gewöhnen werden. Oft hilft es, eine Situation als Beispiel zu erwähnen, bei der sich der untrainierte Körper schnell an eine ungewohnte Belastung gewöhnt, wie z.B. bei einem Wanderurlaub in den Bergen. Ein weiteres Argument ist, dass das Programm häufig nach einer Bandscheibenoperation eingesetzt wird, und Patienten mit gleicher Belastung und gleichem Beschwerdebild dieses Programm ohne Probleme absolvieren konnten, nach dem Motto: „Es ist zwar anstrengend für Sie, es wird Sie aber nicht umbringen!"

24.6.5 Phase der Schmerzzunahme

Die Praxis zeigt, dass eine Schmerzzunahme während der ersten Trainingswochen kein Grund zur Beunruhigung ist. Möglicherweise ist dies auf die Erwartungshaltung des Teilnehmers zurückzuführen. Bereits ältere Untersuchungen haben darauf hingewiesen, dass diese Reaktionen kurzfristig und harmlos sind (Manniche et al. 1988). Sowohl bei Rückenbeschwerden als auch bei verschiedenen Sehnenproblemen kann es vorkommen, dass sich die Beschwerden zunächst verschlimmern, bevor eine Besserung eintritt. Dies kann sogar als ein positives Zeichen betrachtet werden. Gerade bei Sehnenproblemen werden im Rahmen der Rehabilitation Schmerzen beim exzentrischen Training provoziert, um anschließend einen guten Heilungserfolg zu erzielen (Alfredon et al. 1998).

24

Der Schmerz nimmt in der Regel in den ersten Wochen zu. Die Praxis hat gezeigt, dass es hilfreich ist, den Patienten darüber zu informieren: „Ein guter Einstieg in das Training wird oft von Wehwehchen im Muskel- oder Rückenbereich begleitet. Dies ist ein gutes Zeichen, denn dann bewegt sich was im Rücken."

Auch hier wird der Unterschied zur alltäglichen Praxis deutlich. Auf die Schmerzen des Patienten reagiert der Therapeut meist so, dass er die Trainingsdosis verringert, auf andere Übungen ausweicht oder sogar Ruhe empfiehlt. Beim Rückentriathlon lernt der Patient, dass auftretende Schmerzen nicht richtungsweisend sind, sondern dass sich diese wieder geben, wenn er das Training gewissenhaft weiterführt.

24.6.6 Erfolg auf lokaler Ebene: muskuläre Kontrolle

Patienten mit einer mangelnden neuromuskulären Kontrolle haben nach 3–4 Monaten deutlich weniger Schmerzen und mehr Sicherheit. In diesem Zeitraum verschwindet der weitaus größte Teil der peripheren Beschwerden völlig. Der Patient ist schmerzfrei und zufrieden. Subjektiv meinen viele, dass damit das Problem behoben ist. Dem sollte der Trainer taktisch entgegenwirken. Ein geeignetes Argument wäre: „Glückwunsch, dass Sie das geschafft haben. Phase 1 ist erreicht. Jetzt geht es weiter zu Phase 2. In dieser zweiten Phase sollte der Rücken nicht nur schmerzfrei sein, sondern auch zunehmend belastbar werden. Das bedeutet, dass Sie unbedingt weitertrainieren sollten, denn Sie sind auf einem guten Weg".

24.6.7 Erfolge einsetzen im Alltag

Nachdem die Patienten schmerzfrei geworden sind, sollten sie lernen, die antrainierte muskuläre Kontrolle wieder bewusst in den Alltag zu integrieren. Stellt ein Patient nun seine Sporttasche mit geradem Rücken auf dem Boden ab, ist eine Intervention des Trainers nötig. Eine passende Ansprache wäre: „Leichte Belastungen wie Bücken, Schuhe zubinden etc. sollten Sie ab jetzt regelmäßig ausführen, und zwar abwechselnd mit geradem Rücken und mit gebeugten Rücken". Indem der Patient dies umsetzt, unterstreicht er noch einmal ein wichtiges Ereignis: Der Patient hat ein wesentliches Ziel erreicht. Er hat so fleißig trainiert, dass er sich im Alltag wieder freier bewegen kann. Schließlich „kennt" ein trainierter Rücken keine schlechten Bewegungen.

Selbstverständlich sollte der Therapeut dem Patienten erklären, dass er weiterhin trainieren sollte, um schnelle und schwere Belastungen ohne Bedenken ausführen zu können. Eine adäquate Ansprache kann sein: „Trainieren Sie aber weiter, damit Sie so belastbar werden, dass Sie Holzhacken, den Garten umgraben, einen Umzug oder schweres Heben bedenkenlos und uneingeschränkt ausführen können.

24.6.8 Erfolg auf zentrale Ebene

Chronische Beschwerden verhalten sich etwas anders. Die Erfolge auf zentraler Ebene finden meist etwas verspätet statt. Der Patient erreicht eine höhere Aktivitätsebene: Er nimmt am Rückentriathlon teil, macht Hausübung und bewegt sich regelmäßig. Nach ca. 3 Monaten kann eine erste zuverlässige Bestandsaufnahme erfolgen. In der Regel sehen wir bei Patienten trotz höherer Aktivitätsebene keine Zunahme der Schmerzen. Dies sollte dem Patient klar gemacht werden: „Schön, dass Sie diese Stufe erreicht haben. Ihr Einsatz hat dazu geführt, dass Sie sich ohne weitere Probleme viel stärker belasten können. Wenn Sie jetzt konstant weitermachen, haben Sie zusätzlich eine Chance von über 50%, dass sich der Schmerz weiter reduziert. Im schlechtesten Falle bleiben die Schmerzen zwar gleich, aber Sie können trotz der Schmerzen viel aktiver sein".

Häufig kann sich der Patient an vergangene Schmerzen nicht objektiv erinnern. Hier entscheidet das Gehirn nur zwischen Schwarz oder Weiß. Wenn man aber gezielt nach den Patienten spezifischen Beschwerden (PSB) fragt, stellt man häufig doch eine Besserung fest: Lag die Schmerzintensität zu Beginn der Therapie, z. B. beim Wandern, noch bei 7 auf der VAS, so gibt der Patient nach erneuter Einschätzung einen Wert von 3 an, obwohl er gerade mitteilte, dass sich der Schmerz nicht geändert hat. Erst wenn dies kommuniziert wird, wird der Patient sich dieser Besserung bewusst – die Eintrittskarte zum nächsten Schritt der Gesundung.

24.6.9 Gewebeaufbauphase

Die Gewebeaufbauphase beginnt, wenn der Patient seine körperliche Aktivität erhöht. Jegliche Form von Bewegung resultiert in einer höheren Belastbarkeit. Vor allem wenn der Patient das anfängliche Training als zu gering empfindet, sollte dies kommuniziert werden: „Die meisten Anpassungen im Körper finden statt, ohne dass man es bemerkt. Sonnenbräune, Übergewicht und die Bildung von Hornhaut sind Beispiele". Das Gleiche gilt für die Belastbarkeit in den ersten Monaten des Rückentriathlons. Durch die kontinuierliche Steigerung der Belastung kann das Gewebe eine immer größere Belastung verarbeiten. Gleichzeitig ist der Patient im Alltag weniger schmerzbedingt eingeschränkt, so dass er rasch das Gefühl bekommt, dass alles in Ordnung sei. Der Patient sollte in dieser Phase darüber aufgeklärt werden, warum er trotzdem weitertrainieren sollte. „Schmerzfrei werden ist eine Sache, belastbar werden eine andere". Man kann das mit einem Marathon vergleichen, bei dem man nach ca. 3 Monaten Lauftraining das Gefühl hat, diesen bewältigen zu können, weil man ausreichend Ausdauer trainiert hat – vorausgesetzt, man setzt sich kein zu ehrgeiziges Zeitziel. Erfahrene Läufer wissen aber, dass man mindestens ein Jahr benötigt, um für einen Marathon ausreichend belastbar zu sein und diesen ohne Verletzungen zu überstehen.

Nach der Schmerzphase wünschen sich manche Patienten mehr Abwechslung. Prinzipiell ist dies ein gutes Zeichen, da der Schmerz nun nicht mehr im Vordergrund steht.

24.6.10 Muskuläre Phase

Im letzten Viertel des RT erreicht der Patient seine aktuelle muskuläre Leistungsgrenze. Die Muskeln sind der limitierende Faktor des Trainings geworden. Im Prinzip ist jetzt die physiologische Situation wiederhergestellt und die Inaktivitätsfalle behoben. Der Therapeut erkennt, dass der Patient diese Phase erreicht hat, da dieser gewisse Übungen wegen Ermüdung nicht mehr 100%iger Leichtigkeit ausführt. Verbale Äußerungen wie Stöhnen, Pusten oder „Ich kann nicht mehr" begleiten das Training. Dieses Moment sollte hervorgehoben werden: „Hätten Sie jemals gedacht, dass sie so schwer trainieren können – und dies schmerzfrei?".

> **Merke** M!
>
> In der muskulären Phase ist nicht mehr das passive Gewebe oder die Psyche der limitierende Faktor, sondern der Muskel.

Üblicherweise gibt der Patient an, dass nach 1 oder 2 Übungen seine Leistungsgrenze erreicht ist.

24.6.11 Stabilisierungsphase

Hat der Patient die muskuläre Phase erreicht, wird die Belastung auch bei den anderen Übungen nicht weiter gesteigert. Der Patient hat eine hohe Belastungsebene erreicht. Fortschritte erreicht er in dieser Phase nur noch langsam. Dies ist normal und sollte schon im Vorfeld mit dem Patienten kommuniziert werden. Prinzipiell darf der Patient jetzt alle Alltagsbelastungen durchführen. Der Patient kann sich wieder auf seine Intuition verlassen. Er sollte daher dazu animiert werden, sich wieder eine gewisse, altersgerechte Aktivität zuzutrauen. Möchte jemand wieder Holzarbeiten verrichten, dann ist dies erlaubt. Traut er sich nicht, dann hilft oft eine kleines Aufbauprogramm: „Fangen Sie mit 15 Minuten an und steigern Sie die Dauer von Woche zu Woche. Sie werden sehen, dass es klappt. Und auch wenn der Rücken ein wenig zu spüren sein wird, ist dies kein Grund, mit der Aktivität aufzuhören". Ein Argument, das der Patient bereits beim Einstieg in den Rückentriathlon kennengelernt hat.

24.6.12 Abschlussphase

Nach einem Jahr wird die erreichte Belastbarkeit im Internet dokumentiert. Dies dient der elektronischen Verarbeitung und eventuellen Anpassung der Trainingsdaten.

Der Therapeut sollte dem Patienten klarmachen, dass er unbedingt weitertrainieren sollte. Er sollte eine geeignete Sportart oder ein Hobby empfehlen, natürlich unter Berücksichtigung der Vorliebe des Patienten. Denn die Partizipationsrate ist viel größer, wenn die Interessen des Patienten respektiert werden und man nicht nur Pauschalempfehlungen gibt, wie: „Nordic Walking ist gut". Zwar mag die Aussage stimmen, aber der Patient wird nur dann langfristig den Rat befolgen, wenn er diese Bewegungsart auch gerne mag.

Vielen Patienten gefällt das wöchentliche Training so gut, das sie weitermachen möchten. Das können sie in Eigenregie tun oder in der RT-Stunde. Hier wird der soziale Aspekt wieder relevant, denn trotz Aufwand und Kosten entscheiden sich überraschend viele Personen für den Rückentriathlon und nicht für die Heimvariante.

Literatur

Aadahl M, Kjaer M, Kristensen JH, Mollerup B, Jørgensen T. Self-reported physical activity compared with maximal oxygen uptake in adults. Eur J Cardiovasc Prev Rehabil. 2007; 14(3): 422–8.

Alfredson H, Pietilä T, Jonsson P, Lorentzon R. Heavy-load eccentric calf muscle training for the treatment of chronic Achilles tendinosis. Am J Sports Med. 1998; 26(3): 360–6.

Bron C, Franssen J, Wensing M, Oostendorp RA. Interrater reliability of palpation of myofascial trigger points in three shoulder muscles. J Man Manip Ther. 2007; 15(4): 203–15.

Broonen JP, Marty M, Legout V, Cedraschi C, Henrotin Y. Section Rachis de la SFR et de la Belgian Back Society. Is volition the missing link in the management of low back pain? Joint Bone Spine. 2011; 78(4): 364–7.

Georgy EE, Carr EC, Breen AC. Back pain management in primary care: patients' and doctors' expectations. Qual Prim Care. 2009; 17(6): 405–13.

Gross DP, Battié MC. Recovery expectations predict recovery in workers with back pain but not other musculoskeletal conditions. J Spinal Disord Tech. 2010; 23(7): 451–6.

Iles RA, Davidson M, Taylor NF, O'Halloran P. Systematic review of the ability of recovery expectations to predict outcomes in non-chronic non-specific low back pain.J Occup Rehabil. 2009; 19(1): 25–40.

Karunaratne M. Neuro-linguistic programming and application in treatment of phobias. Complement Ther Clin Pract. 2010; 16(4): 203–7.

Knapik JJ, Jones BH, Reynolds KL, Staab JS. Validity of self-assessed physical fitness. Am J Prev Med. 1992; 8(6): 367–72.

Manniche C, Hesselsøe G, Bentzen L, Christensen I, Lundberg E. Clinical trial of intensive muscle training for chronic low back pain. Lancet. 1988; 2(8626-8627): 1473–6.

Okosun IS, Choi S, Matamoros T, Dever GE. Obesity is associated with reduced self-rated general health status: evidence from a representative sample of white, black, and Hispanic Americans. Prev Med. 2001; 32(5): 429–36.

Seffinger MA, Najm WI, Mishra SI, Adams A, Dickerson VM, Murphy LS, Reinsch S. Reliability of spinal palpation for diagnosis of back and neck pain: a systematic review of the literature. Spine (Phila Pa 1976). 2004; 29(19): E413–25.

Shephard RJ, Bailey DA, Mirwald RL. Development of the Canadian Home Fitness Test. Can Med Assoc J. 1976; 114(8): 675–9.

Sorensen PH, Bendix T, Manniche C, Korsholm L, Lemvigh D, Indahl A. An educational approach based on a non-injury model compared with individual symptom-based physical training in chronic LBP. A pragmatic, randomised trial with a one-year follow-up. BMC Musculoskelet Disord. 2010; 11: 212.

Soroceanu A, Ching A, Abdu W, McGuire K. Relationship between pre-operative expectations, satisfaction and functional outcomes in lumbar and cervical spine patients: a multi center study. Spine (Phila Pa 1976). 2011. [Epub ahead of print].

Stepp CE, Heaton JT, Braden MN, Jetté ME, Stadelman-Cohen TK, Hillman RE. Comparison of neck tension palpation rating systems with surface electromyographic and acoustic measures in vocal hyperfunction. J Voice. 2011; 25(1): 67–75.

Weller IM, Thomas SG, Gledhill N, Paterson D, Quinney A. A study to validate the modified Canadian Aerobic Fitness Test. Can J Appl Physiol. 1995; 20(2): 211–21.

Zajacova A, Dowd JB. Reliability of self-rated health in US adults. Am J Epidemiol. 2011; 174(8): 977–83.

Kapitel 25

Organization

25 Organisation

Jan Wolters

Dieses Kapitel befasst sich mit allen organisatorischen Maßnahmen, die nötig sind, um ein Gruppentraining mit 9 Rückenpatienten in der subakuten Phase erfolgreich durchzuführen. Die genannten Maßnahmen basieren auf den Erfahrungen vieler Zentren, die diese in den vergangenen 10 Jahren mit dem Rückentriathlon sammeln konnten.

25.1 Fortbildung und Schulung

Gut geschulte Trainer sind eine Voraussetzung für ein verantwortliches und effizientes Rückentraining. Mittlerweile wird auf vielen Fortbildungen auch Langhanteltraining sehr gut vermittelt. Auch das vorliegende Buch soll helfen, Rückentraining weiter zu optimieren. Zentren, die Rückentriathlon im Lizenzverfahren anbieten möchten, müssen zuvor ihr Personal schulen. Mindestvoraussetzung für die Arbeit als Rückentriathlontrainer ist eine Ausbildung zum Physiotherapeuten und eine Zusatzfortbildung zum „Rückentriathlontrainer“. Diese Fortbildungen werden in der Regel als Schulungen vor Ort (Inhouse-Coaching) durchgeführt.

25.2 Zugang zu den Trainingsdaten: Lizenzverfahren oder freies Verfahren

Die Trainingsdaten können im Internet abgerufen werden. Je nach Anspruch des Zentrums, des Personaltrainers oder des Patienten kann dies in einem Lizenzverfahren oder in einem freien Verfahren geschehen.

Für einzelne Patienten mit geringem Bedarf bietet sich das freie Verfahren an. Der Patient kann durch eine einmalige Zahlung die Trainingssteuerung im Internet abrufen. Zentren können diese Einmalzahlung auch als „Serviceangebot“ übernehmen, z. B. bei Abschluss eines Vertrags.

Das Lizenzverfahren lohnt sich für Zentren, die ernsthaft in das Rückentriathlonkonzept einsteigen möchten, ab 30 Rückentriathleten. Mit dem Erwerb der Lizenz geht das Zentrum bestimmte Rechten und Pflichten ein: Sie verpflichten sich, eine jährliche Lizenzgebühr zu zahlen und einen Mitarbeiter mit abgeschlossener Fortbildung zum „Rückentriathlontrainer“ einzustellen, der die beruflichen Mindestanforderung an Trainer, nämlich eine Ausbildung zum Physiotherapeuten erfüllt. Dafür erhält das Zentrum u. a. uneingeschränkten Zugang zur Rückentriathlon-Datenbank. Diese bietet nicht nur Zugriff auf die Trainingsdaten, sondern auch viele nützliche Formulare, Broschüren, Vertragsvorlagen, Poster, Pressemitteilungen usw. Ein weiterer Vorteil dieses ist, dass die Praxis mit dem patentgeschützten Namen „Rückentriathlon“ werben kann.

25.3 Räumlichkeiten

Für eine Gruppe von 9 Personen sollten mindestens 50–60 m^2 an Räumlichkeiten zur Verfügung stehen. Viele Zentren besitzen einen entsprechenden Übungsraum oder mieten ihn stundenweise an. Praxisräume sind in der Regel teurer als gewerblich genutzte Räume, Sportzentren oder Räumlichkeiten, die ohnehin nur zeitweise genutzt werden. Da der Materialbedarf für ein Langhanteltraining gering ist, kann das Zubehör in einem Nebenraum abgestellt werden. Der Rückentriathlon ist ein kassenunabhängiges Konzept, weshalb er keine Zulassung durch die Krankenkassen benötigt, d. h. er kann überall angeboten werden.

Bei der Auswahl der Räumlichkeiten sollte man die Vor- und Nachteile gegeneinander abwiegen (s. Checkliste Räumlichkeiten).

Merke **M!**

Checkliste Räumlichkeiten

Größe

Der Trainingsraum sollte mindestens 50–60 m^2 groß sein und eine Abstellmöglichkeit für Geräte, Material und Zubehör besitzen.

Erreichbarkeit

Die Anfahrt sollte nicht mehr als 20 Minuten dauern. Ferner sollten genügend Parkplätze für die Teilnehmer vorhanden sein.

Akustik

Räume für Gruppen benötigen eine andere Geräuschdämpfung als Räume, in denen einzelne Behandlungen durchgeführt werden.

Belüftung
Der Übungsraum sollte gut belüftet sein, vor allem im Hochsommer. Hier können Ventilatoren Abhilfe schaffen.

Bodenbelag
Laminat ist ein empfindlicher Belag. Herabfallende Hanteln oder Gewichtsscheiben können ihn leicht beschädigen. Besser geeignet ist ein Teppich-, Kork- oder Linoleumboden.

Sanitäre Voraussetzungen
Umkleideräume und Duschmöglichkeiten müssen nicht unbedingt vorhanden sein, da die meisten Teilnehmer bereits in Sportkleidung anreisen und direkt nach dem Training wieder nach Hause fahren und sich dort umziehen bzw. duschen. Aufgrund der fehlenden Ausdauerkomponente schwitzen die meisten Patienten nur wenig, so dass sie nicht das Bedürfnis haben, sofort duschen zu müssen – vorausgesetzt, der Raum ist angemessen temperiert und ausreichend belüftet.

25.4 Material

Das Equipment für eine Gruppe mit 9 Teilnehmern besteht aus:

- **7 Langhanteln.** Im Handel sind verschiedene Modell erhältlich. Die handelsübliche Langhantel hat ein Eigengewicht von 10 kg. Dies ist jedoch für viele Patienten eine zu hohe Belastung, wie z. B. beim Vorwärtsheben oder beim Rhombo. Es gibt aber auch Hanteln, die aus Hohlrohren bestehen und daher wesentlich leichter sind. Ferner werden Hanteln mit verschiedenen Verschlusssystemen angeboten, meist mit Inbusschlüssel gesichert, der gedreht werden muss. Aber auch Klemmen oder ein Schnellverschluss sind üblich. Da die Gewichte häufig gewechselt werden müssen, sollte möglichst ein Verschluss gewählt werden, der schnell wieder gelöst, aber trotzdem stabil gesichert werden kann (▶ Abb. 25.1).
- **Gewichte.** Es gibt Gewichtsscheiben aus Stahl und gummierte, wobei die meisten Praxen Letztere bevorzugen. Gummierte Gewichte sind angenehmer und richten beim Hinfallen weniger Schaden an. Für den Rückentriathlon werden folgende Gewichte benötigt: 10 kg, 5 kg, 2,5 kg, 1,25 kg und 0,5 kg.

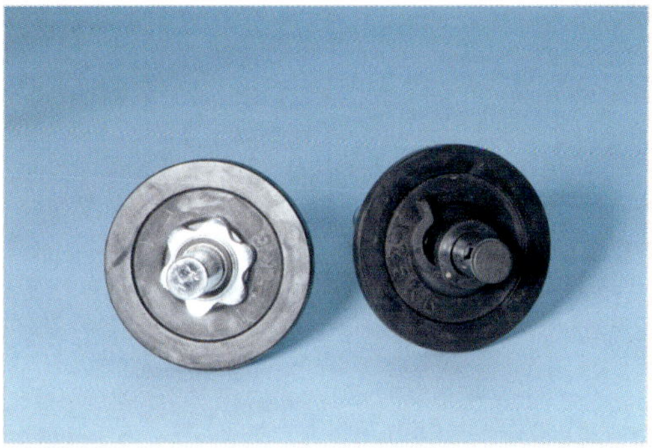

Abb. 25.1 Hantel mit verschiedenen Verschlussmöglichkeiten. Moderne Verschlüsse (rechts) sind leichter zu lösen als alte Verschlüsse und trotzdem sehr sicher.

Für eine erste Grundausstattung sollte man anschaffen:

- 7 leichte Langhanteln
- 10 Gewichtsscheiben à 10 kg
- 10 Gewichtsscheiben à 5 kg
- 10 Gewichtsscheiben à 2,5 kg
- 10 Gewichtsscheiben à 1,25 kg
- 20 Gewichtsscheiben à 0,5 kg
- 1 Kurzhantel
- Holz- oder Kunststoffstäbe für das Training der Basics ohne Gewicht
- 1 Excercise Step (Step Up)
- 3 Matten (für Rotation, Ziehen und Bankdrücken)
- 2 Hocker (für Ziehen, Sägen)
- 1 Internetanschluss

25.5 Akquise

Kundenakquise ist sehr wichtig, damit auch genügend Teilnehmer das Trainingsangebot wahrnehmen. Kaum ein Dienstleister im Gesundheitswesen kann es sich leisten, ein Trainingszentrum zu eröffnen, ohne vorher Akquise betrieben zu haben. Denn die Konkurrenz ist groß, da es inzwischen sehr viele verschiedene Angebote für Patienten mit Rückenbeschwerden gibt. Deshalb muss der Anbieter aktiv werden und sich überlegen, welche Personen er mit seinem Produkt „aktives Rückentraining" anspricht und wie er diese erreichen kann.

Zunächst sollte er überlegen, welches Alleinstellungsmerkmal, auch USP (engl.: unique selling proposition/point) genannt, der Rückentriathlon im Vergleich zu anderen Angeboten besitzt. Unter einem USP versteht man Angebote, die andere Anbieter nicht haben und sich deshalb gut verkaufen lassen. Hierbei sollte man jedoch bedenken, dass Patienten oft eine andere Vorstellung als Experten davon haben, was „gut" ist. Einer der wichtigsten Punkte aus Sicht des modernen Menschen ist: „Erfolg bei wenig Zeitaufwand" (s. Checkliste Alleinstellungsmerkmale). Der moderne Mensch hat einen vollen Terminkalender und möchte den Aufwand für Gesundheit so gut es geht mit seinen anderen Beschäftigungen vereinbaren können. Deshalb finden es die meisten Menschen gut, wenn sie sich zeitlich flexibel betätigen können. Ein Vorteil des Rückentriathlons ist es, dass er größtenteils auch als Heimprogramm absolviert werden kann, also wann und wo der Patient es möchte. Selbst das Langhanteltraining kann auf Reisen, im Urlaub oder auch in einem anderen Zentrum ausgeführt werden. Der Patient trainiert eigenverantwortlich und hat dadurch mehr Freiheit, ist also weniger abhängig von anderen Personen und der Verfügbarkeit von Geräten und Räumlichkeiten. Die körperliche Aktivität hat aber auch einen weiteren positiven Aspekt: Im Laufe der Zeit erhält verbessert sich die eigene Figur.

Merke **M!**

Checkliste Alleinstellungsmerkmale (USP) des Rückentriathlons

- geringer Zeitaufwand
- „Erfolgsgarantie"
- keine ERIs wie beim Laufen oder Fitnesstraining
- Eigenverantwortung
- unabhängig vom Ort
- sichere Trainingsdaten
- „No-Noncense"-Konzept

Es bestehen verschiedene Möglichkeiten der Akquise:

- **Direktakquise aus einer laufenden Behandlung.** Viele Patienten werden direkt aus der Behandlung akquiriert. Der Therapeut spricht geeignete Kandidaten an und informiert sie über das Konzept. Dies kann auch an einem separaten Informationsabend stattfinden, zu dem er die Kandidaten einlädt. Auch ehemalige Patienten, die nicht mehr in Behandlung sind, können angeschrieben und zur Veranstaltung eingeladen werden.
- **Tag der offenen Tür.** Potenzielle Kunden können sich am Tag der offenen Tür ein Bild von Trainingszentrum und Trainer machen. Gut kommen immer kleine Aktivitäten an, bei denen die Patienten die PBU kennenlernen. Ferner können verschiedene Tests angeboten werden, die dem Patienten zeigen, wie es um seine Fitness bestellt ist. Hierzu eignen sich Tests zur Ausdauer, Koordination, Kraft und zum Körperfett (s. Kap. 16).
- **Zeitungsartikel.** Werbewirksam ist auch ein Artikel in einer Zeitung, die über diese „relativ neue" Methode berichtet. Wenn gleichzeitig eine Annonce geschaltet wird, ist die Lokalzeitung meist auch sehr interessiert daran, über das Zentrum zu berichten.
- **Firmenakquise.** Diese sollte nicht unterschätzt werden. Firmen haben oft ein besonderes betriebliches Interesse an der Gesunderhaltung ihrer Mitarbeiter, vor allem wenn sie Facharbeiter beschäftigen. Das Interesse ist umso größer, je schlechter das Personal austauschbar ist. Krankheitsbedingter Ausfall von Personal einer Fastfoodkette kann relativ schnell kompensiert werden, da für den Arbeitgeber lediglich Kosten für die Abwesenheit anfallen. Kann eine Person aber nicht so leicht ersetzt werden, wirkt sich dies auch auf die gesamte Produktion aus: Herstellung und Entwicklung des Produkts oder ein Projekt können stagnieren. Deshalb sind hochspezialisierte Betriebe besonders interessiert daran, dass möglichst wenig Personal krankheitsbedingt ausfällt. Genau an diesem Punkt kann der Trainer ansetzen und die Vorteile des Rückentriathlons präsentieren, nämlich dass die Zahl der Rezidive gesenkt werden kann und die Kosten der Maßnahme geringer sind als die Kosten für die Krankheit. Bei der Verhandlung mit den Firmen sollten die Kosten der Arbeitgeber unbedingt als Argument mit einfließen, denn dieser muss nicht nur die Lohnkosten des kranken Mitarbeiters weiterzahlen, sondern auch für den Ausfall von Gewinn, Mietkosten, usw. aufkommen. Die Kosten für einen Krankheitstag sind hoch. Damit die Investition aus betrieblicher Sicht noch effektiver wird, können die Rückentriathlon-Responder herausgefiltert werden, z.B. durch den Quickscan (s. Kap. 5). Größeren Firmen kann man sogar eine Versuchsreihe oder ein Pilotprojekt anbieten. Häufig ergeben sich Kontakte zu Firmen informell, z.B. während einer Behandlung. Geeignete Patienten oder Rückentriathleten können gezielt auf das Rückentriathlonkonzept angesprochen werden. Häufig erklären sich Firmen auch bereit, die Gebühren für den Rückentriathlon teilweise oder komplett zu übernehmen. Es ist sogar möglich,

dass Firmen ihre eigenen Räumlichkeiten und eigenes Material zu Verfügung stellen, so dass der Trainer nur noch vorbeikommen muss, um das Training durchzuführen.

25.6 Inklusions- und Exklusionskriterien

Die *Indikation* für den Rückentriathlon sind Rückenbeschwerden. Die Chancen auf Erfolg sind beim Rückentriathlon sehr hoch. Dieses Argument ist vor allem dann besonders wichtig, wenn der Patient das Training aus eigener Tasche bezahlen muss. Von „Erfolg" spricht man, wenn eines oder mehrere der nachfolgend genannten Ziele erreicht werden:

- weniger Schmerzen
- weniger häufiges Auftreten von Rezidiven
- weniger Medikamentenverbrauch
- weniger medizinische Behandlungen
- höhere Aktivitätsebene

Exlusionskriterien sind Krankheitsbilder, bei denen der Rückentriathlon keinen oder nur einen Teilerfolg erzielt und andere Maßnahmen wesentlich effektiver sind, weil

- sie schneller Erfolge erzielen, z.B. bei Instabilität oder einem Matrixmuster
- sie nicht auf eine Erhöhung des Kollagenstatus basieren, z.B. bei Überbelastung
- ein anderes Therapieziel formuliert werden muss, z.B. weil die Rückenschmerzen auf eine Depression zurückzuführen sind

Zu den *Kontraindikationen* zählen Krankheitsbilder, die sich durch den Rückentriathlon verschlechtern oder aufgrund von „Clinical Reasoning" ausgeschlossen werden. Oder anders formuliert: Man muss im Vorfeld festlegen, ob der Rückentriathlon die effektivste Therapiemöglichkeit ist oder eine alternative Behandlungsmaßnahme wirksamer sein könnte. In ▶ Tab. 25.1 sind die verschiedenen Kriterien und Kontraindikationen noch einmal im Überblick dargestellt.

Tab. 25.1 Rückentriathlon: Inklusions- und Exklusionskriterien, Kontraindikationen

Inklusionskriterien	
Bandscheibeoperation	
intradiskale Läsion	
stabile Rückenfrakturen	
Inaktivität aufgrund von Angst und Meidungsverhalten	
Exklusionskriterien	**alternative Maßnahmen**
Instabilität	Schulung der lokalen Muskulatur
Blockierung	Manipulation
posturales Syndrom	ergonomische Schulung und Training der lokalen Muskulatur
Spinalkanalstenose	gezielte Trainingstherapie
Kyphose	Haltungsschulung
Morbus Baastrup	Infiltration
Kontraindikationen	
Fusion	
Überbelastung	
rheumatische Erkrankung	
Skoliose	
akute Traumen	

25.7 Information

Es ist durchaus sinnvoll, einen Informationsabend anzubieten und zu gestalten. Hier können im Vorfeld viele Unklarheiten beseitigt und die Vorteile des RT noch einmal hervorgehoben werden. Dies verhindert, dass der Patient mit einer falschen Erwartungshaltung am Rückentriathlon teilnimmt.

Folgende Fragen werfen die Patienten häufig auf, die der Therapeut stets beantworten können sollte:

25.7.1 Warum ist der Rückentriathlon auf 1 Jahr ausgelegt?

Der Kollagen-Turnover (komplette Erneuerung der kollagenen Strukturen wie Sehnen, Bänder, Kapseln und Knorpel mit höherer Belastung) dauert mindestens 1 Jahr. Deshalb benötigt man zur Verbesserung des Kollagenstatus (Belastbarkeit) der genannten Strukturen genau diesen Zeitraum von 1 Jahr. Dies unterstreicht auch noch einmal die Tatsache, dass eine Person relativ viel Zeit benötigt, um aus der Inaktivitätsfalle zu kommen. Belastbarkeit erreicht man nicht in einigen Wochen.

25.7.2 Warum dennoch weitertrainieren?

Wissenschaftliche Studien haben gezeigt, dass es möglich ist, die nach einem Jahr gewonnene Belastbarkeit innerhalb von 3 Jahren noch weiter zu erhöhen. Wenn man nicht mehr weitertrainiert, kommt es zu einem negativen Anpassungsprozess, d. h. nach einem Jahr ohne Rückentriathlon besitzt man wieder genau den gleichen Fitnesszustand wie vor Beginn des Trainings. Die Belastbarkeit spiegelt die Aktivitätsebene der letzten 3 Jahre wider.

25.7.3 Zahlt die Krankenkasse?

Im Prinzip ist der Rückentriathlon ein kassenunabhängiges Konzept. Es gibt jedoch zunehmend Kassen, die diese modernen Workhardening-Programme unterstützen. In den Niederlanden vergüten die Krankenkassen den Rückentriathlon, in der Schweiz wird er teilweise (mit steigender Tendenz) vergütet. In Deutschland lassen die Präventionsparagrafen der gesetzlichen Krankenkassen nicht viel Verhandlungsspielraum zu.

25.7.4 Kann ich z. B. auch nur ein halbes Jahr teilnehmen?

Das würde den Erfolg dieses Konzepts insoweit schmälern, als dass nur Teilziele erreicht würden. Eine Steigerung der neuromuskulären Kontrolle wird zwar erreicht, aber die Optimierung des Kollagenstatus bleibt auf der Strecke, denn diese braucht 1 Jahr. Rückenschulen und Konzepte mit einer kürzeren Zeitdauer, mit alleinigem Augenmerk auf die Muskelkraft, machen den Rücken – wie wissenschaftliche Studien belegen – nicht belastbarer! Zehn Mal Krankengymnastik z. B. kann demnach keine wesentlichen Veränderungen hervorrufen, sondern nur die Voraussetzung für ein Belastbarkeitstraining schaffen.

25.7.5 Kann ich nebenbei noch Fitness machen?

Ja. Sie können nebenbei ein Fitnesszentrum besuchen und viel Ausdauersport und Koordinationstraining betreiben. Ein zweites weiteres Krafttraining führt jedoch leicht zu Überbelastungen.

25.7.6 Was ist, wenn ich Urlaub mache oder krank bin?

Wenn man nach einer Krankheit oder einem Urlaub innerhalb von 4 Wochen das Rückentriathlonprogramm wieder aufnimmt, kann man die vorgegebene Steuerung beibehalten. Beim Trainieren von aktiven Strukturen (Muskeln) nimmt die Muskelkraft bei Inaktivität durch Krankheit usw. wieder sehr schnell ab. Beim Rückentriathlon-Training zur Verbesserung der Belastbarkeit der passiven Strukturen (Bänder, Sehnen, Knorpel usw.) verringert sich der kollagene Status nur mit einer sehr niedrigen Rate (geschätzte 3–4 % pro Monat).

25.7.7 Kann ich auch woanders trainieren?

Ja. Das Training kann überall auf die gleiche Art und Weise stattfinden. Bei ausreichender Instruktion können Sie mit der gleichen Trainingssteuerung auch einmal woanders trainieren.

25.7.8 Warum nur 9 Übungen (Basics)?

Die Entwickler des Rückentriathlons gehen davon aus, dass die optimale Leistung zur Verbesserung des Kollagenstatus des Patienten in einem Training erreicht wird, dass einmal die Woche eine Stunde lang durchgeführt wird. Neun Basisübungen können, so wie das Rückentriathlon-Programm aufgebaut ist, exakt in einer Stunde durchgeführt werden. Die 9 Basic-Übungen ahmen die grundlegenden Rückenbewegungen im Alltag nach. Das Zeitmanagement lässt genau eine Stunde Training zu. Außerdem trainiert man beim Rückentriathlon nach dem Core-Konzept, das nur Übungen nach dem Belastungs-Belastbartkeits-Konzept anbietet, nach dem Motto: „Wer einen Marathon laufen will, muss laufen" (Evanston 1983). Auf den Rückentriathlon übertragen bedeutet dies: „Wer belastbar werden will, muss sich belasten!"

25.7.9 Kann ich nach dem Rückentriathlon wieder alles machen?

Nach einem Jahr sind Sie so trainiert, dass Sie alle normalen Belastungen des Alltags wieder leisten können: Bücken, Heben, Tragen, Sitzen etc. „Ein trainierter Rücken kennt keine falsche Bewegungen"! Bücken ist dann demzufolge keine schwere Belastung mehr. Personen, die sich nicht mehr bücken können, sind zu wenig belastbar. Denn relativ betrachtet ist Bücken eine geringe Belastung im Vergleich zu vielen anderen Bewegungen des Alltags. Anders gesagt: „Tut Bücken weh, ist dies ein Zeichen dafür, dass man sich ausreichend belasten und bewegen sollte."

25.7.10 Reicht ein Besuch pro Woche im Zentrum meiner Wahl?

Ja. Weil es hier primär darum geht, die passiven Strukturen wieder belastbarer zu machen, muss man nicht so oft wie beim Training zum Muskelaufbau trainieren. Durch das Heimtraining wird die gesamte Aktivitätsebene erhöht. Beides zusammen wirkt sich positiv auf die Belastbarkeit aus.

25.7.11 Was passiert, wenn sich meine Beschwerden verschlimmern?

Eine wichtige Frage. Wenn sich Beschwerden verschlimmern, sollte man den Grund dafür herausfinden. Bei vielen Patienten verschlechtern sich die Beschwerden zunächst aufgrund der ungewohnten körperlichen Betätigung beim Rückentriathlon. Die Schmerzen geben sich jedoch mit der Zeit wieder. Diese Anpassungsschmerzen sind sogar weitestgehend normal. Ruhe bewahren und weitertrainieren, ist daher die Devise.

Unkontrolliertes Training wie im Freizeitsport führt dagegen häufig zu Überbelastungsbeschwerden, die oft sogar einen behandlungsbedürftigen Überlastungsschaden zur Folge haben. Diese Beschwerden sind deutlich abzugrenzen von Anpassungsschmerz.

Gerade chronische Schmerzen haben einen wechselnden Charakter. Die Schmerzintensität ändert sich häufig ohnehin von Tag zu Tag, ob mit oder ohne Rückentriathlontraining. Zunehmende Schmerzen können daher auch teilweise auf dieses Phänomen zurückgeführt werden. Die Trainingsparameter werden so gewählt, dass keine neuen Verletzungen entstehen können. Der Trainier kann die Patienten deshalb ruhigen Gewissens ermutigen: „Machen Sie mal, es wird nichts kaputtgehen.". Die Beschwerden sollten immer langfristig und nicht nur kurzfristig beurteilt werden.

25.7.12 Am Anfang spüre ich keine Verbesserung

Das Rückentraining bewirkt wesentliche Veränderungen im Körper. Diese Veränderungen können jedoch erst nach 3 Monaten Muskelkontrolle erreicht werden. Danach bessern sich auch der Kollagenstatus des Patienten und sein Belastbarkeitsempfinden. Schnelle Trainingserfolge sind in der Regel nur von kurzer Dauer.

25.7.13 Am Anfang erscheinen mir die Gewichte extrem schwer!

Manche Patienten empfinden das Training am Anfang als zu schwer oder zu leicht. Dies ist jedoch eine subjektive Einschätzung, genau wie manche Personen z. B. ein und dieselbe Raumtemperatur als zu warm und andere wiederum als zu kalt empfinden. Gerade in diesem Punkt gehen viele Trainer auf die Wünsche ihrer Patienten ein. Damit bestimmt eher der Patient die Trainingintensität als der Experte.

Die Trainingsdaten beim Rückentriathlon sind so gewählt, dass sie ein nicht belastbarer Körper verarbeiten kann. Entsprechende Übungen können den Patienten mit einer sportlichen Vergangenheit zu leicht vorkommen. Untrainierte Patienten hingegen müssen erst einmal lernen, sich zu belasten, deshalb erscheint ihnen das Training zunächst zu anstrengend. Sie werden sich jedoch schnell daran gewöhnen. Diese Gruppe erhält sonst nur eine Beschäftigungstherapie: Das sieht zwar gut aus, bringt aber keinen Trainingserfolg.

Personen mit einer sportlichen Vergangenheit sollten realisieren, dass sie aktuell verletzt sind bzw. sich lange nichts mehr betätigt haben. Bei ihnen wird es einige Monate dauern, bis sie wieder auf der gewohnten Ebene sicher trainieren können, andernfalls droht eine Überbelastung.

25.7.14 Geht es mit den Gewichten immer so weiter, trainiere ich also mit einer immer höheren Belastung?

Nein. Studien haben nachgewiesen, dass die Belastbarkeit des Kollagens in einem Zeitraum von bis zu 3 Jahren aufgebaut werden kann. Der Verlauf ist in den ersten Monaten progressiv, danach nimmt die Steigerung rapide ab.

25.7.15 Ich habe Schulterbeschwerden, was nun?

Schulterbeschwerden oder andere Beschwerden sind nicht unbedingt ein Grund, nicht am Rückentriathlon Konzept teilzunehmen. Ein fachärztlicher Befund kann nach Rücksprache mit dem Arzt angepasst und durchgeführt werden. Sprechen Sie diese Problematik in Ihrem Zentrum an. In den meisten Fällen werden nur 1 bis 2 Übungen angepasst oder gestrichen. Auch wenn man verletzt ist, kann und sollte man sich (vernünftig) belasten.

25.7.16 Ich möchte kein „Muskelpaket“ werden

Wird man auch nicht! Bei der Systementwicklung wird darauf geachtet, dass sich die Belastbarkeit aller Wirbelsäulenstrukturen erhöht. Die Muskeln werden nicht auf Bodybuilder-Niveau trainiert.

25.7.17 Ich wurde an der Bandscheibe operiert und komme aus der Anschlussheilbehandlung. Kann ich mitmachen?

Selbstverständlich. Nach der sogenannten Wundheilungsphase kann der Rückentriathlon durchgeführt werden. Parameter wie körperliche Einschränkungen nach einer OP werden in der computergestützten Trainingssteuerung mit berücksichtigt.

25.7.18 Teilnahmebedingungen

Alle Teilnehmer benötigen aus Haftungs- und medizinisch-juristischen Überlegungen ein Attest, eine Unbedenklichkeitserklärung oder eine private Verordnung.

25.8 Vertragsphase

Praxen, die mit Lizenzen arbeiten, sollten erst die vertragliche Seite regeln, bevor sie den Rückentriathlon anbieten. Ein Standardvertrag steht für Lizenzpraxen kostenlos zu Verfügung. Patienten tendieren dazu, mit dem Training aufzuhören, wenn sie schmerzfrei geworden sind. Ist der Vertrag aber über diese Zeitspanne hinaus gültig, nehmen die Patienten das Trainingsangebot meist weiterhin wahr, obwohl sie keine Schmerzen mehr haben. Dann stellen sie in der Regel fest, dass das Training nicht nur die Schmerzen reduziert hat, sondern auch prinzipiell gut tut: Man fühlt sich besser und fitter. Aufgrund dieser Erfahrungswerte kann man viele Personen davon überzeugen, ein langfristiges Training zu absolvieren. Ohne einen entsprechenden Vertrag ist es jedoch viel schwieriger, den Patienten bei „der Stange zu halten“, wenn er schmerzfrei geworden ist.

25.9 Backsupport-Analyse

Lizenznehmer haben kostenlosen Zugang zum Backsupport, dem digitalen Monitoring-System (▸ Abb. 25.2) (s. Kap. 4). Patient und Trainer entscheiden gemeinsam, ob ein Backsupport indiziert und erwünscht ist. Falls er erwünscht ist, kann im System ein Patientencode freigeschaltet werden.

Der Patient kann ab jetzt die Fragenliste entweder von zu Hause aus oder direkt in der Praxis beantworten. Wird der Backsupport zu Beginn des Trainings und dann noch einmal am Ende ausgeführt, erhält man ohne größeren Aufwand eine optimale Dokumentation der Therapieerfolge.

25.9.1 Generierung der Trainingsdaten

Die genauesten Trainingsdaten werden generiert, wenn die jeweiligen Parameter, wie im Buch beschrieben, gemessen und anschließend in den Computer eingegeben werden. Wenn einige Daten nur geschätzt werden oder auf einer Aussage einer anderen Person beruhen, kann das Ergebnis von einer optimalen Trainingssteuerung abweichen.

Die Trainingsdaten dienen als Vorlage. Deshalb sollte immer darauf geachtet werden, dass sie auch plausibel sind. Ähnlich wie beim Internetbanking sollte „der Kontostand“ ab und zu auf Richtigkeit geprüft werden. Die anhand der Datenbanken generierten Trainingsdaten ersetzen nicht den Prozess des Clinical Reasoning.

Zugang zum System und Dateneingabe

1. Die Trainingsdaten werden im Internet unter www.rückentriathlon.de abgerufen.
2. Dazu ist eine Anmeldung mit Benutzernamen und Passwort erforderlich.

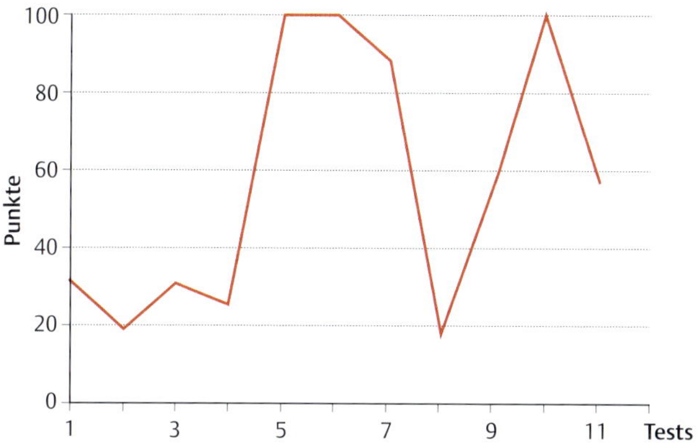

Ergebnisse des Tests Nr. 11-Kategorie Instabilität

PKT: Die für die vom Teilnehmer erreichten Punkte der Frage
Ø: Durchschnittsergebnis von 1000 Teilnehmern
TDZ: Tendenz der erreichten Punkte gegenüber dem vorherigen Test

PKT	Ø	TDZ	KAT	Frage
50	60	↓	I	Lösen harmlose Aktivitäten und/oder Bewegungen Ihre Beschwerden aus?
50	85	↓	I	Lindert ein Korsett oder eine Bandage Ihre Rückenbeschwerden? *Antwort: Nein*
50	63	↓	I	Leiden Sie unter plötzlich einschießenden Rückenbeschwerden?
75	88	↓	I	Hilft Ihnen Einrenken (Manipulation, Osteopathie oder manuelle Therapie)? *Antwort: deutlich*

Abb. 25.2 Der Backsupport ist ein Monitoring-System, welches die Fortschritte des Rückentrainings dokumentiert, hier z. B. in der Kategorie Instabilität.

3. Nachdem die Patientendaten eingegeben sind, wird man automatisch durch das Programm geleitet:
   - Patientennamen eingeben
   - Geburtsdatum eingeben
   - Körperfett eingeben, bei fehlender Messmöglichkeit schätzen (z. B. Untergewicht 10 %, Normalgewicht 20 %, leichtes Übergewicht 30 %, schweres Übergewicht 40 %) und später optimieren
   - Körpergewicht eingeben
   - Trainingsmonate angeben oder schätzen (z. B. untrainiert 10 Punkte, leicht aktiv 20 Punkte, mäßig aktiv 40 Punkte, langfristig stark aktiv 50 Punkte, langfristig sehr gut trainiert 60 Punkte)
   - Motivationstest durchführen und Maske dazu ausfüllen, die im Internet automatisch generiert wird (▶ Abb. 25.3)
   - entsprechendes Geschlecht auswählen
   - falls nötig, ein Therapeutenveto einlegen, um die Trainingsdaten durch Einschränkung zu drosseln: keine, leicht, mittel, schwer
   - Anfänger beginnen den Behandlungsstatus immer mit dem gesunden ersten Jahr
4. Ermittlung des Fitnesszustandes durch folgende Tests:
   - 3 Koordinationstests durchführen (s. Kap. 24.3.3)
   - Krafttest durchführen (s. Kap. 24.3.4)
   - Ausdauertest durchführen
5. Trainingsdaten und Analyse generieren

Für die Ermittlung der Trainingsdaten wird in der Tabellenzeile die Woche angegeben und in der zugehörigen Spalte die verschiedenen Übungen eingetragen. Hier wird die gesamte Übungsbelastung in Kilogramm angegeben, die in 3 Sets à 20 Wiederholungen ausgeführt werden soll. Bei Übungen wie Sägen, Step Up und Rotation werden 3 Sets jeweils links und rechts ausgeführt. Werden bei einer Übung z. B. 15 kg Übungsbelastung angegeben,

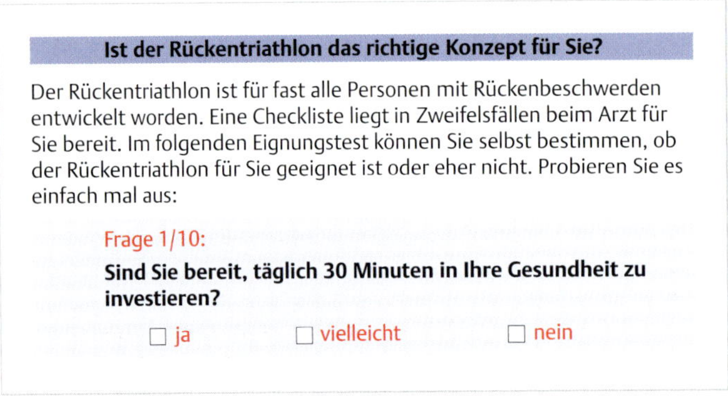

Ist der Rückentriathlon das richtige Konzept für Sie?

Der Rückentriathlon ist für fast alle Personen mit Rückenbeschwerden entwickelt worden. Eine Checkliste liegt in Zweifelsfällen beim Arzt für Sie bereit. Im folgenden Eignungstest können Sie selbst bestimmen, ob der Rückentriathlon für Sie geeignet ist oder eher nicht. Probieren Sie es einfach mal aus:

Frage 1/10:

Sind Sie bereit, täglich 30 Minuten in Ihre Gesundheit zu investieren?

☐ ja ☐ vielleicht ☐ nein

Abb. 25.3 Screenshot von der Internetseite mit der ersten von 10 Motivationsfragen.

	Beispiele für generierte Trainingsdaten													
	Woche	**4**	**8**	**12**	**16**	**20**	**24**	**28**	**32**	**36**	**40**	**44**	**48**	**52**
Basics	Bankdrücken	12,2	13,5	14,7	16,2	17,7	19,6	21,1	22,6	24,2	25,7	25,5	29,1	30,6
	Beugen	-/-	-/-	-/-	-/-	0,8	1,7	3,4	5	6,7	9,2	11,8	14,3	16,8
	Kniebeugen	11,9	13,5	15,1	16,7	18,3	19,9	21,5	23,9	26,3	29,1	23,2	35,8	39,8
	Rhombo	5,5	6,1	6,6	7,3	8	8,8	9,5	10,2	10,9	11,6	12,4	13,1	13,8
	Rotation	-/-	-/-	-/-	-/-	0,5	0,9	1,8	2,8	3,7	5,1	6,4	7,8	9,2
	Sägen	5,5	6,1	6,6	7,3	8	8,8	9,5	10,2	10,9	11,6	12,4	13,1	13,8
	Step-up	6,2	7	7,8	8,7	9,5	10,3	11,1	12,4	13,6	15	16,7	18,5	20,6
	T-Bar	13,8	15,1	16,5	8,2	20	22	23,7	25,5	27,2	28,9	31	32,7	34,4
	Vorwärtsheben	3,5	3,9	4,4	4,8	5,3	5,8	6,2	6,9	7,6	8,4	9,4	10,3	11,5

Abb. 25.4 Beispiele für generierte Trainingsdaten. Angegeben ist die Trainingsbelastung pro Übung, die alle 4 Wochen zunimmt.

ist dies das Gewicht von Hanteln und Gewichtsscheiben zusammen. Die Übungsbelastung nimmt alle 4 Wochen zu (▸ Abb. 25.4).

Diese Angaben dienen dann als Leitfaden für das weitere Training.

25.10 Therapie

25.10.1 Startphase

Die Therapie beginnt mit der ersten Konsultation. Die vorgeschlagene Gestaltung des Trainings dient als Beispiel und kann in der Praxis beliebig variiert werden.

Die Weichen für Erfolg oder Misserfolg werden in der Regel schon zu Beginn des Trainings festgelegt. Eine gut durchdachte Planung lohnt sich daher. Wie man sich am Anfang präsentiert, ist prägend für die weitere Geschäftsentwicklung. Deshalb ist es besonders wichtig, wie in anderen Branchen auch, vor allem den Start sorgfältig zu planen. Dabei kann man die Kunden mit speziellen Angeboten locken: Bei der Neueröffnung eines Geschäfts erhält der Kunde z. B. Rabatte. Bei der Neueröffnung einer Diskothek werden z. B. kostenlose Eintrittskarten verteilt. Ihrer Fantasie sind diesbezüglich keine Grenzen gesetzt.

Eine weitere Strategie für eine neueröffnete Praxis, die sich lohnen kann, ist, Termine nicht nach einem Standardmuster zu verteilen. Ruft ein neuer Patient an, um sich einen Termin geben zu lassen, vergibt man je nach Aktualität der Beschwerden, möglichst einen verzögerten Termin. Dies erweckt dann den Eindruck, dass die Praxis sehr gefragt ist. Selbstverständlich ist hier Fingerspitzengefühl gefragt, um keine unethischen Methoden zu verwenden.

Am Anfang sollte man mit einer kleinen Gruppe von maximal 5 Teilnehmern beginnen. Der Ablauf ist sowohl für den Teilnehmer als auch den Therapeuten neu, deshalb kosten Durchführung und Besprechung der Tests zu Beginn viel Zeit. Bei mehr als 5 Teilnehmern könnte daher der Zeitrahmen möglicherweise nicht mehr eingehalten werden.

In der Startphase ist es besonders wichtig, ein strenges Inklusions- und Exklusionsverfahren anzuwenden. Neben der Frage, ob der Patient überhaupt für den Rückentriathlon geeignet ist, ist es außerdem relevant, ob er zu einer angenehmen Gruppendynamik beiträgt oder nicht. Idealerweise besteht eine Anfangsgruppe aus Respondern, die durch den Rückentriathlon schnell zu Beschwerdefreiheit gelangen. Wenn diese Responder zugleich über gute kommunikative Eigenschaften verfügen, sind sie als Teilnehmer optimal geeignet. Patienten mit einer hohen Punktzahl beim Motivationstest sind ebenfalls besonders gut für den Rückentriathlon geeignet. Auch das klinische Bild ist mit entscheidend: Patienten mit einem Instabilitätsmuster oder einem posturalen Syndrom reagieren deutlich besser und schneller als Patienten, bei denen eine Degeneration des kollagenen Gewebes vermutet wird (Arthrose, intradiskale Läsionen). Patienten mit einem generell gesunden Lebensstil sprechen besser an als Patienten mit schlechten Lebensgewohnheiten wie Raucher, Alkoholkonsumenten und übergewichtige Personen.

Deshalb wird eine Gruppe mit sogenannten Wunschkandidaten einen völlig anderen Start hinlegen als eine zusammengewürfelte Gruppe. Um es noch einmal zu betonen: Die Startphase ist richtungsweisend für die Zukunft. Daher wird eine Gruppe mit einer guten Gruppendynamik, mit Spaß an der Sache, Ordnung und Fleiß sowie mit einer geringen „Klage- und Stöhnkultur" die besten Trainingserfolge verbuchen. Die überlegte Auswahl der Patienten in der Startphase wird dieses Ziel möglich machen. Und noch etwas: Es ist besser in eine kleine (noch nicht lohnende) Gruppe zu investieren und diese dann langsam mit Teilnehmern aufzustocken, als gleich mit einer großen Gruppe zu beginnen. Man sollte sich vor Augen führen, dass Krankheiten und deren Behandlung normalerweise ein häufiges Gesprächsthema in der Freizeit der Patienten ist. Deshalb sollte der Therapeut darauf hinarbeiten, möglichst häufig positiv besetzte Begriffe im Zusammenhang mit dem Rückentriathlon fallen zu lassen, damit der Rückentriathlon in diesen Gesprächen dann positiv erwähnt wird. Positiv besetzte Begriffe sind z. B.: lohnenswert, macht Spaß, ist wirkungsvoll, gute Stimmung, musst du auch machen.

Ist der Anfang erst getan, kann die Gruppe langsam mit Personen ergänzt werden, die eine anspruchsvollere Physis oder Psyche mitbringen. Menschen passen sich in der Regel an das Verhalten anderer an – im positiven wie im negativen Sinne. Es ist erstaunlich, wie man mit kleinen organisatorischen Tricks eine dauerhaft positive Situation schaffen kann. Erfolgreiche Praxen berichten immer wieder über staunende Praktikanten, die spontan bemerken: „Was gibt es hier doch für nette Patienten". Es verhält sich hier wie überall sonst auch: Kinder, Kunden, Partner oder auch Patienten können erzogen oder verzogen werden.

Merke **M!**

Für eine gelingende Startphase sollten die Patienten der ersten Trainingsgruppe möglichst folgende Eigenschaften mitbringen:
- hohe Punktzahl beim Motivationstest
- Clinical Prediction Rules
- gute kommunikative Eigenschaften
- Gruppenmensch

25.10.2 Woche 1: erste Konsultation

Bei der ersten Konsultation werden die Patientenparameter erhoben und ein „Kann-Test" durchgeführt. Außerdem zeigt der Trainier dem Patienten Heimübungen, die die lokale Muskulatur aktivieren und trainieren.

Merke **M!**

Kann-Tests sind Tests, die die Trainingsparameter nicht beeinflussen, aber den Patienten ein Feedback über seinen Trainingszustand geben.

25.10.3 Woche 2: zweite Konsultation

In der zweiten Stunde erhält der Teilnehmer Einsicht in die vom Rückentriathlonsystem generierten Trainingsdaten, die anschließend besprochen werden. Hier geht es darum, den eingeschlagenen Weg zur Verbesserung der Belastbarkeit zu erläutern. Die Daten, die das System generiert, werden als Formular ausgegeben, das bereits die geplante Trainingssteuerung beinhaltet sowie einige Tipps und anschauliche Diagramme, die den Verlauf des Trainingsaufbaus noch einmal dokumentieren.

25.10.4 Woche 3: dritte Konsultation

Jetzt bereitet der Trainier die Teilnehmer auf das Training mit Gewichten vor. Die 9 Basics werden ohne Gewichte mit einem Holz- oder Kunststoffstab durchgeführt. Der Trainer achtet dabei auf eine exakte Durchführung mit Übungskontrolle. Die Teilnehmer üben die Basics auf koordinativer Ebene. Hierbei werden nur 7 der Basics ausgeführt, Beuge- und Rotationsübungen finden nicht statt.

25.10.5 Woche 4: erste Gruppenstunde

Die erste Gruppenstunde steht an. Die Gruppe sollte darauf vorbereitet werden, dass ein Neuling hinzukommen kann. Manche Trainer wenden hierfür das Buddy-Prinzip an: Sie bitten einen passenden Teilnehmer, sich ein wenig intensiver um den Neuling zu kümmern, damit er sich wohl und aufgehoben fühlt. Der Trainer erläutert, dass es ganz normal ist, wenn man nach der Trainingsstunde Rücken, Beine und Schultern vermehrt spürt und dass dies kein Grund zur Besorgnis ist, sondern eher ein Ausdruck eines inaktiven Lebensstils in der Vergangenheit.

25.10.6 Einteilung der Gruppen

Bei der Einteilung der Gruppen spielen organisatorische und gruppendynamische Faktoren eine Rolle. Prinzipiell ist es wichtig, nicht mit zu vielen Trainern zu arbeiten. Patienten schätzten nichts mehr, als beispielsweise beim Frisör, in einem Geschäft oder Fitnesszentrum immer wieder die gleichen Gesichter zu sehen. Dies ist einer der wichtigsten Faktoren für Patientenzufriedenheit. Außerdem überblicken weniger Trainer die Patientengruppe besser. Bei der Einteilung der Gruppen gilt es, eine Balance zwischen der Gruppendynamik und der Wirtschaftlichkeit zu finden. Zu 100% ausgebuchte Kurse sind finanziell betrachtet wünschenswert. Da aber viele Patienten gerne verschiedene Freizeitaktivitäten ausüben möchten, konkurrieren andere Angebote mit dem Rückentriathlon. Wichtig ist auch, genügend zeitlichen Spielraum einzuplanen, so dass Personen in andere Gruppen ausweichen können. Ein Hotel oder eine Fluggesellschaft, die immer ausgebucht sind, werden automatisch seltener gebucht.

Prinzipiell gibt es 2 verschiedene Organisationsformen:

- Feste Stunden: Die Patienten trainieren an einem festen Termin in der Woche. Die Gruppe ist dadurch homogen.
- Tennisplatzsystem: Die Patienten tragen sich selbst in eine Liste für Termine in der folgenden Woche ein. Dadurch können die Teilnehmer ihre Termine flexibel einteilen, wovon z. B. Schichtdienstarbeiter profitieren.

Beide Organisationsformen haben ihre Vor- und Nachteile. Die meisten Zentren wählen feste Stunden, weil dann die Gruppendynamik besser zur Geltung kommt.

25.10.7 Circuit-Training

Circuit-Training, auch als Zirkeltraining bekannt, ist eine bewährte Trainingsform. Es gibt verschiedene Übungsstationen, die die Patienten eine bestimmte Zeitdauer durchlaufen. Sie beginnen mit einer Übung und wechseln dann zur nächsten Station. Vorteil dieser Methode ist, dass sie weniger Material und Geräte benötigt. Würden alle Teilnehmer die gleiche Übung gleichzeitig ausführen, bräuchte man z. B. 9 Hocker statt nur 2. Außerdem spart der Trainier durch das Circuit-Training Zeit. Die Stationen werden im Vorfeld aufgebaut und bleiben stehen, so dass man nicht ständig umbauen muss. Die Übungen sollten so angeordnet werden, dass an jeder Station andere Muskelgruppen beansprucht werden: z. B. eine Bein-, eine Rumpf- oder eine Armübung im Wechsel. Eine bewährte Reihenfolge ist in ▸ Abb. 25.5 zu sehen. Es lohnt sich auf jeden Fall, den gleichen Übungsablauf beizubehalten.

Ein weiterer Vorteil des Circuit-Trainings ist, dass neu hinzugekommene Teilnehmer sehen können, wie erfahrene Sportler die nächste Übung ausführen. Das Trainingskonzept eignet sich gut, um Anfänger und erfahrene Personen gemeinsam trainieren zu lassen. Ferner können Tempo und Ansage unterschiedlich nach Wunsch ausgeführt werden.

Musik in dem gewünschten Bewegungstempo und eine Ansage durch einen der Teilnehmer kann die Gruppendynamik deutlich fördern.

25.10.8 Heimprogramm und Fortschritte

Ein wichtiger Aspekt ist die Ermunterung und Kontrolle der Eigenverantwortung. Der Trainier sollte deshalb den Patienten wöchentlich fragen, wie er mit seinen Heimübungen vorankommt und wie es um sein Bewegungsprogramm bestellt ist. Bei den Heimübungen hat sich herausgestellt, dass weniger häufiger mehr ist. Besser eine Heimübung, mit der der Patient konsequent und regelmäßig seine Schwachstellen bearbeitet, als eine Vielzahl an Übungen, die ihn überfordern. Diesbezüglich geht die Einschätzung von Patient und Therapeut manchmal auseinander: Der Patient ist zufrieden, wenn er eine Übung gut, korrekt und regelmäßig ausführt, der Therapeut hingegen ist der Meinung, dass der Patient häufiger und variantenreicher üben sollte. Bei gleicher Qualität ist die beste Übung jedoch diejenige, die den Patienten in der aktuellen Phase am meisten voranbringt

Das Bewegungsprogramm wird wöchentlich abgefragt und dokumentiert. Je nach Ergebnis muss der Patient bestätigt bzw. ermuntert oder gebremst werden. Erwünscht sind ein moderater Anstieg der alltäglichen Bewegung und dass diese wieder normal ausgeführt werden kann. Eine regelmäßige, konsequente Abfrage ist eine wichtige Kommunikationsform, mithilfe derer der Therapeut dem Patienten die Bedeutung des Bewegungsprogramms vor Augen führen kann. Umgekehrt führen unregelmäßige und unzureichende Kontrollen dazu, dass der Patient das Bewegungsprogramm nicht ernst nimmt und nachlässig wird.

Um seine Fortschritte zu dokumentieren, kann der Patient seine Ausdauerwerte in ein Formular eintragen (▸ Abb. 25.6). Sein Ziel ist es, sich 3 x wöchentlich 45 Minuten lang zu bewegen. Eingetragen wird die Gesamtzeit (in Minuten), die er sich pro Woche bewegt. Bewegt er sich zwischen 100 und 200 Minuten (hellgrüne Felder) ist dies ein gutes Ergebnis, unter 100 Minuten ein schlechtes (orange Felder) und körperliche Aktivität über 200 Minuten (dunkelgrüne Felder) wird vorerst als Übereifer gedeutet.

Für Patienten, die abnehmen wollen, protokolliert man alle 4 Wochen Körperfettmasse und Körpergewicht. Die jeweiligen Werte trägt man anschließend in ein Formular ein (▸ Abb. 25.7). Dabei können folgende Ergebnisse beobachtet werden:

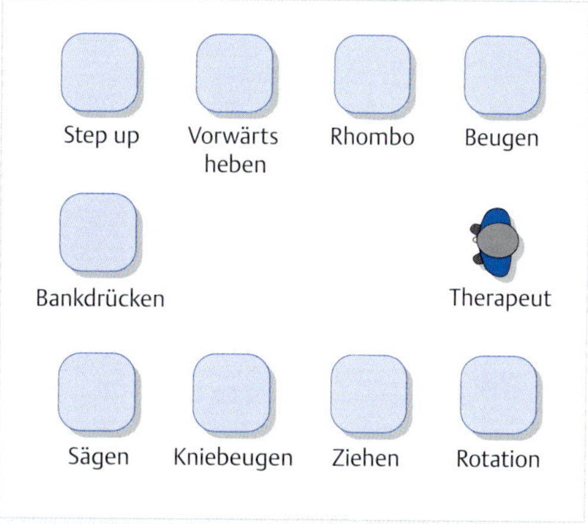

Abb. 25.5 Beispiel für ein Circuit-Training.

- Abnahme des Körpergewichts bei steigendem Körperfettanteil: unerwünschter Erfolg, die Gründe dafür müssen analysiert werden.
- Abnahme des Körpergewichts bei gleichbleibender Fettmasse. Dies ist prinzipiell als Teilerfolg zu werten.
- Abnahme des Körpergewichts bei abnehmender Fettmasse. Dies ist der Idealzustand.

Prinzipiell sollte man jede Abnahme an Körpergewicht positiv deuten, auch wenn der Anteil des Körperfetts zugenommen hat, denn der Patient hat sich schließlich bemüht, abzunehmen. Diese Patienten kann der Trainer weiter motivieren: „Es geht noch besser. Wenn Sie auch noch Fettmasse verlieren, können Sie ganz zufrieden sein. Ich würde vorschlagen...".

Auch die Körperfettmasse stellt ein relatives Exklusionskriterium dar:

- Personen mit Fettwerten über 40 % des Körpergewichts bedürfen neben dem Rückentriathlon noch weiterer Betreuung, um abzunehmen. Deshalb ist in diesen Fällen eine Rücksprache mit dem betreuenden Arzt erforderlich.
- Personen, die keine Ausdauersportler sind und Fettwerte unter 10 % aufweisen, geben immer Anlass zur Sorge, denn häufig liegen solchen Werten Essstörungen zugrunde.

Ausdauertabelle für: ....

Geschlecht: ...... Gewicht: ...... kg Fett: ...... % Alter: ...... Training: ...... Monate Einschränkung: ......

Woche	Dauer (Minuten)			Woche	Dauer (Minuten)		
01				27			
02				28			
03				29			
04				30			
05				31			
06				32			
07				33			
08				34			
09				35			
10				36			
11				37			
12				38			
13				39			
14				40			
15				41			
16				42			
17				43			
18				44			
19				45			
20				46			
21				47			
22				48			
23				49			
24				50			
25				51			
26				52			
	mangelhaft	optimal	über Soll		mangelhaft	optimal	über Soll

Abb. 25.6 Formular zur Dokumentation der Ausdauer.

25

25.11 Jahresabschluss

Nach Abschluss des Rückentriathlons sollte der Trainer den Patienten fragen, wie dieser zukünftig seine Trainingserfolge beibehalten möchte. Dazu gibt es mehrere Möglichkeiten:

- Training in einem Fitnesszentrum
- Heimtraining mit eigenem Gewichtsset
- ein weiteres Jahr Rückentriathlon

Er sollte darauf hingewiesen werden, dass alle drei genannten Möglichkeiten fast gleichwertig sind. Schließlich handelt es sich ab jetzt nicht mehr um eine therapeutische Maßnahme, denn der Patient ist gesund geworden. Wenn dies noch einmal unterstrichen wird, sieht der Patient auch die Verdienste des Rückentrainings. Für welche der Maßnahmen sich ein Patient letztendlich entscheidet, hängt ausschließlich von seiner Vorliebe, seiner Selbstdisziplin und seinen Finanzen ab. Ein erheblicher Teil der Patienten entscheidet sich für Altbewährtes. Die meisten Patienten beurteilen es auch positiv, wenn man Mitbewerber erwähnt.

Die Trainingswerte, die der Patient erreicht, sollten im Internet dokumentiert werden, denn diese Daten werden vom System verarbeitet und analysiert. Dadurch können die Datenbanken und die zukünftige Trainingssteuerung eventuell noch weiter optimiert werden.

25.12 Steuerliche Konsequenzen

Die steuerlichen Konsequenzen, die ein „Selbstzahler-Circuit-Training" im Sinne einer gewerblichen Tätigkeit mit sich bringt, sollte jeder einzelne Konzeptanbieter mit seinem Steuerberater besprechen.

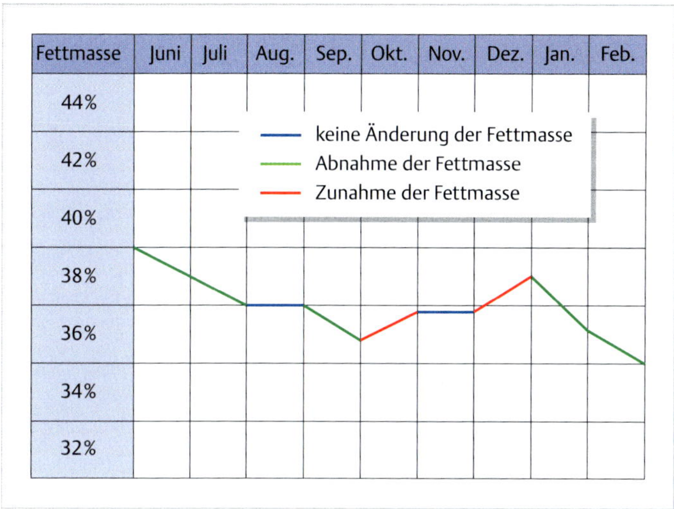

Abb. 25.7 Formular zur Dokumentation der Körperfettmasse. Eingezeichnet ist ein Beispiel für eine Fettmassenänderung über einen Zeitraum von 9 Monaten (blau: keine Änderung der Fettmasse, grün: Abnahme der Fettmasse, rot: Zunahme der Fettmasse).

Kapitel 26

Die Erfolge des Langhanteltrainings

26

26 Die Erfolge des Langhanteltrainings

Frederik Deemter

26.1 Einleitung

Mittlerweile haben über 10.000 Patienten einen Rückentriathlon absolviert. Dies zeigt, dass Therapeuten, Ärzte und Patienten ein gut durchdachtes Langhanteltraining befürworten. Oft genug aber bestehen gegenüber Langhanteltraining noch Vorurteile. Viele Laien, aber auch Ärzte sehen Langhanteltraining lediglich als Eisenstemmen an und damit als gefährliches Bodybuilding und nicht als Medizin.

Über die Wirksamkeit von Langhanteltraining gehen die Meinungen von Therapeuten und Patienten auseinander. Während die Therapeuten zunehmend von der Wirksamkeit des Langhanteltrainings überzeugt sind, müssen viele Patienten noch darüber aufgeklärt werden.

26.2 Von der Empirie zum wissenschaftlich verantworteten Langhanteltraining

Es ist noch ein langer Weg, bis Langhanteltraining als wissenschaftliche und verantwortliche Therapie angesehen wird. Die ersten Schritte in diese Richtung sind jedoch mit dem Rückentriathlon bereits getan.

26.2.1 Einschränkung der Ergebnisse

Die Ergebnisse des Rückentriathlons basieren auf den Trainingsdaten von über 10.000 Patienten. Dies ist zwar eine große Gruppe, doch die Ergebnisse müssen nicht unbedingt zu 100 % valide sein, denn man kann nicht sicher sein, dass diese Daten für alle Rückenpatienten repräsentativ sind. Da die meisten Rückenpatienten Selbstzahler sind, führt dies zu besseren Ergebnissen aufgrund des relativ hohen finanziellen Aufwands. Die Schwierigkeit liegt darin, dass viele sekundäre Komponenten den Behandlungserfolg zusätzlich beeinflussen. Neben den finanziellen Aspekten spielen also viele weitere Faktoren eine Rolle. So besitzen in manchen Kulturen aktive Methoden ein negatives Image und passive ein positives. Auch die Medien üben einen Einfluss aus, der nicht zu unterschätzen ist.

26.2.2 Heutiger Stand der Forschung

Die heutzutage vorwiegend propagierte aktive Physiotherapie benötigt dringend wissenschaftliche Evidenz. Langhanteltraining bei Rückenpatienten hat sich im westlichen Europa inzwischen etabliert, jedoch fehlt ein wissenschaftlicher Beleg für dessen Wirksamkeit. Wissenschaftliche Untersuchungen zur Wirksamkeit von Langhanteltraining wird zwar in Fortbildungen gefordert, ist mit Rückenpatienten jedoch zurzeit nicht möglich.

Es gibt zwar mittlerweile einige Untersuchungen zu freiem Hanteltraining, die aber auf trainingswissenschaftliche Aspekte allgemeiner Fitness und nicht speziell auf Rückenpatienten ausgerichtet waren (Brill et al. 1998, Stock et al. 2011, Stevenson et al. 2010). Hier besteht in Bezug auf aktive Physiotherapie ein pragmatisches Paradoxon: Einerseits braucht sie noch viele Innovationen, anderseits können Therapeuten keine neuen Wege gehen, weil diese noch nicht wissenschaftlich evaluiert sind.

Momentan existieren keine Studien zu Rückentraining mit freien Gewichten, so dass die tägliche Praxis in den medizinischen Trainingszentren auf recht wackeligen Füßen steht: Wegen der fehlenden Evidenz sind die Therapiemethoden angreifbar.

Der Rückentriathlon hat aufgrund der Vielzahl der erfolgreich behandelten Patienten gezeigt, dass Hanteltraining sicher für die Indikationsgebiete des Rückentriathlons ist. Außerdem konnte gezeigt werden, dass spezielle Übungen mit vorgegebener Dosis effektiv sind, denn dadurch ist eine einheitliche Behandlung möglich. Falls eine Studie zu „Langhanteltraining" bei Rückenpatienten durchgeführt würde, müssten sowohl die Übungen als auch die Dosis genauestens definiert werden, um eine homogene Therapie gewährleisten zu können. So wird Studien zur Wirksamkeit von elastischen Bändern oder isometrischen Übungen immer wieder vorgeworfen, dass sie keine homogenen Bedingungen bieten. Solche Trainingsmethoden sind daher nur schwer zu verallgemeinern, denn schließlich bestehen große individuelle Unterschiede bezüglich der Intensität der Durchführung

26.2.3 Aufgaben und Fähigkeiten des Therapeuten

Die Aufgaben des Physiotherapeuten werden beim Rückentriathlon neu definiert. Seine Aufgabe ist es nicht so sehr, die richtige Dosis für die Therapie (aktives Training) zu bestimmen, sondern eher wie ein Hausarzt die richtigen Patienten für das Medikament (Rückentriathlon) auszuwählen.

Das „Medikament“ Rückentriathlon besteht aus verschiedenen Wirkstoffen, nämlich den 9 Rückenbasics. Die Dosis wird durch den „Pharmakologen“, in diesem Falle der Rückentriathlonsoftware, bestimmt. Die Hauptaufgaben des Therapeuten bestehen in der Auswahl der richtigen Patienten, in der Überwachung der Trainingseffektivität und in der Deutung des Krankheitsverlaufs und eventueller Nebenwirkungen. Hierzu stehen ihm fest definierte Untersuchungsmethoden zu Verfügung. Damit sind 80% der Therapie festgelegt, die restlichen 20% der Therapie kann der Therapeut individuell bestimmen, z. B. in Form von Hausübungen.

Um diese Aufgaben zufriedenstellend auszuführen zu können, braucht der Therapeut wissenschaftliche Fähigkeiten. Es ist durchaus zweckvoll, wenn ihm diese wissenschaftlichen Aspekte seines Arbeitens bewusst sind. Schließlich bestimmen die Fähigkeiten des Kollektivs in großem Maße die Wirkung einer Methode.

Deshalb ist es wichtig, dass der einzelne Physiotherapeut mehr Einsicht in wissenschaftliches Denken und Arbeiten gewinnt. Jeder einzelne Trainer kann dazu beitragen, dass er eine verantwortliche Arbeitsweise entwickelt. Denn Konzepte wie der Rückentriathlon und der wissenschaftlich eingestellte Trainer werden in Zukunft sehr gefragt sein. Dadurch wird die aktive Therapie zwangsläufig mehr Anerkennung und einen höheren Stellenwert bei Therapieplanungen erhalten.

Seit einiger Zeit versuchen viele Therapeuten, fundierter zu arbeiten, allerdings klaffen Theorie und Praxis noch weit auseinander. Seit den 1990er Jahren wird Langhanteltraining bei Rückenpatienten auf vielen Fortbildungen empfohlen. Die Therapeuten begründen dies mit Clinical Reasoning, dessen klassische Grundlage die Logik ist, die bereits auf Aristoteles zurückgeht (Russel et al. 2006). Mithilfe der Logik lassen sich Argumente und Gedankengänge auf ihre logische Konsistenz und Validität überprüfen. Die Fähigkeit, gut zu argumentieren und Fehlschlüsse zu erkennen, sollte zu den Kernkompetenzen eines jeden Physiotherapeuten gehören. Langhanteltraining konnte sich nur deshalb in vielen Praxen etablieren, weil es eine logische Konsequenz ist. Schließlich bietet das Langhanteltraining einige Vorteile gegenüber herkömmlichen Trainingsformen. Die Überlegenheit des Langhanteltrainings gegenüber Gerätetraining beruht auf deduktivem Denken. Aus gegebenen Prämissen (Aussagen) leitet man eine Schlussfolgerung ab aufgrund von logischer Konsequenz. Die Philosophie des „funktionellen Trainierens“ hinter dem Langhanteltraining ist eine der trainingswissenschaftlichen „großen“ Theorien (Grand Theories; vgl. Domholdt 2005). Die Theorie ist fast immer eine Vereinfachung der komplexen Wirklichkeit: Wenn das funktionelle Training einen so großen Stellenwert einnimmt, z. B. hinsichtlich der Ausrichtung der kollagenen Fasern, dann müssen die Übungen an diese Gegebenheiten angepasst werden. Der Therapeut kann dann entscheiden, wie er im Einzelfall zu handeln hat. In dem genannten Beispiel würde dies bedeuten, dass in Bezug auf die Adaptation der kollagenen Fasern besser auf ein Langhanteltraining zurückgegriffen werden sollte als auf ein Gerätetraining. Die Handlung beruht nicht auf evidenzbasierten Methoden, sondern auf wissenschaftlichen Überlegungen und ist somit wahrscheinlich (!) anderen Handlungen überlegen.

Merke **M!**

Deduktion

Unter Deduktion versteht man in der Logik, aus allgemeinen Aussagen speziellere abzuleiten. D. h., man schließt von einer theoretischen, allgemeinen Überlegung auf einen Einzelfall.

Beispiel

Aussage A: Funktionelles Langhanteltraining sorgt für eine optimale Adaptation und Ausrichtung der kollagenen Fasern.

Aussage B: Lädierte Strukturen der Wirbelsäule brauchen dosierte physiologische Reize zur optimalen Genesung.

Aus A und B folgt zwingend, dass Aussage C über Langhanteltraining richtig ist: Langhanteltraining ist die optimale Trainingsform für Rückenpatienten.

Dabei kann es aber leicht zu logischen Denkfehlern (post hoc ergo propter hoc = danach, also durch) kommen. So verknüpft man beispielsweise 2 Tatsachen miteinander, die keinen kausalen Zusammenhang aufweisen: z. B. zwischen Behandlung und Genesung (Janssen et al. 1992). Eine Kausalität wird oftmals zu schnell hergestellt und womöglich falsch interpretiert. Ein solcher Trugschluss kann sowohl dem Behandler als auch dem Patienten unterlaufen. Wenn ein Patient mit einer akuten Lumbago zur Therapie kommt und die Beschwerden nach 5-tägigem Langhanteltraining zum großen Teil verschwunden sind, wird er geneigt sein, dies der Therapie zuzuschreiben. Eine akute Lumbago verläuft aber auch ohne Training häufig so, dass die Beschwerden nach 3–7 Tagen deutlich nachlassen. Dies erklärt auch, warum viele unterschiedliche Therapien, die aufgrund von logischen und physikalischen Überlegungen nicht funktionieren können, manchmal doch scheinbar wirksam sind. Etwas zynisch kann man dann behaupten: Eine Besserung trat ein – dank oder trotz Therapie.

Die unendliche Vielzahl an Therapien überfordert den einzelnen Therapeuten leicht. Gerade in der Physiotherapie und im Bereich der alternativen Medizin gibt es viele Therapien mit „sonderbaren“ Wirkungen, sogenannte Wunderheilungen oder Wundertherapien. Solche Methoden kommen und gehen am laufenden Band – mit immer neuen Versprechungen. Es ist schwer, die Wirksamkeit solcher Methoden wissenschaftlich zu widerlegen. Da wir jedoch erhebliches Wissen über die Welt und wie sie funktioniert besitzen, ist die Wahrscheinlichkeit, dass eine solche Aussage (Therapieerfolg und Wirkungsweise) wahr ist, fast Richtung Null geht (van Eemeren et al. 1998).

In Bezug auf solche Therapien gilt die Regel: „In der Medizin kann man alles behaupten. Es dauert im Schnitt 15 Jahre, bis es widerlegt wird. In dieser Zeit muss man sein Geld verdienen“.

Der Rückentriathlon hilft dem einzelnen Therapeuten mit der Tatsache, dass seine Wirkung belegt ist. Der einzelne Trainer kann durch eine verantwortungsvolle Arbeitsweise wissenschaftliches Arbeiten fördern. Er kann seinen persönlichen Einsatz und ein Behandlungskonzept Hand in Hand anbieten.

Hilfreich ist dazu schon methodisches Handeln mittels eines strukturierten Befunds. Denn anhand des Befunds werden die richtigen Kandidaten für den Rückentriathlon ausgewählt. In dem vorliegenden Buch werden mehrere „Werkzeuge“ in Form von Fragelisten, Gerätschaften und Tests beschrieben, anhand derer der Therapeut beurteilen kann, welches Muster bei dem Rückenpatienten vorliegt. Strukturiertes Befunden und das Erkennen von Mustern ist die Basis für Expertenwissen (Fischer u. Bartens 1999). Außerdem kann der Therapeut auf der Grundlage dieses Expertenwissens den Patienten über die für ihn geeignete Methode beraten, eine Prognose über den möglichen Verlauf stellen und darüber informieren, wann und wie eine Besserung auftritt. Ferner kann er erklären, welche Aufgaben der Patient und die Ärzte übernehmen. Laut Gifford (Greenhalgh u. Selfe 2006) sollten die genannten Aspekte in der ersten Behandlung geklärt werden.

Die verwendeten Tests sollten möglichst eine hohe Qualität besitzen.

Anhand des strukturierten Befunds kann der Therapeut die „Responder“ mithilfe der Clinical Prediction Rules ermitteln – eine Vorgehensweise, die in der modernen aktiven Rehabilitation bedeutend ist.

26.2.4 SMART-Regel

Wichtig bei jeder wissenschaftlich fundierten Therapie ist, wie auch beim Rückentriathlon, die SMART-Regel (Kanfer et al. 2000). SMART bedeutet:

- **S** – Spezifisch: Die Therapieziele sollten genau umschrieben werden, so dass sie für alle klar verständlich sind. Hierbei sind z. B. die folgenden Aspekte/Ergebnisse des Rückentriathlons wichtig:
  - Trainingsdaten
  - Körperfettwerttabelle
  - PSB (patientenspezifische Beschwerden des Backsupports)
- **M** – Messbar: Die vereinbarten Ziele sollten messbar sein, da die Beurteilung sonst nur subjektiv ist, wie: „Es geht mir schon besser, habe etwas weniger Schmerzen“: Die 3 unter „Spezifisch“ genannten Punkte können hervorragend objektiv evaluiert werden.
- **A** – Ausführbar (Erreichbar): Ziele müssen von den Empfängern akzeptiert werden, es nützt nichts, ein tolles Rehabilitationsprogramm aufzustellen, wenn der Patient keine Compliance aufweist. Deshalb ist es so wichtig, den Patienten im Vorfeld ausführlich über die Therapie zu informieren. Dies gilt selbstverständlich auch für den Rückentriathlon.
- **R** – Realistisch: Die Kenntnisse der Physiologie, eigene und Erfahrungen anderer können helfen, die Ziele realistisch einzuschätzen. Hier kommt einer der Verdienste des Rückentriathlons ins

Spiel. Die Erfahrung des Therapeuten wird ergänzt durch die Daten der Trainingssteuerung. Hier kann der Therapeut immer ein Veto einlegen, so dass die Daten erst dann realistisch sind, wenn der Therapeut sie verständlich und adäquat einschätzt, sie also „abnickt".

- **T** – Terminierbar: Hierzu gehört, dass der Therapeut eine Prognose abliefert, wann die Ziele erreicht sollten werden. Auch hier kann z.B. die Höhe der Trainingsbelastung und der Körperfettabnahme realistisch in Abhängigkeit von der Trainingsdauer dargestellt werden. Die Fortschritte bezüglich der PSK sollten individuell geklärt werden, da jeder Patient andere Wünsche hat, die unmöglich verallgemeinert werden können.

Man sollte auch stets daran denken, dass jede Fortbildung und jedes Buch relativ schnell wieder veraltet ist. Bislang gilt, dass es ca. 15–25 Jahre dauert, bis eine wissenschaftliche Erkenntnis in die Praxis umgesetzt wird. Heutzutage kann jeder von zu Hause aus die wissenschaftlichen Forschungsergebnisse im Auge behalten.

26.2.5 Informationssuche: medizinische Datenbanken

Für die Praxis ist das Internet unerlässlich. Es hat eine wahre Revolution hinsichtlich der Erkenntnisgewinnung ausgelöst. Selbst wenn Ihre Praxis „in der Pampa" liegt, hilft Ihnen das Internet dabei, immer auf dem neuesten Stand zu sein. Noch vor ca. 15 Jahren war dies nur möglich, wenn man eine Unibibliothek aufsuchte. Frei einsehbare Kurzfassungen von Studien können über medizinische Datenbanken abgerufen werden und reichen häufig für den praktizierenden Physiotherapeut schon aus, um seine eigenen Fähigkeiten mit wissenschaftlichen Erkenntnissen anzureichern. PubMed ist z.B. eine solche (Meta-)Datenbank mit kostenlosem Zugang zu medizinischen Artikeln (http://www.ncbi.nlm.nih.gov/pubmed). Hier geben Sie z.B. die Suchbegriffe „free" und „weight" ein, und Sie erzielen 275 Treffer (Stand vom 28.12.2012). Von diesen 275 Treffern können 32 Artikel kostenlos heruntergeladen werden, die restlichen sind nur als Kurzfassung verfügbar. Sie können jetzt Ihre Suche noch verfeinern, indem Sie ein weiteres Suchwort eingeben (z.B. „training"). Jetzt erhalten Sie spezifischere Informationen. Es werden 127 Abstracts angezeigt. Wenn Sie nun Ihre Anfrage noch weiter spezifizieren, z.B. indem Sie nach einer bestimmten Übung suchen, werden die Treffer noch weiter eingegrenzt. Gibt man z.B. zusätzlich zu obigen Stichwörtern noch „Squat" ein, so erhält man 32 Abstracts. Für Geübte dauert dieser Vorgang selten länger als 5 Minuten.

Sie können natürlich auch alle 275 Titel ohne weitere Eingrenzung schnell überfliegen, um zu sehen, ob einer oder mehrere Artikel Ihre Fragestellung betrifft und diese dann durcharbeiten.

26.2.6 Rückentriathlon besitzt wissenschaftlichen Anspruch

Aktives Training ist so günstig und effektiv, dass es viele Konkurrenztherapien potenziell bedroht. Deshalb werden die Anbieter dieser Konkurrenzprodukte nichts lieber tun, als solche günstigen Methoden zu diskreditieren. Daher ist jeder fundierte wissenschaftliche Ansatz willkommen, der die Wirksamkeit von Langhanteltraining untersucht, um dieser Methode ihren verdienten Stellenwert zu geben. Bisher sind zwar nur erste Schritte in Richtung unanfechtbaren, wissenschaftlichen Standard gemacht, aber dies ist zumindest ein Anfang. Folgende wissenschaftliche Standards sind dazu geeignet (Aussagekraft von 1. bis 6. zunehmend):

1. Fallberichte
2. Querschnittsstudien
3. Fall-Kontroll-Studien
4. Kohortenstudien
5. randomisierte, kontrollierte Studien
6. Metaanalysen

Zurzeit gibt es keine Studien, die darauf hinweisen, dass ein Gerätetraining effizienter ist als ein Training mit freien Gewichten – auch wenn einige Geräte so ausgestattet sind, dass sie einen „medizinisch-wissenschaftlichen" Eindruck erwecken.

Zusammenfassend kann gesagt werden, dass der Rückentriathlon Daten liefert, die einen wissenschaftlichen Anspruch bezüglich Rückenpatienten und Langhanteltraining haben.

Der Therapeut kann daher den Patienten ruhigen Gewissens darüber informieren, dass durchdachtes Langhanteltraining ein effektives und sicheres medizinisches Training für Rückenpatienten ist. Sein eigenes kritisches wissenschaftliches Denken und Arbeiten trägt zum Gesamtbehandlungsergebnis bei.

26.3 Kosteneffizienz von Langhanteltraining

26.3.1 Langhanteltraining versus Gerätetraining

Der Kauf eines Trainingsgerätes kann je nach Ausstattung 3000 Euro bis über 10.000 Euro pro Gerät betragen. Für ein Gerätetraining muss außerdem mit zusätzlichen Kosten gerechnet werden, wie z.B. für Wartung. Nicht zu unterschätzen sind auch die Kosten für geeignete Räumlichkeiten, da ein Gerätepark sehr viel Platz benötigt, entsprechend hoch werden die Mietkosten ausfallen.

Die Kosten für ein Langhantelset sind dagegen gering. Wartungskosten entfallen gänzlich und der Platzbedarf ist im Vergleich zu den Geräten minimal. Die Räumlichkeiten können zudem multifunktional genutzt werden. Es gibt zwar noch weitere, ebenfalls kostengünstige Trainingsmethoden in der Rehabilitation, z.B. elastische Bänder oder Pezzibälle, mit diesen können die Patienten aber nicht so wohl dosiert trainieren wie mit Langhanteln (Nuzzo et al. 2008).

Der Erfolg des Rückentriathlons wird nicht durch Krafttests ermittelt, weil submaximale Krafttests in der Schmerzphase oft stark vom Schmerz, aber auch von anderen Faktoren, wie z.B. Angst, geprägt sind. Der Rückentriathlon geht davon aus, dass Muskelkraft und Leistung in erster Linie vom Körpergewicht, besser gesagt der Muskelmasse (fettfreies Körpergewicht), Trainingszustand und Alter abhängen. Ein Denkansatz in diese Richtung gaben Mannion und Mitarbeiter (Mannion et al. 1999). Dieser Ansatz konnte durch die Erfahrungen beim Rückentriathlon bestätigt werden. Der Vorteil dieser Methode ist, dass zeitaufwendige Tests zur Bestimmung der Trainingsdosierung entfallen, ebenso wie subjektive Komponenten durch den Patienten und Therapeuten. Der Trainingsfortschritt und das Erreichen des Trainingsziels werden ausschließlich anhand des fettfreien Körpergewichts, des Alters, des Geschlechts, der Motivation und der Trainingserfahrung ermittelt. Die Daten hierzu können schnell und einfach in der Internetdatenbank abgerufen werden.

Damit die Patienten die Methode akzeptieren, sollte der Anbieter mit einer gewissen „Hard- und Software" ausgestattet sein. Unter der „Hardware" versteht man die Räumlichkeiten, Arbeitsgeräte, Parkplätze und den Sanitärbereich. Die „Software" besteht aus dem Personal, das die Hardware bedient. Hier spielen Faktoren wie Ausbildung, Praxisabläufe, Betriebsklima und Trainingssteuerung eine Rolle.

Im Allgemeinen neigen Zentren dazu, die Bedeutung der Hardware zu überschätzen und die der Software zu unterschätzten – entsprechend sehen die Investitionen aus. Mit einem gut durchdachten Langhanteltraining kann man bei der Hardware sparen. Wenn gleichzeitig mehr in die Software investiert wird, wie z.B. in Schulungen, Fortbildungen und Konzeptarbeit, kann eine gleichwertige oder sogar noch bessere Dienstleistung angeboten werden.

Merke **M!**

Verantwortliches Langhanteltraining ist eine kosteneffiziente Methode für Rückenpatienten in der aktiven Rehabilitation.

26.3.2 Wirtschaftlichkeit

Eine Lizenz für den Rückentriathlon lohnt sich für Zentren, die drei oder mehr Gruppen anbieten können und wollen. Die Lizenzkosten betragen dann für 30 Teilnehmer ca. 2,5% der Einnahmen. Ab 50 Teilnehmern reduzieren sich die Lizenzkosten auf unter 2% der Einnahmen. Bei individuellen Abfragen liegt der Preis für die Trainingsdaten bei ca. 4% der durchschnittlichen Monatsgebühr von medizinischem Fitnesstraining.

Vorteil der Lizenzstruktur ist die Preisbindung. Der Preis des Trainings ist nicht mehr Verhandlungssache mit dem Patienten, sondern unterliegt einer Preisbindung. Überall in Deutschland, Österreich und der Schweiz werden die gleichen Preise verlangt. Die Rückentriathlon-Teilnehmer bezahlen eine Teilnahmegebühr von 60 bis 80 Euro im Monat. Diese Preisgestaltung ermöglicht den Anbietern einen guten Stundenumsatz zwischen 85 und 120 Euro bei einer durchschnittlichen Gruppengröße. Diese angemessen Vergütung ist vergleichbar mit Facharbeitern wie Automechanikern und Computerfacharbeitern. Der Rückentriathlon ist damit wirtschaftlich berechtigt: ein hochwertiges Rückenkonzept, bezahlbar für die Kostenträger (ob Patient, Kostenträger oder Unternehmen) bei einer gerechten Vergütung der Leistungsanbieter.

Die jährlichen Kosten betragen demnach zwischen 720 und 980 Euro pro Patient und sind damit deutlich niedriger als bei anderen Konzepten wie dem GRIP (Göttinger Rücken-Intensiv-Programm). Die Kosten hierfür wurden bereits 1996 schon mit ca. 3000 Euro veranschlagt (Flöter u. Zimmerman 2003). Außerdem ist hiermit eine stationäre Aufnahme verbunden, wodurch die Patienten zusätzlich noch Kosten aufgrund von Arbeitsausfall verursachen.

Eine wirtschaftliche Überlegung ist die Kostenersparnis bei Betreibern. Es wird geschätzt, dass ein Tag Abwesenheit eines Arbeiters bereits 1986 470 Euro und eines in der Verwaltung Tätigen 375 Euro kostete (Denner 1998). In den genannten Kosten sind nicht nur die Lohnkosten enthalten, sondern alle anfallenden Kosten wie Versicherungen, Gebäude etc. Damit ist der Rückentriathlon eine günstige Alternative für Arbeitgeber, denn dieser spart Kosten, weil Rückentriathlons gleichzeitig Rezidivprophylaxe bedeutet!

26.3.3 Aspekt der Kostenträger

Der Rückentriathlon wird momentan überwiegend in Deutschland, der Schweiz, den Niederlanden und zunehmend auch in Österreich angeboten. Meist ist der Rückentriathlon ein Selbstzahlerprogramm, doch in den Niederlanden z. B. sind die Versicherer bereit, einen erheblichen Teil der Kosten zu übernehmen. Interessant dabei ist die Argumentation der Kostenträger: „Der Rückentriathlonteilnehmer kommt als Patient und geht als Kunde.“ Das heißt, für einen Patienten mit Beschwerden ist der Versicherer verantwortlich, er übernimmt demzufolge auch die Kosten für das Training. In dem Moment, wo der Patient schmerzfrei und/oder belastbar ist, ist er selbst wieder verantwortlich für die Erhaltung seiner Gesundheit und zahlt dann auch die Gebühren selbst. So lernt der Patient, dass er, wenn die Kostenträger nicht mehr zahlen, den Status „gesund“ erreicht hat. Durch diese Vorgehensweise wird auch das Konsumdenken der Versicherten beeinflusst. Solche Prozesse sind Kostenträgern sehr wichtig. Trainern sollte dies bewusst sein. Schließlich sieht kaum jemand seine Patienten so häufig, so lange und genießt darüber hinaus bei der Bevölkerung ein so hohes Maß an Vertrauen. Wenn eine Berufsgruppe Einfluss nehmen kann auf die Gewohnheiten von Patienten, dann scheinen die Trainer und Physiotherapeuten hierfür besonders prädestiniert zu sein.

Die Gespräche und Verhandlungen mit den Kostenträgern waren dennoch sehr aufschlussreich, denn präventive Gründe waren für die Versicherer weniger interessant. Die Begründung: Wenn wir in die Gesundheit eines Patienten „investieren“ und er anschließend die Krankenkasse wechselt, machen wir finanziell betrachtet „einen Verlust“. Je nach Blickwinkel wird eine Therapie als erfolgreich gedeutet oder eben nicht. Hier bestehen enorme Unterschiede zwischen Patienten, Anbietern und Kostenträgern.

26.3.4 Ergebnisse der Schmerzreduktion

Bereits ältere Untersuchungen haben gezeigt, dass Krafttraining bei chronischen Rückenbeschwerden effektiv ist. Flint zeigte in der 50er Jahren das 58 % der Rückenpatienten schmerzfrei werden, 31 % weniger Schmerzen haben und 11 % nicht von dem Training profitieren konnten (Flint 1958).

Richtungsweisend für die Therapie von stark chronifizierten Beschwerden war die Arbeit von Prof. Hildebrandt, der ähnliche Erfolge erzielen konnte. Nach seinen Untersuchungen wurden auch chronifizierte Patienten wieder arbeitsfähig, wenn auch mit großem zeitlichen und finanziellen Aufwand (Hildebrandt et al. 1996).

Die Auswertung von Patientenbefragungen, Therapeutenbefragungen und des Backsupports zeigte folgende Ergebnisse:

Es nahmen verschiedene Schmerzpatienten am Rückentriathlon teil, bei denen folgende Probleme auftraten:

- Schmerzen: entweder intermittierend oder dauerhaft mit wechselnder oder konstanter Intensität
- schmerzbedingte Einschränkungen der Aktivitätsebene mit entsprechender Inaktivität

Analog zu den Untersuchungen von Flint erlangten 60 % der Patienten Beschwerdefreiheit, bei 30 % wurden die Beschwerden gelindert und 10 % zeigten keine Besserung, bei 5 % von Letzteren nahmen die Beschwerden sogar zu, z. T. sogar in anderen Bereichen des Körpers. Von allen Teilnehmern erreichten 90 % eine höhere Aktivitätsebene bei gleichbleibenden oder verminderten Beschwerden. Schwerwiegende Probleme, die auf den Rückentriathlon zurückzuführen sind, sind bislang nicht bekannt, der Rückentriathlon ist demnach eine sichere Methode. Die Zahl der Patienten (5 %), deren Beschwerden zunahmen, ist immer noch gering im Vergleich zu anderen Trainingsmethoden wie Joggen oder Fitnesstraining.

Patienten, die bei den Motivationstests (s. Kap. 5) besser abschneiden, erlangen in der Regel eine schnellere und bessere Beschwerdefreiheit im Vergleich zu den Patienten mit niedrigem Motivationswert.

Beurteilung der Ergebnisse

Zur Messung des Erfolgs sind die Inklusions- und Exklusionskriterien (s. Kap. 28) wichtig. Leider sind diese in den verschieden Studien sehr unterschiedlich definiert, so dass es häufig schwierig ist, die verschiedenen Methoden miteinander zu vergleichen. So ist es z. B. möglich, die Ergebnisse einer Methode auf- oder abzuwerten, nur indem das Indikationsgebiet unterschiedlich definiert wird. Das Indikationsgebiet „ausschließlich Responder“ würde die Methode besonders effektiv erscheinen lassen, umgekehrt würden sehr großzügige Inklusionskriterien den Erfolg schmälern.

Selbstverständlich müssen weitere Untersuchungen stattfinden, um die Effekte des Langhanteltrainings mit einer vorgegebenen Trainingssteuerung zu erforschen. Patientenumfragen, die Auswertung des Backsupports und die Befragung von Rückentriathlontrainer können hier schon erste Ergebnisse liefern, auch wenn sie nicht die gleiche Wertigkeit und Bedeutung haben wie wissenschaftliche Qualitätsstudien. Jedoch sind 10.000 Patienten schon als „Meilenstein“ innerhalb der aktiven Rehabilitation anzusehen – unter der Voraussetzung, dass eine einheitlich definierte Therapie angeboten wird.

Der Rückentriathlon – ausgewertete Daten von 10.000 Patienten – zeigte deutlich bessere Ergebnisse als die bisherigen monodisziplinären Behandlungen wie manuelle Therapie, Physiotherapie oder hausärztliche Betreuung (Koes et al. 1992). Jedoch sollte man die Ergebnisse noch mit Vorbehalt betrachten, da der Untersuchungszeitraum dieser Studien nur 6 Wochen betrug.

Eine Zusammenfassung der aktuellen niederländischen Richtlinie, die von einem Qualitätsinstitut in Kooperation mit dem Physiotherapeuten- und Orthopädenverband erarbeitet wurde, weist auf die Diskrepanz zwischen den praktizierten Behandlungsmethoden für Rückenpatienten und der Empfehlungen hin. Deshalb spricht sich die Richtlinie auch fast ausschließlich gegen monodisziplinäre Behandlungen aus (▶ Tab. 26.1). Wenn nichtspezifische Rückenbeschwerden keine „Erkrankung“ ist, sollten sie auch nicht als solche

Tab. 26.1 Richtlinien und Hinweise für Physiotherapeuten und Orthopäden zur Behandlung von nicht spezifischen Rückenbeschwerden (eine Initiative des niederländischen Verbands für Physiotherapeuten, Orthopäden und Betriebsmedizin; nach: Ketenzorgrichtlijn Aspecifieke Rugklachten, CBO 2010)

	Akute Rückenbeschwerden (0–10 Wochen)	**Chronische Rückenbeschwerden (ab 12 Wochen)**

empfohlen	• Information
	• Beruhigung
	• aktiv bleiben
	• keine Standarduntersuchungen (Röntgen, MRT, CT)
	• eventuell Manipulation, falls Gesundung stagniert
		• Übungen
		  ◦ Übungen mit langsam steigender Intensität
		  ◦ Gruppentraining
		  ◦ abwechselnde Übungen
		  ◦ keine Trainingsgeräte!
		  ◦ Übungen auf Vorlieben von Patienten und Therapeut abstimmen

nicht Empfohlen	• Bettruhe • Traktion • Akupunktur • Hebegürtel • EMG-Biofeedback • TENS • Massage • epidurale Steroidinjektionen • Facettengelenkinfiltrationen • Triggerpunktinfiltrationen • Bänderinfiltrationen • Rückenschule! • multidisziplinäre Therapie • Manipulation	• Bettruhe • Traktion • TENS • Massage • Lumbalorthesen • epidurale und artikuläre Steroidinjektionen • sklerosierende Infiltrationen

eingestuft werden. Rückenschule und Gerätetraining werden daher ausdrücklich nicht empfohlen! Die aktuellen wissenschaftlich fundierten Richtlinien für chronische Rückenbeschwerden ähneln der Philosophie des Rückentriathlons. Hier treffen wissenschaftliche Schlussfolgerungen auf Erkenntnisse aus der Praxis.

Die Erfolge des Rückentriathlons bei Patienten mit *stark* chronifizierten Beschwerden sind im Vergleich zu den multimodalen Programmen sowie der GRIP (Hildebrandt et al. 1996) zufriedenstellend, jedoch nur marginal schlechter. Dies entspricht tendenziell den Erwartungen, da längere Zeit vermutet wurde, dass multidisziplinäre Programme monodisziplinären bei chronifizierten Rückenbeschwerden überlegen sind (Flor et al. 1992). Dies trifft oft auf ängstliche, depressive Patienten zu, die sich möglicherweise in einem klinischen Setting besser aufgehoben fühlen als in einer sportlich orientierten Langhantelgruppe. Bei der Zuweisung solcher Patienten sollten die Kosten für die Programme und nicht zuletzt auch die Erwartungshaltung der Patienten und die Erreichbarkeit der Trainingsräumlichkeiten sorgfältig gegeneinander abgewogen werden. Zu bedenken ist, dass die Qualität der Studien, die in die Metaanalyse von Flor eingeschlossen waren, bezüglich der Überlegenheit von multimodalen Programmen nicht immer optimal war. Auch neuere Untersuchungen konnten die Überlegenheit von multidisziplinären Programmen bei chronifizierten Rückenpatienten bestätigen (Lang et al. 2003). Eine weitere Untersuchung zeigte eine ähnliche Tendenz wie die Auswertung der Rückentriathlonergebnisse. Zwar ist eine multidiziplinäre Therapie einer monodisziplinären Strategie überlegen, die Unterschiede sind aber kaum von klinischem Interesse (Dufour et al. 2010).

Langhanteltraining mit bidisziplinär geschulten Rückentriathlon-Trainern (in Trainingstherapie und operanter Konditionierung) ist eine effektive Lösung im Vergleich zur herkömmlichen monodisziplinären Therapie. Bei stark chronifizierten Rückenpatienten sollte eine individuelle Lösung gewählt werden. Hier ist der Rückentriathlon eine ernsthafte Option. Die Ära der ausschließlich mechanischen, rein manualtherapeutischen Behandlung von chronischen Rückenpatienten scheint endgültig vorbei zu sein.

Ergebnisse der Belastbarkeit und Behinderungen

Die Aufgabe der Physiotherapie und aktiven Rehabilitation ist heutzutage nicht mehr nur Schmerzen zu beheben, sondern auch die Belastbarkeit und Aktivitätsebene zu erhöhen, damit der Patient wieder an seinen Arbeitsplatz zurückkehren kann (van der Giessen und Selfe 2011).

Die Belastbarkeit kann man klinisch messen anhand von Funktionstests, wie z. B. den Pile-Test (s. Kap. 16.21.3). Ob eine Anpassung der Strukturen stattgefunden hat, können die klinischen Tests nicht klären, denn hierzu sind aufwendige Gerätschaften nötig. Eine andere, einfachere Methode, dies herauszufinden, ist die Beobachtung. Wenn ein Patient in der Lage ist, eine Übung mit 3 × 20 Wiederholungen und einer gewissen Last zu absolvieren, ohne dass anschließend Beschwerden auftreten, ist dies ein direkter Ausdruck der Belastbarkeit, die kein weiteres Testverfahren abverlangt.

Die Einschränkungen des Patienten können durch aufwendige Fragenbögen (s. Kap. 4.2) abgefragt werden. Dabei sollte der Stellenwert patientenspezifischer Beschwerden (PSB) nicht unterschätzt werden, denn die Erfolge und Misserfolge einer Therapie sind daran gut abzulesen. Anhand der Frage, welche Aktivität der Patient mittels der Therapie verbessern möchte, wird diese Aktivität thematisiert und Behandlungsergebnisse werden transparent – sowohl für den Therapeuten als auch den Patienten. Die Methode konfrontiert den Therapeuten, Arzt und Patienten sehr direkt mit den wesentlichen Fragen und Wünschen des Patienten.

Die Auswertungen beruhen auf verschiedenen Befragungen von Patienten und der Analyse der Ergebnisse (s. Kap. 26.4), Befragungen der Therapeuten und die Auswertung des Backsupports (s. Kap. 4) ergeben folgende Schlussfolgerungen: 90 % der Patienten kommt erlangen eine höhere Aktivitätsebene bei gleichbleibenden oder abnehmenden Schmerzen. Motivierte Patienten schneiden deutlich besser ab als unmotivierte.

26.3.5 Fazit: Blick in die Zukunft

Gut fundiertes Langhanteltraining erhöht die Belastbarkeit und Aktivitätsebene der Rückenpatienten bei gleichzeitiger Reduktion der Schmerzen. Häufig sind die Patienten sogar komplett schmerzfrei nach absolviertem Rückentriathlon.

Langhanteltraining scheint am effektivsten bei mechanischen Rückenbeschwerden zu sein. Bei nichtmechanischen Beschwerden nimmt die Effektivität bei zunehmender Chronifizierung ab. Für stark chronifizierte Patienten gibt es effektivere, aber kostenintensivere Methoden. Es sollte im Einzelfall geklärt werden, welche Methode für den Patienten am besten geeignet ist. Die Trainingsparameter sind dann sicher, wenn eine akzeptable niedrige ERI-Rate erreicht wird. Die Akzeptanz des Trainings ist aufgrund der niedrigen Drop-out-Quote und der geringen Trainingsfrequenz vielversprechend. Einige wissenschaftliche Studien sind nötig, um die Effektivität von langfristigem Langhanteltraining bei Rückenpatienten und anderen Pathologien weiter zu belegen. Zu bedenken ist, dass Qualitätsstudien mit erheblichen Kosten verbunden sind. Nur mit unabhängigen Sponsoren könnten solche Studien durchgeführt werden. Die Entwickler des Rückentriathlons sind zu jeder Zeit bereit, mit weiteren Studien zu kooperieren.

Merke **M!**

Die Vorteile des Rückentriathlons

- Der Rückentriathlon hat gezeigt, dass Langhanteltraining ein sicheres Training für Rückenpatienten ist.
- Die Trainingsdaten können schnell ermittelt werden und erlauben eine Vorhersage darüber, wie sich die Belastbarkeit und Aktivität des Patienten verbessern werden, da der Rückentriathlon u. a. auf den Trainingsparametern Körpergewicht, Fettmasse, Alter und Geschlecht basiert.
- Rückentriathlon bietet gute Ergebnissen mit verhältnismäßig geringen Kosten im Vergleich zu anderen Methoden.
- Die Akzeptanz durch die Patienten ist aufgrund der niedrigen Trainingsfrequenz hoch.
- Der Rückentriathlon geht konform mit aktuellen „hands-off“ (passiven Maßnahmen) internationaler Richtlinien bezüglich der Behandlung von Rückenpatienten.
- Ein Großteil der Betreuung zielt darauf ab, Gewohnheiten des Patienten infrage zu stellen und deren Änderung anzuregen. Folgende Faktoren sind in diesem Zusammenhang zu nennen:
  - Schmerzen
  - Inanspruchnahme von medizinischen Leistungen
  - Eigenverantwortung
  - Ernährung
  - Stress
  - Alkohol, Nikotin

Gewohnheiten des Patienten spielen nicht nur eine wichtige Rolle bei Rückenbeschwerden, sondern bei fast allen Zivilisationskrankheiten. Gewohnheiten zu ändern, ist eine gewaltige Aufgabe für die Wissenschaft und Praxis. Die Frage ist, wie man Patienten dazu bringen kann, seinen Lifestyle zu optimieren. Dass dies gelehrt und erforscht werden sollte, sehen wir allein schon daran, dass heutzutage ganz anders mit Schmerzen umgegangen wird, nämlich viel professioneller im Vergleich zu vor 20 Jahren, wo eine Meidungsstrategie praktiziert wurde.

Sicherlich sind hier Physiotherapeuten und Trainer gefragt. Möglich wäre, dass sogar eine neue Berufsgruppe entsteht: der Lifestyleberater. Eine andere Möglichkeit wäre, dass sich bereits etablierte Berufsgruppen auf diesen Bereich spezialisieren. Erfolge in diesem Bereich können nur erzielt werden bei:

- langwieriger Betreuung
- glaubwürdigen Betreuern
- validen Testmethoden
- wissenschaftlicher Absicherung

26.3.6 Synergieeffekte des Rückentriathlons

Auch bei vielen anderen Indikationen ist das Langhanteltraining wegen seiner Funktionalität und Kosteneffizienz eine feste Größe in der aktiven Rehabilitation geworden. Wichtig ist dabei, dass Ärzte, Trainer und Physiotherapeuten ihre Vorbehalte gegenüber Langhanteltraining verlieren. Der Rückentriathlon hat gezeigt, dass auch eine ernste orthopädische Pathologie und ein höheres Alter keine Hindernisse für ein medizinisches Langhanteltraining sind. In einer Untersuchung mit Senioren wurde gezeigt, dass auch ältere Personen zwischen 73 und 94 Jahren durchaus mit Hanteln trainieren können (Brill et al. 1998), wenn auch nur ausschließlich mit Kurzhanteln und Gewichtsmanschetten trainiert wurde. Bei allen Tests verbesserten sich die Teilnehmer signifikant, vor allem beim „timed chair stand“ (33 %), beim Treppensteigen (17,6 %) und 6-Meter-Gehen (13 %).

Tab. 26.2 Verteilung der Teilnehmer nach Alter und Geschlecht

Altersgruppe (Jahre)	Anzahl Männer (n = 4439)	Anzahl Frauen (n = 5561)
20–29	342 (7 %)	424 (7 %)
30–39	718 (16 %)	878 (15 %)
40–49	1279 (28 %)	1680 (30 %)
50–59	1210 (27 %)	1426 (25 %)
60–69	587 (13 %)	823 (14 %)
> 70	303 (6 %)	330 (5 %)

Tab. 26.3 Verteilung der Teilnehmer nach Motivation (ermittelt durch Quickscan) und Geschlecht

Motivation	Anzahl Männer (n = 4439)	Anzahl Frauen (n = 5561)
sehr gut	2204 (49 %)	2551 (45 %)
gut	1130 (25 %)	1478 (26 %)
durchschnittlich	398 (8 %)	503 (9 %)
unterdurchschnittlich	154 (3 %)	188 (3 %)
mangelhaft	553 (12 %)	841 (15 %)

Mittlerweile wurden ähnliche Programme wie der Rückentriathlon mit freiem Hanteltraining, Ausdauertraining, Koordinationstraining und Lifestyle-Beratung entwickelt. Die Theorie, auf der der Rückentriathlon basiert, gilt größtenteils auch für andere orthopädische Erkrankungen. So wurde speziell für Patienten mit Nackenbeschwerden der Nackentriathlon und für Patienten mit Hüft- und Knieendoprothesen ein Endocoachprogramm entwickelt.

Beide Programme finden ebenfalls eine breite Anerkennung. Das freie Hanteltraining steht wahrscheinlich erst noch am Beginn seiner klinischen Anwendungen.

26.3.7 Teilnehmer

Die Korrektheit der im Internet generierten Daten wird manchmal infrage gestellt. Daher versuchte man, eine Hürde einzubauen, die fehlerhafte Eingaben minimieren sollte: Pro Teilnehmer wurde eine zusätzliche Gebühr von 5 Euro verlangt, wenn die Eingaben nicht kontrolliert wurden. Lizenzierten Praxen meldeten daher sofort fehlerhafte Eingaben, damit ihnen die genannte Summe nicht in Rechnung gestellt wird. Deshalb kann man davon ausgehen, dass die Daten zum größten Teil verlässlich sind.

26.3.8 Geschlecht und Alterstruktur

Die Verteilung der Geschlechter beim Rückentriathlon entspricht der bei regulärer Physiotherapie: Es sind mehr Frauen als Männer. Dies ändert sich auch im hohen Alter nicht. In allen Altersklassen ist die Zahl der weiblichen Teilnehmer höher als die der männlichen. Der Rückentriathlon scheint am beliebtesten in der Gruppe der 40- bis 60-Jährigen zu sein (▶ Tab. 26.2). Auch Senioren akzeptieren das Langhanteltraining und vertragen es gut.

26.3.9 Motivation

Die Motivation wurde online mit dem Quickscan (s. Kap. 5) gemessen. Auffallend ist die große Zahl der Teilnehmer mit mangelhafter Motivation, wie in ▶ Tab. 26.3 zu sehen ist. Bei der Planung des Rückentriathlons dachten wir, dass Teilnehmer mit eingeschränkter Motivation nicht bereit sind, den Rückentriathlon zu bezahlen, und gingen davon aus, dass nicht so viele unmotivierte Patienten teilnehmen würden. Da die Zahl der unmotivierten Teilnehmer jedoch relativ hoch war, gehen wir davon aus, dass sich möglicherweise diese Teilnehmer eher auf Wunsch des Arbeitgebers angemeldet haben, denn mittlerweise bezahlen einige Arbeitgeber die Teilnahme am Rückentriathlon. Dazu gehören z. B. Unternehmer und Behörden. Dabei muss man bedenken, dass unmotivierte Patienten, in der Regel ca. 10–15 % der Teilnehmer, den Erfolg der Behandlung insgesamt schmälern. Gruppen mit motivierten Teilnehmern zeigen Erfolge, die den Erwartungen entsprechen. Je höher die Motivation, desto höher auch die Bereitschaft, die Kosten für den Rückentriathlon selbst zu bezahlen. Langfristig betrachtet, beeinflusst die schlecht motivierte Gruppe nur bedingt die Wirkung des Rückentrainings, da sich die Einstellung gegenüber dem Training im Laufe der Zeit verbessert. So gesehen ist der Motivationstest nur bedingt als eine Clinical Prediction Rule anzusehen.

Tab. 26.4 Verteilung der Rückentriathlon-Teilnehmer nach Körperfettmasse und Geschlecht

Körperfett-masse	Anzahl Männer (n = 4439)	Anzahl Frauen (n = 5561)
sehr gut	2025 (45 %)	1954 (35 %)
gut	1060 (23 %)	1376 (24 %)
durchschnittlich	709 (15 %)	1140 (20 %)
unterdurch-schnittlich	502 (11 %)	998 (17 %)
mangelhaft	143 (3 %)	93 (2 %)

26.3.10 Körperfettmasse

Der Anteil übergewichtiger Teilnehmer ist deutlich geringer als der der mitteleuropäischen Durchschnittsbevölkerung. Die EASO (The European Association for the Study of Obesity) bestätigt, dass ca. 50 % der erwachsenen Übergewichtigen einen BMI von über 25 haben. Jedoch sind solche Vergleiche schwierig, da verschiedene Messmethoden zur Beurteilung des Übergewichts (BMI oder Bioimpedanz oder reines Körpergewicht) als auch unterschiedliche Kriterien innerhalb der gleichen Meßmethode angewendet werden (vgl. EASO 2010, http://www.easo.org/documents/AdultEU-27September2010.pdf). Außerdem gibt es nationale Unterschiede, die allerdings der ▶ Tab. 26.4) nicht entnommen werden können, da die RT-Datenbanken (noch) nicht automatisch die Herkunftsländer der Teilnehmer generieren. Nur 14 % der männlichen und 19 % der weiblichen Rückentriathlonteilnehmer sind übergewichtig (Gesamtzahl unter Durchschnitt). Auch dies könnte daran liegen, dass gesundheitsbewusste Personen eher bereit sind zu bezahlen als weniger gesundheitsbewusste. Außerdem ist bekannt, das Übergewicht eher niedrige soziale Schichten mit niedriger Bildung betrifft, weshalb auch ein finanzieller Aspekt eine Rolle gespielt haben kann.

26.3.11 Gleichgewicht, Kraft und Ausdauer

Nicht alle Teilnehmer haben ihre Ergebnisse beim Gleichgewichts-, Kraft- und Ausdauertest eingegeben, da diese optional dokumentiert werden können, weil sie für die Trainingssteuerung nicht relevant sind. Daher liegen hierfür weniger Daten vor: 5000 Teilnehmer.

Tab. 26.5 Test 1: Ergebnisse des Gleichgewichtstests „Einbeinstand mit offenen Augen und bewegungslosem Kopf" nach Geschlecht

Gleichgewicht	Anzahl Männer (n = 2288)	Anzahl Frauen (n = 2712)
sehr gut	1995 (87 %)	2308 (85 %)
gut	102(5 %)	181(7 %)
durchschnittlich	68 (3 %)	77 (3 %)
unterdurch-schnittlich	86 (3 %)	90 (3 %)
mangelhaft	37 (1,5 %)	56 (2 %)

Tab. 26.6 Test 2: Ergebnisse des Gleichgewichtstests „Einbeinstand mit geschlossenen Augen und bewegungslosem Kopf" nach Geschlecht

Gleichgewicht	Anzahl Männer (n = 2288)	Anzahl Frauen (n = 2712)
sehr gut	910 (39 %)	908 (33 %)
gut	119 (5 %)	182 (7 %)
durchschnittlich	244 (10 %)	331 (12 %)
unterdurch-schnittlich	404 (17 %)	527 (19 %)
mangelhaft	611 (26 %)	764 (28 %)

Tab. 26.7 Test 3: Ergebnisse des Gleichgewichtstests „Einbeinstand mit offenen Augen und sich drehendem Kopf" nach Geschlecht

Gleichgewicht	Anzahl Männer (n = 2288)	Anzahl Frauen (n = 2712)
sehr gut	1073 (46 %)	1109 (40 %)
gut	149 (6 %)	172 (6 %)
durchschnittlich	231 (10 %)	303 (11 %)
unterdurch-schnittlich	383 (17 %)	489 (18 %)
mangelhaft	452 (19 %)	639 (23 %)

Gleichgewicht

Der erste Gleichgewichtstest (Einbeinstand mit offenen Augen und bewegungslosem Kopf, s. Kap. 24.3.3; ▶ Tab. 26.5) ist nicht geeignet, um die Teilnehmer bzgl. ihres Gleichgewichts zu differenzieren. Die meisten Teilnehmer liefern hier ein „sehr gutes" Ergebnis. Test 2 (▶ Tab. 26.6) und Test 3 (▶ Tab. 26.7) fordern mehr das propriozeptive System, da entweder die Augen geschlossen werden oder das vestibuläre System zusätzlich bean-

Tab. 26.8 Test 3: Verteilung der Teilnehmer nach Kraft und Geschlecht

Kraft	Anzahl Männer (n = 2288)	Anzahl Frauen (n = 2712)
sehr gut	592 (25 %)	1803 (66 %)
gut	453 (19 %)	523 (19 %)
durchschnittlich	399 (17 %)	225 (8 %)
unterdurchschnittlich	483 (21 %)	139 (5 %)
mangelhaft	361 (15 %)	22 (1 %)

Tab. 26.9 Test 3: Verteilung der Teilnehmer nach Ausdauer und Geschlecht

Kraft	Anzahl Männer (n = 2288)	Anzahl Frauen (n = 2712)
exzellent	264 (11 %)	312 (11 %)
sehr gut	101 (4 %)	119 (4 %)
gut	262 (11 %)	246 (9 %)
durchschnittlich	1294 (56 %)	1548 (57 %)
unterdurchschnittlich	367 (16 %)	487 (17 %)

sprucht wird. Außerdem sollten die Testergebnisse noch einmal statistisch aufgearbeitet werden, damit der größte Teil der Patienten einem Durchschnittsbereich zugeordnet werden kann. Auffällig ist, dass es kaum Geschlechtsunterschiede gibt.

Kraft

Auffallend bei den Krafttests sind die überwiegend guten Ergebnisse der Frauen im Vergleich zu den Männern (▶ Tab. 26.8). Hier scheint eine Anpassung der Beurteilung angebracht zu sein.

Ausdauer

Die Ergebnisse der Ausdauertests zeigen, dass der Rückentriathlet relativ fit ist im Vergleich zur normalen Bevölkerung. Die meisten Teilnehmer zeigten ein durchschnittliches Ergebnis (▶ Tab. 26.9). Die Gesamtzahl der besseren Ergebnisse (gut bis exzellent) übertraf die der unterdurchschnittlichen Ergebnisse.

26.4 Umfrageformular nach Beendung des Rückentriathlons

Wie würden Sie Ihre Beschwerden zu Beginn des Rückentriahtlons beschreiben?
- ☐ sehr gering
- ☐ gering
- ☐ ernst
- ☐ sehr ernst

Wie lange hatten Sie Beschwerden bevor sie mit dem RT angefangen haben?
- ☐ mehr als 3 Jahre
- ☐ 1–3 Jahre
- ☐ 6–12 Monate
- ☐ 0–6 Monate

Wie hat der RT Ihre Beschwerden beeinflusst?
- ☐ mehr Beschwerden
- ☐ unveränderte Beschwerden
- ☐ weniger Beschwerden
- ☐ keine Beschwerden mehr

Wie lange sind Sie beschwerdenfrei?
- ☐ weniger als 3 Monate
- ☐ 3–6 Monate
- ☐ 6–9 Monate
- ☐ 9–12 Monate

Welche Art von Tätigkeit haben Sie?
- ☐ sitzende Tätigkeit
- ☐ leichte, abwechselnde Tätigkeit (Hausfrau, Verkäufer)
- ☐ körperliche Arbeit (Maler, Landwirt)
- ☐ schwere Arbeit (Mauerer, Gärtner)

Wie schätzten Sie die Übungsbelastung des RT ein?
- ☐ zu leicht
- ☐ genau richtig
- ☐ zu schwer
- ☐ viel zu schwer

Haben sich Ihre Beschwerden auch in anderen Bereichen durch den Rückentriathlon verändert?
- Schulter
  ○ mehr ○ unverändert ○ weniger
- Arm
  ○ mehr ○ unverändert ○ weniger
- Hüfte
  ○ mehr ○ unverändert ○ weniger
- Knie
  ○ mehr ○ unverändert ○ weniger
- Fuß
  ○ mehr ○ unverändert ○ weniger

Wie haben Sie vom RT erfahren?
- ☐ Arzt
- ☐ Physiotherapeut
- ☐ Presse
- ☐ andere

Was hat Ihnen bislang am besten geholfen?
- ☐ Medikamente
- ☐ ärztliche Behandlung
- ☐ Physiotherapie
- ☐ Rückentriathlon
- ☐ andere Methoden

Werden Sie weiterhin am RT teilnehmen?
- ☐ ja
- ☐ nein
- ☐ vielleicht

Wie bewerten Sie die Information, die Sie zum RT erhalten haben?
- ☐ sehr gut
- ☐ gut
- ☐ befriedigend
- ☐ schlecht
- ☐ sehr schlecht

Wie bewerten Sie die Organisation des RT?
- ☐ gut
- ☐ befriedigend
- ☐ schlecht
- ☐ sehr schlecht

Wie bewerten Sie die Öffentlichkeitsarbeit zum RT?
- ☐ gut
- ☐ befriedigend
- ☐ schlecht
- ☐ sehr schlecht

Literatur

Brill PA, Probst JC, Greenhouse DL, Schell B, Macera CA Clinical feasibility of a free-weight strength-training program for older adults. J Am Board Fam Pract. 1998; 11(6): 445–51.

Denner A. Analyse und Training der wirbelsäulenstabilisierenden Muskulatur. Heidelberg: Springer: 1998: 8.

Domholdt E. Rehabilitation research, principles and applications. St. Louis: Elsevier Saunders; 2005.

Dufour N, Thamsborg G, Oefeldt A, Lundsgaard C, Stender S. Treatment of chronic low back pain: a randomized, clinical trial comparing group-based multidisciplinary biopsychosocial rehabilitation and intensive individual therapist-assisted back muscle strengthening exercises. Spine (Phila Pa 1976). 2010; 35(5): 469–76.

Flint MM. Effect of increasing back and abdominal strength on low back pain. Res Q.1958; 29: 160–171.

Flöter T, Zimmmerman M (Hrsg.). Der multimorbide Schmerzpatient Stuttgart: Thieme; 2003: 39

Flor H, Fydrich T, Turk DC. Efficacy of multidisciplinary pain treatment centers: a meta-analytic review Pain. 1992; 49(2): 221–30.

Greenhalgh T. Einführung in die Evidence-based Medicine. Bern: Huber; 2003.

Greenhalgh S, Selfe J. Red Flags. Edinburgh: Churchill Livingstone Elsevier; 2006.

Hildebrandt J, Pfingsten M, Franz C, Saur P, Seeger D. Das Göttinger Rücken Intensiv Programm (GRIP) – ein multimodales Behandlungsprogramm für Patienten mit chronischen Rückenschmerzen, Teil 1: Ergebnisse im Überblick. Der Schmerz 1996; 10: 190–203.

Janssen D, Leenders M, Gisters G. Argumenteren. Groningen: Wolters-Noordhoff; 1992.

Jeuring G. Alles Leben ist Problemlösen – Physiotherapie auch! Z. f. Physiotherapie. 2007; 59(1): 1–10.

Kanfer FH, Reinecker H, Schmelzer D. Selbstmanagement-Therapie: Ein Lehrbuch für die klinische Praxis (3., korr. Aufl.). Berlin, New York: Springer; 2000.

Koes BW, Bouter LM, van Mameren H, Essers AH, Verstegen GM, Hofhuizen DM, Houben JP, Knipschild PG. The effectiveness of manual therapy, physiotherapy, and treatment by the general practitioner for nonspecific back and neck complaints. A randomized clinical trial. Spine (Phila Pa 1976). 1992; 17(1): 28–35.

Lang E, Liebig K, Kastner S, Neundörfer B, Heuschmann P. Multidisciplinary rehabilitation versus usual care for chronic low back pain in the community: effects on quality of life. Spine J. 2003; 3(4): 270–6.

Langford GA, McCurdy KW, Ernest JM, Doscher MW, Walters SD. Specificity of machine, barbell, and water-filled log bench press resistance training on measures of strength. J Strength Cond Res. 2007; 21(4): 1061–6.

Mannion AF, Adams MA, Cooper RG, Dolan P. Prediction of maximal back muscle strength from indices of body mass and fat-free body mass. Rheumatology (Oxford). 1999; 38(7): 652–5.

Nuzzo JL, McCaulley GO, Cormie P, Cavill MJ, McBride JM. Trunk muscle activity during stability ball and free weight exercises. J Strength Cond Res. 2008; 22(1): 95–102.

Russel B. Geschiedenis van de westerse filosofie (23 ed.). Utrecht: Kosmos-Z & K Uitgevers B.V.; 2006.

Stock MS, Beck TW, DeFreitas JM, Dillon MA. Test-retest reliability of barbell velocity during the free-weight bench-press exercise. J Strength Cond Res. 2011; 25(1): 171–7.

Stevenson MW, Warpeha JM, Dietz CC, Giveans RM, Erdman AG. Acute effects of elastic bands during the free-weight barbell back squat exercise on velocity, power, and force production. J Strength Cond Res. 2010; 24(11): 2944–54.

van der Giessen RN, Speksnijder CM, Helders PJ. The effectiveness of graded activity in patients with non-specific low-back pain: a systematic review. Disabil Rehabil. 2011 Dec 10. [Epub ahead of print].

van Eemeren FH, Grootendorst R, Snoeck Henkemans F. Fundamentals of Argumentation Theory. Mahwah, NJ: Erlbaum; 1996. Argumentation. 1998; 12: 127–133.

Kapitel 27

Patientenzufriedenheit durch ergebnis- bzw. patientenorientierte Therapie

27 Patientenzufriedenheit durch ergebnis- bzw. patientenorientierte Therapie

Frederik Deemter

Die Patientenzufriedenheit wird in der aktiven Rehabilitation immer wichtiger, da sich dieser Markt langsam sättigt. Anfangs brauchten sich Rehabilitationszentren und Praxen nur wenig um die Patientenzufriedenheit zu sorgen, da kaum es kaum Praxen gab und Patienten der Praxis treu bleiben mussten.

Die Patientenzufriedenheit orientiert sich an den Maßstäben der Kundenzufriedenheit. Es bestehen verschiedene Definitionen von Kundenzufriedenheit:

- emotionale Empfindung als Folge eines Vergleichs der empfundenen Leistung mit der eigenen Erwartung (Kotler 2009).
- kognitive und affektive Evaluierung der gesamten Erfahrung mit einem bestimmten Anbieter und dessen Produkten (Homburg 2000)

Der Stellenwert der Patientenzufriedenheit in der (aktiven) Rehabilitation wird bislang noch nicht einheitlich gedeutet. Es besteht ein Interessenkonflikt zwischen Outcome, Kosteneffizienz und Akzeptanz der angebotenen Therapie. Wird ein Patient vollständig nach seinen Wünschen bedient (patientenorientierte Behandlung), wird diese kostenintensiv und möglicherweise ineffizient, die Patientenzufriedenheit ist aber sehr hoch. Wird dem Patienten das angeboten, was er wirklich benötigt (ergebnisorientierte Behandlung), z. B. Training statt der gewohnten Massage, ist die Patientenzufriedenheit nicht unbedingt besonders hoch. Die Patientenzufriedenheit sollte immer in Kombination mit dem Outcome beurteilt werden. Gerade wenn Behandlungen nicht privat getragen werden, steht das Outcome manchmal im Hintergrund. Patientenzufriedenheit ist nur ein Teilaspekt in der ambulanten Versorgung. Die Qualität dieser kann über eine alleinige Erfassung der Patientenzufriedenheit nicht erhoben werden.

Als Beispiel ist die Situation im Zusammenhang mit einer Kniegelenksarthroskopie anzuführen. Leicht degenerative Beschwerden profitieren wenig von einer Kniegelenksarthroskopie. Hat der Patient die Erwartungshaltung, dass nur eine Arthroskopie ihm helfen kann, ist er unzufrieden, wenn ihm dieser Eingriff verweigert wird, obwohl der Arzt nach EBM-Richtlinien richtig handelt. Um diesem Problem entgegenzuwirken, braucht ein Patient objektive Informationen, um seine falschen Vorstellungen durch objektive Fakten zu korrigieren. Für eine optimierte Qualitätsbeurteilung durch Patienten sind u. a. auch evidenzbasierte Patienteninformationen notwendig (Berger et al. 2008).

27.1 Wie kann man Patientenzufriedenheit erfahren und messen?

Es zeigt sich, dass es keinen speziellen Zusammenhang zwischen Behandlungsergebnissen und Patientenzufriedenheit gibt. Die Zahl der Patienten, die jahrelang in Praxen ohne nennenswerte Ergebnisse behandelt werden, ist immens. Ein weiterer Aspekt ist, dass nur sehr wenige Patienten im Anschluss an ihre Behandlung Unzufriedenheit äußern. Gerade wenn der Trainer oder Therapeut „sich so viel Mühe gegeben hat", macht dies die Hemmschwelle für Patienten noch größer und sie scheuen die direkte Auseinandersetzung. Hier ist eine aktive Untersuchung der Patientenzufriedenheit gefragt, denn nur so bekommt das Zentrum eine objektivere Beurteilung seiner Leistungen.

Die Messung der Patientenzufriedenheit kann mit einem (standardisierten) Fragebogen erfolgen, der alle relevanten Bereiche der aktiven Rehabilitation beinhaltet. Es wurde bewiesen, dass wissenschaftlich fundierte Bestimmungen der Patientenzufriedenheit realistisch, aber mit einem großen Arbeitsaufwand und hohen Kosten verbunden sind.

Es bestehen verschiedene Methoden zur Messung der Patientenzufriedenheit:

- mündliches Interview
- schriftliche Befragung
- telefonisches Interview
- Onlinebefragung

Ein wesentlicher Nachteil sind die hohen Kosten für den Arbeitsaufwand und den Einsatz teurer Technik. Aus diesem Grund wurde speziell für den

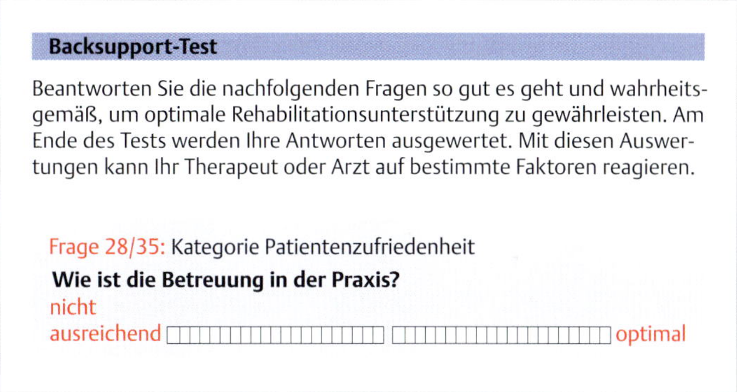
Backsupport-Test

Beantworten Sie die nachfolgenden Fragen so gut es geht und wahrheitsgemäß, um optimale Rehabilitationsunterstützung zu gewährleisten. Am Ende des Tests werden Ihre Antworten ausgewertet. Mit diesen Auswertungen kann Ihr Therapeut oder Arzt auf bestimmte Faktoren reagieren.

Frage 28/35: Kategorie Patientenzufriedenheit

Wie ist die Betreuung in der Praxis?

nicht ausreichend … optimal

Abb. 27.1 Frage 28 des Backsupport-Tests, Kategorie „Patientenzufriedenheit".

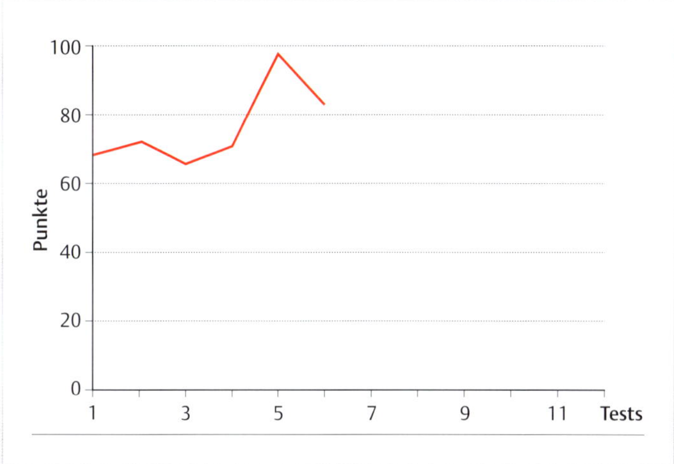

Abb. 27.2 Die Auswertung aller Fragen zur Patientenzufriedenheit und grafische Darstellung kann durch die Praxis im Backsupport eingesehen werden.

Rückentriathlon eine IT-Software entwickelt und erstellt. Mittels eines Softwarebausteins innerhalb des Backsupports kann der Aufwand minimalisiert werden. Außerdem beinhaltet diese Software automatisch eine Strukturierung und Evaluierung. Bei Bedarf kann eine der anderen Methoden, ein Interview oder eine schriftliche Befragung, noch zusätzliche Informationen verschaffen.

Zukünftig sind regelmäßige Untersuchungen zur Patientenzufriedenheit im Gesundheitswesen als Qualitätsmanagement zu erwarten.

27.1.1 Messung der Patientenzufriedenheit beim Rückentriathlon

Das Ziel der Kundenzufriedenheitsumfrage beim Rückentriathlon ist es, ein Feedback für die Praxis zu erhalten und Praxisabläufe zu optimieren.

Bevor eine wissenschaftlich gesicherte Methode angewendet wird, kann mit selbst angefertigten Fragelisten gearbeitet werden. Innerhalb des Backsupports (s. Kap. 4) findet regelmäßig eine automatische und digitalisierte Umfrage statt. In ▶ Abb. 27.1 ist eine Frage zur Patientenzufriedenheit abgebildet. Neben einer Analyse der eigenen Dienstleistung (▶ Abb. 27.2) kann ein direkter Vergleich mit Anbietern des gleichen Produkts stattfinden.

Bei der Erstellung eines Fragenkataloges sollten keine neutralen Fragen aufgelistet werden, da sie die Patienten weder zu einer positiven noch zu einer negativen Antwort bzw. Beurteilung bewegen (Schmidt et al. 1989).

Die Anzahl der Fragen sollte auf ein überschaubares Maß begrenzt sein. In den Niederlanden wird zurzeit an einer Frageliste zur Patientenzufriedenheit gearbeitet (Delnoij et al. 2010). Eine erste Version besteht aus 86 Fragen. Die Anzahl der Fragen ist bereits ein Grund, um mit dem Behandlungsergebnis unzufrieden zu sein. Schließlich haben auch andere Branchen den Stellenwert von Fragenlisten der Kundenzufriedenheit entdeckt.

Der Kunde wird irgendwann überfordert! Fakt ist, dass Praxen in den Niederlanden über genervte Patienten berichten. Dies ist jedoch der Standard, den einige niederländische Kostenträger momentan verlangen! Zu viele Fragen bedeuten, dass zu viel Zeit für die Beantwortung investiert werden muss. In der Regel ist aber weniger mehr.

Fragen zur optimalen „Praxissoftware“

Als „Software“ einer Praxis kann man die Begleitaspekte bezeichnen: Freundlichkeit, Kompetenz und Betreuung machen die Qualität der Programme aus; die Zielsetzungen entsprechen der Effektivität der Programme.

Fragen zur Qualität der Behandlung

Die Gründe für den Beginn einer aktiven Rehabilitation sind in der Regel Schmerzen, die speziell in Verbindung mit bestimmten Aktivitäten in Erscheinung treten. Der Backsupport orientiert sich an der patientenspezifischen Beschwerdeliste (Beurskens et al. 1999, Beurskens et al. 1996; ▶ Abb. 27.3). Der Patient wählt zu Beginn der Teilnahme 3 Aktivitäten aus, die ihn beeinträchtigen und die er am liebsten verbessern möchte.

Vor der Behandlung beurteilt er seine Einschränkung auf einer VAS-Skala von 1–10. 1 bedeutet dabei *„sehr beschwerlich“*, 10 *„ohne jegliche Einschränkung“* (▶ Abb. 27.5). Im Backsupport ist bei der Bewertung der Aktivitäten ein Multiplikator von 10 hinterlegt, damit dem Patienten eine bessere Abstufung ermöglicht wird. Nach einer gewissen Zeit wird dieser Test wiederholt. Die Differenz zwischen dem ersten und dem zweiten Test zeigt eine mehr oder weniger objektive Qualitätsbeurteilung.

Zum Beispiel wählt ein Patient:

- Gehen
- Gartenarbeit
- Autofahren

Die gefühlte Einschränkung der letzten Wochen wird notiert (rot), nach 3 Monaten wird dieser Test

Backsupport-Test

Beantworten Sie die nachfolgenden Fragen so gut es geht und wahrheitsgemäß, um optimale Rehabilitationsunterstützung zu gewährleisten. Am Ende des Tests werden Ihre Antworten ausgewertet. Mit diesen Auswertungen kann Ihr Therapeut oder Arzt auf bestimmte Faktoren reagieren.

Welche Aktivitäten bereiten Ihnen Probleme und möchten Sie gerne verbessern?

Vorgegebene Aktivitäten		Weitere Aktivitäten
☐ Autofahren	☐ Gehen	
☐ Heben	☐ Laufen	
☐ Tragen	☐ Wandern	
☐ Gartenarbeit	☐ Radfahren	

Abb. 27.3 Eingangsfrage des Backsupport-Tests zur Evaluierung der patientenspezifischen Beschwerden und Zielsetzung.

Backsupport-Test

Beantworten Sie die nachfolgenden Fragen so gut es geht und wahrheitsgemäß, um optimale Rehabilitationsunterstützung zu gewährleisten. Am Ende des Tests werden Ihre Antworten ausgewertet. Mit diesen Auswertungen kann Ihr Therapeut oder Arzt auf bestimmte Faktoren reagieren.

Wie gut können Sie die Aktivität Gartenarbeit ausüben?

unmöglich ☐☐☐☐☐☐☐☐☐☐☐☐☐☐☐☐☐☐☐☐ ☐☐☐☐☐☐☐☐☐☐☐☐☐☐☐☐☐☐☐☐ kein Problem

Abb. 27.4 Bewertung der patientenspezifischen Beschwerden bei der Gartenarbeit.

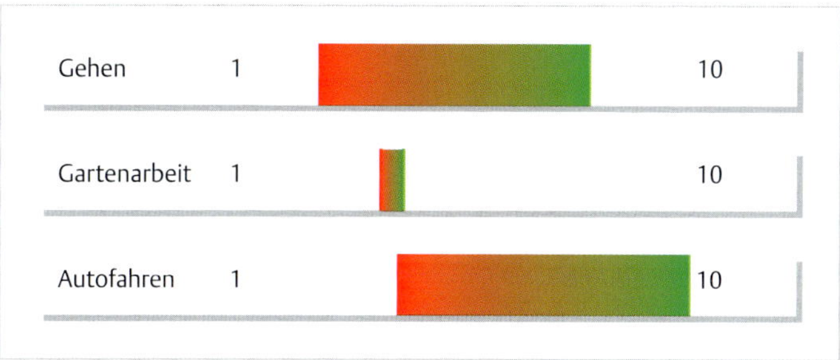

Abb. 27.5 Patientenspezifische Beschwerden als Ausdruck der Qualität der Behandlung und Teiloutcome der Therapie. Drei Aktivitäten werden in 2 Tests am Anfang (rot) und am Ende (grün) der Therapie bewertet.

wiederholt. Abermals wird nach der gefühlten Einschränkung der letzten Wochen gefragt, ohne dass der Patient die ersten Ergebnisse noch einmal zu sehen bekommt (▸ Abb. 27.5). Dann wird die Besserung errechnet. In diesem Beispiel bessert sich:

- Gehen: von 3 auf 7; Verbesserung um 4 Punkte auf der VAS-Skala
- Gartenarbeit: keine Besserung; Differenz = 0 Punkte
- Autofahren: von 4 auf 9; Verbesserung um 5 Punkte auf der VAS-Skala

Die Durchschnittsbesserung von 3 Aktivitäten errechnet sich wie folgt: 4 + 0 + 5 = 9   9 : 3 = 3.

Der Vorteil dieser Methode besteht darin, dass Therapeut und Patient sich darin einig sind, dass Einschränkungen von Belastung und Bewegung Gründe für den Beginn einer aktiven Rehabilitation sind.

Patienten, die jahrelang ohne nennenswerte Erfolge in Behandlung waren, bekommen mit dieser Methode die bislang geringen Fortschritte einer Therapie aufgezeigt.

Ob diese Methode eine allgemeine Akzeptanz, auch außerhalb der Niederlande, findet, wird die Zukunft zeigen.

Die Frage nach der Qualität umschreibt die Zielsetzung des Programms: Schmerzlinderung und eine bessere Belastbarkeit. Untersuchungen haben verdeutlicht, dass Patienten, die *meinen*, ihr Ziel erreichen zu können, auch Therapietreue zeigen. Patienten, die meinen, ihr Ziel nicht erreichen zu können, neigen dagegen zum Therapieabbruch (Danielson 1977). Über 50 % der Aussteiger geben an, das Gefühl zu haben, ihr Ziel nicht erreichen zu können. Bei den Therapietreuen liegt der Wert dagegen bei weniger als 10 % (Brehm und Eberhard 1995).

Fragen zur Erwartungshaltung

Die Fragen zur Erwartungshaltung geben u. a. eine Rückmeldung über die Informationen, die der Patient am Anfang vom Trainer, aus den Praxisbroschüren und dem Internetauftritt erhalten hat. Gerade wenn ein Gesamtkonzept angeboten wird, gewinnen die Hintergrundinformationen an Bedeutung, da der Patient zwar aktiv an der Behandlung teilnimmt, ihm aber oftmals Informationen über den Inhalt fehlen.

Bei Trainingsprogrammen scheint häufig die Erwartungshaltung von vornherein nicht realistisch zu sein. Gerade die funktionellen Verbesserungen schätzt der Patient oft zu optimistisch ein (Lauridson 2009).

Bei individuellen Behandlungen geht der Therapeut manchmal zu viel auf die Erwartungen des Patienten ein. Ein Patient mit Rückenbeschwerden entscheidet zum größten Teil selbst über die weitere Vorgehensweise. Er sucht sich die Praxis aus, die seinen Erwartungen entspricht, aktiv oder passiv, egal ob Osteopathie, manuelle Therapie oder kraniosakrale Therapie. Hat der Patient eine Entscheidung getroffen, ist es nicht schwer, seiner Erwartungshaltung zu entsprechen. Die Beurteilung von Fragen bezüglich der Erwartungshaltung gestaltet sich ein wenig heikel, da der Kontext der Behandlung mit einbezogen und im Zusammenhang mit dem Outcome gesehen werden muss.

Fragen zur bedürfnisgerechten Behandlung

Prinzipiell zeigen diese Fragen, ob der Trainer in der Anamnese die Bedürfnisse evaluiert, über ausreichend Empathie verfügt und genügend therapeutische Möglichkeiten zur Verfügung hat. In einem sich anschließendem aufklärenden Gespräch sollten dann die Bedürfnisse besprochen werden.

Innerhalb des Rückentriathlons wird diese Frage durch das Konzept selbst abgedeckt. Möchte der Patient auf diese Art therapiert werden? Inklusions- und Exklusionskriterien (s. Kap. 28) bieten eine weitere Selektion.

Fragen zur empfundenen Unterstützung

Diese Fragen klären, ob der Patient während der Therapie genügend Aufmerksamkeit bekommen hat. Bei individuellen Trainingsprojekten gibt dies Aufschluss über die Empathie des Therapeuten. In der Gruppentherapie beweist es, ob der Trainer jedem Einzelnen gerecht geworden ist. Bei schlechten Frageergebnissen kann es sein, dass:

- die Gruppengröße zu groß gewählt wurde,
- der Trainer zu unerfahren ist,
- die Abläufe im Zentrum zu anonym sind,
- zu häufig die Trainer gewechselt haben,
- der Patient zu häufig die Gruppe gewechselt hat.

Die individuell empfundene Aufmerksamkeit sollte nicht unterschätzt werden: Eine Studie bei Herzinfarktpatienten zeigte, dass gut betreute Patienten häufig therapietreu bleiben, während weniger gut betreute Patienten doppelt so häufig aus dem Programm aussteigen (Andrew 1981). Dies ist einer der Gründe, warum beim Rückentriathlon die wöchentliche persönliche Abfrage mit Ansprache des selbständigen Trainings und die Instruktionen für Heimübungen einen so hohen Stellenwert einnehmen.

Fragen zur „Praxishardware"

„Hardware" sind die Praxisgegebenheiten: Gebäude, Geräte, sanitäre Einrichtungen und Erreichbarkeit. Zunächst stehen bei den Patienten die gesundheitlichen Aspekte an erster Stelle: die Beschwerden sowie die körperliche Einschränkungen. Mit der Zeit und einer zunehmenden Besserung der Beschwerden nimmt der professionelle Kontext an Bedeutung zu (▶ Abb. 27.6). Fitnesszentren sind sich dieses Phänomens bereits bewusst, manche Physiotherapeuten müssen dagegen noch umdenken. Bei einer individuellen Behandlung stehen die medizinischen Aspekte im Vordergrund. Bei Trainingskonzepten nimmt die Bedeutung des professionellen Kontextes bei abnehmender medizinischer Bedeutung immer mehr zu.

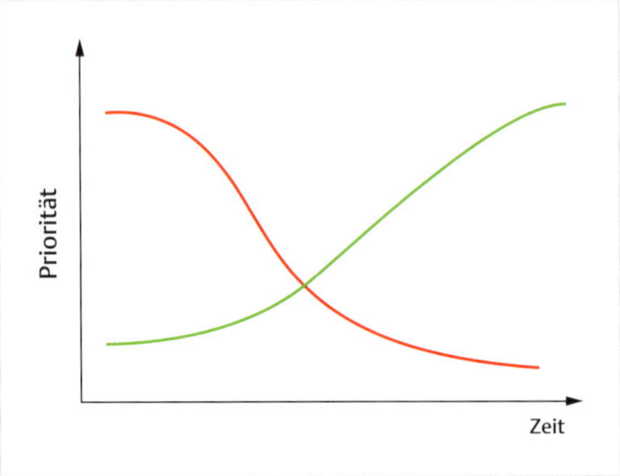

Abb. 27.6 Gesundheitliche Aspekte haben in der Anfangsphase eine große Bedeutung (rote Linie). Mit zunehmender Dauer spielen professionelle Kontextfaktoren wie Erreichbarkeit, Räumlichkeiten und soziale Faktoren wie Spaß am Training und Integration des Trainings in den Alltag eine immer wichtigere Rolle (grüne Linie).

Fragen zur Lokalität

Diese Frage umfasst die geografische Lage. Liegt das Zentrum in der Innenstadt oder weiter außerhalb, z. B. in einem Industriegebiet?

Fragen zur Erreichbarkeit

Hat das Zentrum eine gute Anbindung an das öffentliche Verkehrsnetz, optimale Anfahrtsmöglichkeiten mit wenigen Ampeln, einer geringer Verkehrsdichte und stehen ausreichend Parkplätze zur Verfügung (▶ Abb. 27.7), so sind die Kunden zufriedener. Einige Untersuchungen deuten auf den Stellenwert von ausreichenden Parkmöglichkeiten hin, wobei die Meinungen der Therapeuten und Patienten spürbar auseinander laufen. Ein Patient ist unzufrieden über die Erreichbarkeit, wenn der Parkplatz 200 Meter vom Trainingszentrum entfernt ist, obwohl anschließend ein Laufprogramm auf dem Laufband absolviert wird. Sind die Parkplätze gleich am Haus, beurteilt der Patient eine Parkgebühr negativ. Kleine Parkplätze sind für ältere Patienten ein Hindernis, ebenso wie unebenes Parkgelände und Parkhäuser.

Die Bedeutung der Erreichbarkeit einer Einrichtung wird von vielen Anbietern aktiver Rehabilitationsmaßnahmen erstaunlicherweise oftmals unterschätzt. Gibt ein Orthopäde einem Patienten eine Adressliste von Einrichtungen, die die verordnete Behandlung durchführen, ist häufig eine der

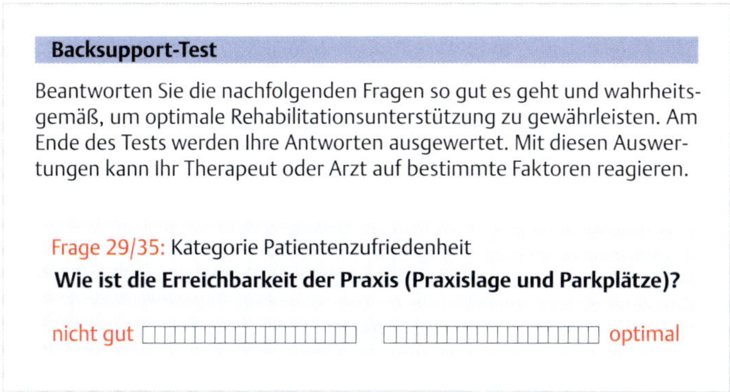
Backsupport-Test

Beantworten Sie die nachfolgenden Fragen so gut es geht und wahrheitsgemäß, um optimale Rehabilitationsunterstützung zu gewährleisten. Am Ende des Tests werden Ihre Antworten ausgewertet. Mit diesen Auswertungen kann Ihr Therapeut oder Arzt auf bestimmte Faktoren reagieren.

Frage 29/35: Kategorie Patientenzufriedenheit

Wie ist die Erreichbarkeit der Praxis (Praxislage und Parkplätze)?

nicht gut optimal

Abb. 27.7 Eine der Fragen aus der Kategorie „Patientenzufriedenheit" im Zusammenhang mit der Erreichbarkeit.

ersten Fragen, diejenige nach der Parkplatzsituation. Die Patienten setzen dagegen voraus, dass bei der Vergabe einer Adressliste die Qualität der Einrichtung nicht hinterfragt werden muss.

Fragen zur Sauberkeit

Die Hygiene ist generell von großer Relevanz, gerade weil Gesundheit unterbewusst mit Sauberkeit in Verbindung gebracht wird. Als Betreiber ist es dabei hilfreich, die Perspektive der Patienten einzunehmen. Sowohl die Decke und ihre Beleuchtung als auch die Sauberkeit des Fußbodens sehen aus einer stehenden Position ganz anders aus als in der Bauch- oder Rückenlage, z. B. während einer Übung auf der Matte.

Bei der Beurteilung von Rehabilitationseinrichtungen zählt die Frage nach der Hygiene zu den fast wichtigsten Aspekten, wahrscheinlich, weil dies jeder Patient gut beurteilen kann.

Als Beispielreferenz lässt sich dazu auch vergleichsweise gut die Beurteilung eines Campingplatzes nach einem Urlaub anführen. Man sieht häufig, dass bei einem Urlaubsbericht vorrangig von der Situation und erst nachrangig von Erlebnissen berichtet wird: schöner Campingplatz – saubere Sanitäreinrichtungen – schöne Erlebnisse – nette Bekanntschaften. Dies ist eine typische Reihenfolge der Berichterstattung, die auch den Stellenwert der einzelnen Faktoren widerspiegelt.

Fragen zu Licht- und Luftverhältnissen

Gerade die Luftverhältnisse von Räumlichkeiten sind nicht immer auf die besonderen Ansprüche des Trainings ausgerichtet. Der Modernisierungsfortschritt steigert die Erwartungshaltung von Patienten. So hat z. B. die standardisierte Einführung von Klimaanlagen in Autos dazu geführt, dass die Patienten auch in Trainingsräumlichkeiten eine Klimaanlage erwarten.

Optimale Verhältnisse sind eine hell und freundlich gestaltete Atmosphäre bei einem ausgewogenen Raumklima; im Winter nicht zu kalt, im Sommer nicht zu warm – bei immer genügend Sauerstoffzufuhr.

Fragen zur Akustik

Eine mangelnde Akustik ist ein neuerer Aspekt bei der Patientenzufriedenheit. So ist z. B. Laminat sehr beliebt, vor allem in gewerblich genutzten Gebäuden. Dieser Bodenbelag kann aber durch Schallentwicklung zu einer inakzeptablen Raumakustik führen.

Mit Schall absorbierenden Materialen kann dies aber auf eine akzeptable Schallentwicklung gedämpft werden. Für eine optimale Akustik kann man als Maßstab ansetzen, dass eine normale Unterhaltung ungestört möglich sein sollte. Sind Trainingsgeräte (Laufband, Kraftgeräte etc.) zu laut, empfindet der Patient ein Gespräch oft als anstrengend und zusätzlich störend. Eine optimale Akustik ist dann nicht gegeben.

Fragen zur Patientengesamtzufriedenheit und zur Weiterempfehlung

Mundpropaganda ist die wichtigste und kostengünstigste Form der Werbung. Die Fragen nach einer Weiterempfehlung sind ein verlässliches Barometer für die Gesamtzufriedenheit.

Die Bereitschaft zur Weiterempfehlung zeichnet sich durch ein positives Gesamturteil aus. Die Frage „Würden Sie unser Institut weiterempfehlen?" umschreibt diese Bereitschaft.

Mehr Aussagekraft hat aber eine bereits gegebene Empfehlung. Dies erfolgt, wenn sich der Patient bereits mit der Effektivität des Programms und den Aspekten der Soft- und Hardware vertraut gemacht hat. Hierzu lautet die Frage: „Haben Sie unser Institut bereits weiterempfohlen?".

Eine aktive Weiterempfehlung ist ein Zeichen für die Patientenloyalität. Die Patienten kommen gerne zum Trainingszentrum, nehmen eventuell auch weitere Dienste in Anspruch. Sie sind statt nur potenzielle, auch aktive Werber geworden. Die aktive Weiterempfehlung hat den höchsten Stellenwert der Umfrage, denn schließlich beinhaltet jene die vielen Aspekte, die die Patientenzufriedenheit umfasst.

27.2 Backsupport: gleiches Produkt – guter und direkter Vergleich

Physiotherapie und aktive Rehabilitation sind sehr unterschiedlich, dadurch ist es schwer, die verschiedenen Anbieter miteinander zu vergleichen. Vergleichsweise ist es genauso schwer, ein mexikanisches Restaurant mit einem koreanischen zu vergleichen. Das Ambiente, die Bedienung und das Angebot, alle Vergleichsparameter sind sehr unterschiedlich.

Viel einfacher ist es dagegen, mexikanische Restaurants untereinander zu vergleichen. Die äußerlichen Unterschiede sind relativ gering, wodurch man die wesentlichen Aspekte der Abläufe im Restaurant besser unter die Lupe nehmen kann. Noch einfacher ist es, die verschiedenen Lokalitäten einer Fastfoodkette miteinander zu vergleichen. Das Produkt, das Menü, die Auswahl und die Inhaltsstoffe sind überall gleich. Nur das Personal, das Restaurant und das Umfeld nehmen Einfluss auf die Kundenzufriedenheit.

Beim Konzept des Rückentriathlons wurde deshalb darauf geachtet, ein Produkt zu entwickeln, welches überall zu den gleichen Konditionen und Rahmenbedingungen angeboten wird. Da so nur das Umfeld die Variable bildet, können die verschiedenen Anbieter gut miteinander verglichen werden.

Die Fragen zur Kundenzufriedenheit beantworten die Patienten im Backsupport nach 10–12 Monaten. Die Fragen bezüglich der Kundenzufriedenheit lauten:

1. Wie entwickeln sich Ihre Beschwerden, zu deren Linderung Sie mit dem Rückentriathlon begonnen haben?
2. Wie ist die Betreuung in der Praxis?
3. Wie ist die Erreichbarkeit der Praxis (Praxislage und Parkplätze)?
4. Wie schätzen Sie die Sauberkeit in der Praxis ein?
5. Wie schätzen Sie die fachliche Kompetenz der Therapeuten ein?
6. Wie ist der Belüftung der Räumlichkeiten?
7. Wie sind die Lichtverhältnisse der Räumlichkeiten?
8. Wie ist die Akustik in der Praxis (viel oder wenig Lärm)?
9. Haben Sie schon jemandem das Rückentriathlontraining empfohlen?

Die Praxen bekommen nach einer automatischen Auswertung der Kundenzufriedenheit das Ergebnis der Umfrage mitgeteilt, das einen Vergleich zum Durchschnitt beinhaltet. Hier können die Praxen sehen, in welchem Bereich sie überdurchschnittliche Leistungen erbringen oder in welchen Bereichen nachgebessert werden sollte.

Die Entwicklung und der Ist-Zustand der Patientenzufriedenheit jedes einzelnen Patienten oder Teilnehmers können überprüft werden (praxisintern). Die angeschlossenen Praxen können aber auch direkt miteinander verglichen werden.

Merke **M!**

Selbstverständlich ist die Teilnahme an der Umfrage zur Patientenzufriedenheit freiwillig. Nur Praxen, die an dieser Umfrage teilnehmen möchten, werden hierfür gesondert freigeschaltet.

27.2.1 Auswertung der Patientenzufriedenheit

In ▸ Abb. 27.8 ist eine entsprechende Auswertung dargestellt. Die Praxis kann die Ergebnisse einsehen, wobei die Kundenzufriedenheit über einen gewissen Zeitraum im Vergleich zu dem Durchschnittswert angegeben wird (▸ Abb. 27.8).

In dem in ▸ Abb. 27.8 gezeigten Beispiel hat die Praxis XY in folgenden Bereichen unterdurchschnittliche Bewertungen erhalten: Fragen 1, 2, 7 und 9. Bei den Punkten 2 (Betreuung) und 7 (Licht) treten die größten Defizite auf. Die Verbesserung der Lichtverhältnisse scheint dabei, im Vergleich zur Betreuung, ein kleineres Problem darzustellen, da dies relativ schnell und unkompliziert umgesetzt werden kann. Eine Änderung der Be-

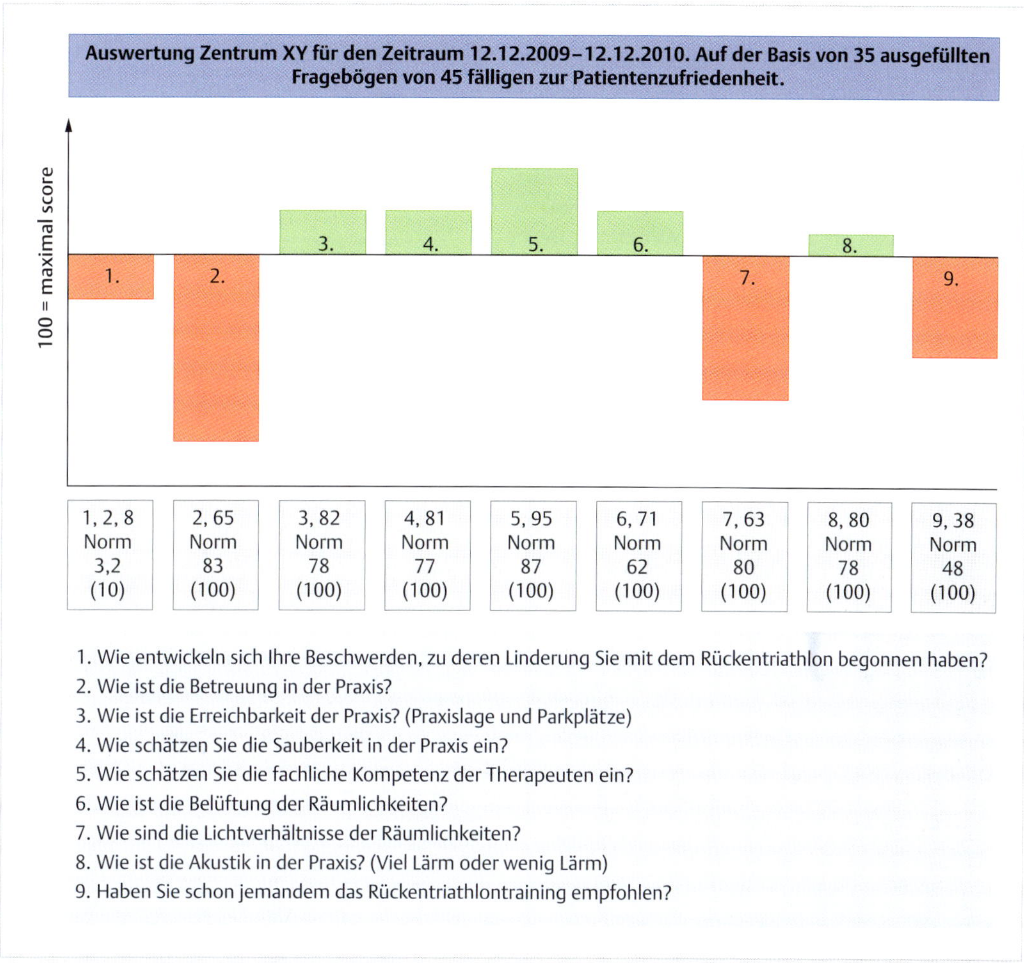

Abb. 27.8 Evaluierung der Kundenzufriedenheit. Mit Angaben der Defizite (rote Balken) und überdurchschnittlichen Leistungen (grüne Balken), im Vergleich mit der Norm.

treuungsverhältnisse und -kompetenz beinhaltet meist aufwendige Schulungen des Personals.

Überdurchschnittliche Bewertungen erhielt die Praxis in diesem Beispiel in den Bereichen, die die Fragen 3, 4, 5, 6 und 8 abdecken. Gerade die herausragende Leistung bezüglich der Kompetenz (Frage 5) ist ein Grund, der Praxisleitung ein Lob auszusprechen.

Anhand dieses Beispiels stellt sich die Frage: Warum besteht aber eine Differenz zwischen Kompetenz und Betreuung?

In einem evaluierenden Teamgespräch kann geklärt werden, warum die Patienten einerseits die Kompetenz loben, andererseits aber die Betreuung (Frage 2) bemängeln. Mögliche Ursachen gibt es viele, z.B. könnten die Therapeuten fachlich sehr geschult sein, aber nicht die Fähigkeit besitzen, ihr Fachwissen freundlich zu vermitteln und die Therapie freundlich zu gestalten.

Wenn die potenziellen Ursachen geklärt sind, kann sich eine optimierte Kundenbetreuung herauskristallisieren. Eine erneute Evaluierung der Patientenzufriedenheit kann dann zeigen, ob die Maßnahmen effektiv gewesen sind.

27.3 Zukunftsaspekte

Die Kundenumfrage in Physiotherapieeinrichtungen ist noch Neuland.

Es wird jedoch nur eine Frage der Zeit sein, bis sich Umfragen auch in diesem Bereich etablieren werden. Ein Blick über die Landesgrenze oder in Fitnesszentren zeigt, dass die Meinung der Kunden einen immer größeren Stellenwert einnimmt. Es gilt als ein Zeichen der Aufgeschlossenheit, die Meinung der Kunden (des Patienten) mit der Meinung der Betreiber (Therapeut, Arzt) zu vergleichen. „Das hatte ich nicht gedacht!", ist die wünschenswerteste Reaktion, denn erst jetzt besteht das Bewusstsein für eine Optimierung.

Zusammenfassung ✓

- Die Patientenzufriedenheit und die damit verbundene Patientenbindung bekommen durch den wirtschaftlichen Wandel und die zunehmende Marktkonkurrenz einen immer größeren Stellenwert.
- Die Patientenzufriedenheit setzt sich aus vielen Aspekten zusammen. Nur eine ausgewogene Balance zwischen allen Faktoren bedeutet eine optimierte Patientenzufriedenheit.
- Im Backsupport des Rückentriathlons kann die Patientenzufriedenheit erfasst werden.
- Eine Auswertung und Entwicklungsverfolgung können individuell für jeden Patienten des Trainingszentrums erfolgen, aber auch ein direkter Vergleich zwischen teilnehmenden Praxen ist möglich.
- Die Auswertung des Feedbacks ermöglicht eine Optimierung der Praxisabläufe und Praxissituation und dient gleichzeitig der Überwachung und Einhaltung eines bisherigen Standards.

27

Literatur

Andrew GM, Oldridge NB, Parker JO, Cunningham DA, Rechnitzer PA, Jones NL, Buck C, Kavanagh T, Shephard RJ, Sutton JR. Reasons for dropout from exercise programs in post-coronary patients. Med Sci Sports Exerc. 1981; 13(3): 164–8.

Berger B, Lenz M, Mühlhauser I. Patient zufrieden, Arzt gut? Inwiefern ist Patientenzufriedenheit ein Indikator für die Qualität der hausärztlichen Versorgung? Eine systematische Übersichtsarbeit. Zeitschrift für Evidenz, Fortbildung und Qualität im Gesundheitswesen. 2008; 102(5): 299-306.

Beurskens AJ, de Vet HC, Köke AJ. Responsiveness of functional status in low back pain: a comparison of different instruments. Pain. 1996; 65(1): 71–6.

Beurskens AJ, de Vet HC, Köke AJ, Lindeman E, van der Heijden GJ, Regtop W, Knipschild PG. A patient-specific approach for measuring functional status in low back pain. J Manipulative Physiol Ther. 1999; 22(3): 144–8.

Brehm W, Eberhardt J. Drop-Out und Bindung im Fitness-Studio. Sportwissenschaft. 1995; 25(2): 174–186.

Danielson RR, Wanzel RS. Exercise Objectives in Fitness Program Dropouts. In: Landers DM, Chritina RW (Ed.). Psychology of Motor Behavior and Sport. Champaign: Human Kinetics; 1977: 310–320.

Delnoij DM, Rademakers JJ, Groenewegen PP. The Dutch Consumer Quality Index: an example of stakeholder involvement in indicator development. BMC Health Serv Res. 2010; 10: 88.

Homburg C, Giering A, Hentschel F. Der Zusammenhang zwischen Kundenzufriedenheid und Kundenbindung. In: Bruhn M, Homburg C (Hrsg.). Handbuch Kundenmanagement – Grundlagen, Konzepte, Erfahrungen. 3. Aufl. Wiesbaden: Gabler; 2000: 82–112.

Kotler P. Marketing Management. Prentice Hall International; 2009.

Lauridsen HH, Manniche C, Korsholm L, Grunnet-Nilsson N, Hartvigsen J. What is an acceptable outcome of treatment before it begins? Methodological considerations and implications for patients with chronic low back pain. Eur Spine J. 2009; 18(12): 1858–66.

Schmidt J, Lamprecht F, Wittmann W. Zufriedenheit mit der stationären Versorgung. Entwicklung eines Fragebogens und erste Validitätsuntersuchungen. Z Psychother Med Psychol. 1989; 39: 248–255.

Kapitel 28

Inklusions- und Exklusionskriterien – für welche Patienten eignet sich Langhanteltraining?

28 Inklusions- und Exklusionskriterien – für welche Patienten eignet sich Langhanteltraining?

Frederik Deemter

28.1 Inklusionskriterien

Inklusion bedeutet Einschluss bzw. Einbeziehung von verschiedenen Faktoren oder Dingen. Inklusionskriterien sind immer besonders relevant, wenn es sich um das Produkt Training oder Therapie handelt. Legt man ein weiträumiges Inklusionsverfahren zugrunde, hat man kurzfristig zwar viele Patienten, langfristig aber ein schlechtes Behandlungsergebnis.

Beispiele für insuffiziente Inklusionsverfahren wie die Aufnahme von Personen, die unter Schwindel, Tinnitus, Migräne, Rückenbeschwerden oder Kopfschmerzen leiden, gibt es ausreichend, auch bei Anbietern seltener Therapieformen.

28

Beispiel B

Beispiel Migräne

Viele Anbieter nehmen beispielsweise unter Migräne leidende Patienten in ihr Therapieprogramm auf, ohne sie über die Erfolgsaussichten zu informieren. Im gegenseitigen Austausch berichten dann etliche Migräne-Patienten von ihren Erfahrungen mit Therapieversprechungen und dem ausbleiben Therapieerfolg. Die Folge ist eine Art Resignation mit der sich verfestigenden Meinung: „Bei mir hilft sowieso nichts!“.

Behandeln und kontinuierliche Erfolge erzielen sind zwei vollkommen unterschiedliche Ziele. Ein langfristiger Erfolg wird erst durch eine strenge Inklusionsführung ermöglicht. Für den Rückentriathlon bilden Rückenbeschwerden, ein lokaler oder generell eingeschränkter Kollagenstatus, eine ausreichende Motivation und das Fehlen von Kontraindikationen die wichtigsten Inklusionskriterien.

28.1.1 Generell eingeschränkter Kollagenstatus

Ein generell eingeschränkter Kollagenstatus basiert auf einer Unterversorgung der bradytrophen (schlecht versorgten) Strukturen und mangelndem kollagenen, mechanischen Input.

Bewegung sichert die Versorgung der bradytrophen Strukturen. Eine Unterversorgung auf der Basis von Bewegungsmangel kann über die Belastungsebene pro Tag (welche mit dem Pedometer gemessen werden kann) definiert werden. Auf den Rückentriathlon bezogen, liegt ein Bewegungsmangel vor, wenn langfristig im Durchschnitt weniger als 60% der normalen Bewegungsebene erreicht wird.

Die empfohlenen Werte betragen:

- Jugendliche: > 10.000 Schritte pro Tag
- Erwachsene: > 7.500 Schritte pro Tag
- Senioren: > 5.000 Schritte pro Tag

Mangelnde mechanische Belastung kollagener Strukturen

Kollagene Strukturen werden durch vielseitige, sich wiederholende Belastungen von höherer Intensität gestärkt. Sie hängen von einigen Faktoren, wie z. B. dem Trainingsalter, ab.

Der Kollagenstatus (Belastbarkeit des kollagenen Gewebes) wird über einen längeren Zeitraum gebildet. Der Reifungsprozess des kollagenen Gewebes beträgt schätzungsweise ca. 3–5 Jahre.

Beurteilung des kollagenen Status

Der derzeitige Stand der Wissenschaft liefert keine genauen Werte zur Beurteilung einer ausreichenden mechanischen Reizung.

Für den Rückentriathlon gelten die im Breitensport üblichen Werte, die ein Training von wöchentlich 3 × 1 Stunde Sport und/oder intensive Bewegung zugrunde legen.

Die Klassifikation der Aktivitäten sind durch die 4 folgenden Merkmale bestimmt (vgl. auch ▶ Tab. 28.1):

1. unerwartete Belastungen
2. plyometrische Momente
3. schnelle Bewegungen/Bewegungen mit hohen intraartikulären Kompressionen
4. Belastungen mit Anspruch an das aeroben System
5. repetierende Belastungen

Tab. 28.1 Bewertungsschema von Aktivitäten hinsichtlich des kollagenen Status

Intensiv (1 Punkt)	Mäßig-intensiv (0,75 Punkte)	Leicht (0,5 Punkte)	Gering (0,25 Punkte)
Gartenarbeit Handwerken Ballsportarten Kampfsport Mountainbiking	Reiten Inline-Skating Laufen – auf der Straße/ dem Crosstrainer	Gerätetraining Yoga Radsport	Wandern Freizeitbeschäftigungen Fahrradfahren Schwimmen

Eine Klassifizierung der Belastbarkeit ist ein gefährliches Unterfangen. Einem Kollagenstatus Punktwerte zuzuordnen ist spekulativ und neuartig und damit anfällig für Kritik. Die individuelle Belastbarkeit zu ignorieren, wäre fahrlässig und ein reines Produktdenken. Grundlagen für die Einteilung wie in ▶ Tab. 28.1 sind die Höhe der Kompressionsbelastungen, die Vielseitigkeit der Bewegung und die Dauer der Belastung. In ▶ Tab. 28.1 wurde der Versuch unternommen, ein Schritt in die richtige Richtung zu machen. Analog zu den Empfehlungen nach einer Hüftendoprothese (McGrory et al. 1995) werden Aktivitäten einem Schweregrad und einem Risikomoment zugeordnet (yes, no, depends).

In den Niederlanden, wo die Kosten des Rückentriathlons durch Versicherer übernommen werden, sollte die Effektivität in Zahlen ausgedrückt werden. Dies war eine zwingende Voraussetzung für eine eventuelle Kostenübernahme.

Aus dem Blickwinkel der Versicherungsträger ergeben sich folgende Ansatzpunkte:

- *Kosten- und Nutzenfaktoren:* Bestimmt sich ein Inklusionskriterium aus dem Maß an Inaktivität, so sollte dies auch in Zahlen ausgedrückt werden (können), damit Statistiker dies für ihre Berechnungsgrundlagen nutzen können. Erst durch gezielte Berechnungen kann die Kosten- und Nutzeneffektivität eines Programms näher bestimmt werden.
- *Controlling-Aspekte:* Die Frage ist, welche wirtschaftlichen Zahlen ein Programm bei seiner Umsetzung und Anwendung erzielen kann? Eine nur geringe, aber effektive Nuancierung innerhalb eines Therapieprogramms kann bei mehreren Millionen Versicherten einen Anstieg von etlichen Tausend Euros bei der Inanspruchnahme des Programms bedeuten. Eine Folge daraus kann z. B. die anschließende Kostensenkung bei den Versicherungsträgern durch geheilte Patienten sein. Controlling gewinnt zunehmend an Bedeutung. Aus diesem Grund ist es wichtig, dass sich auch die moderne Physiotherapie damit auseinandersetzt.

Solange das Rückentraining nicht als eigenständiges, ausgereiftes Produkt angeboten wird, kann die Berechnung der Belastbarkeit nur durch die Schulung des Beurteilungsvermögens von Patient und Trainer erfolgen.

Patienten, die sich jahrelang nur mit leichten Belastungen wie Schwimmen beschäftigt haben, sollten ihre Erwartungshaltung gegenüber schwereren Belastungen anpassen. Sie haben sich zwar sportlich betätigt, sind dennoch nicht unbedingt auf schwierigere Aufgaben vorbereitet. Durch die Berechnung des Kollagenstatus kann ermittelt und eingeschätzt werden, wie lange man trainieren muss, um anspruchsvollere Aufgaben langfristig problemlos absolvieren zu können.

Beispiel **B**

Beispiel 1

Eine Frau mittleren Alters, langjährige Schwimmerin, entscheidet sich zum Wiedereinstieg ins Berufsleben als Altenpflegerin.

Beim Rückentriathlon geht man von einer maximalen Belastbarkeit aus, wenn eine gewisse Belastung langfristig, d. h. über mindestens 60 Monate, ausgeführt wird:

Für jeden Monat, in dem eine gewisse Belastung ausgeführt wird, werden Punkte vergeben. Ist eine Person in den letzten 5 Jahren kontinuierlich sportlich aktiv gewesen, kann sich der Punktwert wie folgt ergeben:

- intensive Belastungen: 60 Monate × 1 Punkt = 60 Punkte
- mäßige Belastung: 60 Monate × 0,75 Punkte = 45 Punkte
- leichte Belastung: 60 Monate × 0,5 Punkte = 30 Punkte
- geringe Belastung: 60 Monate × 0,25 Punkte = 15 Punkte

Eine kürzere Dauer, z. B. 1,5 Jahre, mit mäßiger Belastung ergibt:

- 1,5 Jahre = 18 Monate × 0,75 Punkte = 13,5 Punkte

Hat der Patient eine gewisse Punktzahl durch kontinuierliche Belastung erreicht und wird durch einen Anlass inaktiv, dann tritt ein Prozess einer negativen Adaptation ein (Lee und Taylor 2003). Der Wert, der sich aus den inaktiven Monaten x und dem Belastungsfaktor ergibt, wird abgezogen.

Beispiel **B**

Beispiel 2

Ein Fußballer, der viele Jahre kontinuierlich gespielt hat und aufgrund von Rückenproblemen sein Training 2 Jahre unterbrechen musste, erreicht folgende Punktzahl:

Auf der Basis des intensiven Sports über die letzen 5 Jahre: 60 Monate × 1 Punkt = 60 Punkte. Hiervon werden 2 Jahre Pause abgezogen: 24 Monate × 1 Punkt = 24 Punkte. Insgesamt erhält man demnach folgendes Ergebnis: 60–24 Punkte = 36 Punkte.

Trägt der Patient die Kosten für den Rückentriathlon selbst, kann er prinzipiell immer am Rückentriathlon teilnehmen, vorausgesetzt er hat Rückenbeschwerden. Die Kostenträger übernehmen die Kosten aber häufig nur dann, wenn der Behandlung ein Punktewert von z. B. weniger als 20 Punkten zugrunde liegt.

Selbstverständlich sollten die Patienten über eine ausreichende Motivation verfügen. Zur Bestimmung der Motivation dient der Quickscan (s. Kap. 5).

28.2 Inklusion und Exklusion – Erkrankungen und Krankheitsbilder

28.2.1 Hypermobilitätssyndrom – Signal für einen generell eingeschränkten Kollagenstatus

Das Hypermobilitätssyndrom (HMS) wird auf eine erblich bedingte Hypermobilität zurückgeführt. Je nach Definitionen des HMS liegt die Quote der Erkrankungen in der Bevölkerung zwischen 5 und 45 %. Häufig liegen Subluxationen, Luxationen und Distorsionen vor. Besonders häufig ist HMS bei Personen mit vermeintlich psychosomatischen Beschwerden zu beobachten. Das Verletzungsrisiko bei HMS wird unterschiedlich beurteilt. Manche Autoren berichten über ein erhöhtes Verletzungsrisiko, z. B. bei Knieverletzungen (Pacey et al. 2010), andere wiederum bestreiten dies.

HMS ist normalerweise eine Indikation für den Rückentriathlon, da ein generell eingeschränkter Kollagenstatus vorliegt. HMS verdient eine besondere Aufmerksamkeit, da viele Physiotherapeuten und Ärzte diese Diagnose übersehen und/oder unterschätzen. In der letzten Zeit wird HMS als ätiologischer Faktor bei körperlichen Beschwerden und Rückenschmerzen angesehen (Murray 2006). Es kommt jedoch nicht bei jeder Person mit HMS zu physischen Einschränkungen. Hypermobilität kann aber möglicherweise vermehrt zu Verletzungen führen (Stewart und Burden 2004). Im klinischen Alltag werden oft nur die aktuellen Beschwerden behandelt, die eigentliche Ursache wird vernachlässigt und häufig sogar überhaupt nicht erkannt. Das Erstellen der HMS-Diagnose ist langwierig und diffizil, dabei ist gerade die Früh-

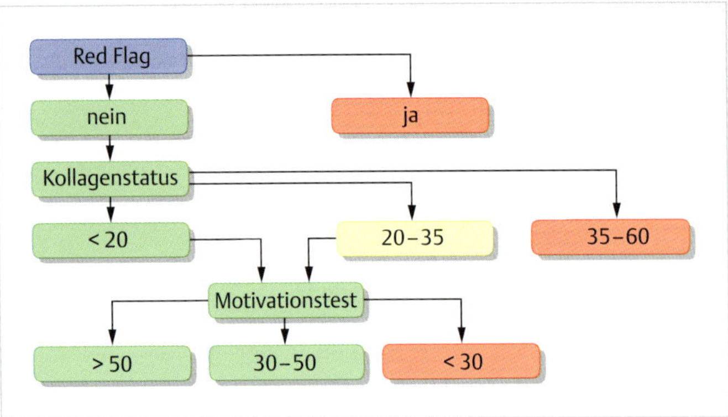

Abb. 28.1 Allgemeine Inklusionskriterien des Rückentriathlons. Grüne Flächen symbolisieren ein Okay – rote Flächen einen eventuellen Ausschluss. Ausgangspunkt ist stets die Frage nach möglicherweise bestehenden Red Flags.

Tab. 28.2 Brighton-Kriterien im Zusammenhang mit dem Beighton Score

Hauptkriterium	Nebenkriterium
Beighton Score > 4	Beighton Score 1–3
Schmerzen > 3 Monate in 4 oder mehr Gelenken	Schmerzen > 3 Monate in 1–3 Gelenken oder Rückenschmerzen > 3 Monate oder Spondylose, Spondylose/Spondylolisthese
	Luxation/Subluxation in mehr als einem Gelenk oder in einem Gelenk in mehr als einem Fall
	3 oder mehr substanzielle Verletzungen Weichteilrheumatismus > 3 Läsionen (z. B. Epikondylitis, Tendovaginitis, Bursitis)
	Leptosome marfanoider Habitus
	Narbengewebe bei kleinen Schnitten, anomale Haut: Striae, Überdehnbarkeit, dünne Haut, pergamentartige Wundheilung
	Augenzeichen: hängende Augenlider (drooping eyelids) oder Myopie oder antimongoloide Lidspalte
	Varikose, Leistenbruch oder Uterus-/Rektumprolaps

erkennung einer benignen HMS wichtig, da sie im Erwachsenenalter häufig zu chronischen Beschwerden führen kann. Hypermobilität kann anhand des sogenannten Beighton Score (nach Peter H. Beighton) diagnostiziert werden (Grahame et al. 2000).

Beighton Score und Brighton-Kriterien

Das derzeitig auf internationaler Ebene zur (Vor-)Diagnostik von HMS angewendete „9-Punkte-Programm" (Beighton Score) nach Peter H. Beighton setzt sich aus folgenden Komponenten zusammen:

- mit gestreckten Beinen den Boden mit der flachen Hand berühren (1 Punkt)
- Überstrecken der Ellbogengelenke nach hinten um mindestens 10° (1 Punkt für links, 1 Punkt für rechts)
- Überstrecken der Kniegelenke nach hinten um mindestens 10° (1 Punkt für links, 1 Punkt für rechts)
- Der Daumen kann an der Innenseite den Unterarm berühren (1 Punkt für links, 1 Punkt für rechts)
- Der kleine Finger kann 90° und mehr im PIP Gelenk überstreckt werden (1 Punkt für links, 1 Punkt für rechts)

Die maximal erreichbare Gesamtpunktzahl beträgt 9 Punkte. Ein Score > 4 ist ein Hauptkriterium, das auf die Diagnose HMS hinweist.

Zusätzlich zum Beighton Score wurden die sogenannten Brighton-Kriterien eingeführt (▶ Tab. 28.2), um die Diagnose des HMS noch genauer stellen zu können. Der Beighton Score wird hier mit anderen Symptomen kombiniert (Grahame et al. 2000).

Die Diagnose HMS wird bestätigt, wenn

- 2 Hauptkriterien **oder**
- 1 Hauptkriterium + 2 Nebenkriterien **oder**
- 4 Nebenkriterien zutreffen **oder**
- 2 Nebenkriterien reichen aus, wenn ein Verwandter ersten Grades (Eltern, Kinder, Geschwister) ebenfalls unter Hypermobilität leidet.

Ein prinzipiell schlechter Kollagenstatus prädestiniert die erkrankten Personen für ein langfristiges systematisches Kräftigungs- und Koordinationstraining. Kirk et al. (1967) beschrieben HMS als eine eigenständige Pathologie. Sie hat nichts mit Erkrankungen wie dem Ehlers-Danlos-Syndrom, dem Marfan-Syndrom oder der Osteogenesis imperfecta (Glasknochenkrankheit) zu tun. In der Literatur wurde dies bisher kaum beschrieben, vermutlich, weil die Patienten durch eine Routinelabor- oder Röntgendiagnostik schwierig bzw. gar nicht eruiert werden können.

Häufig klagen Patienten über diffuse, chronisch wechselnde Beschwerden. Dadurch werden sie, wie oft bei vielen unbekannten Erkrankungen, als Simulanten oder Hypochonder angesehen. Die eigentliche Basiserkrankung wird in der Therapie zumeist nicht erkannt.

Die Häufigkeit von HMS wird in der Literatur sehr unterschiedlich beschrieben. Dies hängt vor allem von verschiedenen Kriterien ab. Hypermobilität tritt bei Frauen 5,5-mal häufiger auf als bei Männern; besonders Asiaten neigen eher zu dieser Erkrankung.

Typische Anzeichen für HMS sind:

- Blaue Flecken
- Dehnungsstreifen (Striae)
- schlechte Wundheilung

- Subluxationen
- Tendinitiden
- Bursitiden
- Chondropathia
- Fibromyalgie
- Karpal-/Tarsaltunnelsyndrom
- Morbus Raynaud
- nichtspezifische Arthralgien
- Skoliose
- motorische Retardationen

Neben den Kriterien nach Beighton sieht man außerdem häufig noch:

- extreme Dorsalflexion und Eversion des Fußes
- Extension der Metakarpophalangealgelenke über 90°
- patellare Hypermobilität
- hypermobile Außenrotation der Schulter
- hypermobile Abduktion der Hüfte
- Extension Metatarsophalangealgelenke I > 90°

Klinisches Bild

Die Patienten können sehr unterschiedliche Beschwerden haben. Eine Vielzahl der Patienten mit HMS weist ernste Parästhesien auf (Karpaltunnelsyndrom, Thoracic Outlet Syndrom = TOS). Ebenfalls wurde eine erhöhte Gelenkproblematik beobachtet. Als mögliche Ursachen hierfür kommen eine gestörte Biomechanik und auch proprizeptive Störungen in Betracht. Des Weiteren wird bei HMS auch Knorpel in Mitleidenschaft gezogen, z.B. Knorpel der Kniescheibe. Man vermutet, dass HMS auf einen fehlerhaften Kollagen-Typ II zurückzuführen ist.

Subluxationen treten häufiger auf, verursachen aber aufgrund der Laxität der Bänder relativ geringe Beschwerden.

Angst und Hypermobilität korrelieren miteinander (Bulbena et al. 2006). Vermutlich ist bereits ein mangelndes Zusammenspiel der Bänder im Kindesalter für Koordinationsstörungen verantwortlich und kann Stürze und eine damit verbundene Fallangst hervorrufen.

28.2.2 Lokal eingeschränkte Belastbarkeit

Eine lokal eingeschränkte Belastbarkeit entsteht durch ein Trauma oder eine Operation, in seltenen Fällen durch andere Ursachen.

Mikrotraumatische kollagene Verletzungen

Die Definition „mikrotraumatische kollagene Verletzungen" ist nur wenig verbreitet. Der Grund für diese Qualifizierung ist ein einheitliches klinisches Muster. In der Praxis tritt dieses Beschwerdebild häufiger in Erscheinung, die kollagenen Verletzungen können jedoch klinisch nur schwer oder gar nicht lokalisiert werden. Die Merkmale von mikrotraumatischen kollagenen Verletzungen als Inklusionskriterium sind folgende:

- schleichende, nicht akute Entstehungsweise der Beschwerden
- „Referred Pain"/Ausstrahlungsschmerz; keine radikulären Beschwerden
- bewegungs- und belastungsabhängige Beschwerden in einem konstanten Muster
- Beschwerden halten länger als 3 Monate an
- Beschwerden bei hoher axialer Kompression als Folge einer Muskelspannung

Zu den mikrotraumatischen kollagenen Verletzungen gehören:

- intradiskale Läsionen
- subchondrale Läsionen des Facettengelenks
- Bone Bruise des Wirbelkörpers

Diese Pathologie geht mit einer Neovaskularisation einher. Beeindruckend ist dabei, dass die Bandscheibe teilweise sogar bis ins Zentrum mit Gefäßen und Nerven versorgt wird. Bei Überbelastung entsteht eine vermehrte Vaskularisation der Endplatte bis ins Knochenmark des Wirbelkörpers. Ähnliches gilt für die subchondralen Strukturen der Facettengelenke.

28.2.3 Innervation und Neovaskularisation

Innervation bezeichnet die Versorgung eines Bereichs mit Nervenfasern und Nervenzellen (Nervengewebe).

Generell kann überall dort, wo nicht innervierte Strukturen überbelastet werden, ein schmerzhafter Heilungsprozess auftreten. Diese bradytrophen Bereiche werden mit Gefäßen versorgt, die gleichzeitig die Versorgung mit Blut, Sauerstoff und Nährstoffen sicherstellen. Dies ist für das Sehnengewebe ausführlich beschrieben und ähnliche Erkenntnisse sind in Bezug auf den Diskus und die

Knorpelschicht im Knie gewonnen worden (Suri et al. 2007).

Kommt es zu einer unkontrolliert übermäßigen Neubildung von Blutgefäßen, so spricht man von Neovaskularisation. Dadurch wird das ursprünglich stumme Gewebe zum Schmerzgenerator. In der Wirbelsäule können der Diskus und die subchondrale Schicht der Facettengelenke als Schmerzquellen verantwortlich gemacht werden.

Die genannten Probleme sind Indikationen für den Rückentriathlon, da die Belastbarkeit lokal eingeschränkt ist.

28.2.4 Therapie

Es existieren nur wenige wissenschaftliche Untersuchungen zur Behandlung solcher Pathologien. Hilfreich zur Ermittlung einer effektiven Therapie sind die Behandlungsprotokolle von Labrum- und Meniskusläsionen sowie Knieoperationsprotokolle. Bei ernsteren Problemen wird eine Periode relativer Ruhe verordnet. Über einen Zeitraum von 6 Wochen sollten die Patienten c-Schmerzen meiden und sich möglichst schmerzfrei bewegen.

Dies bedeutet, dass manche Patienten Belastungen und körperliche Aktivitäten während dieser Periode einschränken sollten. Alle Belastungen bei der Arbeit, im Sport oder bei den ADLs, die lähmende und intensive Schmerzen (VAS > 6) verursachen, sollten die Patienten konsequent meiden.

Ein günstiges Zeichen ist ein Rückgang der Symptome und/oder eine Zentralisation der Beschwerden. Letzteres ist ein Phänomen, bei dem sich der Schmerz aus dem Bein in Richtung Wirbelsäule verlagert. Zentralisation ist der einzige klinische Befund, der die Wahrscheinlichkeit erhöht, dass der Diskus die Quelle für die Schmerzen darstellt (Hancock et al. 2007).

In der Tendinosenrehabilitation wurde bewiesen, dass durch exzentrisches, schmerzhaftes Training die Neovaskularisation vermindert werden kann. Die schmerzfreie Belastbarkeit nimmt mit der Zeit zu. Ähnliches ist bei der Rehabilitation von Knorpelproblemen im Knie zu beobachten. Patienten mit z. B. einer Mikrofrakturierung im Knorpel werden von Woche zu Woche belastbarer.

Ähnlich verhält es sich beim Belastungstraining der LWS, bei dem Schmerzen bis zu einer Intensität von 3–5 auf der VAS-Skala produziert werden dürfen. Die typischen Schmerzen können durch eine (Lang-)Hantelübung provoziert werden. Diese Übung sollte vorerst mit einer niedrigen Belastung ausgeführt werden. Sobald der Patient bei der Übung weniger, kaum noch oder keine Schmerzen mehr verspürt, kann die Intensität gesteigert werden.

In der Praxis wurden bisher positive Erfolge durch einen kombinierten konzentrischen/exzentrischen Zyklus erzielt. Erfahrungen mit einem rein exzentrischen Training liegen dagegen nicht vor. Ein exzentrisches Training der LWS ist in Eigenregie kaum ausführbar. Allein aus diesem Grund ist es in der Praxis nur schwer zu etablieren.

Patienten mit dieser Pathologie profitieren langfristig vom Rückentriathlon. Einen schnelleren, effektiveren und individuelleren Therapieverlauf können Sporttherapeuten bieten, die ihre Therapie gezielt an die sportlichen oder beruflichen Bedürfnisse des Patienten anpassen können. Auch hier sollte aber in jedem Fall ein realistischer Zeitrahmen von mindestens 6 Monaten eingeplant werden, bis die gewöhnliche funktionelle Belastbarkeit wieder gegeben ist.

Merkmale der Rehabilitation von kollagenen Defekten sind:

- 6 Wochen lang intensive Schmerzen vermeiden, mit Rückgang der Symptome
- spezifischen Belastung, die die typischen Schmerzen auslöst, identifizieren; während des Rückentriathlons oder als eigenständige Heimübung
- im Anschluss: progressives Belastungstraining
- während des Trainings sind Schmerzen bis Grad 5 auf der VAS erlaubt
- langwierige Rehabilitation: über mehrere Monate

28.2.5 Bandscheibenvorfall

Bei einem Bandscheibenvorfall sollte zwischen einer apparativ und einer klinisch gestellten Diagnose differenziert werden. In der Fachliteratur wird beschrieben, dass durch MRT nachgewiesene Bandscheibenvorfälle teilweise asymptomatisch verlaufen und/oder eine andere Diagnose begleiten können (Waddell 2004).

Der Bandscheibenvorfall geht mit einer veränderten Form des Diskus einher. Dabei unterscheidet man 3 verschiedene Formen (Bogduk et al. 2006):

- Protrusion (Vorwölbung)
- Extrusion (Ruptur des äußeren Anulus)
- Sequester

Gerade Extrusion und Sequester können zu einer chemischen Entzündungsreaktion (u. a. der Nervenwurzel) führen. Nach der akuten Phase kommt es zunächst zu einem Rückgang der Entzündung und später zu einer Resorption des extrudierten Gewebes, was jedoch nur bei einer Extrusion und nicht bei einer Vorwölbung stattfindet (Arai et al. 2000).

Passend zum klinischen Bild sind:
- Schmerzen bis unterhalb des Kniegelenks
- Nervenwurzelbeteiligung durch mechanische und/oder chemische Beeinträchtigung mit eventuellen neurologischen Zeichen wie Taubheit und Kraftverlust
- positiver Bowstring-Test; eingeschränkter Nervendehnungstest mit Reproduktion radikulärer Schmerzen im Bein
- Husten mit Reproduktion radikulärer Schmerzen im Bein
- verminderte Reflexaktivität

Der Bandscheibenvorfall ist eine hervorragende Indikation für den Rückentriathlon, da die Trainingssteuerung auf den Diskus als Zielstruktur ausgerichtet ist. Die Erfahrung bestätigt, dass die Mehrheit der Patienten mit akuten klinischen Bandscheibenvorfällen wieder vollständig belastbar und überwiegend schmerzfrei wird.

Momentan geht man davon aus, dass sich am äußeren Anulus Narbengewebe bildet, welches ein Teil der der Belastbarkeit wiederherstellt. Durch den Druckverlust ist mit einer erheblichen Instabilität zu rechnen, welche mit einem kontinuierlichen Training begegnet werden kann.

28.2.6 Bandscheibenoperation

Mittlerweile gibt es verschiedene Arten der Bandscheibenoperation. Prinzipiell hat diese gesamte Patientengruppe eine gute Indikation für den Rückentriathlon. Bei Patienten mit langwierigen Beschwerden sollte zunächst genau analysiert werden, ob die Anamnese bezüglich der präoperativen Beschwerden passend zu einem Bandscheibenvorfall war. Die Vergangenheit hat gezeigt, dass auch beim operativen Management Inklusions- und Exklusionsverfahren nicht immer streng eingehalten worden sind. Bei einer nicht genau gestellten Indikation zur Bandscheibenoperation können neben einer Nervenwurzelkompression auch andere Ursachen zu Beschwerden geführt haben. Diese können sowohl lokalen als auch biopsychosozialen Ursprungs sein.

Ausschlusskriterien für den Rückentriathlon sind Patienten mit postoperativ persistierenden oder wiederkehrenden radikulären Beschwerden, die manchmal beobachtet werden bei
- Rezidivhernie,
- ossärer Stenose,
- Fibrose, eine nicht physiologische Narbenbildung,
- und Kombinationen daraus (Fitting et al.1989).

Auch hierbei ist wieder das klinische Bild entscheidend. Eine MRT-Untersuchung an 40 Patienten mit Fibrose und einer Operation an der unteren LWS sollte den möglichen Zusammenhang zwischen dem klinischen Verlauf und dem Ausmaß der Fibrose zeigen. Das Ergebnis wies keine Korrelation zwischen der Größe der Narbenbildung und der Ernsthaftigkeit der Beschwerden nach (Almeida et al. 2008).

Die praktische Relevanz: Patienten mit Referred Pain und erheblicher, durch MRT diagnostizierter Fibrose sollten vorerst konservativ behandelt werden. Die Prognosen für den Heilungsprozess sind prinzipiell positiv zu bewerten. Ein relativ häufig vorkommendes Belief ist, dass Narbengewebe ein Hinweis auf Therapieresistenz sei. Dies ist hiermit widerlegt, denn auch auftretendes Narbengewebe kann klinisch stumm ablaufen.

Relative Exklusionskriterien

Chemonukleolyse

Die Chemonukleolyse ist eines der ersten – und damit ältesten – Verfahren einer minimalinvasiven Behandlung von lumbalen Bandscheibenvorfällen. Mit einer chemischen Substanz werden die Proteoglykanmoleküle der Bandscheibe – nicht die kollagenen Fasern – zerstört. Die hierbei frei werden Wassermoleküle diffundieren aus dem Diskus, was zu einem direkten Druckabfall führt. Dieser Effekt kann röntgenologisch durch eine akute Abnahme der Bandscheibenhöhe nachgewiesen werden. Hierdurch entsteht eine akute mechanische Instabilität im betroffenen Segment.

Die Chemonukleolyse birgt einige Gefahren in sich, so darf sie nur bei einem vollkommen intakten Faserring zum Einsatz kommen. Allgemein gilt, dass die Diskus-Chirurgie ein besseres Outcome hervorbringt als die Chemonukleolyse (Gibson und Waddell 2007).

Bandscheibenprothesen

Mittlerweile hat sich die Implantation von Bandscheibentotalprothesen etabliert. Die kurzfristigen Ergebnisse sind als sehr positiv zu deuten, langfristige Ergebnisse gegenüber Krafttraining und schweren Belastungen sind dagegen noch weitgehend unerforscht. Mittlerweile werden Bandscheibenprothesen aber auch bei jungen Sportlern mit hohen Belastungen eingesetzt (Siepe et al. 2007). Wie die Untersuchungsergebnisse deuten daraufhin, dass 95% dieser Patienten den Sport wieder aufnehmen und die maximale Belastbarkeit nach 5–6 Monaten erreichen. Deshalb scheint der Rückentriathlon als Rehabilitationsmaßnahme durchaus geeignet zu sein. Die Zielstruktur ist dabei die knöcherne Verankerung der Prothese. Analog zur Rehabilitation bei Totalendoprothesen sollten Überbelastungen gemieden werden. Aber auch Unterbelastungen führen zu einer negativen Adaptation der knöchernen Strukturen, in denen die Prothese verankert ist. So kann eine Inaktivitätsosteoporose Grund für eine aseptische Lockerung der Prothese sein. Auf jeden Fall sollte immer eine Rücksprache mit dem Operateur erfolgen.

Bei der Operation steht im Vordergrund das Ziel, die Bandscheibe als Schmerzgenerator vollständig zu entfernen und durch das neue Implantat die Mobilität des operierten Segmentes zu erhalten.

Indikationen zur Implantation von lumbalen Bandscheibenprothesen sind:

- diskogener Kreuzschmerz, Diskografie ist positiv; Druckerhöhung innerhalb des betroffenen Diskus mittels Infiltration, löst die typischen Rückenschmerzen („Memory-Pain") aus, also Schmerz, den der Patient bereits kennt. In Anschlusssegmenten ist diese Infiltration symptomfrei.
- Alter: möglichst jung (< 45 Jahre)
- Fehlen neurologischer Defizite
- Versagen einer mindestens 6-monatigen konservativen Therapie
- Resthöhe des Zwischenwirbelraums beträgt mindestens 4 mm
- keine symptomatische Spondylarthrose
- keine Anschlusssegmentdegenerationen

Postoperative Behandlung bei Bandscheibenprothesen

Die postoperative Behandlung von Patienten mit Implantation einer lumbalen Bandscheibenprothese unterscheidet sich grundlegend von anderen Operationen. Die volle alltagstaugliche Belastungsfähigkeit ist bei Prothesenpatienten nach ca. 6–8 Wochen wieder erreicht. Prothesenpatienten sollen das operierte Segment bewegen und mobil halten. Dabei wird zunächst die Flexion, anschließend die Extension geübt, um die Wundverhältnisse vom ventralen Zugang nicht zu früh unter Spannung zu bringen. Prothesenpatienten dürfen 8 Wochen nach der Operation bereits vorsichtig mit der Ausübung von Freizeitsport beginnen, die maximale Belastbarkeit sollte nach ca. 6 Monaten erreicht werden.

Ausblick über die zukünftige Entwicklung der Implantatversorgung

Wie sich die Prothese in der Zukunft bei aktiven Personen bewährt, ist noch weitgehend ungeklärt. Auch die richtige Belastungsebene muss noch ermittelt werden. Allerdings konnte gezeigt werden, dass kurzfristig hohe Belastungen getragen werden können, ohne strukturelle Probleme am Implantat auszulösen.

Bekannte Komplikationen auf langfristiger Ebene sind (Punt et al. 2008):

- Abnutzung
- Diskusdegeneration im angrenzenden Segment
- Facettengelenksarthrose

28.3 Exklusionskriterien

Exklusionskriterien sind Indikationen, die negative oder unübersehbare Folgen des Rückentriathlons beinhalten.

28.3.1 Überbelastung

Nicht alle Arten von Rückenbeschwerden sind für die Übungstherapie geeignet. Es wäre z. B. fahrlässig, Überbelastung im Beruf oder Sport mit einem Belastungstraining zu begegnen. Diesen Patienten kann eher eine Beratung, speziell zu ihrer Überbelastung, helfen.

In Bezug auf die Maximalbelastung besteht hier weniger die Möglichkeit, die kollagene Belastbarkeit zu steigern.

Gerade bei der Überprüfung aller Aspekte zur Reduzierung der Belastbarkeit, ist die STREFGIPS-Methode von Bedeutung (s. Kap. 3).

28.3.2 Schwerwiegende Krankheitsbilder

Allgemein übliche Ausschlusskriterien sind Diagnosen, welche ein körperliches Training verbieten.

Bestimmte Pathologien aus den unterschiedlichsten Fachgebieten sollten im Allgemeinen von einem Langhanteltraining vorerst ausgeschlossen werden. Dies gilt zum Beispiel für einige internistische, onkologische, orthopädische, chirurgische oder traumatische Krankheitsbilder, bei denen die Beschwerden durch ein Langhanteltraining zunehmen oder neue Symptome hervorgerufen werden. Eine genaue Absprache mit dem behandelnden Facharzt ist zur Situationsklärung erforderlich.

Manchmal kann aber trotz Kontraindikation eine Entscheidung für eine Trainingsteilnahme erfolgen. Kontraindikationen bilden nur Anhaltspunkte und sind nicht immer allgemeingültig. Beispielsweise ist Osteoporose eine Kontraindikation für bestimmte Therapiekonzepte. Dabei leidet eine Vielzahl von Patienten an Osteoporose, die aber bis dato bei ihnen noch nicht diagnostiziert wurde.

Die Grenze zwischen relativer und absoluter Kontraindikation ist nicht so einfach zu ziehen. Bei folgender Auflistung ist Sorgfalt, Fingerspitzengefühl und normalerweise auch die Kommunikation zwischen Therapeut und Facharzt gefragt.

(Relative) Kontraindikationen sind:

- frische Frakturen (bis 4 Monate)
- Zustand nach Bauchoperationen (bis 4 Monate)
- Osteoporose mit weniger als 80% Knochendichte des Altersdurchschnitts
- Bandscheibenvorfälle und Protrusionen bis 3 Monate ohne Operationsindikation
- Tumoren
- Missbildungen der Wirbelsäule
- Spina bifida
- Morbus Scheuermann im aktiven Stadium
- Skoliose > 35° nach Cobb
- Endoprothetik
- zunehmende Instabilität der Wirbelsäule
- Ursachen kardialen und pulmonalen Ursprungs/Herzkreislauf
  - Hypertonie
  - belastungslabile Herzkreislauferkrankungen
  - (schwerwiegende) Herzinsuffizienz
  - unkontrollierte Angina pectoris
  - Lungenembolie
  - Thrombose großer Venen
  - schwere Gefäßerkrankungen wie Aneurysma der Aorta
- Neurologische Erkrankungen
  - zerebrale Ischämien
  - progressive neurologische Symptomatik
  - Tabes dorsalis
  - erste Beeinträchtigung der Propriozepsis, Polyneuropathie
- Weitere Erkrankungen
  - Rheuma, in der akuten Phase oder wiederkehrende Schübe
  - ernste Augenerkrankungen wie grüner Star oder Netzhautablösung
  - instabiler Diabetes mellitus
  - instabile Psyche
  - gynäkologische Operationen (bis 4 Monate)
  - akute, operationswürdige Befunde
  - Narbenbrüche
  - schwere Herz- und Kreislauferkrankungen mit schweren entzündlichen Erkrankungen im akuten Schub, wie z. B. Morbus Reiter, Morbus Bechterew
  - akuter Bandscheibenvorfall mit radikulären Beinbeschwerden
  - Operationsindikation (akute Nervenreizung)
  - ansteckende Krankheiten
  - Schwangerschaft

Außerdem liegt ein Exklusionskriterium vor, wenn mit einer anderen Therapie bessere, spezifischere und/oder schnellere Erfolge erzielt werden können.

28.3.3 Blockierung

Es existieren viele Thesen zur Entstehung einer Blockierung. Sie variieren zwischen eingeklemmten Meniskoiden innerhalb des Facettengelenks, Subluxation, gestörtem Flexions-Relaxations-Mechanismus oder gestörter Koordination.

Innerhalb des Rückentriathlonkonzepts sind Blockierungen Krankheitsbilder, die durch effektive Manipulation zu Beschwerdefreiheit führen. Moderne Untersuchungen versuchen, Faktoren zu ermitteln, die durch Responders gezeigt werden. Kurze Dauer der Beschwerden, Schmerzen oberhalb des Kniegelenks und freie Hüftbeweglichkeit sind einige Aspekte, die in der Literatur aufgegriffen werden (Flynn et al. 2002). Solche Beschwerdemuster (Prognoseregeln) reagieren in der Regel gut auf eine Manipulation und führen zu direkter Beschwerdefreiheit.

> **Merke** M!
>
> **„Prediction rules" bzw. Beschwerdemuster, die gut auf Manipulationen reagieren**
> - akute Bewegungseinschränkungen und Schmerzen, als Folge einer Bewegung mit Rücken- und/oder Gesäßschmerzen ohne anschließende Zunahme (Reizung) der Beschwerden
> - Twinges: plötzliche, scharf einschießende Schmerzen ohne Zunahme (Reizung) der Beschwerden
> - Aufrichten aus einer gebeugten in eine gestreckte Position verursacht einen plötzlichen scharfen Schmerz

Die Wirkung der Manipulationen wird durch verschiedene Erklärungsmodelle, mechanische und auch biochemische, zu verdeutlichen versucht (Degenhardt et al. 2007). Mittlerweile wird sogar versucht, die Placebowirkung der Manipulation zu erforschen. Hierzu wurden zwei Patientengruppen in eine kurz andauernde Narkose versetzt. Eine Gruppe erhielt währenddessen eine Manipulation, die andere nicht. Beide Probandengruppen konnten sich später nicht mehr an die Behandlung während der Narkose erinnern.

Es zeigte sich aber, dass die Gruppe, die eine Manipulation erhielt, von einer größeren Schmerzreduktion berichtete als die Kontrollgruppe. Obwohl weitere Studien zur Verfeinerung dieser Technik notwendig sind, wurde mit dieser Untersuchung der Grundstein zur Bewertung der Wirksamkeit von Manipulationen gelegt (Kawchuk et al. 2009).

Für Patienten, die direkt auf die Manipulation reagieren, ist der theoretische Hintergrund eher unbedeutend. In diesen Fällen ist der Rückentriathlon relativ kontraindiziert, da mit Manipulation oder manueller Therapie bessere und schnellere Alternativen zur Verfügung stehen.

28.3.4 Matrixmuster

Führt eine relativ kleine Belastung oder eine wiederholte (ungewohnte) Bewegung zu einem plötzlichen Auftreten und einer Zunahme der Beschwerden über einen längeren Zeitraum, oft im Verlauf von mehreren Stunden oder über Nacht, spricht man von einem „Matrixmuster". Prinzipiell leidet der Patient unter (sehr starken) Schmerzen ohne substanziellen Verlust der kollagenen Stabilität.

Die Therapie besteht darin, die Entzündung durch geeignete Maßnahmen zu lindern, wie:
- kurzfristige Reduzierung der Belastung
- Einnahme von Medikamenten
- Umstellung der Ernährung
- Änderung der Körperhaltung
- Veränderung von Verhaltensmustern

Aufgrund der hohen Rezidivquote bei fehlender Behandlung, ist eine Schulung der lokalen Muskulatur unumgänglich.

Matrixmuster können auch bei einer hohen lokalen kollagenen Belastbarkeit auftreten.

So stellt dies im Prinzip keine Indikation für den Rückentriathlon dar. Die maximale Belastbarkeit kann innerhalb einer kürzeren Zeit, als es der Rückentriathlon vorsieht, wieder erreicht werden, da keine mechanische Läsion vorliegt.

NSAIDs sind zur Behandlung von Rückenbeschwerden effektiv (Kroenke et al. 2009). Momentan existieren noch keine spezifischen und wissenschaftlich validierten Vorgaben, bei welchen Beschwerden NSAIDs besonders wirksam sind. Einige Studien versuchen, zwischen mechanischen und entzündlichen Beschwerden zu differenzieren (Walker und Williamson 2009). Es scheint aber so zu sein, dass derartige Medikamente gerade bei entzündlichen Prozessen wirksam sind.

Klinische Beobachtungen bestätigen die nachfolgend aufgelisteten „Prediction rules".

> **Merke** M!
>
> **„Prediction rules" des Matrix-/Entzündungsmusters**
> - akute, zunehmende Schmerzen und Bewegungseinschränkungen als Folge einer Bewegung oder ungewohnten Belastung
> - kein großes Trauma (high energy trauma)
> - Zunahme (Reizung) der Beschwerden über mehrere Stunden, häufig nach der Nachtruhe beim Aufstehen
> - pseudoradikuläre Schmerzen
> - Effektivität von NSAIDs
> - kein nennenswerter Effekt von Manipulation

28.3.5 Instabilität – allgemein

Instabilitäten können meist schnell (innerhalb von ca. 3 Monaten) behoben werden.

Wiederholtes Auftreten von Blockierungen und/ oder Matrixmustern werden als eine Instabilität definiert. Eine ausgedehnte Schulung der lokalen Muskulatur und eine anschließende Tonisierung der globalen Muskulatur sind dabei für aktive Personen in der Regel ausreichend.

Gerade bei Patienten mit einem positiven Prone-Instability-Test (s. Kap. 16.23) können nach 3 Monaten befriedigende Erfolge erzielt werden. Es besteht keine Indikation für den Rückentriathlon, da durch gezielte Behandlungsmethoden der Instabilität das gleiche Outcome in einem kürzeren Zeitrahmen erreicht werden kann.

Haben aber Schmerzen oder andere Gründe zu einer langfristigen Reduzierung der Aktivitäten geführt, scheint der Rückentriathlon indiziert zu sein.

Merke **M!**

„Prediction rules" der Instabilität

- wiederholte akute Bewegungseinschränkungen als Folge einer Bewegung (ohne wesentliches Trauma) oder ungewohnten Belastung
- direkte oder langsam entstehende Bewegungseinschränkung
- Auftreten von Twinges
- positiver Prone-Instability-Test (s. Kap. 16.23)
- pseudoradikuläre Schmerzen
- Effektivität von (Auto)Manipulation bei direkter Wirkung von NSAIDs, wenn Beschwerden verzögert entstehen

Therapie bei Instabilität

Die Therapie bei Instabilität besteht aus 7 Stufen, mit zunehmender Belastung:

1. Reduzierung der Entzündungsaktivität
2. Schulung der lokalen Muskulatur
3. koordinatives Training in der neutralen Zone
4. Koordinationstraining über die ganze ROM
5. Automatisieren der Stabilität
6. Training der globalen Muskulatur
7. Training der reaktiven und plyometrischen Belastungen

Progression bei Instabilität

Eine belastbare Person kann die Stufen 1–7 in maximal 3 Monaten absolvieren, ein untrainierter Teilnehmer benötigt hierzu wesentlich mehr Zeit. Es wurde bewiesen, dass vermeintlich leichte Übungen mit dem Bodyblade zu unerwartet hohen intradiskalen Kräften führen. Der Druck nimmt zu, wenn die Übung mit größeren Amplituden ausgeführt wird. Denn: Bei gleichbleibender Frequenz führt eine größere Amplitude zu einer höheren Geschwindigkeit.

Gerade in dem Moment des Wechselns der Bewegungsrichtung, entstehen große Muskelspannungen mit entsprechend hohen Kompressionskräften. Diese Muskelspannungen, die bei Blade-Übungen mit großen Amplituden entstehen und auf die Wirbelkörper L4–L5 wirken, können die Kompressionskräfte, die bei Sit-ups/Curl-ups auftreten, übersteigen (Moresideet al. 2007).

Wenn bei schnellen Bewegungen mit dem Bodyblade, während sich die LWS in der neutralen Zone befindet, Beschwerden entstehen, stellt sich die Frage, ob dies eine Folge der Kompressionsbelastung ist.

Eine elegante Variante ist das Training mit dem Mini Motion Bar (▶ Abb. 28.2). Hierbei wird das Übungsgerät, bestehend aus einer Vorrichtung mit einem Federbandstahl, auf eine Hantel montiert; Gewicht und Frequenz können variabel eingestellt werden.

Hiermit kann fast jede problematische oder schmerzhafte funktionelle Bewegung nachgeahmt und bei progressiver Geschwindigkeit geübt werden.

Das niedrige Gewicht ermöglicht schnelle Bewegungen bei geringen Kompressionsbelastungen.

28.3.6 ISG-Instabilität

Wiederholte Blockierungen des ISG sind eine Form der Instabilität, welche prinzipiell innerhalb einiger Monate und deutlich kürzer als ein Jahr rehabilitiert werden können.

Eine ausgedehnte Schulung der lokalen Muskulatur mit anschließender Tonisierung der globalen Muskulatur ist in der Regel für aktive Personen ausreichend. Oft werden bereits nach 3 Monaten befriedigende Erfolge erzielt, vor allem bei Patienten mit einem positiven ASLR (s. Kap.16.1).

Führten Schmerzen oder andere Gründe zu einer langfristigen Reduzierung der Aktivität, scheint der Rückentriathlon aber dennoch indiziert zu sein. Analog zur lumbalen Instabilität sollte eine gewisse Progression stattfinden und Entzündungsaktivität reduziert werden.

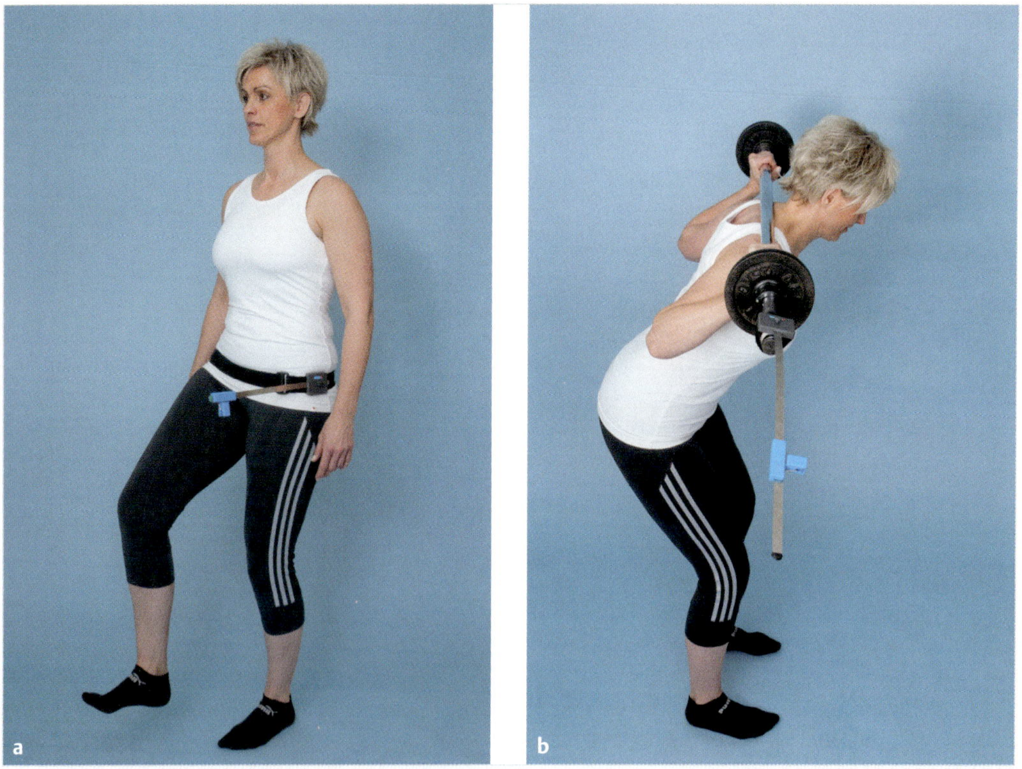

Abb. 28.2 Training mit dem Mini Motion Bar (MMB).
a Training mit dem MMB in der neutralen Position.
b Langhanteltraining mit dem MMB.

Schulung der lokalen Muskulatur

Zu den lokalen Muskeln des ISG zählt in erster Linie der M. transversus abdominis, da dieser Muskel perfekt in der Lage ist, den Formschluss des ISG zu sichern.

Außerdem werden Teile des M. multifidus für eine komprimierende Kraft innerhalb des ISG verantwortlich gemacht. Auch der Beckenboden ist in Zusammenarbeit mit den Mm. multifidi fähig, die Position des Kreuzbeins zu kontrollieren.

Koordinatives Training der neutralen Zone

Das Training der neutralen Zone des ISG konnte als symmetrische, nicht endgradige Belastung in der geschlossenen Kette mit einer gleichen Gewichtsverteilung zwischen linkem und rechtem Bein definiert werden.

Koordinatives Training über die ganze ROM

Der komplette Bewegungsumfang (ROM) des ISG-Gelenks wird bei einbeinigen Aktivitäten und/oder bei endgradigen Bewegungen in Anspruch genommen.

Training der globalen Muskulatur

Die Dynamisierung der Fascia thoracolumbalis spielt eine bedeutende Rolle bezüglich der ISG-Stabilität. Die inserierende Muskulatur verursacht eine komprimierende Kraft auf das ISG. Zu der Zielmuskulatur gehören der M. latissimus dorsi, der M. gluteus maximus und auch der M. biceps femoris.

Die ventrale, stabilisierende Muskulatur wird durch die unterschiedlich rotierenden Bauchmuskeln geformt (Liebenson 2004). Um wiederholt auftretende ISG-Blockierungen zu beheben, sind

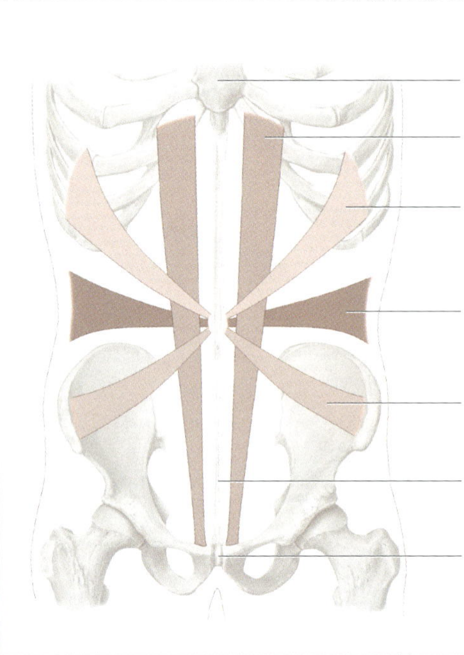

Abb. 28.3 Die Funktion des ISG kann mit ein Nussknacker verglichen werden: Das Sakrum formt die Nuss, die Ossa ilia fungieren als Nussknacker. Die genannten Strukturen passen gut zueinander, sowohl bezüglich Formschluss als auch bezogen auf den M. transversus abdominus hinsichtlich des Kraftschlusses.

folgende Übungen des Rückentriathlons in der Endphase der Rehabilitation besonders geeignet:

- Rotation
- Step Up
- Rhombo

Training der reaktiven und plyometrischen Belastungen

Asymmetrische, dynamische Belastungen (z.B. Treppensteigen) sind kritische Momente bei einer ISG-Instabilität (Diemer und Sutor 2007).

Diese Belastung kann durch einen Step Up oder Step Down simuliert und progressiv geübt werden. Die Torsionsmomente auf das ISG können durch ein Zusatzgewicht auf der Schulter akzentuiert werden. Eine Gewichtsmanschette am freien Bein vergrößert die Zugbelastung (▶ Abb. 28.4). Durch ein progressives Tempo (Metronom) kann die Belastung progressiv gesteigert werden.

28.3.7 Bandscheibenfusion

Der Grund für den Ausschluss von Patienten mit einer Bandscheibenfusion ist im Prinzip die verlängerte Schonungsphase von ca. 6 Monaten, die eine Fixierung innerhalb des knöchernen Gewebes sichern soll.

Ein weiterer Grund ist auch die Reduktion des „transition syndrome", eine zunehmend schnelle Degeneration der sich anschließenden Segmente, die in über 20% der Fälle bei Patienten mit einer operativen Bandscheibenfusion auftritt. Weitere Operationen sind die Folge (Ghiselli et al. 2004).

Vollständige Bewegungen unter Belastung, wie sie beim Rückentriathlon ausgeführt werden, *können* diese Degeneration möglicherweise noch beschleunigen.

Fusionspatienten empfiehlt man eine Schonung des operierten Segmentes, damit sich die Fusion im Laufe der Monate stabilisieren kann. Hierbei werden Zeiten von bis zu 5 Monaten angegeben. Die volle alltagstaugliche Belastungsfähigkeit wird bei Fusionspatienten erst nach einem Jahr erreicht.

Therapiehinweis

Bei Fusionspatienten könnte die Kontrolle der neutralen Zone, wie z.B. von Suni vorgeschlagen (Suni et al. 2006), ein Grundpfeiler der Therapie sein. Vorerst sollte ohne Belastung mit einer PBU (Pressure Biofeedback Unit) in vertikaler Position geübt werden, später mit Neigungsbelastungen. Inwieweit Belastungen in maximalen Positionen toleriert werden, steht noch zur Diskussion.

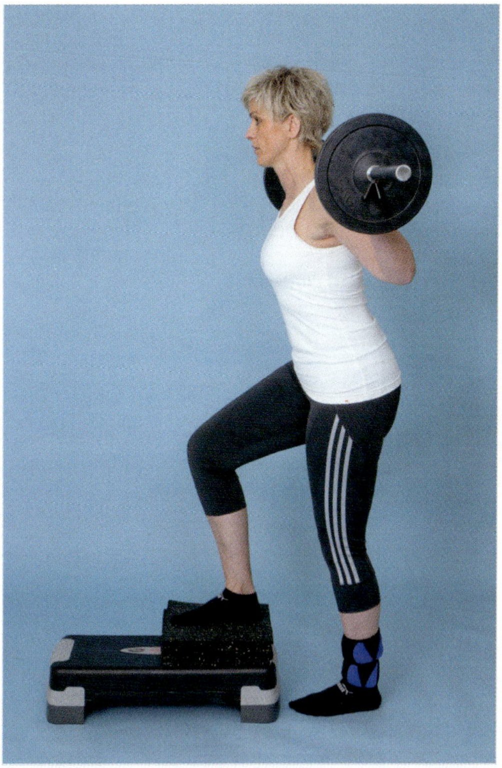

Abb. 28.4 Step Up mit Zusatzbelastung und Gewichtsmanschette.

Erfolgt dennoch eine Entscheidung für die Teilnahme am Rückentriathlontraining, eignen sich folgende Übungen:

- Step Up
- Rhombo
- Drücken
- Ziehen
- Squat
- Übungen mit einer PBU

Beugen und Rotation sind weniger geeignet.

28.3.8 Spinalstenosen

Die Claudicatio spinalis betrifft häufig ältere Personen. Typisch sind doppelseitige, beim Gehen auftretende Beinbeschwerden, welche nur durch das Einnehmen einer flektierten Position der Wirbelsäule gelindert werden können. Ein Teil der Patienten klagt über Parästhesien, Taubheit und Schwäche. Der Grund: Der Spinalkanal hat in der Flexion (▸ Abb. 28.5, a) einen größeren Durchmesser als in der Extension (▸ Abb. 28.5, b). Des Weiteren beschreibt Lourens Penning, wie sich der Durchmesser durch anatomische Gegebenheiten sowie durch degenerative Veränderungen (Diskus, Facettengelenk, Osteophyten, Lig. flavum) verändert (Penning 2000). Dadurch unterscheidet sich die Spinalstenose von der Claudicatio intermittens („Schaufensterkrankheit"), die durch arterielle Verschlusskrankheiten hervorgerufen wird. Bei Personen mit einer Claudicatio intermittens tritt eine Schmerzlinderung meist schon durch Stehenbleiben ein.

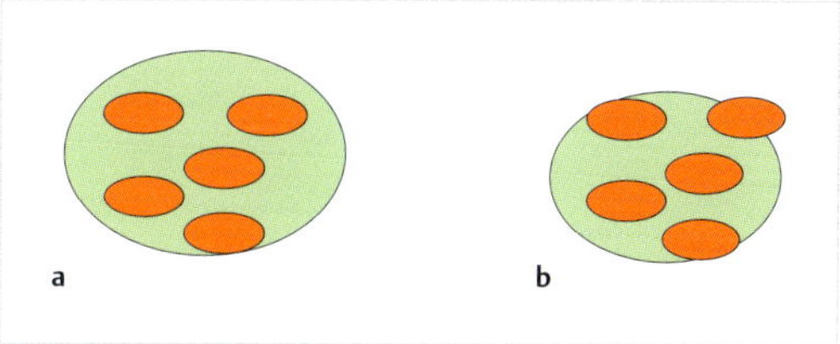

Abb. 28.5 Spinalstenose.
a In der Flexion hat die Cauda equina gerade noch genügend Platz, so dass sie keine Beschwerden verursacht.
b In der Extension wird die Cauda equina komprimiert, wodurch Beschwerden ausgelöst werden.

Typisch für die Claudicatio spinalis ist die verbesserte Lauffunktion bei flektierter Wirbelsäule beim Laufen mit einem Rollator oder Gehen auf einem Laufband mit Neigung.

MRT-Befunde sind wiederum nur bedingt aussagekräftig. Bereits ältere Studien zeigen, dass Spinalstenosen auch bei MRTs von asymptomatischen Patienten, die über 60 Jahre alt sind, vorgefunden werden (Boden et al. 1990).

Diese Information ist für Patienten wichtig, damit sie vom Therapieerfolg überzeugt werden können: „Auch Personen mit einer durch ein MRT nachgewiesenen Stenose sind häufig schmerzfrei!"

Der Ausschlussgrund ist in diesem Fall, dass es weitaus spezifischere Programme für die Therapie einer Spinalstenose gibt.

Therapiehinweis

Prinzipiell ist die Therapie auf eine Delordosierung ausgerichtet (van Tulder et al. 2000): u. a. durch Laufbandtraining mit Steigung.

- Kräftigung der beckenaufrichtenden Muskulatur
- Detonisieren/Verlängern der Muskeln, die den Rücken lordosieren. Prinzipiell werden hierfür

Tab. 28.3 Übersicht der Therapieansätze bei Spinalstenosen

	Ausdauertraining	Kräftigung zur Aufrichtung	Detonisierung/ Verlängerung zur Aufrichtung	Kräftigung zur Erhöhung des IAD	Koordination
Zielmuskel	• Laufbandtraining mit Neigung • Stepper • Gehen mit einem Rollator	• Hüftextensoren • Hüftabduktoren • ischiokrurale Muskulatur • Bauchmuskeln • Supinatoren des Fußes	• Hüftflektoren • Hüftadduktoren • lumbaler M. erector spinae	• Bauchmuskeln • Diaphragma • Beckenboden • Fascia thoracolumbalis • (M. gluteus maximus/M. latissimus dorsi)	• PBU im Liegen • PBU an Geräten • Laufband mit abnehmendem Neigungswinkel

IAD = intraabdominaler Druck; PBU = Pressure Biofeedback Unit

langfristige Dehnungstechniken gewählt. Der Patient sollte im Vorfeld darüber informiert werden, dass mit dieser Strategie nur langfristige Erfolge erzielt werden können.

- Die Behandlung von Triggerpunkten scheint effizient zu sein. Neuere Techniken, wie Dry Needling (mit Akupunkturnadeln) in Kombination mit Dehnen, scheinen diesen Effekt erzielen zu können. Außer der klinischen Erfahrung über die Wirksamkeit manueller Triggerpunktbehandlung, besteht momentan noch kein wissenschaftlicher Nachweis.
- Erhöhung des intraabdominalen Drucks
- Koordinationstraining: Mittels einer PBU wird eine verringerte lumbale Lordose während der Belastung beim MTT und bei ADL-Belastungen antrainiert. Das bedeutet, dass mit der PBU-Übung der Druck nicht konstant gehalten, sondern erhöht werden sollte: als Überwachung einer abgeflachten Lordose.

▶ Tab. 28.3 liefert eine Übersicht über die Therapiemöglichkeiten bei Vorliegen einer Spinalstenose.

28.3.9 Posturales Syndrom

Ein weiteres nicht strukturelles Beschwerdemuster sind posturale Symptome. Bei langandauernder statischer Belastung (Stehen, Liegen, Sitzen) nimmt der Schmerz zu, je länger die Person die Position einhält. Gerade bei extremer Flexion während des Sitzens tritt das posturale Syndrom häufiger auf (Womersley und May 2006). Wird die Position verändert, nimmt der Schmerz schnell ab (▶ Abb. 28.6). Dies ist *keine* Erkrankung, sondern prinzipiell ein Hinweis des Körpers, eine andere Position einzunehmen.

Dieses Muster ist unter dem posturalen Syndrom bekannt. Die therapeutischen Möglichkeiten sind:

- Beruhigung des Patienten
- traditionelle Haltungs- oder Sitzinstruktion (Belastungsreduzierung)
- Training der lokalen Muskulatur

In manchen Berufen sind bestimmte Haltungen unumgänglich, so z. B. bei Zahnärzten, Friseuren, Berufskraftfahrern, Verkäufern oder Bandarbeitern. Zwar gibt der Körper den richtigen Hinweis „Position ändern", jedoch kann dieser aufgrund der Arbeitsplatzsituation nicht befolgt werden. Hier ist ein Training zur Erhöhung der Stabilität notwendig. Thesen besagen, dass diese Schmerzen durch eine andauernde Überdehnung der Bänder generiert werden. Aus diesem Grund scheint eine Therapie gerechtfertigt zu sein, die die lokale Muskulatur in ihrer Funktion aktiviert und die neutrale Zone des Bewegungssegments sichert. Dadurch wird die Belastung auf die Bänder reduziert. Zusätzlich wird die globale Muskulatur tonisiert, um die Stabilität des Segments weiter zu fördern. Diese Maßnahmen zeigen bei sitzenden und stehenden Tätigkeiten in der Regel binnen 3 Monaten einen Erfolg.

Problematischer sind Haltungen, bei denen langfristig eine Beugehaltung eingenommen werden muss, wie z. B. bei Tätigkeiten im landwirtschaftlichen Gewerbe oder im Garten- und Landschaftsbau. Verschiedene lumbale Strukturen der Personen, die solche Tätigkeiten ausüben, müssen vermehrten Belastungen standhalten. Hier ist dann der Rückentriathlon ein gutes Trainingsprojekt, um solche Belastungen in Zukunft verarbeiten zu können.

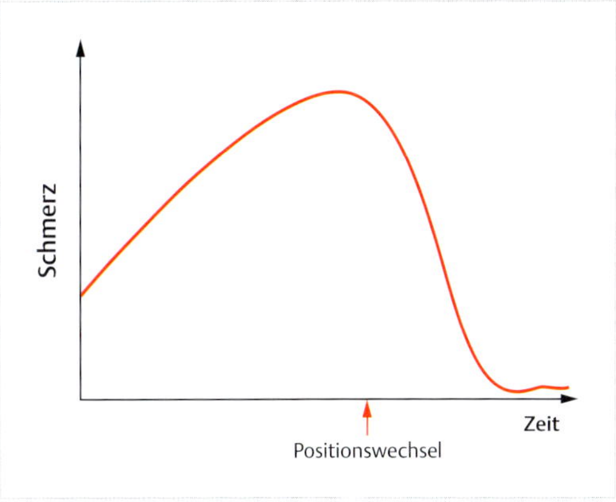

Abb. 28.6 Das typische Bild von posturalen Beschwerden. Der Schmerz nimmt in einer bestimmten Haltung progressiv zu. Wird die Position verändert, nimmt der Schmerz schnell ab.

Ein anschauliches Beispiel lieferte der Versuch, arbeitsuchende Personen als Erntehelfer einzusetzen. Bereits nach einigen Tagen war die Mehrheit der Helfer arbeitsunfähig.

Diskutiert wurde über die Ursache: „nicht können" oder „nicht wollen"? An dieser Stelle wäre es jedoch sinnvoller, ausführlich zu erörtern, warum dies keiner vorhersagen konnte.

28.3.10 Skoliose

Eine Skoliose ist prinzipiell keine Indikation für den Rückentriathlon, denn sie führt nicht zwangsläufig zu Beschwerden. Es wird berichtet, dass auftretende Beschwerden meist wie ein lokales posturales Syndrom in Bezug auf die maximale Konvexität zu deuten sind.

Es bestehen große unterschiedliche Traditionen in der Skoliosebehandlung. In der angloamerikanischen Medizin wird die Wertigkeit des Trainings unterschätzt oder sogar abgelehnt, während in Europa eine lange Tradition von konservativen Behandlungsverfahren besteht (Dickson 1999).

Einige Untersuchungen zeigen die Effektivität des Trainings. Das Training verbessert überwiegend die Beschwerden, was der Vergleich mit einer Gruppe ohne Training zeigte, bei der sich die Beschwerden vermehrt verschlechterten.

Entscheidend für die Wirksamkeit scheint die Compliance zu sein. Nur ein Training über mehrere Jahre bringt dauerhafte Erfolge (Ferraro et al. 1998).

Es darf auch nicht außer Acht gelassen werden, dass es bei Kindern mit einer bestehenden Skoliose zu einer Selbstheilung kommen kann: dem sogenannten Phänomen der Spontanaufrichtung.

Das Training ist erst indiziert, wenn die Krümmung der Wirbelsäule 15° und mehr beträgt.

Therapiehinweise

Therapiehinweise für Skoliose sind:

- Nur langfristige Behandlungen sind therapeutisch sinnvoll.
- Ein tägliches Training von 30 Minuten ist notwendig.
- Verschiedene Konzepte können zu Erfolgen führen.
- Eine gute Compliance ist erwünscht.
- Rotationskrafttraining der Rumpf scheint effektiv zu sein (McIntire 2008).

28.3.11 Morbus Baastrup

Morbus Baastrup, auch „Kissing Spine" genannt, ist keine Indikation für den Rückentriathlon. Morbus Baastrup ist eine eigenständige Krankheit, die durch einen lokalen, punktuellen Schmerz bei der Extension gekennzeichnet ist. Dabei wird eine nozizeptive Struktur komprimiert, was den Schmerz auslöst.

Ausgangspunkt kann das Periost oder eine Bursa sein, sogar Stressfrakturen werden genannt (Pinto et al. 2004). Die Infiltration ist in der Regel eine äußert effiziente Therapie.

Manchmal begleitet die Diagnose aber auch eine andere Pathologie. In rund 8% aller Fälle wird bei einem MRT eine interspinale Schwellung diagnostiziert, welche oft bei älteren, stenotischen Patienten auftritt (Maes et al. 2008). Dies sollte speziell bei Teilresistenz nicht außer Acht gelassen werden.

28.3.12 Unbekannte Red Flags

Septische Schmerzen

Schmerzen, die auf einen Infekt zurückzuführen sind, werden in der Regel von *Fieber* und einer *nicht mechanischen Ethologie* begleitet.

Dies wird manchmal nach einer Operation, Diskografie oder Infiltration, aber auch bei Gicht und anderen internen Erkrankungen beobachtet. Hierbei kommt eine septische Discitis häufiger vor als eine Entzündung des Facettengelenks (Michel-

28

Batôt et al. 2008). Passend zum Thema ist eine neuere, rezente Studie, die die Verbindung zwischen Rückenbeschwerden und Antibiotika untersuchte. Die Studie zeigt einen positiven Effekt bei Patienten mit Rückenbeschwerden und Modic-Zeichen bei Diskushernien (Albert et al. 2008).

Maligne Prozesse

Unverständliche Rückenbeschwerden sind nicht immer auf die Psyche zurückführen. Verschiedene maligne Prozesse können Rückenbeschwerden mit oder ohne Neurologie verursachen, manchmal sogar als erstes Anzeichen:

- Metastasen, z. B. im Pankreas (Pneumaticos et al. 2010)
- Osteosarkom der Wirbel (Röllinghoff et al. 2008)
- nervale Stukturen (Konishi et al. 2008)

Eine vollständige Auflistung solche malignen Prozesse ist fast unmöglich. Verdachtsmomente aber sind:

- ungewollter Gewichtsverlust
- unverständliche Schmerzen
- großer neurologischer Ausfall bei geringen Schmerzen
- zunehmende neurologische Zeichen
- vorhandenes Karzinom in der Vergangenheit
- mehrere Nervenwurzeln sind betroffen
- langwierig zunehmende Schmerzen als Zeichen zunehmender Kompression, z.B durch Wachstum des Tumors

Rheumatische und interne Erkrankungen

Einige rheumatische Erkrankungen führen bekanntlich zu schubartigen Einschränkungen im ISG-Bereich oder zu Rückenbeschwerden, wie beispielsweise:

- M. Bechterew
- Reitersyndrom
- Psoriasis (Nash 2009)
- Gicht (Saketkoo et al. 2009)

Verdachtsmomente sind:

- akute, schubartige Beschwerden
- Beschwerden der peripheren Gelenke
- Beschwerden im Bereich der Harnwege, der Haut und der Augen
- eventuell auftretendes Fieber

Zusammenfassung ✓

- Inklusions- und Exklusionskriterien sind für einen langfristigen Erfolg von größter Bedeutung.
- Für die Teilnahme am Rückentriathlon gibt es eindeutige Inklusions- und Exklusionskriterien. Einige der Exklusionskriterien bedürfen aber einer genauen Betrachtung und können für den Rückentriathlon unter Beachtung bestimmter Aspekte dennoch infrage kommen.
- Inklusionskriterien sind allgemeine Rückenbeschwerden, ein lokal oder generell eingeschränkter Kollagenstatus, eine ausreichende Motivationsebene sowie keine vorliegenden Kontraindikationen.
- Exklusionskriterien sind spezifische Überbelastungen, schwerwiegende Krankheitsbilder, Red Flags und Kontraindikationen.
- Einer genaueren Betrachtung bedürfen die Bandscheibenfusion, Bandscheibenprothesen, Chemonukleolyse und (ISG-)Instabilitäten.

Literatur

Albert HB, Manniche C, Sorensen JS, Deleuran BW. Antibiotic treatment in patients with low-back pain associated with Modic changes Type 1 (bone oedema): a pilot study. Br J Sports Med. 2008; 42(12): 969–73.

Almeida DB, Prandini MN, Awamura Y, Vitola ML, Simião MP, Milano JB, Bordignon KC, Ache MP, Ramina R. Outcome following lumbar disc surgery: the role of fibrosis. Acta Neurochir (Wien). 2008; 150(11): 1167–76.

Arai Y, Yasuma T, Shitoto K, Yamauchi Y, Suzuki F. Immunohistological study of intervertebral disc herniation of lumbar spine. J Orthop Sci. 2000; 5(3): 229–31.

Boden SD, Davis DO, Dina TS, Patronas NJ, Wiesel SW. Abnormal magnetic-resonance scans of the lumbar spine in asymptomatic subjects. A prospective investigation. J Bone Joint Surg Am. 1990; 72(3): 403–8.

Bogduk N, Adams M, Burton K, Dolan P. The biomechanics of back pain. Edinburgh: Churchill Livingston; 2006.

Bulbena A, Gago J, Sperry L, Bergé D. The relationship between frequency and intensity of fears and a collagen condition. Depress Anxiety. 2006; 23(7): 412–7.

Degenhardt BF, Darmani NA, Johnson JC, Towns LC, Rhodes DC, Trinh C, McClanahan B, DiMarzo V. Role of osteopathic manipulative treatment in altering pain biomarkers: a pilot study. J Am Osteopath Assoc. 2007; 107(9): 387–400.

Dickson R. Spinal deformity – adolescent idiopathic scoliosis. Nonoperative treatment. Spine (Phila Pa 1976). 1999; 24(24): 2601–6.

Diemer F, Sutor V. Praxis der medizinischen Trainingstherapie. Stuttgart: Thieme; 2007.

Ferraro C, Masiero S, Venturin A. Effect of exercise therapy on mild idiopathic scoliosis. Preliminary results. Europa Medico Physica. 1998; 34: 25–31.

Fitting PL, Fankhauser H, Tribolet N de. Erkenntnisse über 137 Reoperationen nach Behandlung lumbaler Diskushernien: die Bedeutung der ossären Stenose. In: Benini A (Hrsg.). Komplikationen und Misserfolge der lumbalen Diskus-Chirurgie. Aktuelle Probleme der Chirurgie und Orthopädie. Bd. 35. Bern: Huber; 1989.

Flynn T, Fritz J, Whitman J, Wainner R, Magel J, Rendeiro D, Butler B, Garber M, Allison S. A clinical prediction rule for classifying patients with low back pain who demonstrate short-term improvement with spinal manipulation. Spine (Phila Pa 1976). 2002; 27(24): 2835–43.

Ghiselli G, Wang JC, Bhatia NN, Hsu WK, Dawson EG. Adjacent segment degeneration in the lumbar spine. J Bone Joint Surg Am. 2004; 86-A(7): 1497–503.

Gibson JN, Waddell G. Surgical interventions for lumbar disc prolapse: updated Cochrane Review. Spine (Phila Pa 1976). 2007; 32(16): 1735–47.

Grahame R, Bird HA, Child A. The revised (Brighton 1998) criteria for the diagnosis of benign joint hypermobility syndrome (BJHS). J Rheumatol. 2000; 27(7): 1777–9.

Hancock MJ, Maher CG, Latimer J, Spindler MF, McAuley JH, Laslett M, Bogduk N. Systematic review of tests to identify the disc, SIJ or facet joint as the source of low back pain. Eur Spine J. 2007; 16(10): 1539–50.

Kawchuk GN, Haugen R, Fritz J. A true blind for subjects who receive spinal manipulation therapy. Arch Phys Med Rehabil. 2009; 90(2): 366–8.

Kirk J, Ansell B, Bywaters E. The hypermobility syndrome. Musculoskeletal complaints associated with generalized joint hypermobility. Ann Rheum Dis. 1967; 26(5): 419–25.

Konishi S, Nakamura H, Kato M, Toyoda H, Dozono M. Cauda equina tumor mimicking an intradural disc herniation, with emphasis on differential diagnosis--a case report. Acta Neurol Belg. 2008; 108(4): 167–9.

Kroenke K, Krebs EE, Bair MJ. Pharmacotherapy of chronic pain: a synthesis of recommendations from systematic reviews. Gen Hosp Psychiatry. 2009; 31(3): 206–19..

Lee TC, Taylor D. Quantification of ovine bone adaptation to altered load: morphometry, density, and surface strain. Eur J Morphol. 2003; 41(3-4): 117–25.

Liebenson C. The relationship of the sacroiliac joint, stabilisation musculatur and lumbo-pelvic instability. J Bodyw Mov Ther. 2004; 8: 43–45.

Maes R, Morrison WB, Parker L, Schweitzer ME, Carrino JA. Lumbar interspinous bursitis (Baastrup disease) in a symptomatic population: prevalence on magnetic resonance imaging. Spine (Phila Pa 1976). 2008; 33(7): E211–5.

McGrory BJ, Stuart MJ, Sim FH. Participation in sports after hip and knee arthroplasty: review of literature and survey of surgeon preferences Mayo Clin Proc. 1995; 70(4): 342–8.

McIntire KL, Asher MA, Burton DC, Liu W. Treatment of adolescent idiopathic scoliosis with quantified trunk rotational strength training: a pilot study. J Spinal Disord Tech. 2008; 21(5): 349–58.

Michel-Batôt C, Dintinger H, Blum A, Olivier P, Laborde F, Bettembourg-Brault I, Pourel J, Loeuille D, Chary-Valckenaere I.A particular form of septic arthritis: septic arthritis of facet joint. Joint Bone Spine. 2008; 75(1): 78–83.

Moreside JM, Vera-Garcia FJ, McGill SM. Trunk muscle activation patterns, lumbar compressive forces, and spine stability when using the bodyblade. Phys Ther. 2007; 87(2): 153–63.

Murray K. Hypermobility disorders in children and adolescents. Best Pract Res Clin Rheumatol. 2006; 20(2): 329–51.

Nash P. Assessment and treatment of psoriatic spondylitis. Curr Rheumatol Rep. 2009; 11(4): 278–83.

Pacey V, Nicholson LL, Adams RD, Munn J, Munns CF. Generalized joint hypermobility and risk of lower limb joint injury during sport: a systematic review with meta-analysis. Am J Sports Med. 2010; 38(7): 1487–97.

Penning L. Hals- und Lendenwirbelsäule in Biomechanik und Pathologie. München: Pflaum; 2000.

Pinto PS, Boutin RD, Resnick D. Spinous process fractures associated with Baastrup disease. Clin Imaging. 2004; 28(3): 219–22.

Pneumaticos SG, Savidou C, Korres DS, Chatziioannou SN. Pancreatic cancer's initial presentation: back pain due to osteoblastic bone metastasis. Eur J Cancer Care (Engl). 2010; 19(1): 137–40.

Punt IM, Visser VM, van Rhijn LW, Kurtz SM, Antonis J, Schurink GW, van Ooij A. Complications and reoperations of the SB Charité lumbar disc prosthesis: experience in 75 patients. Eur Spine J. 2008; 17(1): 36–43.

Röllinghoff M, Koriller M, Sobottke R, Delank KS, Eysel P. Dorsal corporectomy in a Ewing sarcoma situated in the pedicle of the L5 vertebral body. Zentralbl Neurochir. 2008; 69(4): 200–3.

Saketkoo LA, Robertson HJ, Dyer HR, Virk ZU, Ferreyro HR, Espinoza LR. Axial gouty arthropathy. Am J Med Sci. 2009; 338(2): 140–6. Review. Erratum in: Am J Med Sci. 2009; 338(3): 254.

Siepe CJ, Wiechert K, Khattab MF, Korge A, Mayer HM. Total lumbar disc replacement in athletes: clinical results, return to sport and athletic performance. Eur Spine J. 2007; 16(7): 1001–13.

Stewart D, Burden S. Does generalised ligamentous laxity increase seasonal incidence of injuries in male first division club rugby players? Br J Sports Med. 2004; 38(4): 457–60.

Suni J, Rinne M, Natri A, Statistisian MP, Parkkari J, Alaranta H. Control of the lumbar neutral zone decreases low back pain and improves self-evaluated work ability: a 12-month randomized controlled study. Spine (Phila Pa 1976). 2006; 31(18): E611–20.

Suri S, Gill SE, Massena de Camin S, Wilson D, McWilliams DF, Walsh DA. Neurovascular invasion at the osteochondral junction and in osteophytes in osteoarthritis. Ann Rheum Dis. 2007; 66(11): 1423–8.

van Tulder M, Malmivaara A, Esmail R, Koes B. Exercise therapy for low back pain: a systematic review within the framework of the cochrane collaboration back review group. Spine (Phila Pa 1976). 2000; 25(21): 2784–96.

Waddell G. The Backpain Revolution. Edinburgh: Churchill Livingstone; 2004.

Walker BF, Williamson OD. Mechanical or inflammatory low back pain. What are the potential signs and symptoms? Man Ther. 2009; 14(3): 314–20.

Womersley L, May S. Sitting posture of subjects with postural backache. J Manipulative Physiol Ther. 2006; 29(3): 213–8.

Sachverzeichnis

Q

R

S

T

U

V

W

Z